U0396792

ZHUDONG JIANKANG LILUN YU SHIJIAN

主动健康
理论与实践

主编 杨建荣 黎君君 张 国 阳 昊 蒿艳蓉

广西科学技术出版社

·南宁·

图书在版编目（CIP）数据

主动健康理论与实践 / 杨建荣等主编. —南宁：
广西科学技术出版社，2022.11（2024.1重印）
ISBN 978-7-5551-1843-5

Ⅰ.①主… Ⅱ.①杨… Ⅲ.①医疗卫生服务—研究—
中国 Ⅳ.①R199.2

中国版本图书馆CIP数据核字（2022）第182861号

主动健康理论与实践

主编 杨建荣 黎君君 张 国 阳 昊 蒿艳蓉

策划组稿：罗煜涛　方振发	责任编辑：程　思
装帧设计：韦宇星	责任印制：韦文印
责任校对：苏深灿	

出 版 人：卢培钊	出版发行：广西科学技术出版社
社　　址：广西南宁市东葛路 66 号	邮政编码：530023
网　　址：http://www.gxkjs.com	

印　　刷：北京虎彩文化传播有限公司	
开　　本：787 mm×1092 mm　1/16	
字　　数：552 千字	印　　张：25.25
版　　次：2022 年 11 月第 1 版	印　　次：2024 年 1 月第 2 次印刷
书　　号：ISBN 978-7-5551-1843-5	
定　　价：150.00 元	

《主动健康理论与实践》
编委会

序 一

　　健康是基本的人权。习近平总书记指出，健康是幸福生活最重要的指标，健康是1，其他是后面的0，没有1，再多的0也没有意义。作为卫生健康领域的专业人员，我们对健康内涵的理解理应更加深刻，工作的目标也不应该仅仅局限于治病救人。我们应以推进"健康中国"建设为己任，推动将健康融入所有政策，提供全人群、全方位、全生命周期的健康服务，让人民群众不生病、少生病。

　　当前，随着工业化、城镇化、人口老龄化进程加快，我国居民疾病谱正在发生变化，因居民生活方式改变而引发的疾病发病率居高不下，加之重大传染病防控形势严峻，人民健康面临着新的问题和新的挑战。在应对这些问题和挑战的过程中，广西医学科学院·广西壮族自治区人民医院萌生了新的解决方法，即丰富主动健康的内涵并探索构建主动健康服务体系，并进行卓有成效的尝试和探索，推动卫生健康工作从以治病为中心转向以人民健康为中心，化被动为主动。

　　研究表明，在决定健康状况的因素方面，医疗卫生服务仅占8%，遗传等生物因素占15%，生活方式和社会环境因素占的比重超过70%。

　　早在1978年，世界卫生组织在《阿拉木图宣言》中就重申，健康不仅是疾病与体虚的匿迹，而是身心健康、社会幸福的总体状态，是基本人权，达到尽可能高的健康水平是世界范围内一项最重要的社会性目标，而其实现，则要求卫生部门及其他多种社会及经济部门的行动。主动健康注重增强健康利益相关方的主观能动性，倡导优先提升健康素养，倡导数字化健康干预，将健康生活、健康服务、健康保障、健康环境、健康产业及其管理整合在一起，协调各类健康服务产品供给机构为人民群众提供终身连贯的健康服务，形成系统完备、布局合理、分工明确、功能互补、联系协同、运行高效、富有韧性的整合型服务体系或生态圈。

《主动健康理论与实践》正是基于团队成员前期丰硕的研究成果和坚实的实践基础，以"健康中国"战略为导向，系统地阐述了主动健康的理论构建和实证研究，提出了切实可行的对策与建议，对深化医药卫生体制改革、推动"健康中国"建设、提升人民群众幸福感和获得感将产生积极而深远的影响。

中国工程院院士

中南大学临床药理研究所所长

周宏灏

序 二

推进"健康中国"建设成为党的十八大以来国家与社会发展的重要内容。2016 年 8 月，在全国卫生与健康大会上习近平总书记强调"没有全民健康，就没有全面小康""要把人民健康放在优先发展的战略地位，树立'大卫生、大健康'理念""将健康融入所有政策"。党的十九大报告提出"实施健康中国战略。人民健康是民族昌盛和国家富强的重要标志。要完善国民健康政策，为人民群众提供全方位全周期的健康服务"。主动健康是在"健康中国"战略背景下，契合大卫生观、大健康观，满足当前人民群众健康需求和适应现代医学发展而产生的新型医学模式。

广西医学科学院·广西壮族自治区人民医院率先探索，积极实践，总结经验，形成《主动健康理论与实践》一书。该书弥补了主动健康理论研究方面的空白，搭建了主动健康理论研究框架，为主动健康的发展奠定理论根基。

健康是人类永恒的追求。着眼于当下，放眼于未来，传统医学模式已无法满足新时代和人民对健康的需要。主动健康区别于传统的医学模式，它将当前医学发展前沿和人民健康需要与未来信息科技、全民健康生态相承接，构建新时代全面健康。为推动传统医学模式向主动健康医学模式转变，该书抛砖引玉，希望对促进国民树立大卫生观、大健康观起到积极的作用，推动落实预防为主的方针，增强国民健康主观能动性，构建主动健康服务新体系，为人民群众提供全方位、全周期的健康服务，使人民群众不生病、少生病，提升人民群众的健康获得感、幸福感。

　　主动健康是新兴的医学模式，推动主动健康医学模式的发展，任重道远，愿所有的卫生健康人都能秉持"路漫漫其修远兮，吾将上下而求索"的勇气与坚定，我们一起努力加油！

广西医学科学院

广西壮族自治区人民医院

党委书记

前　言

　　时代发展催生新的医学模式。"主动健康"是新时代卫生健康事业发展的产物，而它又与中国传统医学理念一脉相承。先秦时代的道家著作《鹖冠子》中记录了这样一个故事。魏文王问扁鹊："子昆弟三人，其孰最善为医？"扁鹊曰："长兄最善，中兄次之，扁鹊最为下。"魏文王曰："可得闻邪？"扁鹊曰："长兄于病视神，未有形而除之，故名不出于家。中兄治病，其在毫毛，故名不出于闾。若扁鹊者，镵血脉，投毒药，副肌肤间，而名出闻于诸侯。"故事里面所体现的"上医治未病，中医治欲病，下医治已病"思想在中国传统医学中占有重要地位，其中蕴含的养生、防病理念可以说是主动健康的萌芽。

　　1952 年 6 月 10 日，毛泽东题词"发展体育运动，增强人民体质"，明确了新中国体育工作的根本方针和任务，把着眼点放在增强人民大众的体质上，使中国的体育事业揭开了新的一页。广大群众不再是被体育遗忘的对象，而成为体育的主人，这极大地激发了人民群众发展体育运动的积极性和主动性。从此，我国群众性体育运动蓬勃发展，人民健康水平日益提高，人们的平均寿命比新中国成立初期延长了许多。如今，体育运动促进健康的理念已被人民群众普遍认可。体医融合对于提升健康服务效率，促进全民健康水平提升的成效也为人民群众所重视。

　　党的十八大以来，以习近平同志为核心的党中央把人民身体健康作为全面建成小康社会的重要内涵，"健康中国"上升为国家战略。2020 年，习近平总书记提出"四个面向"要求，其中就有"面向人民生命健康"。"健康中国"的内涵不仅是确保人民身体健康，更涵盖全体人民健康身体、健康环境、健康经济、健康社会在内的大健康。习近平总书记在全国卫生与健康大会上强调："要坚持正确的卫生与健康工作方针，以基层为重点，以改革创新为动力，预防为主，中西医并重，将健康融入所有政策，人民共建共享。""将健康融入所有政策"成为推进"健康中国"建设、实现全民健康的重要手段之一。

　　长期以来，医疗价值都以治愈为标准，而实际生活中多数疾病是可以逆转甚至从根本上避免的。因此，治愈固然重要，而主动健康更加弥足珍贵。主动健康是"健康中国"战略背景下催生的新的医学模式，是将现代信息技术和医学技术相融合，充分尊重个体，符合新时代要求的医学模式。本书着眼医学发展前沿，区别于传统医学模式，为推动传统医学模式向主动健康新型医学模式转变提供了前沿的思想引领。通过主动健康实践，对人体主动施加可控刺激，促进人体多样化适应，从而实现人体机能增强或慢病逆转，达到提高机能、消除疾病、维持人体健康状态的目的，真正推动卫生健康工作从以治病为中心向以人民健康为中心转变，充分展现医学在提升人民群众幸福感、实现人的全面发展等方面的重要价值。

主动健康服务体系的构建，也将为"健康中国"目标的实现提供良好的实践样板。随着社会的发展，疾病没有消失，反而增多了。由不良生活方式导致的糖尿病、高血压、脑卒中、心脏病等疾病不仅影响人的生活，而且也耗费了巨大的人力、财力、物力。"健康中国"的目标愿景，单纯依靠现代疾病医学模式"治病救人"难以实现。我们希望依托大数据、区块链、人工智能、"5G+"、物联网等现代科学技术，建立以大数据和物联网为基础的"3+1+2"数据平台（"3"指门诊数据库、住院数据库和体检数据库，"1"指综合健康医疗大数据中心，"2"指多学科健康管理平台和主动健康管理平台），建立三级主动健康中心，统筹省（自治区、直辖市）、市、县（区、市）协调发展，构建起主动健康服务规范标准体系来破解这一难题，通过"去存量、减增量"，最终实现"全人群、全方位、全生命周期"的全民健康、全面健康。

本书主要分理论部分、实证部分进行阐述。

理论部分包括第一章、第二章，从影响健康因素的广泛性出发，创新和丰富主动健康理念，科学提出主动健康的概念，从构建主动健康服务体系的内涵、政策、组织、运行、监管、考核、规划及发展趋势等方面阐释构建主动健康服务体系的全过程。实证部分包括第三章至第六章，从探索影响主动健康的危险因素干预策略、主动健康与前沿信息科技的融合应用，开展构建主动健康服务体系的实证研究，剖析主动健康的影响因素并构建主动健康服务评价体系，对主动健康服务的可及性、可获得性、可负担性进行全面综合评价。本书从理论层面设计了三级主动健康中心和第三方主动健康服务中心组织体系和运行机制，依托大数据、区块链、人工智能、"5G+"、物联网等技术，构建以大数据和物联网为基础的"3+1+2"数据平台，为构建主动健康服务体系提供了理论依据和实践范本。

《主动健康理论与实践》编委会

2022 年 10 月

目 录

第一章

主动健康概述

　　人类对健康的追求是一个永恒的话题，千百年来，为维持人体健康和提高生命质量，无数医者努力探索医学良方。人类的健康观念和医学发展水平受限于生产力水平和科学技术水平。从最初的自然哲学－医学模式，到目前的生物－心理－社会医学模式，每一种模式都印刻着时代的痕迹。在当前医学技术不断发展、信息技术不断进步、全球新冠肺炎疫情影响，以及新时代对健康的要求不断提高、对医学的需求不断增加的背景下，众多学者不断探究适应当下、面向未来的新型医学模式。这种医学模式既要符合时代的需求和人们的健康观念，满足人们对疾病诊疗的基本需求，又要适应人们对个性化医疗的追求，符合医学未来的发展趋势。在信息数字技术的推动下，主动健康医学模式应运而生。

　　主动健康是将现代信息技术和医学技术相融合，充分尊重个体，符合现代人类健康观念的新型医学模式。本章将介绍主动健康知识体系，包含概念、发展历程、支撑主动健康的理论基础和法律法规等内容。

第一节　主动健康及其相关概念

　　医学模式的发展离不开健康观念的转变，人们对生命健康的追求是医学发展的原生动力。健康观念与医学模式之间存在天然的联系，二者在发展过程中是对应存在的，有什么样的健康观念就会产生什么样的医学模式。主动健康即是在新时代健康观念的影响下诞生的，同处新时代，不免与当下最流行的健康管理、健康体检等有相似之处。正确把握主动健康与健康管理等的区别，有助于更清晰地理解主动健康的内涵。

一、健康及其相关概念

　　健康是人类社会生存和发展的基础，是人类的基本需求和权利，是人类获得幸福的基本前提。对个人而言，健康状况的好坏直接关系生命的长短，影响其在生命过程中对社会贡献的大小；对社会而言，健康是社会进步的重要标志和潜在动力，健康状况的好坏直接影响人类、国家和民族的繁荣昌盛与否。[①] 随着社会经济的不断发展，健康的概念也在不断更新，全面理解健康的概念是各个国家合理制定健康政策的基础。明确健康概念的内涵

---

① 曾承志：《健康概念的历史演进及其解读》，《北京体育大学学报》2007 年第 5 期。

和发展，区别与其相关的概念，是亟待解决的重要问题。

（一）健康概念的历史演变

人类对健康的认识最早是从疾病开始的，在远古时期，人类对健康的认识充满了神秘色彩。由于受到生产力和认知水平的限制，人类认为生命是由神明赋予的，将健康归之于无处不在、无所不能的神明，即最早的健康观。史前文化认为，疾病是由体外的邪魔或恶灵侵入人体产生的，可通过驱除邪魔或恶灵以恢复健康的状态。在众多的考古发现中，古人类头盖骨上的小洞就是当时巫医使用颅骨环钻术为患者驱除邪魔或恶灵的证据。[①]在古代中国，国之大事在祀与戎，祭祀的主要内容之一就是祈求神明或者先祖保佑人们的生命健康，这与古代巴比伦和以色列的人们认为健康是上帝恩赐和主宰的相类似。

在原始社会，因受到社会生产力和认知水平的限制，人们认为健康就是生命，没有了生命，健康自然无从谈起。随着社会的进步，在奴隶社会和封建社会时期，长寿、没有疾病成为人们主要的健康观念。人们常因对周围事物缺乏科学的认知而产生恐惧心理，为追求健康，一方面，消极地求仙访道，如"福、禄、寿"三位神仙的形成与供奉；另一方面，积极发展医学，形成了中医药文化和养生学说，这在相关古籍中均有论述，如食饮有节，七情伤志，不妄作劳，适时进补，虚邪贼风、避之有时。

1. 中医学对健康的认知

随着社会生产力的不断发展和人们认知水平的不断提高，人们追求健康的方式不再只寄托于神明或者祖先保佑，而是积极探索医学，形成了璀璨的中医药文化。

在生命的起源方面，较为具有代表性的学说是庄子的"生命源于自然的大道"。守道、顺应便是庄子的健康观。庄子认为生命起源于自然的恩赐，死亡也基于自然不期而至。自然的冷峻法主宰一切生丧、得失，人们是无法对抗自然的。人们生存在自然之中就只有遵循自然的法则，不为喜怒哀乐之情所摆布，顺应自然，才能保全生命，享尽天年。杨朱理论学说在诸子百家理论中独树一帜，其对生命价值的认识极其深刻，达到了前所未有的高度。从重视个人生命的角度出发，形成"贵己""为我""全生"的独特生命观，并据此提出"全性保真，不以物累形"的维护健康的观点。"全性"是指顺应自然之性，不要贪得无厌，更不要为外物所伤生；"保真"是指保持自然赋予人身的真性，保持和顺应自然之性，自己主宰自己的命运。人要想维护好自己的生命，就要抛却私心杂念，但完全抛却外物的欲望并不现实，因此要"贵己""重生""适欲从性"。其中，"适欲从性"的原则是杨朱理论的真谛。儒家礼学的生命精神在于尊重生命和顺应天命。《尚书·洪范》中有"五福"的记载："五福：一曰寿，二曰富，三曰康宁，四曰攸好德，五曰考终命。""康

---

① 邓晓倩、黄建始、张晓方：《健康定义的历史演进及其在健康管理实践中的意义》，《中华健康管理学杂志》2010 年第 1 期。

宁"中的"康"指身体健康，偏于生理层次；而"宁"指心神安宁，偏于心理层次。"康宁"是古代首次从心身角度来认识健康。

在对生命健康的认识过程中，中医学汲取了诸子百家的精华。中医学的健康观念经历了"天人合一""形神合一""阴平阳秘""和"的发展过程。"天人合一"的健康观强调人与自然的关系。中医学认为，人有自身的生命活动规律，与自然具有对应的关系。在这种思想的指导下，中医学认为，人类必须掌握四时气候变化规律和不同的自然环境特点，从而顺应自然。"形神合一"的健康观强调形体与精神之间的相互关系，"形"指躯体、身体，"神"指精神、意识、思维。形是神的物质基础，神是形的技能和作用，形与神始终相互依存，相互为用。只有当人的身体和精神紧密结合在一起，即形与神俱、形神合一，达到形神共养的状态，才能更好地维持和促进健康。"阴平阳秘"的健康观是指阴气平和、阳气固密，是人体健康状态的表现，反映阴与阳的相互关系，是阴阳关系的最佳状态。"阴平阳秘"反映了人的有序稳态，是人的生命活动中物质、能量、信息流变的平衡与非平衡的全部复杂情况的体现。"和"是中国传统文化中颇具特征性的哲学思想，属于儒家思想的重要范畴，是儒家的世界观和方法论。《黄帝内经》关于"和"的健康观可解读为"气血和""志意和""寒温和"等方面。这些描述概括了和谐是健康的本质，健康就是维护人与自然、心与身、气与血的和谐。"和"的健康观与世界卫生组织（World Health Organization，WHO）提出的健康概念不谋而合，即在躯体、精神心理和社会适应性等方面的协调、适应。[①]

2. 西医学对健康的认知

人类早期由于受到社会发展的限制，大都把健康归为神的意志，在西方医学中也是如此。随着生产力和人类对周围事物认知水平的提高，人类开始对健康进行理性思考，主要体现在"平衡"这一理念的出现。罗伊·波特教授在《剑桥医学史》中对古希腊医学进行了一个概括性的描述：古希腊医学是一种整体医学，强调心与身、人体与自然的相互联系，非常重视保持健康，认为健康主要受生活方式、心理和情绪状态、环境、饮食、锻炼等因素的影响。

希波克拉底于公元前500年创立了"体液理论"学说。该学说认为，人体的生命活动取决于四种体液，即血液、黏液、黄胆汁和黑胆汁。当这四种体液的比例、能量和体积配合得当，并且完善地混合在一起时，人体就达到了健康状态。除了"体液理论"，希波克拉底还强调人体的健康与季节、风、水、土壤等环境因素和生活方式有关。希波克拉底认为人是一个整体，环境变化和生活方式对人体的健康有很大的影响。[②]

---

① 倪红梅、何裕民、吴艳萍、徐铭悦、郭盈盈：《中西方健康概念演变史的探析及启示》，《南京中医药大学学报（社会科学版）》2014年第2期。

② 曹佃省、谢光荣：《健康概念及医学模式发展中的否定之否定》，《医学与社会》2008年第10期。

14—15 世纪，欧洲发生了影响深远的文艺复兴运动，新兴资产阶级主张以人为本，形成了人文主义思潮，由此改变了由盖伦所宣扬的希波克拉底的"体液理论"学说长期支配医学界的局面。随着细胞被发现，解剖学兴起，西方医学走上了一条不断探索人体各部分形态和结构的道路，开始重视躯体结构、生理功能的健康。

随着现代科学技术的发展，逐渐打破了 18 世纪以来机械唯物主义对人体观、疾病观的影响，认识到人是一个整体，并把人作为一个与自然环境和社会环境相互密切作用的整体来研究。同时，哲学家和医学家们锲而不舍地研究健康范畴，对健康范畴的认识不断深化。由此，医学界对健康的定义进行了大讨论。不同背景和文化的人可能对健康持不同的观点。1946 年，WHO 在其宪章（该宪章于 1948 年生效）中对健康的定义："健康不仅为疾病或羸弱之消除，而是躯体、精神与社会和谐融合的完美状态。"1978 年，WHO 在《阿拉木图宣言》中提出："健康是基本人权，达到尽可能的健康水平是全世界范围内一项重要的社会性目标。"可见，健康是人类发展的基本目标。1986 年，首届国际健康促进大会制定的《渥太华宪章》对健康的定义做了更为明确的解释，认为健康是每天生活的资源，并非生活的目标。健康是一种积极的概念，强调社会和个人的资源，以及个人躯体的能力。良好的健康是社会、经济和个人发展的主要资源，是生活质量的一个重要方面。1989 年，WHO 提出了新的健康概念，即除了身体健康、心理健康和社会适应良好，还应加上道德健康，只有同时具备这四个方面的健康才算是完全健康。[1]

由此表明，人类对自身健康和疾病的认识又深入了一步，即从单纯的生理、心理角度研究健康问题，上升到了从社会学角度探讨健康的定义，健康概念开始由生物健康的领域拓展到社会健康的领域。这一健康新概念强调遵守社会公共道德，维护人类共同健康，要求生活在社会中的每一个人不仅要为自己的健康承担责任，而且要为群体健康承担社会责任。1990 年，WHO 又专门提出了"道德健康观"。因此，健康观念由"三维健康"变成"四维健康"，即生理健康、心理健康、社会健康以及道德健康。

进入 21 世纪，随着全球化进程的加速，各国经济得到了快速发展，生活水平迅速提高，人们对健康提出了更高的要求。同时，全球化也带来了一系列严峻的挑战，如人口剧增、环境污染、气候变暖、生态破坏、能源耗竭等，人和环境的矛盾空前剧烈。由此，健康的内涵进一步扩大，人们纷纷提出了生态健康。生态健康指人与环境关系的健康，是社会、经济、自然复合生态系统尺度上的一个功能概念，它从人与其赖以生存的生态系统之间相互影响的角度来定义健康，认为完整的健康不仅包括个体的生理健康和心理健康，还包括人居物理环境、生物环境和代谢环境的健康，以及产业、城市和区域生态系统的健康。生态健康的观念充分体现了人与环境的和谐统一关系，在注重人对环境的影响及环境

---

[1] 瞿先国、胡俊江、华鹭丹、郭清：《健康概念视角下的健康服务业内涵分析》，《卫生软科学》2016 年第 2 期。

对人类健康影响的同时，注重人与环境之间的相互作用。在此基础上建立健康、和谐的人与自然的关系，促进人类发展的可持续性。[①]

从中医和西医两方面对健康观念理解的变化来看，随着人类文明的进步，人们对健康概念的理解在不断丰富发展和完善。健康概念的内涵在不断拓展，依次是有生命就是健康，没有疾病就是健康，生理健全、心理健全就是健康，生理健全、心理健全、社会适应良好就是健康，生理健全、心理健全、社会适应性良好、道德健康就是健康，生理健全、心理健全、社会适应性良好、道德健康、与生态环境相适应可持续就是健康。[②]人类对健康的追求从低层次的生理方面扩充到生理、心理、社会、道德、生态等多层次全方位的要求上来。

（二）新时代对健康的要求

健康概念的演变伴随着社会生产力的提高和人们对周围事物认知水平的提升。健康概念具有历史性特征，不同时代的人们对健康的认知不同，对其内涵的认知也不同。受时代发展的影响，健康概念、内涵的认知在不同时代背景下既有积极的一面，又有时代的局限性。在中国特色社会主义新时代背景下，健康的概念及其内涵也要凸显时代特色，要符合当前时代的发展和人们对美好生活的向往。

党的十八大以来，习近平总书记把"推进健康中国建设"放在了国家与社会发展的重要地位和工作日程中。2016 年 8 月，习近平总书记在全国卫生与健康大会上发表重要讲话，提出了"没有全民健康，就没有全面小康"的重要指导思想，强调要把人民健康放在优先发展的战略地位，以普及健康生活、优化健康服务、完善健康保障、建设健康环境、发展健康产业为重点，加快推进"健康中国"建设，努力全方位、全周期保障人民健康。党的十九大报告提出"实施健康中国战略。……要完善国民健康政策，为人民群众提供全方位全周期健康服务"。

这些纲领性思想将人民健康提升到战略地位，将健康提到了前所未有的高度，意味着"健康中国"战略是国之大计，要求将健康融入所有政策，全人群主动寻求健康。这就是新时代对健康的新定位、新要求，同时赋予健康新的时代内涵。

南京中医药大学宋为民教授在《大健康钥匙：智》中提出的新时代健康要求与内涵[③]，即"健、寿、智、乐、美、德"，契合了新时代背景下中国人民对健康新的要求。

"健"，是身体、心理、社会适应性的健康。这既是 WHO 概念三个维度的健康，也高度概括了生理学、心理学、社会学对健康的统一要求；既是躯体、心理、人际关系、环境四者的和谐统一，也是新时代我国人民对美好生活的追求之一。"寿"，是长寿、增寿，达

---

① 曾承志：《健康概念的历史演进及其解读》，《北京体育大学学报》2007 年第 5 期。
② 王筠、陈彦静：《健康概念变迁及其相关概念的比较》，《河北中医》2011 年第 10 期。
③ 宋为民：《大健康钥匙：智》，人民军医出版社，2007。

到生命应有的寿限为长寿。长寿是人类永恒不变的追求。生物学家研究表明，哺乳动物的寿命是生长期的 5 ～ 7 倍，人类的寿命应该是 100 ～ 175 岁，而 2021 年我国居民的人均预期寿命为 77.3 岁，距离 100 岁还有很远的距离。"智"，是让智慧随着年龄的增长、社会阅历的丰富、知识面的拓宽而增加，智慧的活着。新时代需要学习，需要不断汲取新的知识。保持健康同样需要智慧，因为健脑才能健体。"乐"，是快乐的活着。充分享受人生的乐趣，善于排遣痛苦，保持美好的心情，在生活中保持平和的心态、正确的生活和人生态度。"美"，是美丽人生。不完全是指梳妆打扮的形象美，更应该是高素养的心灵美、精神文明行为美。"德"，是指道德健康、高层次的健康。一个稳定的社会，对社会行为的约束仅仅依靠法律法规远远不够，绝大多数是社会公民主动地按道德规范约束自己的行为，辨真伪、知善恶、晓美丑、识荣辱。决胜全面建成小康社会，道德健康至关重要。将道德健康纳入健康概念新内涵，使道德健康理念深入人心，生根发芽，树立高水准的道德标杆，让社会上的丑恶现象越来越少。

新时代健康概念新内涵的确定，有助于新时代中国人民改变健康理念，从而进一步强健体魄，提高生活质量，增加寿命，提高人民思想觉悟、道德水准、文明素养，提升全体人民的身心健康程度，共赴美好时代。

（三）健康观念的发展推动医学模式的改变

从远古时期的生命即健康，到新时代赋予健康"健、寿、智、乐、美、德"的新内涵，健康观念的转变是伴随着医学发展而变化的。

从远古时代的神灵主义医学模式，到以古代中医健康观和希波克拉底"体液理论"为代表的自然哲学模式，进而发展到注重生理和疾病治疗的生物医学模式，再到注重社会适应性和心理健康的生物－心理－社会医学模式，模式的转变也意味着人们对健康了解程度和重视程度的不断加深。新时代背景下，人们的健康意识逐渐加强。随着移动互联网、大数据、云平台、区块链及人工智能（AI）技术的不断发展，推动着医院发展模式、医学服务模式、医学思维模式、医疗合作模式、医学教育模式等不断发展变化，生物－心理－社会医学模式已不再适应当前人们对健康追求的需要，一种新型的医学模式应运而生——主动健康，将更好地为人们的健康提供帮助。

二、主动健康及其相关概念[①]

（一）主动健康概念的产生

面临人类疾病谱的变化，针对已发生的疾病，被动防守不如主动出击，让人民群众不

---

① 李祥臣、俞梦孙：《主动健康：从理念到模式》，《体育科学》2020 年第 2 期。

生病、少生病、低成本治病，才是人民生命健康的根本保障。2015 年，科技部成立专家组进行数字医疗和健康促进"十三五"科技规划，具有前瞻性地以健康为中心布局我国人口与健康的科技计划，主动促进健康的提议得到国家的支持，并把主动健康列为重点研发计划专项。"主动健康"一词也就此确定，成为中国为人类健康事业提出的原创概念。

2017 年 5 月 16 日，科技部联合国家卫生计生委、国家体育总局、国家食品药品监管总局、国家中医药管理局、中央军委后勤保障部印发《"十三五"卫生与健康科技创新专项规划》，正式将主动健康列入专项规划。《国务院关于实施健康中国行动的意见》（国发〔2019〕13 号）明确指出，加快推动从以治病为中心转变为以人民健康为中心，实施"健康中国"行动，可见主动健康将成为我国未来健康保障体系的重要组成部分。

随着人类疾病谱的变化，自 20 世纪中叶开始，医学界就开始反思医学发展模式和方法，并对未来医学体系和结构进行了不断的探索与尝试，但是从自然医学、补充和替代医学、循证医学、精准医学到整合医学等模式仍然禁锢在还原论的理论框架下。韩启德院士曾经在香山科学会议上指出："我们对生命和疾病的认识是局部的、分离的，缺乏系统的、综合的、整体的和本质的认识和理解。"樊代明院士进一步指出，现代医学逐步形成患者成了器官，疾病成了症状，临床成了检验，医师成了药师，心理与躯干分离，医疗护理配合不佳，西医与中医相互抵触，重治疗轻预防和城乡医疗差距拉大九个方面的问题。由此可见，探索出一种新型医学模式是当下的必然选择。

主动健康是以提高全人群健康素养主观能动性为核心，借助健康管理服务云平台，对健康信息及影响因素进行抓取、整合、分析和预测，从各相关领域积极争取一切可能的资源以持续改善健康状态，并对健康危险因素采取以非药物治疗措施为主，以必要的药物措施治疗为辅的方式，从而达到提高机能、消除疾病，维持人体处在健康状态的实践活动和知识体系。

（二）主动健康的特征

1. 主动健康是一种未来健康医学模式

根据现代医学模式发展轨迹，可以看出其中的基本演变逻辑，也观察到以生物学为基础、以分析为手段所建立的现代医学，在面对人类疾病谱的变化时不断变革，逐步吸收创新的过程。首先，正视自身体系的不足，逐步从生物学模式发展到生物－心理－社会医学模式；其次，积极吸纳多元医学模式补充自身体系，构建循证科学体系，试图解决多元医学的规范化应用，深入分子水平尝试推进医学的个性化和精准化，走向整合探索服务生命全周期。由此可见，现代医学发展是自身否定之否定，由分到合的过程。

面对未来的科技革命，主动健康的使命依然是以治疗和预防生理疾病及提高人体生理机体健康为目的的医学范畴。主动健康是通过对人体主动施加可控刺激，增加人体微观复杂度，促进人体多样化适应，从而实现人体机能增强或慢病逆转的医学模式。主动健康强调通过对个体全生命周期行为系统进行长期连续动态跟踪，对自身状态、演化方向和程度进行识别和评估，以选择生活方式各要素为主，充分发挥其主观能动性，以改善健康行为为主，综合利用各种医学手段对人体行为进行可控的主动干预，促使人体产生自组织适应性变化，从而达到提高机能、消除疾病，维持人体处在健康状态的目的。故可认为，主动健康是通过主动使人体处于可控的平衡状态，从而激发人体自组织能力，以达到消除疾病、促进健康的医学模式。如果说现代疾病医学是向"右"发展的医学模式，那么，主动健康就是向"左"发展的医学模式。

2. 主动健康超越预防医学范畴

主动健康往往给人预防代名词的印象。诚然，预防是主动健康的重要任务之一，但它并不能代表主动健康的全部，主动健康超越了预防医学的范畴。主动健康是一种未来的医学模式，与现有的其他医学模式不是在同一维度上的定义，其根本在于医学认知论和方法论上的本质不同。主动健康医学模式的立论前提是认为人体是复杂巨系统，具有强大的自我修复和自组织能力，其任务是在充分发挥个体主观能动性的前提下，综合利用可控的方法手段，激活人体这种能力，以达到消除人体疾病和提高机体能力目的。主动健康理念下，疾病治疗可以像训练运动员一样，通过施加合理的人为刺激反复训练，可激发人体多样性进化，引发人体自组织行为重新建立与之对应的新功能结构，最终实现疾病逆转。

3. 主动健康注重整体

主动健康医学模式认为人体是一个开放的复杂巨系统，不是器官、细胞、分子的简单累加，而是一个躯体、精神情绪、心智、社会性和其他因素构成的综合体。人体各层级子系统具有唇齿相依、高度协同的关系。主动健康的整体观不是整合观，主动健康是一场基于整体观的医学革命，是在充分考虑个体主观能动性的整体观下的健康医学，主要基于长周期动态数据对人整体功能状态进行识别和干预。主动健康的整体观还体现在着眼于国民健康保障体系。主动健康认为仅依靠新型的医疗卫生体系无法根本解决人民的健康问题，需要"左""右"医学模式的平衡协同；家庭和社区是健康的主阵地，医生对于健康是教练，对于患者是朋友，运动、营养等生活方式是工具。

当前的保障体系是以治病为目的，主动健康保障体系以防治结合为基础，以创造国民美好幸福生活为目的。主动健康认为，国民健康保障体现在个人与生活、人与人、个人与社会的整体协调可持续发展。

4. 主动健康更具科学性

主动健康在理念上看似与传统的医学有很多相似之处，但其不仅仅停留在理念上的探讨，更多的是在科学性上进一步拓展和完善。自然医学、替代医学、传统医学等通过饮食、呼吸、锻炼、天然药物等为现代医学应对疾病提供有效的治疗手段和方法，但在实际的医学实践中经常会出现理论与实际不相匹配的问题。主动健康的理论体系具有完整性和科学性，是根植于现代科学体系，是遵循现代科学范式的应用和创新研究。科学研究分为四类范式，即实验归纳、模型推演、仿真模拟和数据密集型科学发现。现代医学是在第三类范式的影响下逐步发展起来的医学模式，随着大数据和 AI 技术的发展，第四类科学范式将逐步形成。

（三）主动健康的内涵

1. 主动健康倡导主动履行健康义务

主动健康更加注重增强健康利益相关方的主观能动性，实现健康权利与义务的统一：提倡健康服务监管方主动落实大卫生、大健康理念和预防为主方针，加强政策统筹和部门协同，维护健康环境；提倡健康服务提供方创造含医疗产业链、非医疗产业链、传统保健品产业链、健康管理产业链、康养结合产业链等新型产业链，提供更加丰富的健康产品；提倡健康服务获得方履行健康责任，对自己负责，对家庭负责，对社会负责，积极参与健康行动，有效提升健康素养。

2. 主动健康倡导优先提升健康素养

2016 年 10 月，中共中央、国务院印发《"健康中国 2030" 规划纲要》，提出要 "提高全民健康素养"，并把健康素养列入 "健康中国" 的战略目标之一，提出居民健康素养水平 2030 年要达到 30%。因此，主动健康正是基于 "健康中国" 战略提出的，更加注重提升国民健康素养水平，激发人民群众促进健康的潜能和需求，关注人民群众维护健康的内在动力和基本能力，让每一个公民认识到自身的社会责任，积极主动地获取健康信息，提高理解、甄别和应用健康信息的能力。只有每个人都积极主动关注健康、重视健康、追求健康，才能提升社会健康水准，才能支撑起 "健康中国"。

3. 主动健康倡导数字化健康干预

主动健康更加注重主动健康干预技术和新型治疗等前沿技术，把预防疾病和维持健康的传统理念与数字化科技发展整合为一体，涵盖数字健康、数字医疗、可穿戴传感技术、互联网远程医疗技术、远程监测技术、数字生物标志物、数据云平台及智能健康管理技术等，使网络空间、物理空间与生物空间紧密结合，实现并对个体、人群全生命周期行为系统进行长期连续动态跟踪，对健康状态、疾病谱演化方向和程度进行识别、评估与预测，以最具成本效益、效果、效率的综合干预手段，提高个体机能、消除重点疾病，提升人民群众的健康获得感、幸福感和生活质量。

三、主动健康的目标和任务

（一）主动健康的目标

主动健康的目标是充分激发全人群健康主观能动性，以提高全人群健康素养水平，使全人群全方位、全生命周期地注重健康，实现全民健康。

（二）主动健康的任务

1. 构建健康管理服务云平台

主动健康是基于第四类范式数据密集型科学发现的医学模式，大数据、区块链、AI技术、"5G＋"、物联网等是主动健康建立的基础，构建以大数据和物联网为基础的健康管理服务云平台是建立主动健康的重要任务之一。主动健康需要对人体健康数据进行抓取、整合、分析和预测。

2. 降低医疗成本，提升人群健康指数

"看病贵"一直是困扰我国深化医药卫生体制改革的重要难题，十多年的医药卫生体制改革并没有解决"看病贵"的难题，医疗卫生总费用不断增加，居民人均医药费用不断增加，从根本上解决"看病贵"难题迫在眉睫。主动健康的任务之一就是减少人群生病，即使生病也可以通过非药物干预来恢复健康的状态。比如，通过中医非药物手段、运动、膳食、睡眠等来改善人群的健康状态，以达到不生病、少生病和防止小病拖大病的目的。

3. 构建全新的国民健康保障体系

当前，医生对患者而言是权威，体检、医药和手术是手段，保障体系以治病为目的。而主动健康保障体系以防治结合为基础，以创造国民美好幸福生活为目的。主动健康理论认为，国民健康保障体现在个人与生活、人与人、个人与社会的整体协调可持续发展。

四、主动健康与体格检查、健康体检、健康管理的概念辨析

（一）相关概念

1. 体格检查

体格检查，又称为医疗体检或医疗检查，是针对伤痛或症状后的被动就医行为，围绕症状和体征，进行以专科体检为主的有关检查，以迅速明确诊断，找出病因，并根据患者的具体情况，采取有针对性的治疗手段，使之摆脱疾病的困扰，甚至是在生命危险的边缘获得恢复与新生。

2. 健康体检

健康体检，主要针对健康人群，主要是指在人的身体健康没有出现不适或临床症状前，定期进行的全面身体检查。其目的是及时发现异常体征，将疾病消灭于萌芽时期，为健康提供超前保障。

针对慢性病和常见病的预防可分为三个阶段：第一个阶段是健康促进，在疾病没有出现之前；第二个阶段是早期发现，立即治疗；第三个阶段是康复和预防再复发。健康体检

是健康促进的开始，是第一个阶段，属于一级预防范畴；体格检查是发现症状后迅速明确诊断并进行治疗，是第二个阶段，属于二级预防范畴；慢性病与常见病的康复和预防再复发是第三个阶段，属于三级预防范畴。

3. 健康管理

健康管理是指以不同健康状况人群的健康需求为导向，对健康状况以及健康危险因素进行全面监测、分析、评估和预测，并提供专业健康咨询和指导，同时提出健康计划，协调个人、组织和社会的行动，继而对各种健康危险因素进行系统干预和管理的过程。其旨在防止疾病发生，减少医疗费用支出，提高生活质量，使健康效果最大化。

（1）健康管理整合了一级、二级、三级预防，覆盖全人群和全生命周期，定期、有规律地进行。

（2）健康管理的性质是针对健康需求对健康资源进行计划、组织、指挥、协商和控制的过程。

（3）健康管理的内容是对个体和群体健康进行全面监测、分析、评估，提供健康咨询和指导，以及对健康危险因素进行干预。

（4）健康管理的宗旨是调动个体和群体及整个社会的积极性，有效地利用有限的资源来达到最大的健康效果。具体做法就是为个体和群体（包括政府）提供有针对性的科学健康信息并采取行动来改善健康。

（5）健康管理的特点是标准化、量化、个体化和系统化。健康管理的具体服务内容和工作流程必须依据循证医学和循证公共卫生的标准，以及学术界已经公认的预防和控制指南及规范等来确定与实施。

（二）主动健康与体格检查、健康体检、健康管理的区别与联系

1. 主动健康与体格检查、健康体检、健康管理的区别

（1）体格检查、健康体检、健康管理都属于西方医学范畴，而主动健康是新的医学模式，区别于西方的医学模式，主要依靠非药物干预。

（2）体格检查、健康体检、健康管理在很大程度上属于预防医学的范畴，还停留在"早发现、早诊断、早治疗"及全周期的健康呵护之上，而主动健康是新的医学模式，预防是其重要任务之一。主动健康着眼于人体，包括躯干、精神情绪、心智、社会性和其他因素，不是器官、细胞、分子的简单累加。

（3）体格检查、健康体检、健康管理更多是通过外界因素或者手段对人体进行干预，而主动健康是在充分考虑个体主观能动性的整体观下的健康医学模式，主要考察人体系统整体表达出的功能状态动态变化，而不是局限在微观指标的大与小、多与少、高与低的静止比较。主动健康更关注人体系统的演变方向和速度，以及纵向维度的变化，更依赖大时间尺度的连续动态监测和整体发展趋势的分析。

（4）主动健康着眼于国民健康保障体系。主动健康认为，仅靠现行的医疗卫生体系无法从根本上解决人民的健康问题，需要"左""右"医学模式的平衡协同。[1]一般情况下，医生对患者而言是权威的象征，体检、医药和手术是手段。

（5）主动健康是集"5G＋"、区块链、物联网、大数据平台等现代信息技术于一体的庞大的医学生态网络，体格检查、健康体检、健康管理是搭建不起这样的生态系统的。

2. 主动健康与体格检查、健康体检、健康管理的联系

体格检查、健康体检、健康管理三者是一个层层递进的关系，是包含与被包含的关系，而主动健康是健康管理发展到一定阶段所呈现出来的产物。健康体检是在体格检查的基础上融入预防医学的概念，将端口前移，体现了属于"三早"（早发现、早诊断、早治疗）中的"早发现"概念。健康管理将一、二、三级预防的理念进行整合，在体格检查和健康体检的基础之上更加完善，形成了涵盖三级预防理念的健康管理观念。主动健康的范围则更加广阔，健康管理是主动健康的组成部分，也是主动健康发展过程中不可忽视的一部分。

体格检查、健康体检、健康管理、主动健康体现了社会发展到不同阶段人们对健康的不同需求。主动健康之于体格检查、健康体检、健康管理，是否定之否定，是上升式发展的过程，是覆盖全人群、全方位、全生命周期的一个长期的、连续不断的、周而复始的过程，强调通过 AI、大数据、物联网、云计算、"5G＋"、区块链等新技术支撑，建立起覆盖全人群的健康档案，并对个体、人群全生命周期行为进行长期连续动态跟踪，绘制个体和群体健康"全息影像"，并通过中医药干预和非药物干预等综合策略，提高个体机能、消除重大疾病，提升人民群众的健康获得感、幸福感和生活质量。这些理念的出现也反映了随着人们生活水平的提高，"以人为本，以健康为中心"的理念更加深入人心。

第二节　主动健康的发展

随着我国社会经济的繁荣发展、城镇化水平的不断提升，以及医疗水平的不断进步，人民的整体身体素质日渐提高。但随着人均寿命的不断增长，老年人群的数量越来越多，高龄老人和空巢老人的占比也在不断升高，从而导致医疗照护服务不能满足现阶段的需求。因此，主动健康成为今后发展的主要方向。

---

[1] 李祥臣、俞梦孙：《主动健康：从理念到模式》，《体育科学》2020 年第 2 期。

一、"健康中国"背景下的主动健康

（一）"健康中国"战略与主动健康

2015 年 10 月，中共十八届五中全会通过的《中共中央关于制定国民经济和社会发展第十三个五年规划的建议》提出推进"健康中国建设"的新目标。健康是促进人的全面发展的必然要求，是经济社会发展的基础条件，是民族昌盛和国家富强的重要标志。没有全民健康，就没有全面小康。2016 年 10 月，中共中央、国务院印发了《"健康中国 2030"规划纲要》，提出共建共享是建设"健康中国"的基本路径，全民健康是建设"健康中国"的根本目的，力争到 2030 年实现人民健康水平持续提升，健康服务能力大幅提升，健康产业规模显著扩大，促进健康的制度体系更加完善。2017 年 10 月 18 日，习近平总书记在党的十九大报告中提出实施"健康中国"战略，提出要完善国民健康政策，为人民群众提供全方位全周期健康服务。[①] 这是习近平新时代中国特色社会主义思想的重要组成部分，也是增进人民健康福祉，事关人的全面发展和社会全面进步，事关实现"两个一百年"奋斗目标的大事。[②]

《"健康中国 2030"规划纲要》是 2030 年前推进"健康中国"建设的行动纲领，也是"健康中国"战略的具体体现。[③]《"健康中国 2030"规划纲要》提出从广泛的健康影响因素入手，以普及健康生活、优化健康服务、完善健康保障、建设健康环境、发展健康产业为重点，把健康融入所有政策，全方位、全周期保障人民健康，大幅提高健康水平。

"健康中国"战略的提出具有重大的政治意义、经济意义和社会意义。国民健康是关乎全国的民生问题，同时也是重大的政治问题、经济问题和社会问题。"健康中国"战略从政治上明确了以人民健康为中心的发展方向，尤其是在新冠肺炎疫情依然肆虐并长期与人类共存的现实背景下，"健康中国"体现了我国以人为本、全心全意为人民的发展理念，是社会主义制度优越性的具体体现。"健康中国"战略从经济上树立了国民健康就是生产力的发展定位，摒弃了过去长期依靠人口红利发展的数量型经济，向提高人口健康素养、提升国民全周期健康的质量型经济转型，把维护国民个体的健康作为提升我国综合经济实力的手段和方式。"健康中国"战略从社会稳定和保障民生角度指明了发展新方向。维系国民健康是促进国家认同、社会发展和民族和谐的重要举措，解决国民看病难、看病贵、因病返贫、因病致贫等基础问题已经上升到关乎社会和谐安定的战略高度。

---

① 李玲、傅虹桥、胡钰曦：《从国家治理视角看实施健康中国战略》，《中国卫生经济》2018 年第 1 期。
② 马进：《以十九大精神为指引，实施健康中国战略》，《中国卫生资源》2018 年第 2 期。
③ 郭清：《"健康中国 2030"规划纲要的实施路径》，《健康研究》2016 年第 6 期。

"健康中国"战略成为推动当前被动健康模式向主动健康模式转变的最强动力。[1] 主动健康是"健康中国"行动的重要举措，是提升国民健康素养的重要途径，也是实现全人群、全生命周期的健康管理的具体手段，更是健康管理发展的新形式、新阶段。首先，主动健康要求个人是健康第一责任人，通过普及健康理念和知识，提高个人健康素养；其次，主动健康的服务提供方要主动服务，变被动医疗为主动服务，推进疾病预防诊治关口前移；再次，非医疗手段与医疗手段需要结合，并形成多学科的交叉融合，建设高效、立体的医疗康养服务新模式；最后，主动健康要求提供全程管理、连续服务，服务全生命周期，每个人都需要养成终身受益的健康习惯，医疗和康养提供方需要提供全生命周期的服务、随访管理。

（二）主动健康是基于现有健康管理的新发展

主动健康沿袭了现有健康管理技术的优势，但与现有的健康管理模式不同的是，主动健康更加注重各类智慧健康服务技术。主动健康聚焦健康风险因素控制、老龄健康服务等关键问题，融合区块链、物联网、大数据、AI、云计算等新一代信息技术，以健康状态的动态辨识、健康风险评估和健康自主管理为主攻方向，重点突破人体健康状态量化分层、健康信息的连续动态采集、健康大数据融合分析、个性化健身技术等难点和瓶颈问题，构建以主动健康科技为引领的一体化健康服务体系，提升健康保障能力和自主性。

主动健康是相对于传统的"被动健康"而言，区别于现有的健康管理模式，主动健康贯穿于生命全过程。主动健康体系涵盖了生命全过程中各阶段健康相关支持技术，从健康信息获取、健康风险评估、健康干预技术，到健康生活方式支持技术、临床疾病诊疗、康复和护理技术，以及老年长期照护所需要的产品和解决方案。[2] 发展主动健康体系的核心目的是针对健康的主要影响因素制订各种针对性干预措施，系统化、标准化地建设国民健康保障体系，以创造健康价值为核心，以保障生命安全、提高生命质量为目标，全面提升国民健康素养，营造有利的健康促进氛围。

此外，主动健康应与我国国情相结合，构建适合中国国情的科技养老服务标准及评价体系，推进养老、康复、护理、医疗、健康一体化服务体系建设，构建生命全过程危险因素控制、行为干预、疾病管理与健康服务的技术与产品支撑体系，为积极应对人口老龄化提供随时、随地、优质和负担得起的连续健康综合服务。主动健康将健康融入诸多政策和相关行业的经济行动中，为破解健康管理世界难题提供中国式解决方案。

（三）发展主动健康的机遇与挑战

当前，主动健康的发展面临诸多机遇与挑战。在"健康中国"战略推进的大背景下，

---

[1] 雷旭曦、周雨风、伍林生：《是"被动治疗"，还是"主动健康"？——健康中国战略视阈下未病人群的行为选择》，《医学争鸣》2019 年第 4 期。
[2] 雷旭曦：《健康中国背景下主动健康理念融入健康管理的 SWOT 分析》，《中国卫生产业》2021 年第 1 期。

我国医疗体制改革正如火如荼地进行，推进药品耗材集中采购、深化医疗服务价格改革、推进医保支付方式改革、推动公立医院高质量发展等逐步实施。

1. 发展主动健康的机遇

（1）"健康中国"战略加持。

"健康中国"战略提出要将健康融入所有政策，并在《"健康中国 2030"规划纲要》中作出了全面的部署和安排，制定出全民健康的根本目标，从普及健康生活、优化健康服务、完善健康保障、建设健康环境、发展健康产业等方面进行"健康中国"建设。医院和政府通过加强医疗卫生服务的优化和投入，不断完善医疗保险、商业健康保险等健康保障体系，开展环境治理和食品安全监管，营造健康环境，支持和鼓励健康产业的发展，加大健康人才的培养投入，为人民主动参与健康管理、践行主动健康理念提供了坚实的物质基础和良好的社会环境。

（2）医药卫生体制改革需要。

我国正进行全面的医药卫生体制改革，建立了一支守护人民健康的家庭医生、全科医生队伍，形成了一批有利于优化健康资源的新型医联体，建立了分级诊疗等高效便民的就医转诊机制，健全了药品供应保障制度，各级公立医院走向现代医院管理模式，各级医院遵循的发展理念由以治病为中心向以人民健康为中心转变，优化配置了我国医疗卫生资源和服务，使大卫生、大健康理念深入人心，形成了个人、家庭、社区、医院、国家共同参与的健康保障网，为主动健康理念融入健康管理提供了体制保障和营造了文化氛围。

（3）健康服务产业升级。

主动健康理念的落地和健康管理的优化离不开健康服务产业的支撑。当前，我国健康服务产业由于人们对健康的需求和重视逐步进入了快速发展阶段，健康服务企业不断地进行产业升级和创新，以满足人们多样化、个性化的健康需求。从基本的公共健康促进设施到个性化的保健品、养生理疗和健身娱乐等，呈现出了多彩多样的健康产业，形成了全生命周期的预防保健、健康评估、健康管理、医疗服务等全方位的大健康产业链。

2. 发展主动健康面临的挑战

（1）居民健康素养不高。

由于我国经济发展水平不高，教育文化水平仍有待提升，不管是城市，还是农村地区，居民的健康素养水平存在较大差异，且总体上处于较低水平。2008 年对全国 31 个省（自治区、直辖市）及新疆生产建设兵团的健康素养现状调查显示[1]，中国居民具备健康素养的比例为 6.48%，其中具备基本知识和理念、健康生活方式与行为、基本技能三方面素养的比例分别为 14.97%、6.93% 和 20.39%。

---

[1] 王萍、毛群安、陶茂萱、田向阳、李英华、钱玲、胡俊峰、任学锋、吕书红、程玉兰、魏南方、严丽萍、卫薇、杜维婧、肖琭、周楠：《2008 年中国居民健康素养现状调查》，《中国健康教育》2010 年第 4 期。

（2）健康资源分配不均。

由于经济发展水平的区域差异，社会健康资源呈现出分配不均的现象，高水平的医疗卫生人才和高质量的仪器设备等优质健康资源集中在经济较为发达的大城市，我国县级以下偏远地区的医疗卫生服务水平还达不到更高层次的健康服务要求，健康服务企业为了盈利，基本不会选择县级以下的经济贫困地区。因此，社会健康资源的分配不均，导致偏远地区缺乏主动健康的物质和技术基础，制约了我国人民主动参与健康管理的总体水平提升。

（3）健康产品质量良莠不齐。

从健康供给侧来看，健康产品鱼龙混杂，质量良莠不齐。随着人们对健康的重视，许多不法分子乘机混入健康市场为牟取暴利，出现了"权健式"保健品等无视人民生命安全的恶劣事件。"权健式"保健品反映出了健康市场的违法现象：虚假宣传和过度夸大产品的保健功效，以类似传销的方式销售商品，骗取钱财，延误患者的最佳治疗时机，谋害生命。这也反映了我国健康市场存在监管漏洞，健康行业缺乏行业规范和严格的市场准入原则。我国健康市场的行业性问题大大影响了人们对健康管理的认可度和信赖度，也影响了人们主动健康的积极性。

此外，"健康中国"建设还面临人口老龄化进程加快、疾病谱变化、健康领域投入不足等挑战。

二、主动健康理论的创立和演变

（一）主动健康理论的创立

面对人类疾病谱的变化，人们对健康的认识不断加深，与其针对已发生疾病被动防守不如主动出击，让国民不生病、少生病、低成本治病才是国民健康保障的根本方案。虽然"主动健康"一词在近几年才进入大众视野，但是主动健康相关理论的思想渊源可以追溯到新中国成立初期。

1951年，毛泽东同志提出把卫生、防疫和一般医疗工作看作一项重大的政治任务，提出了"以人为本、健康第一"的理念；1952年，发起了"发展体育运动，增强人民体质"的号召，充分体现了以人为本的健康理念。邓小平同志强调了人民健康与社会主义现代化强国建设密切相关，主持制定了《关于我国农村实现"2000年人人享有卫生保健"的规划目标》，将人民的健康工作纳入现代化国家建设规划。江泽民同志将科学价值观融入健康工作中，强调在群众中开展健康教育，提高健康意识和自我保健能力，教育和引导群众养成良好的卫生习惯。21世纪初期，以胡锦涛同志为总书记的党中央坚持以人为本，关注人民生活情况和健康状况，强调健康是人全面发展的基础，使人民健康事业从理念到体制机制建设都取得了巨大突破。党的十八大以来，以习近平同志为核心的党中央对"健康中国"建设作出了全面部署，提出了"没有全民健康，就没有全面小康"和"努力全方位、全周期保障人民健康"等相关重要论述，倡导健康文明的生活方式，树立大卫生、大健康理念，把以治病为中心转变为以人民健康为中心，建立健全健康教育体系，将以健康为根本的健康观融入政府公共政策制定的全过程，提升全民健康素养，推动全民健身和全民健康深度融合；将维护群众健康与共产党全心全意为人民服务的宗旨和实现中华民族伟大复兴的宏伟目标紧紧联系在一起。[①]

主动健康是通过对人体主动施加可控刺激，增加人体微观复杂度，促进人体多样化适应，从而实现人体机能增强或慢病逆转的医学模式。主动健康理论是主动健康融入公共政策实施全过程的理论概括，是指导公共政策实施过程中应对各种健康影响因素的系列理论。

（二）主动健康理论的演变

主动健康是健康管理发展到一定阶段所呈现出来的产物，其目的是通过各种手段、行为促使人体处于健康状态。人体健康干预手段从开始的为治病而进行医疗检查到健康体检、健康管理，再到主动健康。其相关理论也从单纯的消除疾病拓展到主动将健康融入公共政策实施过程，不仅关注人体的生理和心理健康，还关注了人们生活的物理、生物环境及产业、城市和生态系统的健康。

体格检查是一种医疗检查，是针对伤痛或症状后的被动就医行为。体格检查后根据患者的具体情况，采取有针对性的治疗手段，使之摆脱疾病的困扰。现实生活中，体格检查并不能满足人们对健康的需求。要在没有症状的情况下进行全面身体检查，才能做到早发现早干预，从而达到维持健康的目的，由此产生了健康体检这一概念。

健康体检主要是指在人的身体健康没有出现不适或临床症状前，定期进行的全面体格检查，了解受检者健康状况、早期发现疾病线索和健康隐患的诊疗行为。根据检查结果，明确有无异常体征并进一步分析这些异常体征的性质。有些异常体征本身就是生理性变异，可以定期复查；有些异常体征可能是疾病危险因素，需要通过健康促进手段去干预和纠正；而有些异常体征则是疾病的诊断依据，需要进一步检查和确诊。健康体检发现的健康问题，需要对影响健康的危险因素进行全面管理，从而衍生出了健康管理的理念。

健康管理以不同健康状况人群健康需求为导向，是对个人或人群的健康危险因素进行全面检测、分析、评估和预测，并提供专业健康咨询与指导，制订健康计划，协调个人、组织和社会的行动，继而对各种健康危险因素进行系统干预和管理的过程。其宗旨是调动个人及集体的积极性，有效地利用有限的资源来达到最大的健康效果。健康管理过程涉及健康干预的各个环节，需要发挥人的主观能动性，对健康行为进行主动干预，以维持健康

---

① 王阳、衣爱东：《习近平：切实把思想统一到党的十八届三中全会精神上来》，《农场经济管理》2014年第1期。

状态，由此开始了主动健康管理。

主动健康是在充分考虑个体主观能动性的整体观下的健康医学。主动健康医学更关注人体系统的演变方向和速度，以及纵向维度的变化，更依赖大时间尺度的连续动态测量和整体发展趋势的分析。主动健康医学不是把其他医学的经验、方法、工具和产品简单堆砌，其理论体系具有完整性和科学性，是根植于现代科学体系，遵循现代科学范式的应用和创新研究。[1]

综上所述，以人群健康为目的，与健康相关的理论从体格检查演变到主动健康，健康干预模式在不断发展，理论在逐步完善。体格检查是医疗的诊断环节，是医疗的第一步，是针对症状或疾病及其相关因素的诊察手段；而针对未病、将病或初病的健康或亚健康人群的体检，属于健康体检；健康管理则强调对个人或人群的健康危险因素进行全面管理；主动健康则是对个体全生命周期行为系统进行长期连续动态跟踪，充分发挥其主观能动性，以改善健康行为为主，综合利用各种医学手段对人体行为进行可控的主动干预。

随着经济社会的发展，人们的生活节奏加快，生活压力逐渐加大，依托于以疾病治疗为中心的被动健康管理模式难以解决人的健康问题，必须主动关注自身的健康状况，从以治病为中心转变为以人民健康为中心，关注生命全周期、健康全过程，即从医疗卫生负责的健康理论转变成大健康、大卫生和大体育等宏观的健康理论。随着环境和健康影响因素的复杂多变，主动健康理论将从医学渗透到体育、建筑、AI、环境保护等领域，成为一门新兴的学科。[2]

三、主动健康与大健康观、大卫生观

（一）大健康观、大卫生观的背景

新中国成立以来，在党中央的正确领导下，我国的卫生事业得到快速发展。随着人民生活水平的提高，人民的健康需求呈现多样化、差异化、个性化的特点，影响健康的因素也呈现多样化、综合化及复杂化的趋势。第一，随着我国人口老龄化的加剧，针对老年人口的医疗卫生资源支出不断增加，但老年人口的健康管理仍存在不足，如何解决老年人口的健康需求，是当前医疗卫生领域的一个重大难题。第二，由于我国疾病谱的改变，高血压病、脑卒中、冠心病及糖尿病等慢性非传染性疾病（简称"慢性病"）的负担不断增加，需要长期进行健康管理的患者增多。第三，随着经济结构的发展，人们生活节奏加快，导致睡眠障碍、肥胖及情绪行为障碍等健康问题出现。第四，我国医药卫生体制改革进展缓慢，医疗卫生服务保障体制不完善等问题导致健康管理模式发展严重滞后。第五，建筑、

---

① 李祥臣、俞梦孙：《主动健康：从理念到模式》，《体育科学》2020 年第 2 期。
② 同①。

空气等环境污染及饮水等食品安全问题对健康的危害也逐步成为人们关注的一大问题。[1]

以往的以疾病治疗为中心的健康管理模式已经难以适应当前健康管理需求。影响健康的因素是全方位的，有行为和生活方式、环境因素、生物因素及医疗服务因素等，但医疗服务对健康的影响仅占8%。因此，在2016年8月召开的全国卫生与健康大会上习近平总书记指出："建设健康中国，既要靠医疗卫生服务的'小处方'，更要靠社会整体联动的'大处方'，树立大卫生、大健康的观念，把以治病为中心转变为以人民健康为中心，关注生命全周期、健康全过程。"这充分揭示了人民健康发展的内在规律，体现了从源头上进行健康管理的治理思想。习近平总书记还明确指出："新形势下，我国卫生与健康工作方针是：以基层为重点，以改革创新为动力，预防为主，中西医并重，将健康融入所有政策，人民共建共享。"习近平总书记由此提出要树立大健康观念，并根据国际健康定义和中国实际国情，构建新的"以人民健康为中心"的健康观。2016年10月，《"健康中国2030"规划纲要》提出以"共建共享、全民健康"为主题，实现全人群、全生命周期的健康管理。2019年7月，国务院发布《健康中国行动（2019—2030年）》，为"健康中国"建设奠定了坚实基础，也为健康管理的定位与任务做出了具体指导。2020年6月，《中华人民共和国基本医疗卫生与健康促进法》实施，该法案提出把健康理念融入各项政策，坚持预防为主，并把老年人健康管理纳入基本公共卫生服务项目。因此，以大健康观、大卫生观的理念进行健康管理已逐步成为促进人群健康的重要策略。

（二）大健康观、大卫生观的内涵

大健康观、大卫生观超越了传统的疾病防治范畴，强调把人民健康融入政府公共政策制定的全过程，力求将健康的不利影响降到最低。大健康追求的不仅是身体健康，还包含精神、心理、生理、社会、环境、道德等方面的健康，提倡不仅包括科学的健康生活，还包括正确的健康消费等。大健康的范畴涉及各类与健康相关的信息、产品和服务，也涉及各类组织为了满足社会的健康需求所采取的行动。大卫生正是在这一基础上，以满足人民不断增长的健康需要为根本目的，建立卫生体制，提供优质健康服务，提高公民全生命周期健康水平。[2]

《"健康中国2030"规划纲要》确立了"以促进健康为中心"的大健康观、大卫生观，提出通过统筹应对广泛的健康影响因素，全方位、全生命周期地维护人民群众健康。通过倡导现代的健康生活方式来改善亚健康状态，增强人民体质，降低疾病发生率，并增强人们构建健康生活方式的意识。"健康中国"战略需要国家、社会、个人共同参与及协同合作，实现"全民参与，共建共享"，包含健康家庭（个人）、健康社区（企事业单位等）、健

---

① 康雅倩：《习近平健康治理思想初探》，《中学政治教学参考》2018年第24期。
② 吴雪燕：《把人民群众生命安全和身体健康放在第一位——习近平以人民为中心的健康观探析》，《中共四川省委党校学报》2020年第2期。

康城市（农村）、健康国家四个层次，包括政府主导建设"健康中国"、社会倡导建设"健康社区"、人民共同建设"健康之家"三个主体，形成覆盖全体人民的健康服务体系，各主体扮演不同角色，相互补充，形成合力，从而实现全体人民的健康水平和健康素养不断提高，使我国主要健康指标达到世界极高人类发展的水平，实现"人人健康、全民健康；人人幸福，全民幸福"。[①]

大卫生观是社会协调发展型卫生观，是一种全民参与型卫生观，是自然 – 社会 – 心理 – 生态 – 健康的整体观，整体协调发展。现代社会要求经济、政治、社会意识、科技、文化、教育、卫生、生态环境等的全面发展，大卫生观把卫生视为社会大系统中的一个子系统，它是以全民整体健康为内涵的卫生观。随着人们对生命质量的要求越来越高，以及医学模式的改变，健康不断被赋予新的内涵。大卫生观是以"人人享有卫生保健"为目标的卫生观，这既是现代社会发展的任务，也是未来社会发展的使命，是社会物质文明、精神文明建设成就的一种综合体现。大卫生观既是实现"人人享有卫生保健"这一目标的手段，又是实现这一目标的结果。未来的卫生保健事业必须以健康保障为出发点，必须把保障个人、社区和社会的健康看作是卫生保健的出发点，以健康为目的，以社区人群为对象，实施包括全科医疗、预防、康复、社区护理等广泛的综合性卫生服务。大卫生观认为健康不只是机体的正常状态，还包括心理健康和社会适应方面的和谐。人的健康需求，一要求身体健康，二要求心理健康，三要求能健康地适应社会的工作和生活。大卫生观要求通过改善社会环境、心理环境和生态环境来促进身心健康的发展。因此，必须采取合适的策略来增进人们与自然、社会、环境之间的协调，改善健康状态，处理和维护健康的平衡（即生理、心理和社会间的平衡），提高人们的健康水平。大卫生观要求 95% 以上的居民参与卫生保健，以个人、家庭、社区为背景，向全体居民提供预防、保健、教育、卫生康复一条龙服务，提高居民精神文化素质。[②]

大健康观是以大健康为基础，通过凝聚、抽象、升华等理论建构方法形成科学的，达到一定理论高度的，体现健康价值原则、健康价值规范、健康价值理想、健康价值信仰，具有价值观核心要素和典型表现形式的健康价值观。[③] 大健康观代表着最广大人民群众的健康价值取向与实践过程中所展现的精神气质，同时大健康观的培育践行也是对价值主体的改造过程，以先进的理论引导价值主体的健康需求（不仅是医疗需求）与内在的健康品格，使这些外在诉求与内在精神内涵深入融入社会的方方面面，并与社会各个系统中的要素结合起来，以形成系统性、长期性的大健康观。大健康观更全面地思考健康，真正高度

① 《健康向导》编辑部：《解读健康中国之大健康观》，《健康向导》2021 年第 3 期。
② 王小燕：《21 世纪我国卫生保健的展望——大卫生观与未来的卫生保健》，《中国卫生经济》2000 年第 1 期。
③ 闫希军、吴廼峰、闫凯境、朱浩彬、单书健：《大健康与大健康观》，《医学与哲学》2017 年第 5 期。

重视医学模式的转变，将解决以前主要是医务工作者推动医学模式转变而未植根于社会大众的弊端。推进大健康观，加快疾病医学向健康医学的转变，创建大健康医学模式成为全社会的共识，并得到高度重视，以其全面指导卫生工作。

（三）主动健康与大健康观、大卫生观的关系

主动健康是实现我国大健康、大卫生的有效途径，是构建"健康中国"的必要手段。传统健康模式下，人们通过医疗来获取身体的健康。这种模式是被动的，即在疾病发生的情况下不得已去关注自己的健康。当前社会生活节奏整体加快，人们生活压力也逐渐加大，这种情况下，依托于被动的健康管理模式已经无法支撑人们的健康需求，必须将主动健康的理念根植人们心中，实现积极的健康管理。[①]"健康中国"的构建，需要打破固有的健康只有医疗卫生行业负责的传统局面，将体育、环境等因素纳入健康管理体系，最终实现宏观角度的大卫生及大健康。对于"健康中国"的构建，《"健康中国2030"规划纲要》明确了三条基本路径，即理念转变、改革创新、发展健康产业。让主动健康成为人们主动打造身心健康的力量，主动去探索相应的知识来寻求满足自身健康需要的可行性及科学的方法，并进行积极的实践。[②]在大健康观视角下，建立以主动健康为基础的健康管理服务模式是进行健康管理的有效手段。因此，应合理利用医疗资源，建立多部门协作关系，培养高质量的主动健康服务队伍，编制主动健康服务规范与操作指南，提供主动健康服务，转变居民健康意识，提高自我保健能力，真正提高基层居民的健康素养，逐步转变"重治疗、轻预防"的健康管理理念，实现"健康中国"建设的目标。[③]

主动健康理念和大健康观、大卫生观都坚持预防为主，但又超越预防的范畴。主动健康并不是预防的代名词，预防是主动健康的重要组成部分。主动健康相较于其他医学模式，最根本的区别在于它们都不是在同维度上的定义。主动健康医学的立论前提是认为人体是复杂巨系统，具有强大的自我修复和自组织能力。被动医学（或称对抗医学）的理念则是忽视了或者假设人体不具备自我修复能力，以病灶为攻击目标，主张通过药物或者手术对抗、压制和切割消除这些现象，追求疾病的缓解或者指标的正常。

主动健康和大健康观、大卫生观都是整体观。主动健康和大健康观、大卫生观的整体观基于对个体纵向连续动态跟踪观测和相对比较，无论从评价方法还是干预手段，都重点考察个体纵向时间轴上的自身变化，关注人体系统的演变方向和速度及纵向维度的变化，更依赖长时间、大尺度的连续动态测量和整体发展趋势的分析。主动健康的整体观还体现在着眼于国民健康保障体系的建立方面。

① 周学荣、吴明：《全民健身上升为国家战略的时代背景及价值》，《体育学刊》2017年第2期。
② 王印、张兆龙：《大健康视角下全民健身战略的价值、实施困境及消解》，《体育学研究》2017年第5期。
③ 江刚、王晓松、赵允伍、凌玉环、王珩：《大健康视角下社区健康管理问题与思考》，《南京医科大学学报（社会科学版）》2022年第1期。

主动健康和大健康观、大卫生观均以防治结合为基础，以创造国民美好幸福生活为目的。因此，主动健康与大健康观、大卫生观相辅相成，互为补充，大健康观、大卫生观是方向，主动健康是手段。

第三节　主动健康相关理论

人体是一个复杂的体系，主动地对自身状态、演化方向和程度进行识别和评估，选择相应、合适的生活方式，综合利用各种医学手段对人体行为进行可控的主动干预，使人体产生自组织适应性变化，可以达到提高机能、消除疾病、维持人体处在健康状态的目的，实现主动健康。主动健康的实现需要具备相应的理论知识，如健康素养、健康教育与健康促进、健康行为理论、健康治理等方面的知识。

一、健康素养

健康素养自提出以来就被视为提高公众健康水平、提升人民生活质量的重要内容，是近年研究的一个新领域，既可以是健康教育与健康促进的目标，也可以衡量健康教育与健康促进工作的成果与产出。提高健康素养被公认为是提高全民健康水平最根本、最经济、最有效的措施之一。多项研究证明，健康素养水平的高低与健康结局有直接的相关关系。只有提升健康素养，才能更好地促进主动健康。

（一）健康素养的定义及内容

1974 年，美国学者 Simonds 第一次提出了"健康素养"的概念。[1] 1999 年，美国医学会将"健康素养"定义为医疗环境下执行基本的阅读和计数等相互影响的一系列能力。[2] 2000 年，美国国家医学图书馆将"健康素养"定义为个体获得、理解和处理基本健康信息或服务并做出正确的健康相关决策的能力。此定义被美国政府的健康目标 Health People 2010 和 2003 年美国全国成人素养评估采用。[3] WHO 将"健康素养"定义为个体促进和保持健康的认知与社会技能的反映，不仅是个体的识字能力、健康知识、健康态度的表现，而且将健康素养的内涵更加深入地进行了阐述。[4] "健康素养"是一个发展中的名词，

---

[1] Ratzan S C, "Health literacy: communication for the public good," *Health Promotion International* 16, No.2（2001）: 207-214.

[2] Berkman N D、Davis T C and Mccorack L, "Health Literacy: What Is It?," *Journal of Health Communication* 15, No.2（2002）: 9-19.

[3] 肖烁、陶茂萱：《健康素养研究进展与展望》，《中国健康教育》2008 年第 5 期。

[4] 孙浩林：《慢性病病人健康素养量表的研究及其初步应用》，硕士学位论文，复旦大学，2012。

目前普遍使用的是美国国家医学图书馆的定义。

健康素养的内涵如下：①健康知识、技能等健康认知元素；②处理健康问题的科学态度，包括对健康的理解、健康观、健康价值观、健康相关态度；③运用科学方法处理健康问题的过程，包括正确理解并且处理健康问题和健康危险因素，正确理解与处理个人健康和公共健康，适应并且积极谋求社会支持（包括社会环境与自然环境的支持）等。[①] 依据《中国公民健康素养——基本知识与技能（2015 年版）》，将健康素养划分为三个方面，即基本健康知识和理念素养、健康生活方式与行为素养、基本技能素养。若以公共卫生问题为导向，可将健康素养划分为六类健康问题素养，即科学健康观素养、传染病防治素养、慢性病防治素养、安全与急救素养、基本医疗素养和健康信息素养。

健康素养是健康的重要决定因素，受政治、经济、文化、教育等因素的影响和制约，是经济社会发展水平的综合反映。WHO 研究表明，健康素养与人群健康水平、预期寿命密切相关，是预测人群健康状况的较强指标；提高公众健康素养，可有效减少健康不公平，显著降低社会成本；提高公众健康素养，可显著改变慢性病患者健康结局。

（二）我国健康素养发展现状

健康素养研究在我国尚处于初级阶段。我国于 2007 年正式启动健康素养的研究工作，并发布《国家人口发展战略研究报告》，强调提高人口健康素质需从提高出生人口素质、提高全民健康素养、建立以预防为主的公共卫生体系三方面入手。2008 年，卫生部为了普及健康生活方式和行为应具备的基本知识和技能，促进我国公民健康素养水平的提高，发布《中国公民健康素养——基本知识与技能（试行）》，该文件成为世界上第一份全面界定公民基本健康素养内容的政府文件。2014 年，国家卫生和计划生育委员会印发了《全民健康素养促进行动规划（2014—2020 年）》，随后又组织相关专家在《中国公民健康素养——基本知识与技能（试行）》的基础上编写养生预防、精神健康、健康信息获取等内容，并发布《中国公民健康素养——基本知识与技能（2015 年版）》。[②] 2016 年 10 月，中共中央、国务院印发了《"健康中国 2030"规划纲要》，把健康摆在优先发展的战略地位，要求强化个人健康责任，提高全民健康素养，并将健康素养水平（指具备基本健康素养的人在总人群中所占的比例）与人均预期寿命婴儿死亡率、孕产妇死亡率等指标一同作为"健康中国"建设的主要指标，明确全国居民健康素养水平到 2020 年达到 20%、到 2030 年达到 30% 的建设目标。我国居民健康素养水平 2009 年为 6.48%，到 2012 年升至 8.80%[③]，2013 年为

① 祖光怀：《中国公民基本健康素养的概念和基本内涵》，《安徽预防医学杂志》2009 年第 1 期。
② 孙浩林、傅华：《健康素养研究进展》，《健康教育与健康促进》2010 年第 3 期。
③ 李英华、毛群安、石琦、陶茂萱、聂雪琼、李莉、黄相刚、石名菲：《2012 年中国居民健康素养监测结果》，《中国健康教育》2015 年第 2 期。

9.48%，2014 年为 9.79%，2015 年为 10.25%[①]，2016 年为 11.58%，2017 年为 14.18%，2018 年上升至 17.06%[②]，再到 2020 年为 23.15%，实现了《"健康中国 2030"规划纲要》规定的阶段性目标。[③]

（三）健康素养的测评方法

我国健康素养测评工具包括基于公共卫生视角下的普适型健康素养测评工具和临床视角下的疾病特异型健康素养测评工具两大类。较常用的普适型健康素养测评采用中国公民健康素养问卷、中国公众健康素养评估问卷、《中国公民健康素养 66 条》、居民健康素养综合评价指标体系，疾病特异型健康素养测评则采用代谢综合征（MS）病人健康素养评价指标体系、慢性病病人健康素养量表、慢性病病人健康素养评价指标体系、疟疾相关健康素养指标体系、中国公众传染病健康素养评价指标体系、基于临床视角的健康素养测评问卷、基于临床视角的健康素养评价指标体系。[④]由此，对居民健康素养水平的评价可分为三个部分：一是评价我国城乡居民健康素养的总体水平；二是依据《中国公民健康素养——基本知识与技能（2015 年版）》，从基本健康知识和理念素养、健康生活方式与行为素养、基本技能素养三个方面评价居民健康素养水平；三是以公共卫生问题为导向，从科学健康观素养、传染病防治素养、慢性病防治素养、安全与急救素养、基本医疗素养和健康信息素养六类健康问题评价居民健康素养水平。对于每个调查者来说，问卷得分大于等于 80%，被认为具备基本的健康素养。

（四）健康素养的影响因素

健康素养受个体文化程度、性别、年龄、职业、经济状况、社会支持、医疗技术等多因素的影响，且不同领域不同人群健康素养的相关影响因素存在差别。在社会环境方面，健康素养的影响因素主要包括教育水平、经济水平、社会文化、卫生政策、卫生服务，特别是健康教育服务的提供与利用等。在个体和群体方面，健康素养水平的影响因素主要包括文化程度、性别、年龄、生活环境等，其中文化程度是健康素养水平的首要影响因素，随着文化程度的提高，健康素养水平随之提升。文化程度的高低直接影响到个人健康知识摄取、阅读、理解、分析和领悟等方面及有效信息筛选的能力。加强健康教育和健康促进

① 中华人民共和国国家卫生和计划生育委员会：2015 年我国公民健康素养达到 10.25%。http://health.people.com.cn/n1/2016/1214/c14739-28949233.html.
② 中华人民共和国中央人民政府：2018 年我国城乡居民健康素养水平提升至 17.06% 呈稳步提升态势。http://www.gov.cn/xinwen/2019-08/27/content_5425007.htm.
③ 中华人民共和国国家卫生和健康委员会：2020 年我国居民健康素养水平增幅历年最大。http://www.gov.cn/xinwen/2021-06/16/content_5618320.htm.
④ 王玢、刘昆仑、徐琛：《中国健康素养研究及提升对策》，《齐鲁师范学院学报》2017 年第 1 期。

是提高全民健康素养的重要策略和措施。[1][2]

二、健康教育与健康促进

近年来，随着主动健康概念的提出，提升健康素养、提升居民幸福感、创建社会支持性环境显得尤为重要，这些内容需要通过一系列的健康教育与健康促进工作来完成。

（一）健康教育

1. 健康教育的定义

健康教育是通过有计划、有组织及系统的信息交流活动，让个人、群体或社区主动地接受及改变利于健康的行为和生活方式，将健康危险因素的影响降至最低，同时预防疾病发生，对健康产生积极影响和提升生活质量。[3]

2. 健康教育的内容

健康教育的具体内容除了与疾病相关的治疗及预防知识，还包括社会、环境、智力、心理、精神和生理等内容。针对不同的社会群体，健康教育的具体内容有所不同。

（1）学校教育。

针对不同的学生群体，教育部公布的《生命安全与健康教育进中小学课程教材指南》中将健康教育的内容分为健康行为与生活方式、生长发育与青春期保健、心理健康、传染病预防与突发公共卫生事件应对、安全应急与避险。《普通高等学校健康教育指导纲要》将高校健康教育的内容分为健康生活方式、疾病预防、心理健康、性与生殖健康、安全应急与避险五个方面。

健康行为与生活方式（健康生活方式）教育应教会学生正确理解健康信息，自觉采纳健康行为，注意养成良好生活习惯，形成健康的生活方式，提高自觉规避、有效应对健康风险的能力。具体内容包括饮食行为与健康、睡眠与健康、预防网络成瘾、科学锻炼原则及方法、烟草危害及戒烟策略、毒品危害及禁毒、成瘾性药物等的危害及防范。

心理健康教育即教会学生掌握正确应对学业、人际关系等方面的不良情绪和心理压力必需的相关技能，增强抗挫折能力，提升幸福感。日常学习中着重教育学生掌握促进积极情绪与缓解不良情绪的基本方法，维护良好人际关系与有效交流的方法，心理咨询与服务利用，常见心理问题的辨识及如何求助。

---

① 颜运英、易彩云、王可、李洲宁、周莲清：《健康素养的研究进展》，《循证护理》2019年第1期。
② 于英红、晏秋雨、谢娟：《中国居民健康素养研究进展》，《中国慢性病预防与控制》2021年第7期。
③ 刘华、傅华：《健康教育与健康促进的进展》，《中国全科医学》2001年第10期。

安全应急与避险教育旨在引导学生增强安全防护意识，学会预防和规避危险，掌握应急常识和急救技能，增强网络信息的辨别意识和能力，提高自救与互救能力。因此，在日常校园生活中应该组织学生学习意外伤害的预防、心肺复苏、创伤救护等院前急救技能。

生长发育与青春期保健、性与生殖健康教育针对不同年龄段的学生，前者针对中小学生了解生长发育和青春期保健的基本知识与技能，学会自我保护，减少健康风险行为及其危害。后者则是针对大学生掌握维护性与生殖健康的知识和技能，提高维护性与生殖健康的能力。两者的教育内容均包括青春期心理、青春期性健康、性侵害预防、性与生殖健康的基本知识、常见性传播疾病和预防。

传染病预防与突发公共卫生事件应对旨在预防学校密集场所下传染病的发生。因此更应该教育学生注意个人卫生，掌握传染病基础知识及防控措施。

（2）医院健康教育。

针对患病人群，在20世纪60年代，美国就提出在住院期间对患者及其家属进行健康教育，并认为医院教育是养成健康习惯的最好时机。近年来，医疗卫生机构是健康教育的主要阵地，医护人员是健康教育的主要力量的形式得到明确。[1] 医院健康教育已经作为医院治疗的重要手段被提出[2]，同时通过健康教育能使医院从单纯的治疗服务中转型，更加贴合现代医疗服务模式的需要。这种方法确实为医院缩短住院日、减少医疗纠纷、降低医疗费用起到积极的促进作用。[3] 但随着"互联网＋"模式的发展，医院健康教育不再是单纯依靠在诊室或病房发放宣传册的手段，而是通过线上与线下相结合的方式进行。

医院健康教育可分为门诊教育、住院教育、出院后教育三个层次。

门诊教育内容一般为相关候诊科室的常见病、多发病等，另外有些医院还提供候诊咨询服务，对患者询问的健康问题进行答疑解惑。通过相关疾病的防治知识宣教，能够指导患者改变不良行为方式，培养良好的生活习惯，有利于降低发病率，还能使患者的自我控制能力、改善健康的能力和意识得到提升。

住院教育内容集中在住院注意事项及健康指导上，如病区设施、作息时间、患者的权利义务、心理指导、饮食指导、针对所患疾病相关内容的宣教以及康复注意事项等。通过住院教育，有利于患者更好地配合治疗并减少并发症发生的可能。

出院后的教育内容一般是出院后的伤口护理、用药指导、饮食运动指导、康复指导、心理支持等方面。通过出院后教育，能够帮助患者更快恢复健康，并进一步防止疾病复发。

（3）社区健康教育。

针对更广大的人群，社区健康教育在居民健康状况提升、健康素养水平的提高，以及

---

① 邵芳、王向红：《个体化健康教育对糖尿病并发高血压患者的效果研究》，《中国健康教育》2014年第3期。

② 吕姿之：《健康教育与健康促进》，北京医科大学出版社，2002，第201页。

③ 范建华：《开展医院健康教育的思考》，《中华医院管理杂志》1999年第11期。

培养良好的生活习惯上起着重要作用。良好的居民健康不仅意味着更低的疾病发生率和更长的寿命，还是社会经济增长和发展的关键。[①] 社区健康教育的内容多为传染病、慢性病等常见疾病的基本防治知识，旨在增强个人和人群对健康基本知识的掌握。针对社区内的特殊人群进行特殊的健康教育，如母乳喂养知识、婴幼儿疫苗接种知识等。另外，还会开展卫生管理法规方面的教育，以提高居民对健康的重视程度。

3. 健康教育的实施手段

针对高校的健康教育，教育部出台的《普通高等学校健康教育指导纲要》给出了具体的指导意见，要发挥课堂教学的主要作用，通过多种多样的教学载体，充分利用新生入学教育、军训等时机，开展艾滋病、结核病等传染病预防及安全应急与急救等专题健康教育活动。充分利用学校广播、宣传栏、学生社团活动，以及学校官方的社交媒体账号等传统媒体及新兴媒体，经常性开展健康教育宣传活动。在卫生主题宣传日，集中开展相应的卫生主题宣传教育活动。另外，针对季节性疾病，以防病为切入点，传播健康生活方式及疾病预防知识和技能。

针对医院健康教育，可在候诊时开展咨询服务，另外在候诊室设置宣传栏、放置宣传册、播放疾病科普视频也是常见的医院教育措施。在患者住院期间，可以组织患者及家属进行集中专题讲座。另外，线上教育已成为医院健康教育的新方式，通过官方微博、微信公众号等发布健康科普、疾病科普，具有便捷、经济、快速、宣传范围广、覆盖人群广的特点。在卫生主题宣传日，深入社区开展社区居民义诊或健康宣教活动。

针对社区健康教育，社区可以依托社区卫生服务中心、社区文化活动中心、市民健身中心、社区学校等社区健康服务机构，融合政府、市场等各方资源，使社区健康服务多元化，通过讲座、义诊、知识竞赛、小组讨论、同伴教育等多种形式丰富居民生活，提升居民健康技能和健康素养水平。结合"互联网＋"模式，上海已初步实现居民拥有一个健康账户，通过账号连接智慧平台，可在智慧平台上签约家庭医生。通过智慧平台的合理运营，使居民健康责任、健康意识与健康素养得到有效提升。通过一系列的健康教育活动，打造健康社区，创造支持性环境，促进社区居民健康水平和生活质量不断提升。

4. 健康教育的评价手段

对健康教育进行评价是提高健康教育质量和项目实施效益的重要基础。[②] Nutbeam 等将健康教育的评价分为三个阶段：第一阶段是实验研究，通过结果和阳性数值的改变来对健康教育项目是否有效进行评估；第二阶段是示范研究，对活动项目的重复性进行确认，并评估其有效性及明确使健康教育获得成功的因素；第三阶段是传播研究，研究非目标人

---

① 李新华、陶金：《浅谈健康和健康教育》，《中国全科医学》2001 年第 5 期。
② 袁华、李文涛、彭歆、张萍、安力彬：《我国社区高血压健康教育评价研究现状》，《中国全科医学》2013 年第 41 期。

群是否受到影响和如何更好地改进健康教育项目。[1] 针对健康教育的结果，Nutbeam 将其分为三个层面：第一层面是关注健康和社会结果，也是实施健康教育的最终目标，包括目标人群生活质量的改善、疾病发病率降低、人群死亡率降低等；第二层面是关注健康的生活方式、卫生服务和环境的改善；第三层面关注健康教育实施的效果，包括目标人群健康素养的提高、社会行为的改善、支持性环境的积极影响等。[2]

（二）健康促进

1. 健康促进的定义

健康促进是指促进人们提高（控制）和不断完善他们自身健康的过程。[3] 1986 年发表的《渥太华宪章》中创新性地提出了健康促进的五个工作领域：健康公共政策的制定、支持性环境的创建、加强社区行动、发展个人技能和调整卫生服务方向。健康促进是一个促进人们和社会实现健康目标的策略和手段，其关键是人群的参与，更强调与目标人群的共同作用而不是单纯的目标人群做了什么。[4]

2. 健康促进的内容

《渥太华宪章》所提出的五个工作领域既是健康促进的主要内容，也对其起指导作用。

健康公共政策的制定，不单明确社会责任，通过对政策细化，增加政策的可行性和可操作性。[5] 如通过政策的制定，明确规定范围内需要建立规定数量的卫生健康服务中心，禁止室内吸烟，建立监督考核机制，等等。另外，健康政策的制定还是跨部门跨学科合作的基础，并为创建支持性环境提供政策支持。

支持性环境的创建有利于帮助一些自我控制能力不强、对自身没有健康责任感的居民改变不良生活方式。这里的环境概念是广泛的，包括社会环境、经济环境、文化环境、物质环境、政治环境。[6] 这些环境将从不同方面对健康产生持续性的影响，也对保持健康的生活行为方式起重要作用。支持性环境主要体现在建立无烟环境、放置锻炼设施、提供对健康有利的食品药品等。

加强社区行动，通过社区的积极参与和组织，分析社区内的健康危险因素，有针对性地对社区内的健康人群和高危人群进行干预。如对社区内的高血压高危人群进行高血压宣教。

---

[1] Nutbeam D，Smith C and Catford J. "Evaluation in health education. A review of progress, possibilities, and problems," *Journal of Epidemiology and Community Health* 44, No.2（1990）: 83-89.

[2] Nutbeam D, "Evaluating health promotion," *British Medical Journal*, No.7180（1999）: 404A.

[3] World Health Organization, "Ottawa Charter for Health Promotion," *PAHO Bulietin*, No.2（1987）: 200-204.

[4] Nutbeam D, "Evaluating Health Promotion—Progress, Problems and solutions," *Health Promotion International* 13, No.1（1998）: 27-44.

[5] 张安玉：《社区健康促进的理论策略和工作模式》，《中国慢性病预防与控制》2006 年第 2 期。

[6] 张安玉：《健康促进的理论和模式》，《中国慢性病预防与控制》2000 年第 2 期。

　　发展个人技能，包括普通居民和卫生从业人员或社区组织人员两个方面。针对普通居民，通过相关知识手册、课堂、视频等形式的宣传教育，提高他们做出健康选择的能力，改善其生活方式，提高其健康素养水平。对卫生从业人员或社区组织人员，则需要专业培训以提升健康促进技能。

　　调整卫生服务方向，医疗卫生服务机构需要从单纯提供治疗服务，向更重视卫生研究及专业教育与培训转变。

　　3. 健康促进的评价

　　针对健康促进结果的评价可分为三种，即健康促进的短期结果、中期结果和长期结果。

　　短期结果也是直接结果，通过一系列的健康促进活动提高居民对健康的重视程度和培育健康生活所需的技能，以及通过健康促进所产生的政策、社区组织的具体行动等。

　　中期结果是健康是否向好的方向改变的决定因素，如人群是否已经形成健康的行为和生活方式，卫生服务是否已完成转型，支持性环境是否已经形成。

　　长期结果则是实施健康促进的最终目标，如人群健康水平的提升，疾病患病率、致残率、致死率的下降，人群幸福感提升，生活质量改善，寿命延长，等等。

（三）健康教育与健康促进的区别与联系

　　1. 健康教育与健康促进的区别

　　（1）定义不同。

　　健康教育是有意识地创建多种形式的交流学习机会，旨在提高目标人群的健康素养，包括改善知识，发展有利于个人和社区健康的生活技能等。除了信息的交流学习，健康教育还需培养居民采取行动和促进健康改善所需的动机、自我效能和技能。通过健康教育所培育出的技能，除了提升人群健康素养，还展现去除或减少影响健康的社会、经济和环境等决定因素的干预措施的政治可行性和组织可能性。健康促进则是指一个过程，涵盖社会和政治等方面。[1] 它是使人们增强对自己健康的控制和提升的过程，不仅包括目的在于加强个人技能和能力的行动，还包括改变环境、经济甚至社会条件的行动，以此降低这些因素对目标人群的健康的负面影响。

　　（2）内容不同。

　　健康教育为个人和群体提供采取有效的健康行动所需的知识、价值观和技能。健康教育的主要内容包括慢性病的危险因素、传染病的传播条件和健康的生活方式等。它除了医学知识，还包括社会学、教育学、传播学、管理学等多学科知识。[2] 健康教育依靠这些

---

① 刘华、傅华：《健康教育与健康促进的进展》，《中国全科医学》2001 年第 10 期。
② 同①。

学科的理论和方法，从更大的范围研究健康的影响因素，并通过网络、报纸、课堂等多种方式对目标人群进行信息的交流，以此引导健康行为的产生，并促使人们自觉产生对自身健康的责任感。[1]而健康促进是健康教育的进一步延伸，除了健康教育所涉及的交流活动，还包括健康政策的制定、社会支持体系的创建以及健康服务的提供等。健康促进除了健康教育所涉及的多学科，还涉及经济、政治等多领域的内容，强调的是各层级对推动人类健康发展而承担的义务和责任，以此激发人们对健康的需求及制定相应的举措和政策。[2]

（3）实施方式不同。

健康教育主要通过教育、激励、提供技能、提高健康意识等方式以提高个人的健康能力。[3]在生活中更常见的是通过学校课堂和社区发放宣传册等形式进行健康教育。但随着近年来互联网被广泛使用，越来越多的政府部门、医疗机构、医务工作者及媒体通过多平台、多形式的发布健康教育内容，健康教育的主要传播方式已从线下模式转为线上模式。而健康促进则通过可能对健康产生积极影响的公共政策或干预措施提供支持性的外部环境，对目标人群的健康行为改善产生鼓励或维持效应。[4]

2. 健康教育与健康促进的联系

健康促进涵盖的内容比健康教育更为广泛，但并不意味着健康促进作用更大。健康教育在健康促进中起主导作用，并且在人群健康素养、健康技能的提升，在推动目标人群健康的生活方式、行为习惯培养，以及对疾病预防治疗和卫生服务利用等方面均有提升作用。另外，健康教育还有能提升人群参与度、使领导者产生发展健康教育的政治意愿以及塑造健康促进的良好氛围等作用，但健康教育的主导地位及重要作用并不能保证良好的实施效果。健康教育的实施需要健康促进的保障和支持，缺少健康促进所产生的支持性环境及一系列行政手段的支撑，健康教育虽能进行，但存在实施效率低、难推进和实施过程不够完善等问题。[5]

（四）主动健康与健康教育、健康促进的联系

健康教育和健康促进都是通过改变人们不良的生活方式、培养有利于健康的生活技能，使人们心理、社会适应性等方面达到健康水平。这也符合 1946 年 WHO 所提出的健康的定义，即健康不应只局限于疾病范围，还应考虑精神、社会的健康状态。实现"健康中国"战略，除了需要重视高危人群传染病和慢性病的防治，对于常常被忽略的健康人

---

① 刘华、傅华：《健康教育与健康促进的进展》，《中国全科医学》2001 年第 10 期。
② 同①。
③ 田向阳：《中国农村健康教育与健康促进策略与模式研究》，博士学位论文，复旦大学，2013。
④ 范建华：《开展医院健康教育的思考》，《中华医院管理杂志》1999 年第 11 期。
⑤ Brownson R C，Fielding J E and Maylahn C M，"Evidence-Based Public Health：A Fundamental Concept for Public Health Practice，" *Annual Review of Public Health*，No.30（2009）：175-201.

群也提出具体要求。对于健康人群，除了疾病防治，他们的心理健康和生活质量也同样需要得到重视。而心理健康或主观幸福感是一个抽象的理论概念[①]，如何通过健康教育和健康促进改善人群心理健康、提升生活幸福感、达到健康状态，需要新的理论进行指导。主动健康理念的提出能够很好地指导健康教育和健康促进工作，弥补健康教育和健康促进的不足。

主动健康理念认为，比起没有疾病和获得更长的寿命，个人的完全健康状态更为重要。[②] 主动健康意味着当人们面对疾病时或面对生活中的变故时拥有更强的恢复能力，这里的恢复力包括面对重大意外更快的心理恢复能力和面对创伤的伤口愈合能力，还有更高的生活满意程度等。[③] 主动健康的实现需要健康教育与健康促进。健康教育与健康促进能够通过信息的交流学习及政策法规的支持，使主动健康落地生根，在社区、家庭有效实施和传播，从而实现主动健康。

（五）健康教育与健康促进的意义

WHO 认为健康教育与健康促进是 21 世纪疾病预防与控制的三大战略措施之一。健康促进与健康教育不仅能遏制慢性疾病的流行，在面对传染病预防和传播上也具有较高的优先级，还能有效提升国民健康素质、延长健康寿命。加强健康教育与健康促进对预防和控制我国慢性疾病的发生及发展、转变医学模式、规范健康教育形式、提升公民健康素养、缓解医疗资源不足，以及促进健康工作体系与运行机制的完善有着重要意义。[④]

三、健康科普

从定义上来看，健康教育是一种具有计划性、目的性的教育活动，使目标人群自愿地采用有利于健康的行为，消除或降低危险因素，降低发病率、伤残率和死亡率，提高生活质量。而健康科普就是健康教育进行相关教育活动的主要内容。

（一）健康科普的概述

1. 健康科普的定义

科普是科学普及的简称，是指利用各种传媒以浅显的、通俗易懂的方式，让公众接受

---

① Friedman H S, Kern M L and Reynolds C A, "Personality and Health, Subjective Well-Being, and Longevity," *Journal of Personality* 78, No.1（2010）: 179-216.

② Park N, Peterson C and Szvarca D, "Positive Psychology and Physical Health: Research and Applications," *American Journal of Lifestyle Medicine*, No.3（2016）: 200-206.

③ Seligman, "Positive Health," *Applied Psychology*: *An International Review* 57（2008）: 3-18.

④ 李晋芬、任学锋：《中国健康教育与健康促进的挑战机遇与展望》，《中国预防医学杂志》2018 年第 2 期。

自然科学和社会科学知识、推广科学技术的应用、倡导科学方法、传播科学思想、弘扬科学精神的活动。健康科普活动以健康领域的科学技术知识、科学观念、科学方法、科学技能为主要内容，以公众易于理解、接受、参与的方式呈现和传播信息，通过这些信息帮助公众形成健康观念、采取健康行为、掌握健康技能、提高健康素养，从而维护和促进自身健康。

2. 健康科普的目的

在健康知识科普方面，通过一系列的知识教育与交流，能够极大地提升居民健康素养水平，从而预防疾病。通过改变居民对疾病预防治疗方面认识不足的现状，改善居民健康生活习惯，进而达到降低疾病患病率、致残率、致死率和早期发现、早期治疗、保障人人健康的目的。[①] 针对很多已经发生的疾病，通过对患病者及其家属进行相关疾病的用药、康复等知识的健康科普，也能够使患者获得更快更好的愈后，还能预防复发、延缓病情的发展。另外，针对由于知识文化水平受限而造成的对健康认识不足的问题，健康科普能够促进健康信息的可及性及个人获取的便利性。[②] 健康科普还能提高个人的遵医行为，促进公众有效利用健康保健服务。

在政策促进方面，健康科普对政策的出台和制定产生积极影响。通过促进全社会对健康议题的关注，促使健康政策的出台。通过改善医患之间的人际沟通和医疗卫生机构之间的沟通，促进合作，以有效提高健康保健服务质量和效率。

3. 健康科普的意义

健康科普对个人、家庭及社会都有着重要的意义。针对个人而言，一系列的健康科普知识能使个人行为生活方式改变，能够有效预防疾病的发生，延长居民寿命。针对家庭而言，健康科普所降低的疾病患病概率能够极大地避免家庭可能面对的巨大医疗支出，尤其是当家中出现慢性病病人所需要面对的长期服药、长期护理所带来的经济及心理压力。针对社会而言，健康科普需要一定的人力、物力投入，但可以降低疾病患病率、致残率、致死率，从而能够有效降低医疗支出、减少医疗保险的压力、缓解医患矛盾、减轻医疗压力、节省医疗资源。

4. 健康科普的基本要素

（1）传播者。

传播者是传播行为的引发者，即在传播过程中信息的主动发出者。在社会传播过程中，传播者可以是个人，也可以是群体或组织。

在互联网和新媒体行业不断发展的背景下，人人都可以是传播者，并可能因此出现信息来源不准确、信息标题制作不恰当、信息内容逻辑混乱、转载信息不够严谨等问题。健

---

① 王海芳、魏晓贤：《健康科普宣传是公立医院的社会责任》，《现代医院》2014年第4期。
② 王韬、牟怡、徐仲卿：《医学传播学：从理论模型到实践探索》，上海科技教育出版社，2019。

康科普更强调信息来源的权威性与科学性，因此传播者必须是专业的医务人员，具体包括具有执业资格的医生、护士、医技人员等处于临床一线的医疗工作者，以及各类具有医疗资质的正规医疗机构，也包括具有较高医学素养的医学研究生。[①]

（2）信息与讯息。

就一般意义来讲，信息泛指人类社会传播的一切内容。讯息是由一组相关联的有完整意义的信息符号所构成的一则具体的信息，通过讯息，传受双方发生意义的交换，达到互动的目的。

对于健康科普而言，医学知识包罗万象，科研成果层出不穷，然而作为健康科普的内容应该有严格的生成标准和原则。健康科普旨在向非医学专业的受传者传播权威、准确、科学的医学知识，进而促进其形成健康的行为习惯。因此，其内容应为有定论的医学科学知识，具体包括医学教科书、医学词典及医学相关国家法令中的内容。在选择内容时还应注意，有学术争议、近期发表及报道的内容，应该尽量避免作为医学传播的内容。因为与其他科学领域的前沿研究一样，医学的前沿研究具有探索性，所以近期发表的文献中发表的内容还未接受同行和时间的检验，不具备成熟性。

（3）传播渠道。

传播渠道是信息的载体，也是将传播过程中各种要素相互联系起来的纽带。

医学传播的途径包含了人类信息传播的所有方式，包括从医护人员与患者及家属的面对面交流，到社区健康科普活动，再到大众媒体及新媒体平台的使用。伴随移动互联网技术的发展，以微博、微信、短视频为代表的新媒介颠覆了信息的发布和传播方式[②]，越来越多的医务工作者及媒体通过线上各种各样的形式进行健康科普。

（4）受传者。

受传者是健康科普信息的接受者和反应者，是传播者的目标对象。同样，受传者可以是个人、群体或组织。

因为健康科普更强调的是针对非医学科学共同体，即不具备专业医学知识的公众，所以受传者包括已患病人群、患者家属、易感者人群和健康人群等。

（5）反馈。

反馈指健康科普对人的行为产生的有效结果。科学性和传播性是健康科普的两大效果评估指标，评估这种传播的效果在于是否真正改善了公众健康指标，使受传者形成健康的生活行为方式。除了科学性和传播性，有效性也是重要的评价指标。有效性是指通过健康科普，受众能够真正改变行为生活方式，向更健康的方向发展，并最终达到降低疾病发病率、死亡率和致残率的目的，实现全民健康促进的目标。

---

① 王海芳、魏晓贤：《健康科普宣传是公立医院的社会责任》，《现代医院》2014年第4期。
② 颜小锐：《健康科普类自媒体多平台传播策略研究》，硕士学位论文，武汉体育学院新闻传播学系，2021。

（二）健康科普的评价效果

1. 评价种类与内容

（1）形成评价。

在健康科普作品创作之前进行，主要是明确受众的主要健康问题，发现作品创作和传播的有利条件或障碍。

（2）过程评价。

①健康科普作品的内容和形式是否适当。

②作品是否能够及时提供。

③媒体传播的内容是否与真实信息存在偏差。

④向目标人群提供信息的方法、渠道等是否有效。

⑤信息的覆盖面是否能够达到预期。

（3）效果评价。

①现有信息及传播效果是否能够满足公众／媒介对信息的需求。常用评价指标有传播内容满意度、传播方式满意度等。

②信息的内容和传播是否能够提高公众的健康知识水平。常用评价指标有健康知识合格率、健康知识知晓率等。

③信息是否对公众的态度和行为产生影响。常用评价指标有信念持有率、行为流行率、行为改变率等变化趋势。

④健康信息传播对事件的处置或改善政策环境、舆论环境、生活质量是否起到促进作用。常用评价指标有环境、服务、条件的改变；舆论的改变；发病率、患病率、死亡率等。

2. 评价方法与目标

（1）专家咨询。

向相关专业领域专家进行咨询，了解他们对健康科普作品的专业性、适用人群、表达方式、传播渠道、传播目标等的意见和建议，综合评判作品是否符合创作与传播规范要求。专家咨询主要用于健康科普作品创作和传播阶段的评价。

（2）公众调研。

采用问卷调查等定量调查、深度访谈等定性研究，或将二者相结合的方式，深入了解目标人群对健康科普作品的认知程度、理解程度、接受程度，明确语言表达方式是否合理、传播渠道是否经济可行等情况。公众调研可用于健康科普作品创作和传播阶段的评价。

（3）用户行为分析。

①对网民医疗健康相关搜索、浏览及问答等行为进行大数据分析挖掘，梳理网民搜索人次多、浏览频次高、咨询提问多的问题，高效、精准了解不同区域、不同季节、不同性

别、不同年龄段等多维度细分用户的健康需求，有针对性地设置健康科普方向和重点。该法可用于健康科普作品创作阶段的评价。

②对通过互联网、移动互联网传播的健康科普作品进行大数据分析，从用户浏览量、点击率、播放量、访客数、转发数、点赞数、评论数等多维度综合评价用户对健康科普内容、形式及传播方式等的偏好和满意度。该法可用于健康科普作品传播阶段以及效果的评价。

3. 修复与完善

（1）进一步了解公众对健康教育相关内容的认知和进一步的需求信息。

（2）根据总结出的经验和教训，优化健康科普信息的内容、形式、载体及传播渠道等。

（3）尽可能让健康科普信息覆盖到最广泛的人群。

四、健康行为理论

健康教育和健康促进的目标是帮助个体和群体改变不良健康行为，并建立和维持良好的健康行为。健康行为是指与健康及疾病相关的行为，包括良好的健康行为与不良的健康行为。良好的健康行为即有利于健康的行为，包括合理的饮食、积极锻炼、合理应用医疗及保健服务（如预防接种、定期体检等）等。不良健康行为指对健康不利的行为，包括不合理饮食、吸烟、酗酒等。

最早有关健康行为的研究主要集中在现状调查和实际应用等方面，缺乏理论指导。自20世纪50年代健康信念理论提出以来，健康行为的相关理论模型不断发展和完善，为健康行为研究提供了理论支持和框架。最常见的健康行为理论包括健康信念理论、知信行理论、计划行为理论、跨理论模型、社会认知理论。[①]

（一）健康信念理论

1. 健康信念理论的发展

健康信念理论（health belief model，HBM）在健康行为理论中历史最悠久，在20世纪50年代，由美国社会心理学家Hochbaum等提出，主要用来解释为什么越来越多的人不愿意接受联邦政府提出的免疫计划。到了70年代中期，临床心理学家Becker等又进一步发展和完善了健康信念理论，他们认为，健康行为来自心理因素、社会因素的共同影响，它的核心部分是一套关于健康意识和健康的个人信念，这些信念调节着人们对疾病威胁的感知，从而影响他们执行健康行为的可能性。

---

① 杨廷忠：《健康行为理论与研究》，人民卫生出版社，2007，第29页。

2. 健康信念理论的主要结构

健康信念理论的结构分为背景、感知和行动三大部分。背景主要包括人口统计学的一些因素，如教育、年龄、性别、种族和民族等。感知部分主要包括知觉期望和知觉威胁两部分。知觉期望又包括知觉到的行动利益和知觉到的行动障碍；而知觉威胁则包括一个人对于自己健康状况所感知到的易感性和严重性。行动部分主要包括行动线索，如媒体、个人影响和他人建议等。[①] 健康信念理论结构如图 1-1 所示。

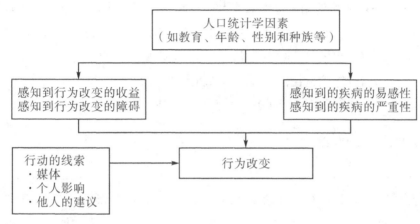

图 1-1　健康信念理论结构示意图

3. 健康信念理论的应用

如今，健康信念理论已被广泛用于探索各种各样人群的健康行为。例如，研究人员应用健康信念理论来研究并试图解释和预测个人参与流感的预防注射项目、泰伊-萨克斯病（Tay-Sachs）带菌者的筛选、高血压患者的筛选、戒烟、安全带使用、锻炼、营养和乳房自检等。近年来，随着艾滋病患者不断增加，健康信念理论也被用来更好地理解和防御高风险的性行为。

（二）知信行理论

1. 知信行理论的发展

知信行理论（knowledge attitude/belief practice，KABP/KAP）是改变人类健康相关行为的模式之一，于 1950 年由美国哈佛大学教授梅奥最先提出，是以改变人类健康行为为目标的行为干预理论模式。在此基础上，著名学者高曲曼对该理论进行了深入的分析与研究，于 1988 年在其著作《健康行为》中成功地将知-信-行模式应用于改变个体健康行为方面的健康教育研究中。

2. 知信行理论的主要结构

知信行理论将人类行为的改变分为获取知识、产生信念和形成行为三个连续过程。其

---

① 张锦：《大学生健康意识的研究和干预》，博士学位论文，浙江大学应用心理学系，2011。

中，"知"是对相关知识的认识和理解，"信"是正确的信念和积极的态度，"行"是行动。该理论提出了知识、信念和行为之间的递进关系，知识是行为改变的基础，信念和态度是行为改变的动力。只有当人们获得了有关知识，并对知识进行积极的思考，具有强烈的责任感，才能逐步形成信念。知识只有上升为信念，人们才有可能采取积极的态度去改变行为。[1]

3.知信行理论的应用

知信行理论曾被成功地用于健康教育和健康促进的工作中。它可以指导健康教育工作者从普及健康知识和改变健康信念入手，以帮助其掌握正确的健康知识，增强其健康信念，从而愿意主动采取积极的预防性措施，达到防治疾病的目的。近几年，知信行模式在医疗护理多个领域得到应用，在社区慢性病的防治和管理中也取得明显效果，在其他领域包括教育、管理、健康等方面显示了其可行性与有效性。[2]

（三）计划行为理论

1.计划行为理论的发展

计划行为理论是由理性行为理论发展而来的。Fishbein 和 Ajzen 在 1975 年提出理性行为理论（theory of reasoned action，TRA），该理论通过对行为决策者的信念、态度和意向等因素进行研究，对个体的行为决策进行比较准确地预测。TRA 的前提条件是人是理性的，在决定进行某种行为前，会预先考虑行为本身及其结果，通过衡量行为结果预期再决定是否采取该行为。根据 TRA 的观点，行为意向是决定个体采取某种行为的主要原因，同时个体行为态度和主观规范又会一起对行为意向产生影响。

已有的理论和实证研究表明，理性行为理论作为一个广为人知的态度－意向－行为模式，可以较好地解释和预测个体的行为。但 Sheppard 等人对采用理性行为理论的研究成果进行了进一步分析，发现理性行为理论也存在较大的局限性，结论的变异性在不同的研究中比较明显。Ajzen 等人的研究表明，TRA 最大的局限性是没有考虑到外部因素的影响，忽略了个体无法自主进行行为决策的情况。为了弥补 TRA 的不足，Ajzen 在 TRA 的基础上加入了知觉行为控制（PBC）变量，形成了计划行为理论（TPB）。经过广泛的实践和验证，计划行为理论比 TRA 能更有效地解释和预测个体的决策行为。[3]

2.计划行为理论的主要结构

计划行为理论由态度、主观规范、知觉行为控制、行为意向和行为五个行为变量要素

---

[1] 龚芳敏：《民族地区居民媒介使用对健康行为的影响——基于湘西州的实证研究》，博士学位论文，武汉大学新闻传播学系，2016。

[2] 张萌：《河北省清河县20～49岁农村居民健康相关知识、态度、行为调查研究》，硕士学位论文，吉林大学社会医学和卫生事业管理学系，2015，第2页。

[3] Martin Fishbein and Icek Ajzen, *Belief*, *Attitude*, *Intention and Behavior*: *An Introduction to theory and research*（Mass: Addison-Wesley, 1975）, pp.1-56.

组成（图1-2）。

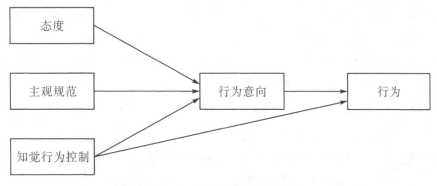

图1-2 计划行为理论示意图

（1）态度。Ajzen指出个人的行为态度取决于对特定行为结果的重要信念及对那些可能出现结果的评量。当个体预期采取某项行为能够带来比较好的结果时，则对采取该行为所持有的态度就越积极，而这种正向的态度和评价又会强化其行为意向。

（2）主观规范。是指外界社会，如家人、朋友、领导、行政部门、生活社区等对行为决策人施加的外部压力，行为人在进行某项特定行为决策时，不得不考虑这些外部压力对其采取该行为的影响。

（3）知觉行为控制。是指行为人是否容易执行某种行为的信念，也就是指行为人对于执行某种行为所需要的机会与资源的控制程度，以及行为人认为自己拥有的执行某种行为的能力。

（4）行为意向。指个人对于采取某项行为的主观概率的判定，反映了个人对于某项行为的采取意愿。

（5）行为。指个人实际采取行动的行为。

此外，个人背景因素，如人格、智力、经验、经济状况、年龄、婚姻、性别、受教育程度等，也可以通过影响行为信念而间接影响到态度、主观规范和知觉行为控制，最终影响到行为意向和行为。[1]

3. 计划行为理论的应用

计划行为理论被应用于解释农民退耕还林行为、旅游消费行为、食品采购行为等众多领域。同样，它也被用来解释健康相关行为，如吸烟行为的影响因素、肺癌患者参与临床实验行为、糖尿病低糖饮食健康管理、骨癌患者运动管理以及居民就医行为等。大量研究都证实计划行为理论在解释行动的影响过程是十分有效的。[2]

---

[1] 王莉：《TPB与PMT组合视角下的移动健康服务用户行为意愿研究》，硕士学位论文，武汉纺织大学企业管理学系，2016。

[2] Noar S M and Zimmerman R S, "Health Behavior Theory and cumulative Knowledge regarding health behaviors: are we moving in the right direction?," *Health Education Research* 20, No.3（2005）: 275−290.

（四）跨理论模型

1.跨理论模型的发展

跨理论模型是由美国著名临床心理学家 Prochaska 和 DiClemente 在 1983 年创立的，这是一个有关行为改变的整合模型（integrative model），如同它的命名，其关键的构想和概念多来自对其他理论的整合。该模型最早应用于戒烟领域，而后随着研究的深入，越来越多的领域开始应用跨理论模型开展研究。从以往文献的整理分析中可以看到，跨理论模型研究多应用于体育锻炼、日常生活习惯、疾病治疗及预防三个方面。Adams 发现，跨理论模型是在促进健康行为改变过程中应用最广泛的理论模型。该模型详尽地描述了人们是如何修正自己的问题行为以获得积极的行为。此外，跨理论模型侧重于个人决策，也是一个意在改变个人意识和行为的模型。[①]

2.跨理论模型的主要结构

跨理论模型将健康行为变化划分为五个阶段：前意向阶段、意向阶段、准备阶段、行动阶段和维持阶段。每个阶段表示各时间维度的行为变化，并且建议进入下一阶段或维持行为改变需要完成的任务。前意向阶段是指个体并没有考虑进行行为改变或对可能产生的行为结果不清楚。意向阶段则是指个体虽然开始了解进行行为改变的潜在影响，但是并没有在接下来的 6 个月内行动。准备阶段是指个体可能开始做出较小的行为改变。行动阶段是指个体虽然已经采取了直接的行动，但是持续时间还未到 6 个月。如果个体进行行为改变的时间超过 6 个月，并且没有回到以前的阶段，就可以判定进入了维持阶段。[②]

3.跨理论模型的应用

跨理论模型的应用极为广泛，适用于目前社会上各种行为改变过程中可能出现的一系列问题，包括戒烟、锻炼、低脂肪饮食、氧气测试、酗酒、控制体重、对艾滋病毒的保护、组织变革、防止皮肤癌的防晒霜使用、药物滥用、医疗承诺、乳房 X 线检查和压力管理等，并针对其关键构想开发出一系列简短、可靠、有效的应用性测量。在当今的西方健康行为理论领域，跨理论模型和后面将要阐述的社会认知理论，双峰并起，大有替代其他理论模型，占据主导实证研究之势。[③]

（五）社会认知理论

1.社会认知理论的发展

社会认知理论（social cognitive theory，SCT）是与行为改变有关的主要理论或模型之一，

[①] Prochaska J O and Velicer W E，"Response：Misinterpretations and misapplieations of the transtheoretical model，"*American Jounnal Of Health Promotion*，（1997）：11-12.

[②] 徐益荣：《跨理论模型在结肠造口患者自我管理行为中的应用》，《中国现代医学杂志》2016 年第 8 期。

[③] 张锦：《大学生健康意识的研究和干预——基于计划行为理论》，博士学位论文，浙江大学应用心理学系，2011。

仍在健康传播研究中使用。最初是由 Miller 等人提出，源于社会学习理论。20 世纪 70 年代，班杜拉将其逐渐发展成为针对人类健康行为改变的临床研究行为干预理论模型，直至 20 世纪 90 年代中期才完成社会认知理论的主体架构。社会认知理论又被称为交互决定论，认为个体的行为是由个人的认知和其他内部因素、行为、环境三者之间动态的交互作用决定。[①]

2. 社会认知理论的主要结构

班杜拉的社会认知理论对于健康行为研究来说有四个子理论具有十分重要的借鉴作用，分别为相互决定论、观察学习理论、强化理论和自我效能理论。[②]

（1）相互决定论。

班杜拉认为人的行动是主体（人）、行为、环境之间动态交互作用的结果。主体因素方面主要强调生物性因素、认知性因素和情感性因素三个方面。在班杜拉社会认知理论视域中，主体、行为、环境三者之间相互影响、相互制约，形成一种复杂的互动关系，其中任何一方发生变化都会影响到其他两方，而且它们之间的影响都是双向的，而不是单向的（图 1-3）。

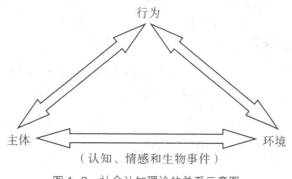

图 1-3 社会认知理论的关系示意图

（2）观察学习理论。

观察学习就是个体通过观察他人的行为并强化观察结果而获得一些新的认知的学习方式。在班杜拉看来，观察自然现象与观察他人的行为都可以实现学习。学习行为只需要观察行为示范原型被强化的过程就可以发生。在班杜拉的理论中，观察的对象是一个榜样示范者。观察学习在某种意义上来说，就是考察角色示范对行为改变所产生的影响。这种理论对健康行为研究的启示在于，在形成个体健康行为上，观察示范原型这种观察学习很重要。大众媒体塑造了很多示范原型，受众会从这些示范原型身上获取信息进行学习，拓展自身的认知。

① 成晓光：《班杜拉的社会学习理论中的认知因素》，《辽宁师范大学学报（社会科学版）》2003 年第 6 期。
② Bandura A，*Social foundations of thought and action：a social cognitive theory*（Englewood Cliffs，N J：Prentice Hall，1986），pp.18-22.

（3）强化理论。

强化是增强某种行为的意向和措施，是对个体行为的一种反映。强化有正向和负向之分。正向强化代表肯定和认可，能够增加该行为将来被重复的可能性。负向强化代表否定和告诫，会降低特定行为再次执行的可能性。强化有3种类型：直接强化（操作性条件反射）、间接强化（在观察学习中）和自我强化（在自我控制中）。

（4）自我效能理论。

在社会认知理论中，自我效能是最为重要的一个认知性因素。班杜拉认为在实践中自我效能是一种潜在的自我因素，没有确定值，对个体行为产生影响的不是这种能力本身，而是个体对它的感受，是"个体对自身是否胜任某项任务或有能力完成某种活动的能力的判断和信念"。这种信念可以决定个体是否愿意尝试某种行为，在遭遇困难和失败时会坚持多久，以及最后的成功与否。在健康行为方面，自我效能高的人会积极实施健康行为，即使面临困难，也会坚持下去。自我效能越高的个体采取健康行为的信念越强，越可能保持积极的健康认知态度，越愿意寻找与健康相关的信息，越愿意采取健康的行为生活方式。自我效能高的个体，其健康危险行为改变成功的可能性更大。自我效能的概念是班杜拉对心理学和健康行为理论的最重要的贡献之一，这一理论今天已经十分普遍地被运用于疾病预防、慢性病干预、健康行为促进、高风险生活方式优化方面。

3. 社会认知理论的应用

社会认知理论目前已经成为一种应用十分广泛的健康行为改变的干预理论模型，被医药卫生界、社会心理学界、传播学界大量使用，在营养与体重控制、生活规律养成、成瘾行为干预的应用方面取得了十分突出的成效。因此，社会认知理论在健康行为改变和干预方面被誉为使用最广泛、适用性最出色的理论模型。[①]

（六）小结

除以上五种常见理论模型，健康行为理论还包括保护动机理论、自我效能理论、信息－动机－行为技巧模型、阶段变化理论、预防行动采用过程模型等多种理论模型。[②] 回顾健康行为理论近半个世纪的发展史，尽管今天已经有很多的健康行为模型，但我国引进和应用的健康行为理论在文化适应性和创新方面仍然有待进一步深入。

理论是重要的思维工具和标准化的话语系统。在有关促进健康的生活方式发展方面，健康行为理论可以从人的心灵深处对健康动机、健康意识和与健康相关的行为做出有效而又有说服力的解释，同时提供一种深入独到的观察方法，以激励个体开发和保持一种健康的生活方式和生活习惯。这与主动健康的核心观念非常契合，而主动健康作为近几年新提

[①] 龚芳敏：《民族地区居民媒介使用对健康行为的影响——基于湘西州的实证研究》，博士学位论文，武汉大学新闻传播学系，2016。

[②] 杨廷忠：《健康行为理论与研究》，人民卫生出版社，2007，第29页。

出的医学名词，无论是理论框架还是实证研究，都有待进一步完善。有效的行为预测干预必须建立在相应的理论基础之上，因此，我们不仅需要重视对现有的各类健康行为理论进行深度学习和应用，还应结合我国人群的文化适应性，开发、设计或整合新的理论模型，从而推动主动健康全面、深度、广泛、持续性发展。

五、健康治理

健康教育和健康促进有利于形成良好的健康行为，良好的健康行为有利于主动健康，达到全民健康需要健康治理，健康治理在"健康中国"战略实施过程中发挥重要作用，而良好的健康行为更有利于健康治理的执行。

（一）健康治理的定义

WHO 将健康治理定义为各级政府运用"整个政府"和"全社会"策略，推动卫生部门、非卫生部门、公共和私营部门以及公民为实现共同的健康和福祉采取的联合行动。[1]

（二）健康治理的参与主体

健康治理需要通过多元主体来构建和实现伙伴关系。健康治理涉及的范围与层面比较广泛，它包括个体工作与生活、环境与文化、群体与社会、宏观经济社会等层面。这些层面的相互合作，进一步促进了跨组织、跨领域、多层次、多维度的协同治理网络的形成。总的来说，国家、政府、社会相关组织、社区团队、个人等都是健康治理的主体及参与者。[2][3]

（三）健康治理的价值准则

健康治理的有效执行需要依靠相应的价值准则。健康治理的价值准则主要包括参与、透明、公平、尽责、开放、合作、信任等。在这些价值准则中，参与是健康治理的核心。健康治理的目的是为了追求全民健康，因此民众的参与度是决定性因素。健康治理要想达到可持续性的、稳定的执行与发展，需要依赖广大群众的信任，故信任在健康治理的过程中也发挥着非常重要的作用。透明是治理的基础，向所有参与健康治理的主体公开传播健

[1] World Health Organization Regional Office for Europe.Govemance for health in the 21st century, 2018，http://www.euro.who.int/en/publications/abstracts/governance-for-health-in-the-21stcentury.
[2] 钟玉英：《"健康中国战略"下社区精神健康服务协同供给的实现框架及路径》，《中国卫生政策研究》2020 年第 8 期。
[3] 李昶达、韩跃红：《参与式健康治理对健康中国建设的启示》，《中国医院管理》2019 年第 11 期。

康知识与信息、宣传健康政策等行为，也是对健康治理的透明价值准则的体现之一。[1][2][3]

（四）健康治理的实施架构

1. 组织领导

目前，法国、芬兰、英国等在健康治理方面取得了较好的成绩，它们成功的经验提示了成功的健康治理需要打破传统的协作部门位于平行地位的时候难以完成统筹协调的格局，因此需要成立位于更高等级的跨机构的健康治理协调委员会。而政府在健康治理的过程中需要充分发挥主动及主导优势，充分体现健康治理多部门决策的协调统筹及模式的多元化的机制。

2. 信息与服务平台

健康治理需要以信息技术为支撑去搭建一个能够让多元主体充分共享的信息与服务平台。该平台可达到共享信息、健康教育、健康服务、政策宣传、健康促进、体育健身、健康管理等目的。

健康治理信息与服务平台的建立，不仅能够增加相关政策与健康治理的透明度、进一步加强问责机制，还可以提高群众的健康意识，统筹与协调社会层面相关力量来主动地应对疾病的挑战及慢性疾病的管理，进一步为全民健康奠定了基础。

在健康治理信息与服务平台的基础上，通过提供健康问卷调查、健康档案管理、疾病风险评估、健康教育、健康干预、健康行为管理等服务，实现线上线下健康治理的链条式闭环管理，有力推动"互联网＋"、大数据等信息技术与健康治理服务的互联互通及深度融合。

3. 服务要求

健康治理应对健康教育服务、健康体检服务、健康水平评估、健康管理服务等服务执行规范化及标准化的管理模式，在提供优质的健康教育服务、健康管理服务等服务的同时，应保证相关服务的综合性、可及性、协同性和连续性。在健康治理的过程中，可以人为中心建立疾病的筛查、诊断、治疗、评估、健康管理等闭环式的健康服务链。[4]

4. 政策与法律保障

与健康治理相关的法律法规、政策有《国务院关于实施健康中国行动的意见》《健康中国行动组织实施和考核方案》《健康中国行动（2019—2030 年)》《中华人民共和国基本

---

[1] 李昶达、韩跃红：《参与式健康治理对健康中国建设的启示》，《中国医院管理》2019年第 11 期。

[2] 章凯燕、顾思雨、陈志鹏、杨金侠：《芬兰健康治理经验及对中国的启示》，《医学与哲学》2021 年第 3 期。

[3] 刘丽杭：《国际社会健康治理的理念与实践》，《中国卫生政策研究》2015 年第 8 期。

[4] 李创、陈瑶：《深圳市基层卫生健康治理四十年回顾与展望》，《中国农村卫生事业管理》2021 年第 9 期。

医疗卫生与健康促进法》《中华人民共和国传染病防治法》《公民生命健康权益保护法律制度》《公共场所卫生管理条例》《职业健康监护管理办法》《突发公共卫生事件应急处理法律制度》等。

党的十九大提出，要实施"健康中国"战略，第一次将"健康中国"建设推至国家战略层面，从而进一步全面推进"健康中国"建设。

在相关政策及法律法规的保障下，应引导多方树立主动参与的责任意识，创造健康的环境，进一步推动健康治理的发展。除此之外，还需增加政府行为的透明度、完善监督问责机制，进一步调动社区资源，充分发挥社区治理的能力，积极动员个人及家庭建立健康的生活方式，进而营造有利于慢性病防治及管理的人文环境和社会环境。

（五）国外健康治理的理论与实践

健康是人类享有的基本权利。随着国际社会健康治理理念及健康社会的形成，芬兰等国家在健康治理方面积累了丰富的经验。

国外健康治理的理念基础是将健康融入所有政策，表现为政府在制定相关政策及决定时，需要充分考虑该项政策、措施对居民健康状况产生的影响。芬兰是最早将健康纳入政策范围的国家。1972 年芬兰政府实施的"北卡项目"中集合了政府组织、非政府组织、社区、个人等多方面力量，通过合作创造健康的环境及生活方式等措施，使居民的健康水平得到提高。[1]

国外健康治理的实践是采用政府治理与社会治理互相合作的模式。在强大的法律依托及透明、公开、合作、信任等价值准则之下，政府组织与社会组织形成价值共享理念，建立完整的沟通机制及问责机制，并依托现代网络技术构建健康促进、疾病防治的信息平台，进一步动员民众参与，进而形成可持续性的健康行为。

除此之外，表现为国际社会、国家、地方政府、组织等层面之间法律法规、政策体制等有机整合的纵向治理，以及表现为政府内各部门机构成立专门的健康管理及协调委员会的横向治理，也是国外健康治理实践的体现。

（六）我国健康治理的目标与展望

1. 目标

"健康中国"战略的主题是"共建共享、全民健康"，全民健康是建设"健康中国"的根本目的，也是健康治理的目标。除此之外，健康治理是在多元化主体的共同参与下，希望达到改善健康、促进健康、维持健康的目的。

---

[1] 章凯燕、顾思雨、陈志鹏、杨金侠：《芬兰健康治理经验及对中国的启示》，《医学与哲学》2021 年第 3 期。

2. 展望

与芬兰、美国等国家相比，我国的健康治理起步相对较晚，但是发展非常迅速，已经形成了较为完善法律体系、执行制度及评估标准等。"健康中国"战略强调了健康治理的理念和价值，大健康的观念也深入人心，但是目前仍存在地方政府能动性不足、多元化主体参与的协调机制不够健全等问题。因此，需要协调好多元化、多层次主体的横向治理及纵向治理问题，继续完善、健全健康治理的法律法规，强化问责、考核等机制。同时，也应该加强全科医学、健康管理、健康教育相关人才的培养，强化社区治理体制的执行，提高健康治理的透明度及群众的信任度，实现健康治理全民参与，最终达到全民健康。

第二章

主动健康服务体系

1946 年，WHO 在其宪章（该宪章于 1948 年生效）中把健康定义为"健康不仅为疾病或羸弱之消除，而是躯体、精神与社会和谐融合的完全健康状态"。现有的医学模式着重于降低风险和医疗救治，对个人的心理健康和社会功能重视不够，会导致个人处于亚健康状态或者疾病状态，最后不得不寻求治疗，便产生了一般意义上的"被动医疗"。随着认识的深化，人们对健康的需求也越来越高，不局限于没有疾病，而是追求主动获得持续的健康能力、拥有健康完美的生活品质和良好的社会适应能力。这就是主动健康，也是医学模式未来发展的方向。但是，我国针对主动健康的概念尚未明确，仅仅停留在个人主动关注健康信息或选择健康行为的层面上，针对主动健康在疾病防治、健康促进等方面的作用也比较缺乏系统研究。因此，本章首先明确我国主动健康服务体系的概念，探讨构建主动健康服务体系的重大意义、创新性及其构成，旨在用最经济最有效的健康策略，将预防关口前移，通过构建主动健康服务体系，为人民群众的生命健康构筑起一道坚固屏障。

第一节　构建主动健康服务体系的内涵

一、构建主动健康服务体系的重大意义

（一）有利于政府引导、群众参与

党的十九大作出"实施健康中国战略"的重大决策，将维护人民健康提升到国家战略的高度，并强调大卫生、大健康的理念。新的健康理念提倡全方位、全周期保障人民健康，这超越了传统的疾病防治范畴，推动以治病为中心向以人民健康为中心转变，更加有效的主动健康模式也应运而生。政府也应将主动健康作为制定实施各项公共政策的重要考量，加强政府对主动健康管理的领导，促进社区和人群的参与，形成全社会寻求主动健康的良好氛围，为全民健康奠定良好基础。同时，政府也应建立权威科学的健康智库，为人们提供官方的可信赖的健康资源，科学指导人们的健康行动。

（二）有利于提高群体健康意识

WHO 指出，在众多健康影响因素中，个人行为和生活方式的贡献率占到 60%，因此，群众参与是主动健康促进工作的重要基础。主动健康服务体系的构建是面对全人群、全生命周期的管理，其有效手段就是鼓励全民主动参与，将主动健康理念深度融合到健康管理

中，建立践行主动健康理念的信念，培养人们保持健康行为的定力，并最终建立起主动健康生活方式。

（三）有利于提高群体自我健康管理意识

主动健康服务体系强调个人在自我健康方面的责任、权利和义务，强调个人与群体的自我健康管理。通过各种针对主动健康危险因素的分析，全面普及健康知识。根据影响主动健康的危险因素实施针对性的干预措施，促使人们主动参与健康管理，为保护和增进自己的健康采取行动。

（四）有利于统一规划、规范行为和健康管理的标准

主动健康服务体系通过对主动健康影响因素和风险进行评估，并结合现代医学提出科学的危险因素干预策略，确保主动健康行为科学、有效、有序进行。在构建主动健康服务体系的过程中，主动健康危险因素干预策略必定会成为主动健康行为的指南，随着干预策略规范和标准的不断完善与改进，主动健康服务体系的科学性和系统性、规范化和标准化程度必然会不断完善。

二、构建主动健康服务体系的制度创新

主动健康服务体系具有以下五个方面的创新点。

（1）新思维。

主动健康贯穿生命全过程，创新并倡导了"零级预防"的理念和方法，完善和补充了三级预防体系，是提升国民健康素质、缓解医疗卫生资源短缺状况、大幅度降低医疗卫生支出、建设健康中国的重大发展方向。

（2）新技术。

创新地应用包括互联网、物联网、云计算、影像/语音识别、大数据、AI、可穿戴等技术在内的各种新技术来助力主动健康服务体系的构建。

（3）新模式。

聚焦健康风险因素控制、全生命周期健康服务等关键问题，发展以药物与非药物协同干预为方向的新型医疗健康服务模式，整合营养、运动、康复、心理、壮医疗法与中医学等多学科的创新干预路径，以健康状态动态辨识、健康风险评估和健康自主管理为主攻方向，重点突破人体健康状态量化分层、健康信息的连续动态采集、健康大数据融合分析、个性化健身技术等难点和瓶颈问题，构建以主动健康科技为引领的一体化健康服务体系，为人民群众提供随时、随地、优质和负担得起的连续健康综合服务。

（4）新平台。

探索运用大数据、物联网等现代科学技术，按照政府主导、社会参与、市场运作的思路，推动搭建主动健康云平台，为群众提供线上主动健康服务，并将运动、康复、心理健康测评作为后疫情时期健康促进的重点管理方向，构建线上线下相结合的主动健康服务体系。

（5）新生态。

针对健康的决定因素进行跨界统筹治理，重构被碎片化了的国民健康保障体系，以创造健康价值为核心，以保障生命安全、提高生命质量为目标，对我国经济社会活动的全过程进行创新、融合、升级，由此形成新的生产方式、生活（消费）方式、产业结构和社会文化。实施将健康融入所有政策和相关产业的主动健康经济行动，为破解世界难题，提供中国式解决办法。

三、构建主动健康服务体系的基本架构

主动健康服务体系建设是一项参与主体多样、服务对象广泛、内容供给多元的庞大系统工程。构建主动健康服务体系，首先需要厘清主动健康总体框架和所属内容。本书主要从明确主动健康的概念、特征与内涵，通过分析主动健康影响因素进行风险评估，针对危险因素提出干预策略，并将主动健康评价体系、干预策略和主动健康科技作为研究的重要方面。

主动健康评价体系。通过对主动健康影响因素、风险等内容的合理评估分析健康危险因素，建立起科学化的评价体系。基于全周期全人群积极探索我国社会主动健康指数的基本框架、指标结构及其权重分布，构建起以环境、行为生活方式、生物遗传、主动健康服务等因素为基本评估框架的主动健康评估体系，通过分析个体和群体健康危险因素的方式，客观、全面、准确地反映出我国国民健康整体状态和发展变化规律，为推进主动健康服务提供坚实的基础。

主动健康危险因素干预策略。研究"主动健康＋中医药＋非药物干预"融合的主动健康行动方案，以主动全健康（生理、心理、社会适应、政策、环境、服务）干预为出发点，突破现有体医融合的重医轻体、忽视中医的思维框架，构建基于中医养生理念的、以主动健康为主体地位的体医融合的技术路径、体系和行动方案。

主动健康科技。主要是从健康管理的角度建立主动健康科技服务体系，探索 AI、大数据、区块链、可穿戴等技术与主动健康治理的融合方案，构建线上线下健康服务的全链条闭环管理体系。

第二节　主动健康服务政策体系

随着我国社会发展进入新时代，现有主动健康服务政策体系与人民群众日益增长的多层次多样化健康需求还有一定差距，各项服务政策的协同性还有待提高，尤其是在当前加快推进"健康中国"建设和深化医药卫生体制改革的形势下，利益调整更加复杂，体制机制矛盾凸显，改革的整体性、系统性和协同性尤为重要，对卫生经济政策体系提出了新的更高的要求。《"健康中国2030"规划纲要》提出："把健康融入所有政策，加快转变健康领域发展方式，全方位、全周期维护和保障人民健康，大幅提高健康水平，显著改善健康公平，为实现'两个一百年'奋斗目标和中华民族伟大复兴的中国梦提供坚实健康基础。"目前，我国主动健康服务政策体系仍存在政策之间协同配合不足或效果不显著等问题，根据推进卫生健康行业治理体系和治理能力现代化的现实需要，亟需深入研究主动健康服务政策体系的发展方向和发展目标，探索构建和完善"系统协调、灵活有序"的新时代主动健康服务政策体系的基本思路和具体对策。

一、主动健康服务政策体系构成要素

中国社会已经进入了为全民健康奋斗的大健康时代，主动健康服务政策体系是新时代为提高人民健康水平、实现"全人群、全方位、全生命周期"健康保障的重要手段。《"健康中国2030"规划纲要》提出："全民健康是建设健康中国的根本目的。立足全人群和全生命周期两个着力点。"——"全人群"的健康意味着不仅要维护病人的健康，还要维护正常人的健康；"全生命周期"的健康则确定为从胎儿到生命终点的全程健康服务和健康保障。因此，以诊治疾病为主要任务的临床医学正在转变为以维护健康为主要目标的健康医学，逐渐实现从以治病为中心转向以人民健康为中心。

随着我国社会发展进入大健康时代，现有政策体系与人民群众日益增长的多样化健康需求还有一定差距，各项政策的协同性还有待提高，尤其是在当前加快推进"健康中国"建设的形势下，对主动健康服务政策体系提出了更高的要求。现如今，广大民众成了维护自己健康的第一责任人。《"健康中国2030"规划纲要》明确提出："统筹社会、行业和个人三个层面，形成维护和促进健康的强大合力。"可以说，"健康第一责任人"的理念带来了全新的主动健康模式。然而，要想实现主动健康并非易事，它面临一系列挑战，尤其是个人维护自身健康所需要的专业化挑战。

因此，当前迫切需要以习近平新时代中国特色社会主义思想为指导，围绕以人民健康为中心这一核心理念，探索我国新时期主动健康服务政策体系的构成，剖析现行主动健康服务政策体系状况和存在的问题，结合新时代背景下的新形势与新要求，构建、完善符合新时代的主动健康服务政策体系。

（一）主动健康服务政策体系理论内涵及重要意义

主动健康服务政策体系是主动健康服务政策要素之间及不同政策单元之间相互联系，并与政策环境相互作用的有机整体，具有重要现实意义。

1. 主动健康服务政策体系

主动健康服务政策体系是国家根据一定历史时期内经济社会发展的总体要求，为促进卫生健康事业发展而制定的一系列主动健康政策措施，是将各项政策整合的整体。主动健康服务政策体系是根据人民群众健康需要，以预防为主、以健康为线，构建以人民健康为中心的优质高效、协同整合的新型健康服务体系。

2. 主动健康服务政策体系意义

主动健康服务政策体系作为一个完整的政策系统，在发挥政策整体效应、推动主动健康事业稳定有序发展等方面具有重要意义。

构建完整主动健康服务政策体系是发挥政策协同效应的根本保障。在政策体系中，任何政策都不可能孤立存在并发挥效力，而是在与其他政策的相互联系、相互制约中发挥效力。长期以来，国家在各个时期形成的健康管理政策均对解决当时卫生健康发展的主要矛盾、促进卫生健康事业发展起到了重要作用，但相对于特定阶段的其他矛盾和问题，政策功能可能比较分散，作用发挥具有一定局限性，需要围绕特定政策目标组合构建高效政策体系，使多项政策共同作用形成"合力"，产生良好的整体效应。

构建完善主动健康服务政策体系是新时代卫生健康高质量发展的必然要求。在新时期国家宏观经济社会背景下，居民健康需求变化加速。老龄化程度日益加深、速度加快，高龄化趋势愈加明显，人口结构变化必然带来医疗健康需求的快速增长。随着生活水平和健康意识的提升，健康需求不断升级，人们不但要求看得上病、看得起病、看得好病，还要求方便快捷、更高安全感和更好舒适度、获得更多尊重等更高层次的需求；不仅是要解决看病就医问题，还越来越需要得到全方位、全周期的多样化、多层次、个性化的医疗健康服务。只有系统研究并不断完善主动健康服务政策体系，充分发挥政策体系功能，提升政策绩效，才能在新时代、新形势、新要求下，更加有效地促进卫生健康高质量发展。

3. 主动健康服务政策体系架构

主动健康服务政策体系是一个多门类、多层次、纵横交错的庞大系统。根据政策学理论，其构成要素包括政策目标、政策主客体、政策工具、政策内容等。

（1）政策目标。

政策目标是主动健康服务政策的出发点和归宿，制约着主动健康服务政策从制定到实施的全过程。主动健康服务政策体系的政策目标包括最高目标和功能目标，最高目标是各种健康服务政策行为的基本规范和最终标准，功能目标应服务于最高目标，是最高目标实现的基础。

最高目标。人民健康是民族昌盛和国家富强的重要标志。新中国成立以来，党和国家始终坚持为人民健康服务，把提高人民健康水平、实现人人享有健康作为发展的重要目标。党的十八大以来，以习近平同志为核心的党中央将"健康中国"上升为国家战略，把人民健康放在优先发展的战略地位。因此，全民健康作为主动健康服务政策体系的最高目标，是统摄各领域、各部门卫生健康政策的最高指导原则。

功能目标。主动健康政策的核心是以提高人民健康水平为核心，以体制机制改革创新为动力，以普及健康生活、优化健康服务、完善健康保障、建设健康环境、发展健康产业为重点，把健康融入所有政策，加快转变健康领域发展方式，全方位、全生命周期维护和保障人民健康，大幅度提高人民健康水平，显著改善健康公平。其关键是"调动积极性、全方位覆盖、保障可持续"，这也是新时期我国主动健康服务政策的三个功能目标。在不同的发展阶段，主动健康服务政策在不同目标之间的选择和侧重有所不同，而主动健康服务政策的完善实质就是在三个功能目标之间寻找最佳平衡点，确保卫生健康事业健康可持续发展。

（2）政策主客体。

主动健康服务政策体系的主体为政策的决策者、制定者和实施者，涉及多个部门和机构，如立法机关、行政机关、卫生健康社会组织及公民等。主动健康服务政策体系的客体是指政策所要处理的政策问题及与之相关的组织和个人。在主动健康服务政策体系下，从服务来看，可以分为主动健康服务需求问题、主动健康服务供给问题、主动健康服务宏观环境问题等；从组织来说，可以分为各级各类医疗机构、公共卫生机构、行政管理与医保经办机构等；就个体来看，可以分为患者、医务人员、管理者等。

（3）政策工具。

主动健康服务政策体系应具有覆盖全人群和全生命周期，服务连续性、协调性、综合性的特征。基于这些特征和归纳分析，建设主动健康服务体系应着重把握以下关键要素：坚持以人的健康需求为核心，落实以人民健康为中心的理念；整合包括健康促进、疾病预防控制、疾病诊疗、康复护理和临终关怀等在内的各种服务，为全人群提供连续性、协调性、综合性、个性化、覆盖全生命周期的医疗健康服务；针对特定领域，在基础设施建设、重大工程实施、卫生资源布局、健康产业发展、科技能力提升、社会经济协调发展等方面，综合运用卫生、人口、环境、产业、财税、金融、旅游等政策工具，确保体系建设的公平和效率，发挥好政府主导与市场机制的协同作用，确保主动健康服务政策体系落到实处。

（4）政策内容。

主动健康服务政策体系根据人民群众健康的需要，将健康生活、健康服务、健康保障、健康环境、健康产业及其管理整合在一起，协调各类健康服务产品供给机构为人民群众提供终身连贯的健康服务。要实现这些要求，就必须大力推进供给侧结构性改革，建立优质高效整合型服务体系，即在需求侧围绕人民群众全生命周期的健康需要，在供给侧以预防为主、以健康为线，重构被碎片化了的健康产品供给体系。

①以满足人的健康需求为核心。

主动健康服务政策体系建设中，决策者和研究者始终坚持以人民健康为中心的核心理念。主动健康服务是围绕人民群众健康的需要，为群众提供全方位、全生命周期的健康保障。以人民健康为中心强调根据人民群众的价值观、需求、习惯、偏好和健康问题，提供定制的、个性化的临床决策等健康服务。首先要针对特定人群识别个人特征信息，包括社会人口学特征、疾病特征、文化价值观、外部环境等信息，明确服务人群及其健康需求，为实现分类分层管理、制定有针对性的服务计划奠定基础。其次是提供基于健康需求和偏好的个性化服务，包括为患者提供个性化的服务、对患者充分尊重与"授权"（即积极支持并保障患者的自由选择权、决策权）、医患之间建立平等协作关系，增进理解与信任，促进患者、家庭以及社区积极参与自我管理。在明确其问题、需求和偏好后，制定个性化的治疗方案和服务计划。

②为连续、协调、综合、个性化的健康服务提供政策保障。

主动健康服务实质上是为患者提供连续性、全方位的健康保障，这离不开各项服务产品机构的供给。主动健康服务体系是一种整合型服务体系，在基础设施建设、重大工程实施、卫生资源布局、健康产业发展、科技能力提升、社会经济协调等方面需要完善相应的政策支撑。围绕政策目标任务，加强卫生、人口、环境、产业、财税、金融、旅游等政策的统筹协调，为规划实施和目标任务的顺利完成提供有力的政策支撑。加强财政预算与规划纲要实施的衔接，合理安排筹资与支付相互激励约束机制，保障主动健康服务体系中的重大项目、重大改革和重大政策的实施。进一步完善市场机制和利益导向机制，激发市场主体提供多层次主动健康服务产品的积极性和创造性，引导市场主体的行为方向与规划战略意图相一致，进而实现改善质量、提高系统效率和患者满意度、增进健康的最终目标。

③资金与统筹激励机制。

主动健康服务体系涉及多方主体的参与，主体参与的行动力也会受到利益的驱动，如何平衡不同层级、不同类型服务提供主体的内在利益驱动力，实现不同服务主体之间的利益相容以及个体与集体利益的统一，是构建以人民健康为中心的主动健康服务政策体系的关键。具有不同初始资源禀赋、偏好的服务主体，其内在利益诉求呈现多样性、复杂性的特征，若得不到有效调节，则会使部分服务主体形成对体系整合的抵触态度和行为，导致利益冲突和集体行动困境。构建多方受益的激励相容机制，关键是遵循社会主义市场经济基本规律和卫生健康事业发展规律，坚持公平与效率的统一，发挥好政府主导与市场机制的协同作用。综合运用筹资、支付等政策工具，构建多方受益的激励约束机制，平衡体系目标与多元主体内在利益诉求，从而实现体系和服务的协同整合。

④多元共治共享的协同治理机制和高效的沟通反馈机制。

主动健康服务作为关系民生福祉的公共事务，需要构建由政府、服务提供者、服务使用者、社会组织等多元主体参与的协同治理机制，使不同主体在平等沟通协商中最大限度减少信息不对称，形成集体选择的制度规则，促使政府、市场与社会三者关系重构，减少政策执行阻力，实现体系整合的目标。一是政府作为制度供给者和外部监督者的主导作用。政府通过公共权力为培育多方主体的治理能力、实现良性互动，提供合理、权威的基本制度安排。二是服务提供者的自主治理。医疗健康机构的经营自主权是实现自主治理的基础，通过健全现代医院管理制度、完善内部运行管理规则，实现充分合理授权，服务提供者要与患者及其家庭建立平等的合作关系，主动提供相应的资源、实践专业知识等支持。三是服务使用者的平等参与。患者及其家庭的共同参与十分重要，体现了对服务使用者的尊重与赋权，鼓励患者积极主动参与服务计划以及体系建设相关政策的制定，并开展自我健康管理。四是社会组织在行业治理中的作用。主动健康涉及多方治理主体的参与，各类组织在治理中发挥着重要作用，尤其是在规则制定、第三方监督等方面的作用十分重要。五是不同利益主体间的高效沟通与反馈机制。信息对称是实现多元主体协同治理和体系整合的重要条件，各主体间顺畅的沟通与反馈有利于通过多种途径为服务使用者参与规则制定提供必要的信息和渠道，并针对使用者的偏好制定清晰的沟通策略和计划。

⑤互联互通的整合信息系统与服务应用保障。

信息化、数字化深度融合主动健康服务的全链条和全过程，建设互联互通的信息系统是构建主动健康服务体系的要素之一。贯穿全生命周期及医疗健康服务全过程的互联互通的整合信息系统，通过完善电子健康档案系统和电子病历、建立统一信息平台、开发移动医疗APP、运用可穿戴医疗设备等方式，提升健康相关信息记录的规范化程度，促进体系间和体系内不同机构间健康相关信息整合与共享、患者及其家庭与服务提供者之间的沟通交流，为临床和管理决策、实现全生命周期的健康信息记录和健康管理、政府部门提高监管效能等提供支撑，提高服务可及性、协同性、连续性以及监管效率。

二、主动健康服务政策体系建设存在问题

党和国家历来高度重视人民健康。新中国成立以来特别是改革开放以来，我国健康领域改革发展取得显著成就，城乡环境面貌明显改善，全民健身运动蓬勃发展，医疗卫生服务体系日益健全，人民健康水平和身体素质持续提高。近年来，国家开始重新重视政府职能的发挥，通过加大设置健身设施投入等，推进"健康中国"建设。在国家一系列推进"健康中国"建设举措的作用下，有力推动了卫生健康事业的改革和发展。但从供需视角来看，我国主动健康服务政策体系仍存在着健康服务供给总体不足与需求不断增长之间的矛盾等突出问题，健康领域发展与经济社会发展的协调性有待提高。

（一）多部门协同，存在制度冲突

主动健康服务政策涉及多类的服务政策，政策的主体具有多元化的特点，包括中共中央、全国人大、国务院、卫生健康委、财政部、发展改革委、国家医保局、国家中医药管理局、人力资源和社会保障部等部门。在制定政策时，各政策主体之间的政策目标存在不一致，从而导致制度冲突。"政出多门"使得卫生经济政策的指导性与协调性功能难以充分发挥，一些政策容易出现"盲区"与重复，政策的系统性、统一性不佳。

（二）政策长效机制未建立

目前，稳定可持续的财政、人才投入长效机制未完全建立。在推行主动健康的过程中，一系列关于健康服务的供给需要大量的资金支持和人才保障，但稳定可持续的财政投入、人力资源配置长效机制并未完全建立。当前我国依然存在公立医院单体扩张的需求与服务体系整理利益的矛盾，各级机构缺乏整合健康服务和转诊动力。人力资源配置不完善，全科医生等人才短缺，科学合理、精确的人才保障、财政投入机制仍需进一步完善，科学合理的转移支付机制仍需进一步研究完善，卫生服务价格政策仍较缺乏，稳定可持续的城乡居民医保筹资机制尚未健全，以公益性和积极性为导向的考核评价机制和薪酬分配机制尚未建立，医疗卫生机构内部运营管理差异性举措存在缺位等，影响了主动健康服务政策体系整体功能目标的实现。

（三）政策执行不力，针对性不强

各类机构监管职责不清，责任落实存在差距。各类机构在政策落实方面仍存在差距，地区管理部门和医疗卫生机构对内部运营政策要求的落实仍然存在不到位情况等，制约了"全人群、全方位、全生命周期"目标的实现。近年来，我国关于健康管理方面的政策内容逐渐增多，但在真正的执行中却很难推动实施，健康服务的精准性不够。一方面，受到多方因素影响，大部分基层医疗卫生服务机构仍侧重于公共卫生，在推进"六位一体"综合健康服务方面的能力普遍较弱，特别是在为无法出院的危重症病人提供后续健康服务方面。另一方面，医防融合没有形成完整闭环。面对群众医疗健康需求的快速增长，疾控机构、医院、各基层医疗卫生服务机构的有效融合程度不够，基层慢病医防融合的工作仍未落到实处，群众的认同感不强。

（四）社会参与力量薄弱

健康不仅是国家和政府的责任，同样也是社会、市场和公众个体的责任。在主动健康服务的社会主体参与中，非营利组织具有典型的代表性。我国的健康类社会组织包括政府相关的社会组织、社会精英创办的社会组织、民间草根组织和国际健康类非营利组织驻华办事处等多种类型。社会组织参与健康服务的领域和内容包括提供资金与资源支持、针对重点群体提供相应服务与支持、开展政策倡导等。需注意的是，虽然在主动健康服务中非营利组织有较多的参与领域和方式，但是力量还是相对薄弱，并且由于政策支持环境不足，整体上仍是参与不充分的状态，与健康领域中的公立机构也缺乏相应的协同与联动。

三、完善主动健康服务政策体系的基本构想与策略

习近平新时代中国特色社会主义思想为调整和完善主动健康服务政策体系提供了理论指导和基本遵循，健康发展步入新常态为调整和完善主动健康服务政策体系提出了明确要求，深化党和国家机构改革为协同卫生经济政策体系主客体带来了新的契机，人口结构等因素的重大变化对完善主动健康服务政策体系提出了新的挑战。为此，需要在以人民健康为中心的核心理念下，研究提出完善我国主动健康服务政策体系的总体目标、主要原则、基本思路和对策建议。

（一）完善新时期主动健康服务政策体系总体目标

近年来，随着国民健康素养水平的提升，人民群众促进健康的潜能和需求被不断激发，我们要不断关注人民群众维护健康的内在动力和基本能力，让每一个公民认识到健康的社会责任，关注健康信息并积极主动地获取健康信息，提高理解、甄别和应用健康信息的能力。具体到主动健康领域，核心是构建更加成熟稳定的主动健康服务政策体系，建立各项政策相互支持、协同发力的联动机制，促进我国主动健康领域治理体系和治理能力现代化。

据此，完善我国主动健康服务政策体系的总目标为推动主动健康服务政策体系更加成熟定型，为人民群众提供全方位、全生命周期的健康保障提供政策支持。

（二）完善新时期主动健康服务政策体系主要原则

（1）主动健康服务政策的制定和调整由"危机推动"向"理念引领"转变。纵观健康管理政策发展历程，很多重大改革是危机推动的。在新时期，主动健康服务政策体系的调整和完善不能完全被动地依靠危机推动，需要解放思想，敢想敢破，坚持以人民健康为中心的卫生健康事业发展理念，真正以新发展理念引领改革。

（2）将健康融入所有政策，统筹协调各部门，推进主动健康服务政策的整合协同。进一步牢固树立大卫生、大健康理念，坚持"全人群、全方位、全生命周期"的服务体系建设，突破政策障碍和部门利益藩篱，加强政策协同、部门协同和效果协同，保障健康事业可持续发展。

（3）以"全方位覆盖、全人群积极主动、全生命周期保障"为评价视角，审慎制定和调整每一项主动健康服务政策。在制定或调整每一项主动健康服务政策时，都要进行"全

方位覆盖、全人群积极主动、全生命周期保障"等方面的影响评估，确保每一项卫生经济政策都能为实现主动健康系统目标发挥正向作用。

（4）平衡主动健康服务政策的原则性和灵活性，提高主动健康服务政策的可执行性和绩效。主动健康服务政策涉及复杂的主体和领域，政策制定要从执行者、实施者、受众等多角度考虑，既要清晰明确、便于理解，具有可操作性，又要考虑到地区差异、机构差异、疾病差异等因素，分类指导，增强政策的针对性和有效性。

（三）完善新时期主动健康服务政策体系的基本思路

（1）在经济发展水平的适宜范围内，围绕健康需求的不同层次，充分发挥主动健康政策体系的联动和支撑作用，确保在基本医疗卫生服务领域，政府通过规划政策、财政政策、价格政策、医保政策等，增强服务可及性并重点向贫困人群倾斜，实现基本医疗卫生有保障；在非基本医疗卫生服务领域，通过优化创新金融政策等，扩大服务供给能力，满足人群更高层次健康需求。

（2）大力推进供给侧结构性改革，建立优质高效整合型服务体系，即在需求侧围绕人民群众全生命周期的健康需要，在供给侧以预防为主、以健康为线，重构被碎片化了的健康产品供给体系，通过相关政策将健康生活、健康服务、健康保障、健康环境、健康产业等生命全链条的服务整合起来，形成系统完备、布局合理、分工明确、功能互补、连续协同、运行高效、富有韧性的整合型服务体系或生态圈，促进和支持基本主动健康服务制度的成熟发展，从而推进建立整合、高效的主动健康服务政策体系。

（3）进一步厘清政府和市场、政府和社会的关系，正确运用政府和市场两种手段，实现基本服务和非基本服务协调发展。坚持政府在基本医疗卫生服务领域的主导作用，充分运用财政、医保等政策解决市场失灵问题；同时充分发挥市场机制在微观生产要素配置方面的优势，在医务人员薪酬、健康产业发展、非基本医疗卫生服务等方面引入市场机制；调动政府、市场和社会的力量，实现主动健康领域高效可持续发展。

（四）完善新时期主动健康服务政策体系的对策建议

根据主动健康服务政策体系框架，完善我国主动健康服务政策体系需要从政策目标、政策主客体、政策工具三个方面入手。只有明确的政策目标、明晰的主体责任、恰当的政策工具、耦合的制度结构，才能更好地完善主动健康服务政策体系，任何一个环节的疏忽，都会影响政策效果，进而影响主动健康事业的发展。在政策目标明确的前提下，可以通过分析现有主动健康服务政策体系存在的问题，探索完善新时代主动健康服务政策体系的对策建议。

1.明确并坚守主动健康服务政策体系的目标要求

政策体系的目标导向是实现政策合力的基础，对卫生健康事业的发展至关重要。如果政策目标出现偏差，将会直接影响政策体系的良性运行。完善主动健康服务政策体系首先要明确体系内各项具体政策需要实现的最终目标。如前所述，新时期我国卫生经济政策体系需要紧紧围绕全民健康的最高目标，引导社会各界树立大健康观。强化舆论宣传引导，倡导"每个人是自己健康第一责任人"的理念，营造全社会关注和重视健康的良好氛围。大力推广"身体健康、心理健康、道德健康、社会适应良好"的健康新标准，开展健康教育和健康促进行动，提升人民群众的健康素养水平。坚持"全方位覆盖、全人群积极主动、全生命周期保障"的功能目标，提高服务能力，为人民群众提供全方位、全生命周期连续和优质高效的卫生健康服务。

2. 进一步厘清主动健康服务政策体系的主体责任

主动健康服务政策实现体系化的重要环节是实现政策主体目标一致、政策举措协调和政策效果共促，避免政出多门、联动不足、效果欠佳等。进一步探索推行有利于制度耦合的体制机制改革，解决现有体系中存在的条块分割、多头管理，"联而不动""动而不联"甚至相互掣肘等问题；探索建立更有政策权能的新决策协调机制，统筹主动健康改革发展。完善相关的法律法规体系建设，为人民群众提供更为完善的健康服务立法保障，让各类服务提供机构厘清职责权限，做到有法可依、有法必依。

3. 充实资源、优化布局，推动建立优质高效的整合型主动健康服务政策体系

进入新时代，随着社会主要矛盾的变化，面对新要求、新特征和经济新常态，我国主动健康服务政策体系应与满足人民群众全方位、全生命周期及多样化、多层次、个性化的医疗健康需求相互契合。如何解决发展不平衡、不充分的问题，处理好公平与效率的平衡、政府主导与市场机制的协同，进一步优化医疗卫生资源配置，提高基本医疗卫生服务公平性、可及性和便捷性，让居民享有更公平、更高水平的医疗健康服务，不断增强人民群众获得感、幸福感、安全感，是当前的一大挑战。

建设整合型主动健康服务政策体系涉及不同层级、不同类型的各类机构，资源互动关系影响利益相关者的行为选择，进而影响政策价值和目标实现。我国实践中仍然存在机构功能定位不够清晰、严格转诊标准和规范缺乏、全科医生等基层人才短缺、运行机制有待完善等问题。一是要进一步落实不同类型、不同层级医疗健康机构的功能定位。基层医疗卫生机构负责提供基本医疗和公共卫生服务，发挥其居民健康和费用控制"守门人"的作用，实现对于居民健康需求的有效识别和清晰界定。二是要突出重点，建设网络化协同服务体系。以医疗机构为重点，全面提升综合服务能力；加强公共卫生和疾病预防控制体系建设，推进主动健康专项行动落地见效；建立不同类型和不同层级机构之间的分工协作机制，加强医疗机构与疾病预防控制、专科疾病防治、康复护理、养老等机构的协同，促进医防融合，协同提供精神卫生、母婴保健、医养结合等服务。三是要积极推动整合型服务体系的高质量可持续发展。在推进健康服务供给的基础上，不断探索管理、资金、人力资

源等核心要素的整合形式，着力解决服务体系可持续发展、共同发展的深层次问题等。

4. 优化主动健康服务政策体系的制度结构

增强主动健康服务政策体系的制度协同。对耦合度较好的主动健康服务政策，要保证政策延续，为持续推动相关改革与发展发挥政策保障，进而在新一轮政策制定中作为新政策的基础或补充继续执行；同时要加强政策的法制化建设，对协同性较好的主动健康服务政策可根据其有无立法的必要性、是否具有长期稳定性等，确认是否将其上升为国家卫生健康法律。同时，积极总结耦合情况和政策合力较好的试点政策，对政策普适性和可推广性进行分析，在此基础上将政策在全国推广。

（1）加强协调、形成合力，扭转主动健康服务政策体系的制度冲突。强化各政策主体、政策法规机构对各部门制定的政策进行审查、协调的职能，按照"将健康融入所有政策"的要求，对照公益性、积极性、可持续性的政策功能目标，推动政策制定协调衔接机制建设，为各项主动健康服务政策的衔接打通路径，及时发现和反馈政策冲突，并进行修改完善。

（2）推动政策制定的协调衔接机制建设。一是主动做好政策执行过程中的信息反馈工作。当某个主动健康服务政策涉及多个部门的利益或工作时，应由几个部门联合制定政策内容，在遵守部门行为规范的基础上，从服务于我国卫生健康事业发展全局出发，通过建立政策综合管理协调机构，加强各政策主体的信息交流，为各项政策的衔接打通路径。各政策主体应主动做好执行过程中的信息反馈工作，及时发现和反馈政策冲突的信息或问题，以便及时对政策进行修改和完善。二是提高决策的科学化与民主化。在制定主动健康服务政策时，加强相关政策主体的能力建设，提高其在政策决策、执行、监督、评估、反馈等环节的知识与能力水平，培养其全局意识、责任意识、合作意识以及协调沟通意识。三是全方位把握政策问题。健全信息系统和咨询系统，尽可能多地掌握客观情况，充分发挥政策对象在政策制定过程中的积极作用，集思广益，客观、全面地把握所要解决的政策问题。此外，建立完善的政策冲突监管机制，加强对政策冲突后果和损失的评价评估，并将相关评估结果纳入主体问责体系，责令相关责任主体整改和修订政策，及时调整政策之间的冲突部分，消除负面影响。

（3）填补主动健康服务政策体系的真空。一是建立高效的问题发现机制。主动健康事业发展具有高度的复杂性和艰巨性，尤其是随着我国医改的不断深化和"健康中国"的加速推进，相关利益格局不断调整，卫生健康领域长期积累的深层次矛盾集中显现，因此需要及时、准确地发现各种新问题、新情况，形成政策问题，研究制定切实有效的政策措施。二是加强政策体系的系统性。主动健康服务政策不是相互孤立的，每项政策都与其他政策相互关联、相互配合，尤其是新政策的制定实施必须有相应的配套政策，需加强政策体系的系统性建设。三是注重政策体系的前瞻性。卫生经济政策体系的构建要从回应型向前瞻型转变，探索构建前瞻性政策的制定模式，用前瞻性的眼光科学预测，防止政策真空的发生。

5.进一步完善主动健康服务政策工具

按照完善主动健康服务政策体系的主要原则和总体思路，进一步优化相关具体政策工具，形成相应的政策内容，引导、调整、促进医疗卫生机构的服务供给行为，提高各方积极性，更高效率、更为持久地满足人民群众多层次、多样化的健康需求。主要包括规划政策方面，应充实资源、优化布局，推动建立优质高效的整合型卫生健康服务体系；财税政策方面，应适应财政运行新常态，转变观念，探索客观、科学、合理和可持续的财政健康投入新机制；价格政策方面，应凝聚各方共识，坚持小步快走不停步，稳慎有序推进医疗服务价格改革；医保政策方面，应以人民健康为中心，由医疗保障向健康保障转变；收入分配政策方面，应用好用足现有政策，积极探索，不断创新完善医疗卫生机构的人员激励和薪酬制度；金融政策方面，应探索应用现代金融与保险理论，转变金融与保险思想，进一步创新卫生金融政策；内部运营管理政策方面，应更新管理理念，加强制度建设和人才培养，不断提高医疗卫生机构内部运营管理能力，实现医疗卫生机构高质量发展。

四、主动健康与构建优质高效的医疗卫生服务体系

随着全面推进"健康中国"建设进入关键时期，由于人口老龄化进程加快和疾病谱的变化，人民群众对医疗健康的需求快速增加。长期以来，我国的医疗卫生服务体系多以提供急性疾病的诊疗服务为主，不同机构之间同质化竞争，服务碎片化、体系整体效率不高，影响了人民群众的健康获得感、幸福感和安全感。新形势下，随着主动健康概念的提出，构建以人民健康为中心的优质高效、协同整合的新型医疗健康服务体系是世界卫生组织等国际组织和不同卫生体制国家共同倡导和努力实践的新型服务理念和模式，其研究和实践也成为国际关注热点，同时也是进一步完善和推动我国主动健康服务政策体系建设的重点。本书通过探索主动健康与构建优质高效服务体系之间的关系，提出政策启示和发展建议，可为决策提供参考借鉴。

（一）居民健康需求变化加快

当前我国人口老龄化程度日益加深、速度加快，高龄化趋势愈加明显。第七次全国人口普查结果显示，2020年我国60岁及以上和65岁及以上人口占比分别为18.70%和13.50%，较2010年分别增加了5.44和4.63个百分点，其中80岁及以上人口占比2.54%，较2010年增加了0.98个百分点；同时，区域和城乡发展不平衡，65岁及以上人口占比乡村比城市高6.61个百分点，最高与最低的省份相差11.75个百分点。人口结构变化必然带来医疗健康需求的快速增长，特别是老年人的慢病管理、康复、长期护理、安宁疗护等服务需求更加突出。

随着生活水平和健康意识的提升，健康需求不断升级，人们不但要求看得上病、看得起病、看得好病，还要求方便快捷、更高安全感和更好舒适度、获得更多尊重等更高层次的需求；不仅是要解决看病就医问题，还越来越需要得到全方位、全周期的多样化、多层次、个性化的医疗健康服务；同时更加关注健康公平，期望不断缩小区域、城乡、不同人群之间的健康差距。信息技术在医疗健康领域的深度应用促使服务模式发生转变，为优化资源配置和提升服务体系整体效能、缩小区域和城乡之间的不平衡、提高服务的公平性与可及性提供了技术支撑。

（二）医疗健康服务供给存在短板和弱项

当前，我国医疗健康服务体系建设与满足人民日益增长的健康需求存在差距，主要表现在以下方面。

1. 医疗健康服务体系建设理念仍需更新

体系规划与建设需要更好体现以人民健康为中心的思想，贯彻新时期卫生与健康工作方针，更加注重以人为中心、以基层为重点、预防为主、中西医并重等理念的落实，加快服务模式从以治病为中心向以人民健康为中心的转变，加快形成人民共建共享的大卫生、大健康格局。

2. 医疗健康服务供给存在不平衡、不充分的矛盾

不平衡主要表现在不同区域、城乡、不同领域之间的资源配置不均衡，仍然存在重城市轻农村、重医疗轻预防、重高端轻基层等现象。不充分主要表现在资源总量仍然不足，基层服务能力水平仍需提高，公共卫生与疾病预防控制体系依然薄弱，城市大医院对基层机构的"虹吸"现象仍然存在等。截至 2020 年底，我国城市每千人口医疗卫生机构床位数、执业（助理）医师数和注册护士数（8.81 张、4.25 人、5.4 人）均显著高于农村地区（4.95 张、2.06 人、2.1 人），我国每千人口执业（助理）医师数（2.9 人）和注册护士数（3.34 人），与 2019 年经济合作与发展组织（OECD）国家的平均水平（3.6 人和 8.8 人）相比仍有不小差距。"十三五"时期，医院卫生技术人员年均增长率（5.76%）高于专业公共卫生机构（2.99%），三级医院卫生技术人员年均增长率（8.31%）高于基层医疗卫生机构（7.32%）。[1] 2020 年，城乡每万居民全科医生数 2.9 人，实现 2030 年每万居民拥有 5 名合格全科医生的目标任重而道远；每万人口专业公共卫生机构人员数 6.56 人，未能达到《全国医疗卫生服务体系规划纲要（2015—2020 年）》8.3 人的目标。

3. 医疗健康服务体系仍然存在问题

不同层级机构功能定位落实不到位、分工协作不够，影响体系的整体效率，分级诊疗目标任重道远；公共卫生和医疗服务体系割裂，医防融合机制亟需建立；约束相容机制不

---

[1] 国家卫生健康委员会：《2021 中国卫生健康统计年鉴》，中国协和医科大学出版社，2021。

健全；妇产科、儿科、精神卫生科、康复科、老年医学科、长期护理科等急需、紧缺专科的建设亟待加强；多层次多样化健康服务发展滞后，健康新兴业态发展需要加快，多元办医格局尚需完善。

（三）发展优质高效医疗卫生服务体系正在成为共识

经过 70 多年的建设和发展，我国建立了与经济社会发展水平和人民群众日益增长需求基本适应、规模大、水平较高的医疗卫生服务体系，在保障人民健康中发挥了基础性的关键作用。进入新时代，随着社会主要矛盾的变化，面对新要求、新特征和经济新常态，我国医疗健康服务体系与满足人民群众全方位、全生命周期及多样化、多层次、个性化的医疗健康需求上的差距逐渐显现。如何解决发展不平衡、不充分的问题，处理好公平与效率的平衡、政府主导与市场机制的协同，更好落实"保基本、强基层、建机制"医改原则；如何进一步优化医疗卫生资源配置，提高基本医疗卫生服务公平性、可及性和便捷性，让居民享有更公平、更高水平的医疗健康服务，不断增强人民群众获得感、幸福感、安全感，建设以人民健康为中心的优质高效的整合型医疗健康服务体系正在成为共识，并日益成为解决问题实现目标的重要途径。

近来来，我国出台了一系列关于改革完善医疗健康服务体系的政策文件，要求构建以强大的基层卫生服务为基础、以人民健康为中心和注重质量的整合型医疗卫生服务体系，努力为人民群众提供全方位、全生命周期的卫生健康服务。随着主动健康理念的深入推广，构建优质高效的医疗卫生服务体系也成为每个人的诉求。《"健康中国 2030"规划纲要》提出"转变服务模式，构建整合型医疗卫生服务体系""实现从胎儿到生命终点的全程健康服务和健康保障"。《中华人民共和国基本医疗卫生与健康促进法》要求整合区域内政府举办的医疗卫生资源，因地制宜建立医疗联合体等协同联动的医疗服务合作机制。

第三节 主动健康服务组织体系

主动健康服务组织体系是通过强化健康利益相关方的主体意识、主体地位和主观能动性，提升健康素养，依托主动健康技术，连续动态采集健康信息，组建健康大数据队列，构建全方位、全人群、全生命周期危险因素控制、行为干预、疾病管理与健康服务的技术和产业支撑体系。主要依托主动健康技术，聚焦健康风险因素控制、老龄健康服务等关键问题，融合移动互联网、大数据、可穿戴、云计算等新一代信息技术，以健康状态的动态辨识、健康风险评估和健康自主管理为主攻方向，重点突破人体健康状态量化分层、健康信息连续动态采集、健康大数据融合分析、个性化健身技术等难点和瓶颈问题，构建以主动健康科技为引领的一体化健康服务体系，提升健康保障能力和自主性；发展适合中国国情的科技养老服务标准及评价体系，推进养老、康复、护理、医疗、健康一体化服务体系建设，构建生命全过程危险因素控制、行为干预、疾病管理与健康服务的技术与产品支撑体系，为积极应对人口老龄化提供随时、随地、优质和负担得起的连续健康综合服务。

一、我国主动健康服务组织体系的构成要素

主动健康服务一个重要的体现就是全程医疗服务，即对病人从就医到后续检查或康复，实现全过程管理和监控。主动健康服务模式所涉及的对象包括提供方、接受方和第三方，其组织构成即包括所有的对象。提供方主要指医疗卫生服务机构，包括公立医疗机构、私立医疗机构以及疾病防控和妇幼保健机构等；接受方主要是指居民或患者；第三方指参与医疗卫生服务的保险机构、政府监管机构、第三方健康管理机构及第三方检查检验机构。三者在主动健康服务模式中通过信息技术实现健康信息共享与交换。

主动健康服务整个服务周期可分为预防保健、院前急救、医疗服务、分级诊疗等阶段。根据在主动健康服务全周期中所处的状态，可将主动健康服务模式中各角色所承担的功能分为医疗服务态和非医疗服务态。居民或患者在接受医疗服务之前的前期健康咨询、健康指导等健康管理活动属于非医疗服务态，在进入医疗服务周期之后，院前急救、院内诊疗以及后期的分级诊疗则属于医疗服务态。在整个过程中，由主动健康服务各环节所产生的信息均累积传递至下一环节。主动健康服务模式需要参与各方在各环节中相互协作、互相协同，而协同的基础是信息交换和共享。因此，要建立一个完善的主动健康服务组织系统，首要任务是实现主动健康活动周期各阶段各环节之间的信息集成。

（一）院前急救服务的信息集成

要实现医院服务连接的主动性，就必须使健康信息系统与院前急救服务系统之间有效对接，实现数据快速共享和交换，从而延伸宝贵的急救时间，拓展急救空间，使主动健康服务更加可及。院前急救服务的信息集成可通过建立以区域卫生信息平台为中心的集散式院前急救信息的共享与交换机制来实现。区域卫生信息平台健康管理系统中记录的病人生命体征参数及既往病史情况等可传送到院前急救系统，作为医护人员进行救治的参考。

（二）院前急救与医院急救接诊服务的信息集成

我国传统的急救模式流程对患者实施的院前和院内急救，分别由两个相对独立的医疗机构进行。当患者送达医院之后，实施院前急救的医生与院内急诊室医生多通过口头或纸质方式交接患者病情和现场处理情况，容易造成责权不清，为纠纷埋下隐患。院前急救和院内抢救之间信息严重脱节，病人到达医院后需要重新评估和分诊，丧失了实施救治的最佳时机。因此，为实现院前急救与医院接诊服务的无缝衔接，院前急救系统与院内急救接

诊的信息集成就尤为重要。院前急救系统与院内急救接诊之间的信息集成可以通过多种方式实现。如院前急救系统可以与医院信息平台进行信息交互与集成，也可以通过区域卫生信息平台与医院信息系统进行信息交互与集成，还可以直接延伸到医院端的院内急救系统实现系统集成。

（三）多级医疗卫生机构诊疗协同服务的信息集成

医疗卫生机构间要实现上下联动、分工协作，就必须对不同机构间以电子健康档案和诊疗信息为核心的卫生信息实现交互、共享和互认。基层医疗机构与二级及以上医院之间、二级以上医院之间的信息集成主要包括协作式互联、以医院信息平台为中心的互联，以及以区域平台为核心的互联。医疗卫生机构间通过面向服务技术架构（SOA），定义规范的交互接口与交易流程，采用遵循行业标准的数据元素与数据结构，是实现机构间的互操作亦即信息集成的关键手段。

二、我国主动健康服务组织体系建设存在问题

在主动健康模式下，人人都拥有管理自身健康的权利。《中华人民共和国基本医疗卫生与健康促进法》对此给予了法律的确认："公民是自己健康的第一责任人。"然而，尚未有相关的专业化法律来规定或指导这种自我维护健康的责任内容和权利范围。我们知道，不同的人其民事法律行为能力是有区别的，如《中华人民共和国民法典》规定"不满八周岁的未成年人和不能辨认自己行为的成年人为无民事行为能力人，由其法定代理人代理实施民事法律行为"。由此可以看到，在健康领域，所有人的健康权利是平等的，但维护自我健康的权利是有差别的。主动健康服务组织体系涉及面广，包括了各级医疗卫生机构、健康保险业相关业态、健康服务业相关业态及第三方新型服务业态等，在发展初期面临的挑战和困难形态多样，不容忽视。

（一）医疗服务结构与总量方面存在不足

经过长期发展，中国已建立由医院、基层医疗卫生机构、专业公共卫生机构等组成的覆盖城乡的医疗卫生服务体系。但是，医疗卫生资源结构和布局不合理、总量不足质量不高、多点执业落地困难、服务体系碎片化等一系列问题依然存在。

（1）资源布局结构不合理，影响医疗卫生服务提供的公平与效率。相比东南沿海的发达城市，西部地区的医疗卫生资源占比较低。再者，基层医疗卫生组织的服务水平不高，对资源的规划和使用缺乏科学性。中医与西医尚未进行充分的融合，尤其是中医药的特色和精髓没有充分展现出来。公共卫生管理机制还处于建设的初级阶段。公立医疗机构在整个医疗系统中占据了较高的比重，其所持的床位数达到了总量的八成以上，资源要素之间

的分配不合理。专科医院缺乏竞争力，如儿科、心理健康、康复等领域的服务水平相对还比较低。其中，医联体"虹吸"基层病人的情况依旧比较严重，我国医联体的建设更多流于形式，并未构建出成熟、完善的激励共享体系。

（2）与经济社会发展和人民群众日益增长的服务需求相比，医疗卫生资源总量相对不足，质量有待提高。

（3）多点执业实施举步维艰。一是多点执业没有得到大部分医生的支持和认可，在推行政策的过程中很多地方都持反对意见。二是医院将医生作为自身的主要竞争优势，而推行多点执业可能会导致医疗人才大量流失，这也意味着医院的竞争力会被削弱。对此，一些公立医院在实施此项政策上则表现得较为被动。三是由于医疗责任险尚未真正得到推广和普及，因此多点执业的医疗风险就会一直存在，这也是令医生群体对其望而却步的一个重要因素。四是医疗卫生服务体系碎片化的问题比较突出。广大医疗卫生机构的协作体系并不成熟，而且医护人员之间的协同性不强，以致于在面对一些慢性病等健康问题上无法及时采取有效的举措予以应对。

（二）健康服务整体水平有待提高

通过多年的完善和改革，中国的健康管理服务市场逐步走向成熟化、规范化和专业化。特别是以健康体检为核心的医疗服务机构，在数量和发展规模上都呈现出不断递增的趋势。但大部分的机构依旧将体检作为核心业务，较少涉及检后服务，各区域之间与各机构之间所服务的项目及质量存在较大差距；一些新业态的成长与发展相对缓慢，相关产业尚未呈现出明显的规模效应和集群效应，主动健康服务体系尚未完善、健全。

与此同时，管理人才短缺导致了健康产业发展的瓶颈。据统计，当前国内每 15 万人中所配备的健康管理人员仅一名，而欧美发达国家每 10 万人中所配备的健康管理人员就达到六七名。管理人员的供应不足，究其原因，主要是由于人才的职业教育、岗位培训机制等尚未完整构建。

（三）健康保险服务发展乏力且存在壁垒

随着国内人口老龄化问题的加剧以及国民健康需求的日渐增长，国民的健康保险意识正在逐渐增强，但国内商业健康保险的发展现状仍不容乐观。首先，商业健康保险产品供给与居民需求之间不平衡，其供需矛盾依然较为突出。在产品种类上，当前死亡商业健康保险以普通医疗保险等为主，相比社会保障制度所提供的基本医疗保险而言，这一类保险项目与其存在一定的相似性，而当前市场需求较大的高额医疗保险、长期医疗保险等产品则相对缺乏。再者，当前市场上所供应的保险品种比较单一。此外，相对于消费者多元化、差异化与个性化的需求，商业健康保险的发展跟其他产业之间并未形成紧密的关系，相应的专业人才也比较匮乏。

（四）健康服务业相关支撑产业缺少核心竞争力与政策保障

随着医改向纵深推进，"两票制""营改增""医保控费"等重磅政策不断出台，中国已经逐步从仿制药大国向创新药大国转变；但作为为健康服务业发挥重要支撑作用的制药产业，其自主创新和研发能力不足，缺乏核心竞争力和核心技术，一些关键技术与核心配件的购买引进又受到国际非经济因素的影响。与此同时，医疗零售业缺乏相应的国家政策保障，相比欧美发达国家，国内的零售化才形成，还有很多的缺陷和漏洞需要去弥补。各个地区的医保机制没有实现互联互通，有些地区甚至没有在社会基本医疗保险系统中纳入医疗分享活动；医疗政策法规还需进一步的调整和补充，当前的管理机制还有待更新完善。

（五）科技创新转化难且信息孤岛问题依然存在

健康技术研发难度较高、成果少且转化存在困难。从某种程度上看，决定健康服务业发展的根本在于科技创新，它为该领域的可持续性发展提供重要的技术支持，并使其能够在激烈的市场竞争中保持自身的优势。尽管中国的科技研发投入水平与科技创新能力一直在稳步提升，但是，当前国内的健康科技创新水平仍然有待进一步提高。通过深入的分析发现，这主要是由于创新机制不成熟，国家对该领域投入的人才、资金占比较少，所以，资源要素的配置结构还有待进一步优化。除此以外，还存在健康技术创新所申请的项目经费与监管要求不一致，缺乏对专利技术的保护；当前所实施的财税政策偏重于表面形式，并未真正起到推动作用；等等问题。再者，科研成果的转化率不高也是一个重要影响因素。现阶段，利益分配机制尚不合理，有些配套性政策文件仍未完成制定与实施；在科技成果转化的进程中，对科研人才不够尊重，有时甚至侵犯了他们的知识产权，这就严重打击了科研人员的研发主动性与积极性。

医疗健康的信息孤岛效应一直存在，当前中国的健康医疗信息与数据处于相对分散的状态，即使运用了大数据与云计算等最新技术，这一问题依旧难以得到彻底有效的解决。另外，健康服务信息网络也尚不成熟，与此相应的法律法规监管与保障体系同样尚未真正建立起来。

三、新时期主动健康组织体系建设策略

未病人群的主动健康行为是"治未病"的良好开端，也是实现"治未病"效果的必经之路。只有个人、家庭、医疗机构、学校、企业和政府都主动承担起各自的健康责任，树立主动健康理念，加强健康教育，打造主动健康家庭，营造主动健康氛围，完善健康政策保障，才能共建全民主动健康行为促进体系，推动主动健康组织体系形成规模，推进"健康中国"建设。

（一）多渠道并用与多元化并重，缓解医疗服务总量与结构矛盾

1. 延伸整合健康服务业产业链，推动服务模式转型升级

加快发展健康服务业，通过发挥市场机制作用建立起预防与治疗、保健与康复、医疗与保险、健康与养老及医疗机构之间的协作机制，转变传统以治病为中心、碎片化的服务模式，实现面向全年龄段全人群、覆盖个体全生命周期、系统精准且个性化的健康服务，变被动应对疾病为主动预防疾病、变单一作战为协同作战、变过度关注疾病为重视全面健康，推动从源头上保障健康、提高卫生健康服务发展的可持续性。

（1）通过商业健康保险推动健康服务业的产业链、服务链整合。商业健康保险不仅是推动健康服务业发展的重要动力，同样还是推动健康产业链整合的核心之一，具有其他健康服务业细分产业所不具备的优势。商业健康保险的发展不仅能够满足用户多元化与个性化的健康需求，改善和提升其健康状况，还有利于缓解基本医疗保险的基金压力。健康保险公司通过直接参与医院建设或以合作协议等多种方式，和医疗机构之间形成利益共同体，在拓展自身业务范围和贯通产业链的基础上，参与医疗机构的费用管控，避免其利用专业优势导致医疗费用的过快增加。与此同时，基于大量的个人健康历史数据，健康保险公司帮助参保者有效管理自身健康，在满足其健康教育、健康体检、疾病筛查、健康风险预警与健康生活方式指导等非基本医疗服务需求的同时，为其提供最合适的就诊方案，限制不必要、不合理的医疗需求，并通过预付制等支付方式激励医疗服务机构自我控制成本，在促进国民健康素质提升的同时，有效避免不必要的医疗费用支出，并实现产业经济效益，带动相关健康产业发展。

（2）依托信息化与"互联网＋"实现服务精准化、个性化、便捷化。信息化建设不仅能够有效促进信息的共享、资源的流动、成本的控制，增强服务集约化程度和监管的有效性，更能够以新思维、新技术推动服务模式的创新。伴随着可穿戴设备、智能终端等的出现和逐步普及，既为个人做好自我健康管理、形成自主自律的良好生活与行为方式提供了载体，更为个人健康大数据的系统收集、持续跟踪和监测以及在此基础上的主动健康管理提供了可能。智能可穿戴设备形态多种多样，包括头带、隐形眼镜、项链、衣物、腰带、手环与脚环等，通过智能可穿戴设备的使用，能够持续不间断地对个人的一系列生理与心理特征数据进行跟踪采集，通过对这些反映个人一般健康指标和行为状况原始数据的整理分析，以图表的直观方式加以展示，即形成了个人的量化生活日志。通过这种方式，能够在最低成本的前提下，获得准确真实的个人量化数据，从而为量身定制个性化与精准化的健康促进计划和疾病治疗方案提供可靠依据。

当前，智能可穿戴设备较为广泛地应用于健康促进和慢性病管理。在健康促进方面，智能可穿戴设备通过对用户日常的体征参数（心率、血压、体温、血糖、呼吸等）、环境参数（海拔、气压、温湿度、紫外线与空气质量等）、睡眠、饮食与营养摄入行为的持续

跟踪，并将数据进行上传分析，结合用户所设定的目标，制定出个性化的行动指南和健康建议，促进用户养成健康的生活习惯与生活方式。在慢性病管理方面，智能可穿戴设备根据患者的具体病情与临床要求，通过无创技术对特定体征参数（血糖、血压、心率与血氧饱和度等）定时或随机连续监测，结合云计算智能分析算法，得出关于患者体征变化的临床数据，并实时将数据传输至医疗机构，辅助医生掌握病情状况，实现精准合理高效的诊疗。而一旦患者的一项或几项生理指标出现异常时，设备会第一时间向患者本人、绑定服务的家属与护理人员、医务人员发出警报，保障患者能够在第一时间获得帮助。从而实现患者自我管理、家属科学护理与专业医疗团队管理相结合，促进慢性病的预防与控制。

伴随着信息化技术的快速发展，对于个人的"自我量化"与"数字转化"将会更加的便利化与常态化，我们将进入到一个健康大数据爆发的时代，而随着以新基建为代表的一系列技术创新的推广应用，对于相关数据的归纳整合与挖掘分析将会日趋成熟。这必将极大地提升医学研究的科学性、医疗诊断的精准性以及健康服务的针对性，使得医学科研、诊断和服务迎来"精准医学"时代。与此同时，通过互联网技术和大数据的开放共享，各级各类公共卫生机构、医疗机构、养老机构，以及健康管理机构、护理康复机构、健康保险机构之间可以实现协同开展疾病与健康监测、预警、干预，形成系统、连续的全过程健康管理与服务，促进健康服务业各相关产业上下游之间的融合发展。

2. 重塑再造就医流程，多途径为医务工作者赋能

鉴于中国健康服务业的发展历史和中国的客观国情，可以预见，在未来相当长的一段时间内，医疗服务仍将是中国健康服务业中的主体与优势细分行业。因此，有必要在综合考虑医疗服务产业现状的基础上，通过综合运用各种技术创新，重塑再造就医流程，在提升患者就医体验的同时，不断为医务工作者赋能，提升医疗效率和服务质量。

（1）通过打造智慧医院、采用管理决策辅助以及推广远程医疗等方式，结合以新基建为代表的各种互联网与智能技术，对医疗机构的具体工作流程与管理决策方式进行重构完善，有利于优化医疗资源的配置，完善医疗机构的服务内容，提升医疗机构的服务质量，强化管理与决策能力，从而最大限度地优化患者的就医流程，提升其就医体验与满意度。智慧医院，即基于"互联网+"、大数据与AI技术，将医疗机构传统的以自我为中心的运转模式转换为以患者为中心的运转模式，围绕患者需求来实现医疗资源的优化配置与高效利用，为患者提供更为舒适便捷地医疗体验。其主要措施包括医疗服务线上线下对接、智能问诊导诊服务及建设健康云平台等。目前已经在各大医疗机构广泛使用的主要是医疗服务线上线下对接，即通过医疗机构的内部信息系统、在线挂号与移动支付工具等实现互联互通，帮助医疗机构为患者提供就医流程各环节的服务。管理决策辅助，即基于大数据收集、储存、分析技术与数据挖掘技术，对医疗机构所掌握的海量医疗大数据进行解析，使其能够获得多方面的有效利用。具体内容包括面向患者、面向医务人员、面向医疗机构以及面向管理部门等不同的应用路径。由于智慧医院的推广建设，加之互联网、大数

据、物联网与 AI 等技术的发展，以及医疗服务体系整体信息化水平的提升，患者进入医疗机构之后的所有就医环节皆会产生数据，加之医疗机构自身包括实验室、临床研究与日常运营过程中同样会产生数据，故相关数据势必会呈指数级增加，而这皆属于医疗大数据的范畴。通过对大数据的分析挖掘，不仅可以获得医疗机构经营管理和医疗护理服务质量的全面分析，帮助医疗机构对科室与人员进行绩效评估，辅助管理决策并优化医疗资源的使用，同时还能够及早发现服务提供过程中所存在的不足与潜在的问题，优化临床诊疗路径。

（2）健康服务业通过推广使用虚拟助理、智能医疗辅助诊断和多途径患者管理的方式，将各种互联网与智能技术融入医务工作者的日常工作流程中，从而有效减轻医务工作者的工作压力，提升其自身工作效率与专业医护水平。医用型虚拟助理，基于其自身所储备的专业医疗信息数据库，通过智能语音技术（包括语音识别、语音合成和声纹识别）和自然语言处理技术（包含自然语言理解与自然语言生成）实现人机交互，目的是解决使用者某一特定的需求[1]，具体功能包括语音电子病历、智能导诊、智能问诊、推荐用药等需求[2]。通过语音电子病历服务，医生能够将病历内容实时转换为文本，并将其同步输入医院信息管理数据库中。如此一来，不仅能够显著提升医生填写病历的效率，同时又降低了相关成本和费用，更使得医生可以把更多的时间与精力专注于疾病诊断、与患者交流和提高自身业务能力上。[3] 在多途径患者管理的实践中，在 5G 与物联网等信息通信技术的基础上，基于医疗机构内部覆盖的无线网络与移动网络，医务人员通过使用安装搭载各种医疗智能服务程序与系统的智能设备，就可以在不受任何时间、地点约束的情况下，实时接入并查阅医疗机构内部信息化系统中的患者诊断与诊疗信息，并且配合患者所佩戴的医用可穿戴设备及小型化移动设备收集更多的患者接受治疗前后的体征信息，从而更好地对患者进行管理，使患者与其医护团队实现高效的协同配合。同时，医务人员之间同样可以实现快速高效的沟通，并可以实时对患者的病程、医嘱、护理计划与体征数据等进行访问与更新，一旦患者的体征数据出现异常，医务人员可以第一时间收到警示反馈并且快速做出响应，为患者提供更高质量的医疗服务。

3. 多途径培养健康行业所需人才，充分发挥创造性培养方式

在促进"健康中国"建设的进程中，最为重要且关键的就在于人才，因此，必须要培养一批训练有素的高素质人才，既包括从事理论技术研究的学科研究型人才，也包括直接提供健康服务的专业技术型人才。

（1）建设高水平的健康专业院校。就国家层面而言，鉴于目前健康服务业相关研究机

---

① 人工智能大健康：医疗 AI 之虚拟助理。http://mp.ofweek.com/medical/a145673328296.
② 亿欧智库：2017 人工智能赋能医疗产业研究报告。
③ 麦伦：AI 赋能医疗领域，将为消费者和医生带来哪些福音。http://www.sohu.com/a/228383455_100135730.

构的分散化、无序化和民间化，应该尽快建立国家级的健康研究机构及大健康智库联盟，吸纳集结国内外一流的多学科、跨界型的健康学方面的优秀人才与研究团队，承接政府相关项目以及海内外健康服务业专项课题，以创建和完善中国特色健康医学与健康服务业理论体系为主要目的，为健康服务业的发展提供专业化的咨询服务与智库支持。就地方层面而言，结合中国健康服务业及其相关人才的发展现状，应当多渠道汇聚民智民资民力，在有条件、有实力的地区建设高水平的健康大学，或者在现有的综合性大学中增设与健康服务业相关的学院或相关专业，例如健康管理、健康评估、保健养生、移动医疗、慢性病康复及健康养老等领域，设置相应的专业类别，并注重复合型人才的培养。

（2）加强健康服务业相关人才的教育培训。以提升服务能力与创新能力为重点，强化健康服务业相关领域专业技术人才的教育培训；以提升运营操作与精准营销能力为重点，强化健康服务业相关领域市场人才的教育培训；以提升领导能力与运营能力为重点，强化健康服务业相关领域管理人才的教育培训。同时，应当组织医学院校基础理论和临床医学的教师等系统地参加专门性的培训，加快培养健康服务业相关师资队伍，并且对现有医学专业人才进行健康医学从业者转岗培训。[①]

与此同时，在人才培养过程中，还要注重其视野与能力的国际化和多元化。首先，促进健康服务业人才培养的国际化。以国际化视角审视中国健康服务业人才培养的优劣势，探索出符合中国国情的人才培养方式，促进中国健康服务业人才培养的国际化。其次，健康服务业人才培养向智慧养老健康服务转型，用互联网思维升级人才培养机制，加强复合型人才培养。最后，重视医疗旅游业中健康服务人才的培养，注重培养具备医疗、健康专业知识，懂外语又熟悉旅游市场规则的复合型人才，吸引国际消费群体。

（二）以提高生存质量为主线，构造主动健康与促进服务生态体系

从世界范围内观察，主动健康与促进服务发展是健康服务业中的主体，二者基本涵盖了个人生命周期中除医疗服务外的所有阶段，具有稳定广阔的上下游产业链发展空间，能够与其他健康服务业细分行业产生紧密联系。

1. 以健康体检为基础，结合商业健康保险，覆盖个人全生命周期

以个人为中心，以提高生存质量为目标，聚焦于疾病发生前的预防控制和疾病发生后的康复及管理，贯穿生命由孕育、发育、成长、衰老直至死亡的全周期，力图在最低成本的条件下，最大限度地保障个人健康。

（1）科学分析国民日益增长的多层次健康需求，充分结合产业自身所具备的人力资源密集、服务与消费同时进行以及地理区域的客观现实等特点，依据需求的不同来完善其所提供的产品和服务。通常而言，对个人健康的管理与促进包含健康筛查与评估、健康教育

---

① 黄开斌：《健康中国：国民健康研究》，红旗出版社，2016，第205页。

与自我保健、健康干预、健康监测与慢性病管理等。其中，健康筛查与评估是相关服务的起点与基础，而最具代表性的是健康体检。当前中国的健康体检服务往往是一次性和非连续性的，这样的服务模式已经落后于国民的健康需求和市场的发展需要。因此，有必要在传统常规体检业务的基础上，增加后续健康评估与干预的服务内容，通过引进主动健康与促进的相关内容实现服务升级、市场转型与产业发展。

（2）结合商业健康保险对健康服务业的整合趋势，以此为线索和机遇，通过两者间的结合来加快发展，既通过商业健康保险来提供稳定的资金支持和长期且多元化的服务需求，又借助商业健康保险的平台和载体来扩大健康管理与促进服务的服务范围和潜在市场。主动健康与促进服务有利于降低国民的健康风险，使疾病花费下降，这也会推动商业健康保险的利润增加和长期发展。通过和健康服务业其他行业的联系互动，形成以人为核心的覆盖"保险＋医院＋互联网医疗""预防＋治疗＋康复"的闭环生态圈，推动健康服务业产业链生态的发展与完善。

2. 抓住健康服务业发展机遇，推动主动健康与促进服务业数字化转型升级

新冠肺炎疫情的影响和新基建的建设，都大大加快了中国社会的数字化转型，这对于主动健康与促进服务而言，同样是难得的发展机遇，尤其是二者对于现代信息技术的依赖程度相对较高。以5G为代表的信息通信技术，极大地提升了信息传输的速度与稳定性；物联网的推广应用使得用户端延伸和扩展到了物品之间，应用智能感知、识别与普适计算等技术，进一步改善用户体验；以基因技术为代表的生命科学的进步与创新，大幅度降低了基因测序的难度和成本，对基因组的探索逐渐深入并成为精准医疗的基础；AI技术中的图像识别、深度学习等在疾病诊断方面有着越来越多的应用。同时，由于国民消费观念的转变，加之其对于健康观念的重视和健康素养的提升，以及新冠肺炎疫情对于生活方式与消费方式的影响，主动健康的全网渗透持续上升，线上线下联系互动日趋明显。随着国家健康管理资料相关标准的建立和国家健康信息资料中心的建设，健康相关数据与资料资源将会成为国家最重要的核心资源和公共资源，将促使国家健康产业向集约管理、精准服务、产业联合、规模发展的方向运行。因此，未来在健康资讯系统标准的建立、健康资料与通信业务融合、健康管理服务机构资讯管理系统平台的开发、个人健康档案建立、个人及机构健康资料库建设、健康产品开发与服务电子商务系统的建设及资料有效运用等方面，均有巨大的需求空间和发展潜力。最终，伴随着智能终端将实现全方位健康监测，健康市场迭代优化发展，这将会通过一系列的技术创新和发展机遇实现数字化转型升级，进而成为推动中国健康服务业发展的重要核心。

3. 将中国传统医学融入主动健康与促进服务业的发展进程中

中医"治未病"是中医学预防为主、注重养生思想的集中体现，这种以人为本的整体观和现代的主动健康与促进理念高度契合。同时，中医学的辨证论治思维则能客观描述和评估健康状态的变化过程，而不是局限于现代医学对疾病危险因素的评估。因此，中医在

整体上对个人的健康状态进行衡量，是真正意义上的个体化健康管理。随着主动健康与促进服务业的发展，中国传统医学将在健康维护、康复、调理、养生等方面实现创新，使健康干预变得内涵丰富、实用、有效和强大，使得主动健康与促进服务的效果、效率、效益产生质的飞跃。

4. 牢固树立以健康为中心的服务观念，促进全科医师的发展

无论是从事健康管理的医务工作者还是全科医生，在对辖区签约对象的日常管理中，不但要管病，更要做好重要疾病危险因素的筛查和干预，必须牢记由治病为中心的观念向以人民健康为中心的观念转变，同时也要由只做社区个人或家庭健康调查登记和疾病筛查向健康风险干预管理转变，这也是稳步提高全民健康素质和生活品质的主要策略。

（三）实施构造完备的监管与政策体系，消除相关机制体制障碍

1. 构建良好的政策保障体系

由于健康服务业本身的特殊性，加之各种新型技术的应用，其势必会接触和掌握用户身体状况的各项指标数据与行为习惯，而这往往比个人的姓名与联系方式等更为隐私。同时，其提供的各种建议与服务又直接关系到用户自身的健康状况。因此，政府对于健康服务业相关方面的管理与审查势必需要相对严格，制定严格的人才标准和考核标准，促进产业标准形成。但同时还要注意监管的力度，作为一种新兴产业，过于严格苛刻的监管同样可能会影响该产业的创新与改革。还需要注意的是，国家与政府尚未制定出台针对健康服务业的专项政策与行业规范，且很多现有政策在执行上同样存在问题。因此，政府非常有必要针对健康服务业的发展制定出台一系列的配套政策，包括产业准入政策、产业扶持政策、人才培养政策，创新激励政策、个人隐私保护政策、财税优惠政策以及相关行业标准等，以构造良好的政策保障体系，形成有利于推动健康服务业正常发展的政策环境。

2. 理顺政府与市场间的关系，促进健康服务业协调发展

（1）处理好政府与市场的关系，实现健康事业与健康产业有机衔接。因为健康产品及服务相较于其他产品服务较为特别，所以，在该领域中政府和市场之间具有非常复杂的关系，应该根据不同类型服务的属性来划分政府与市场的角色。对于群众基本健康服务需求（公共卫生和基本医疗等基本健康服务），应当以政府为主导，通过直接组织生产或购买服务（政府直接购买或向需求方提供补贴）的方式进行提供；对于非基本健康服务及通过购买服务方式提供的基本健康服务，则可实行市场化运作，通过引导和借助市场的力量，对资源进行合理的配置和优化。对于习近平总书记在全国卫生与健康大会中作出的指示，务必要在产业发展过程中落到实处，更重要的是还要使政府跟市场之间的关系始终维持在协调的状态，"在基本医疗卫生服务领域政府要有所为，在非基本医疗卫生服务领域市场要有活力"。要实现在推动健康服务业快速发展的同时使医改工作有序进行，则需要处理好基本医疗卫生领域和非基本医疗卫生领域、政府跟市场之间的关系，实现健康事业

与健康产业的有机衔接。从本质上看，要想协调好政府跟社会、市场之间的关系，前提是政府必须要实现自身职能的充分发挥。而促进健康服务业的高效运转，不仅会使市场机制的影响范围不断扩大，还会使利益主体日趋多元化和复杂化，这对加快转变政府职能提出了迫切要求。首先，应当进一步简政放权，创新管理方式。由以行政手段为主要核心朝着综合运用多种管理手段的方向转变，尤其是在科学配置卫生资源上，不要采取直接使用行政手段对各类资源进行配置的方式。其次，应对健康服务业的调节机制进行改进和完善。将行业的发展战略作为突破口，综合运用经济政策等手段，使其和产业政策实现充分的融合互动，由此则可使宏观调控的效果得到最大程度地发挥。再次，应进一步对公共服务等职能进行强化。在实现和维护民众基本健康服务需求的过程中，政府应当不断发挥自身的引导作用。在此基础上，还要持续加强市场的监督和管理，以确保健康服务业能够朝着正确的方向前进。最后，应有目的性、有计划性的创建统一、科学的政府购买服务体系。对于可通过市场化的手段来提供健康服务的事项，则应当交由综合实力强的组织机构来负责处理。

（2）促进健康服务业与国民经济协调发展。要重点把握好两个方面：一是优先保障群众基本健康服务需求。在对其产业自身特点和社会保障服务自身属性深入分析的基础上，确保实现社会效益和经济效益的有机统一。在确保群众的基本健康服务需求得到切实满足的前提下，尽可能地协调各方力量来推动健康服务业朝着规范化、规模化的方向发展。与此同时，还要竭力减轻国民在健康方面的经济负担，并进一步提升全民的健康意识和健康素养。二是以主动健康和促进服务为重点，创造"绿色 GDP"。相关研究与实践经验表明，预防保健服务是最具有成本效果的健康服务。因此，应当在健康服务业中将健康咨询、养生保健等视为重点发展的一个核心内容，由此来确保健康服务业在经济社会承受范围内可持续发展。

（四）着力解决科技成果转化动力不足问题，坚持创新驱动与产业融合

1.建立有利于加快健康科技成果转化的体制机制

科技成果转化是卫生与健康科技创新的重要内容，是加强科技创断和发展健康产业紧密结合的关键环节。紧扣发展健康服务业需求，以满足人民群众多元化健康需要和解决阻碍科技成果转化的关键问题为导向，建立符合健康产业特点和市场经济规律的科技成果转化体系；加强重点领域和关键环节的系统部署，推动中央与地方、不同部门、不同创新主体之间的协同；完善科技成果转化政策环境，充分调动各方推动科技成果转化的积极性；促进技术、资本、人才、服务等创新资源深度融合与优化配置，推动健康服务业发展。强化财税金融支持，发挥财政资金引导作用，由政府引导、推动设立由金融和产业资本共同筹资的健康产业投资基金，鼓励地方通过健康产业引导资金等渠道予以必要支持。鼓励金融机构创新适合健康产业特点的金融产品和服务方式，发展知识产权质押融资和专利保

险，开展股权众筹融资等试点。

2. 重视健康科技服务的人力资源开发与人才培养

制定和实施符合国情的健康产业科学技术发展战略和人才发展战略，完善各类专业人才的培养培训制度，逐步健全健康产业复合型经营管理人才、科技研发人才、职业技术人才的规范化培养体制机制，加快培养高端医疗和健康保险紧缺人才、养生保健和健康医疗旅游专门人才，注重培养健康养老技能型服务人才、民族医药专业人才。建立标准化的人才培训体系，应在强化人才培养层次、优化专业结构和拓宽培养方式三方面齐抓并进。持续加大对健康科技服务研究机构的支持力度。支持有条件的健康科技服务研究机构建设新兴智库，对于商业运营机制、产业开发战略等展开深入的探索和研究，从而为行业决策的制定提供有益的指导。

3. 强化创新驱动，深化健康领域供给侧结构性改革

健康产业的开发应该始终以市场需求为重要导向，通过不断增强行业的综合创新能力，确保科技的力量获得充分体现。通过对行业运行态势的准确把握，重点突破核心技术，丰富产品功能，提升整体服务质量，以便在行业内部营造良好的发展环境。产业链中的分工要尽可能的准确、详细，借此来加快科技创新机制的建设步伐。推进健康产业技术创新战略联盟建设，鼓励相关机构建立产学研协同的创新平台，倾力创建具有较强创新力和竞争力的产业科技服务机制与信息共享体系。扶持行业中的权威研究机构，与实力雄厚的企业、品牌学府等建立良好的战略合作关系，合力推动健康产业园区的建设，依托研发、生产、应用优势单位，在环境好的区域积极打造健康产业示范区，以加强创业指导和服务。

4. 推进产业深度融合，加快集约聚集发展

顺应生命、信息科技进步浪潮，抓住城镇化、农业现代化、制造强国及中国品牌建设等发展机遇，积极推动互联网、大数据、物联网等信息科技向健康产业渗透，加快推动健康产业与相关产业融合发展，既注重健康产业内部各行业的融合，也要加快推进健康产业跨行业跨领域的深度融合，实现全产业链开发，催生更多的新产业、新业态、新模式。以行业领军企业为主，组建产业联盟或联合体。引导中小型企业专注于细分市场发展，使各类企业之间建立良好的战略合作关系，最终为健康战略的顺利实施排除更多的阻力与障碍。同时，不断巩固基础产业，使其成为健康服务业崛起的重要驱动力。此外，还应该着重培育一批优势明显、特色鲜明的健康产业集群，并大力推动示范区建设，从而为该领域的合理布局营造更为有利的发展环境。

（五）推动主动健康服务业新业态发展，促进相关产业彼此联动

伴随着国民对于健康观念的重视，加之"健康中国"上升至国家战略层面，健康开始逐渐融入众多的传统产业之中。健康服务业也由此掀起了一场"健康+"的行动，"健

康 + 旅游""健康 + 体育""健康 + 互联网""健康 + 养老"等众多健康服务业的新业态纷纷涌现，这不仅有利于促进健康服务业的全面发展，还能够推动其他传统产业的转型升级。依托国家战略、技术创新和国民观念转变，健康服务业的发展正在不断打破传统行业间的壁垒，与传统产业进行融合创新，在满足国民个性化、差异化与多层次健康需求的同时，也进一步丰富了健康服务业的服务模式、产品内容、发展方式等，直接增加了有效供给和高端供给。

在新冠肺炎疫情的大背景下，配合新基建和双循环格局带来的机遇，应采用全链条顶层设计，引导健康服务业新业态快速、规范地发展，统筹推进与其他产业的融合发展，构建多层次协同发展的健康服务业产业体系。进一步加大相关科技创新与科研投入力度，引领发展以"精准化、数字化、智能化、一体化"为方向的主动健康服务模式，着力打造科技创新平台、公共服务云平台等支撑平台，构建全链条的产业科技支撑体系。通过发展新业态，为传统产业和制造业发展搭建平台，培养和发展战略性新兴产业、科技研发产业和互联网增值服务产业，最终实现健康服务业的提质扩容。

（六）转变既往思想观念，树立积极老龄化的观念

积极老龄化是老龄化研究中的新理论，也获得了世界的广泛认可与关注，正有越来越多的国家基于该理论来制定相关战略与政策，这对于中国也有着非常重要的理论意义与实践指导的功能。

（1）基于政府视角，应从无差别的单一应对负担视角转变为多元化的平等主动参与的视角。以往政府在制定出台老龄化的相关政策时，总是将老年人群体视为无差别的、单一化的、完全缺乏主动性与积极性的"负担群体"，缺乏多角度的观察视角与基于老年人本身意愿的客观考量。从积极老龄化的角度出发，则必须将老年人置于主体位置，在保障其基本权利的基础上，充分地认可与尊重他们自身的需求与愿望，认识到这一群体的特殊性、复杂性与能动性。政府要转变观察视角与政策思路，在作为各项保障与福利提供者的同时，更要成为老年人群体的权益捍卫者与参与平台及渠道构建者。政府应当坚持平等参与、积极主动、增能赋权、乐活能动的原则，变被动为主动，通过多样化、科学化与个性化的政策、渠道和方式，充分调动老年人群体的主观能动性，使他们的不同需求得以满足，令他们的潜在热情得以释放，让他们的优势与能力得以发挥，为他们的幸福生活保驾护航。

（2）基于社会视角，应从单纯的边缘弱势照料视角转变为平等互动融合的视角。在很多情况下，社会将老年人界定为衰老弱势、脱离社会、需要照料并被逐渐边缘化的群体，这是一种相对固化刻板的印象。如今的老年人群体在逐步提高的收入水平与健康水平的基础上，不仅有着多元化与个性化的现实需求，同时也有着满足需求所需的经济能力。对于企业而言，有必要将老年人平等的视为消费者与服务对象，尊重他们的需求与愿望；对于

社会组织而言，不能仅停留在各种照料与陪伴层面，还应当更多地为老年人提供复合多元的服务，为他们的能动性与自我提升的需求提供平台与支持；对于社会而言，也要在爱老、护老与敬老的基础上，更加积极平等的看待老年人，引导和促进他们与社会的互动，支持与保障代际间的交流融合。

（3）基于个人与家庭视角，应从以物质支持为主、满足身心需求逐步转变为尊重包容、主动支持与直面衰老的视角。由于中国传统的孝亲文化，往往更多地强调对于老年人物质与生活层面的满足，更多地是单方面的顺从与接受，而且经常对衰老与死亡采取回避和拒绝的态度。但老年人真正的健康在于实现身心平衡与自我实现，这既要基于物质基础与医疗保障，也需要家庭成员之间的尊重交流与包容支持。还需要注重的是对于衰老与死亡的态度。中国缺乏死亡教育，也往往回避相关话题，这不利于形成积极主动的老龄化观念。无论衰老还是死亡，都是不可避免的必然事件，而唯有直面现实并坦然接受，重视生命的质量与生活的尊严，才有利于每个人的自我实现，让每个人有尊严地活着也能够有尊严地离开，这才是真正的以人为本和人文关怀。

（七）促进传统中医药学科思想复兴，促进相关产业健康发展

（1）中医药学科思想的复兴，一是要树立思想自信，二是要实现思想理论上的创新。健康的实现，仅仅依靠医疗手段来单纯消除疾病是远远不够的，健康更是一种身心皆平衡的状态。在这方面，中医已经具备了相对完整系统的理论体系，具有西医所不具备的天然优势。中医药学科思想对于健康的调节与促进作用是其他医学无法比拟的，应当充分应用食物（含方剂）、运动和外调等手段去维护与建设健康。相较于西医更为依赖于药物与手术等外力来对抗疾病，进而达到保卫生命与健康的方式，中医更倾向于通过各种调理养护的方式来促进或者增进健康，以使健康自我强大起来，从而实现防病祛病与维护健康的目的。

中医药学科思想的复兴，重点在于复兴其思想文化内核，注重中医文化的挖掘传承和创意传播，创建中医独特的维护与促进健康的发展之路。中医"致中和""治未病""扶正祛邪"等核心思想理论，其本质就是通过外在的辅助手段，充分激发出人体自身的自愈能力，亦即养护生命，进而实现厚泽生命。

（2）加强中医药医疗保健服务职业道德教育，树立正确的服务理念，提高中医药服务质量。要让药品生产、医护人员都深刻地意识到自己所肩负的重大责任，从而为民众提供更为优质、贴心的医疗服务。此外，要引导和激励其保持良好的工作作风，这并非只体现在个人的职业道德上，更关系到医疗保健机构的利益与发展，更有甚者还关系到医疗保健行业与健康服务业的良好声誉。

（3）拓宽中医健康服务在基层和社区的发展空间。在社区等基层组织中加大对中医养生理念的宣传推广，并积极向民众普及保健类知识；充分发挥大众传媒的优势，大力弘扬中国的传统医学文化及一些常见疾病的护理方法等。

（4）推动产、学、研相结合的中医药保健产品技术的创新体系新趋势。企业之间的竞争已经日益朝着品牌竞争、产品质量竞争等方面转型，而并非只依赖于单一的营销模式来抢占更多的消费市场。现阶段，要促使民众对中医药保健产品的需求得到切实的满足，最为重要的是要从品牌战略的制定和实施上加以突破。未来中医药保健企业将会与高等学府、权威的科研中心等建立长远的战略合作关系，以进一步推动中西医治疗技术的创新。充分依托互联网平台的优势，推动中医药健康服务与互联网实现充分对接。加强中医药产业结构的升级和优化，将优秀的中医文化发扬光大，使健康服务产业能够走出国门，并参与到国际市场竞争中去。

第四节　主动健康服务运行体系

一、主动健康服务运行体系的构成要素

以往的健康服务运行体系主要以治病救人、疾病预防为核心，承担健康服务任务的主体主要是各级卫生健康委员会、疾病预防控制中心、各级各类医疗组织以及食品药品监管部门和其他专业公共卫生机构，主要运行的内容是预防、保健、诊断、治疗、康复等几个方面。这几个方面以被动健康服务为主，且各部分相对独立、流程方向相对单一。

区别于上述体系内容，主动健康服务运行体系是以人民群众日益多元化和高要求的健康需求为目标，融合各类组织机构的优势资源，将与健康息息相关的生活、服务、保障、环境、产业等整合起来，化被动为主动，为广大人民群众提供高效、优质、终身连贯的健康服务。因此，构成我国主动健康服务运行体系的要素主要包括政策构建、资金支持、人才培养、组织建设、科技支撑、监督评估六大基本要素，这六大基本要素扮演着不同的角色，但它们有机并联，都朝着一个相同的目标努力，即保证主动健康服务运行体系的高效良性运转。

（一）政策构建

政策的规划是主动健康服务运行体系构建的原始起点，有关主动健康服务运行体系的政策从规划、设计、实施、反馈、修订到终结[①]，是一个严谨、科学的系统工程，每个环节都至关重要，它们都直接影响到政策的实施效果，进而影响到主动健康服务体系的运行状况。

---

① 田宝山、郭修金：《我国公共体育服务运行体系的要素构成及角色定位》，《上海体育学院学报》2016年第4期。

随着国民生活水平的不断提高，健康水平也随之大幅提高，国家关于健康服务相关的政策从之前的强调"重医疗、轻预防"逐渐转变为强调"主动健康、大健康、医养结合、治未病"等新兴理念，也为构建主动健康服务运行体系指明了发展方向。2015 年，科技部开展数字医疗和健康促进"十三五"科技规划，其中把主动健康列为重点研发计划专项[①]，由此确定了"主动健康"这一概念；2016 年，中共中央、国务院发布了《"健康中国2030"规划纲要》，提出"把健康融入所有政策，加快转变健康领域发展方式，全方位、全周期维护和保障人民健康"，为积极调动政府、社会和个人参与主动健康发展打下坚实基础；2017 年，科技部与国家卫生计生委等 5 个部门联合印发《"十三五"卫生与健康科技创新专项规划》，将主动健康列入专项规划，同时指出"以主动健康为导向，重点突破人体健康状态量化分层、健康信息的连续动态采集、健康大数据融合分析、个性化健身技术等难点和瓶颈问题"，为完善主动健康服务体系提供了指引；2019 年，国务院发布《国务院关于实施健康中国行动的意见》，明确指出"加快推动从以治病为中心转变为以人民健康为中心""实施'健康中国'行动"。这说明，主动健康将成为今后我国健康服务运行体系的重要部分。

目前，我国已经形成了较为健全的国民健康政策体系，在指导健康相关的服务运行方面发挥着积极作用。但是，关于主动健康和主动健康服务运行方面，具体的政策体系还有待完善，现仅有一些宏观性政策作方向指引，以及一些地方基层和部门在探索实践中总结、制定的具体政策措施，还缺乏全国范围内的统一政策制度安排。随着今后关于主动健康服务运行的政策和制度不断落地实施，相信在形成完善的政策体系之后，主动健康事业一定会以更加蓬勃昂扬的姿态向前发展，造福百姓、惠及民生。

（二）资金支持

充足的资金是主动健康服务体系能够良性运行的重要保障。从 2015 年提出"主动健康"这一全新的概念开始，国家每年在卫生健康方面的支出就一直保持稳定的上升趋势，卫生健康财政支出从 2015 年的 11916 亿元人民币增长到 2021 年的 19205 亿元人民币，年均增长 7% 以上。[②] 随着国家越来越重视国民健康水平的提升，相继出台和完善相关政策，不断加大财政资金投入力度，有关主动健康的项目和措施等得以落地实现，为推动主动健康服务深入基层、深入民心提供了有力支持。

在市场经济条件下，政府的主要职能是向社会提供最基础的主动健康服务，满足人民群众最基本的健康需求，同时弥补市场漏洞。因此，随着主动健康服务产业链的不断扩充和完善，以及相应的准入门槛和参与资质的要求越来越明晰，吸引着越来越多的民间机构、组织和个人主动、积极参与到与主动健康服务息息相关的各类产业当中去，这类非官方组织

---

① 李祥臣、俞梦孙：《主动健康：从理念到模式》，《体育科学》2020 年第 2 期。
② 数据来源于中华人民共和国财政部公开财政数据。

和个人的加入也为主动健康服务运行体系的良好运行和长远发展提供了丰富的资金支持。

（三）人才培养

传统的健康服务是把具体任务交给医生，由医生对接病患进行诊疗，而与以往这种仅需要医学卫生专业人才不同，主动健康服务运行体系将与健康相关的生活、技术、服务、保障、环境、产业等生命全链条的服务整合起来。因此，主动健康服务运行体系需要的是复合型人才，这就需要我们在培养人才的过程中，要注重灌输主动健康相关的知识和意识，主动根据现实情况的变化和人民群众的健康需求发展适时调整和更新培养战略。

今后要更加重视主动健康人才队伍建设，政府职能部门和医疗卫生机构要牵头建设主动健康专家库，制定主动健康从业人员培养标准，把主动健康人才培养纳入各级卫生健康人才培养计划，逐步健全人才的引进、培养、激励机制。联合相关高等院校合作办学主动健康相关专业，建设学生实践实习基地，大力培养主动健康服务人才，扩充主动健康人才队伍，为构建和完善主动健康服务运行体系提供高水平的人才支持。

（四）组织建设

组织是服务运行的重要载体和实施者，因此，建设科学、健全的组织对于打造主动健康服务运行体系至关重要。主动健康服务运行体系仅靠政府自身是无法有效维持的，还需要政府领导下的市场、社会等重要供给方积极参与，在遵循一定管理秩序和机制的基础上，以科学、系统为原则共同构建和维持。

这就表明，主动健康服务运行体系的组织建设需要各级政府涉及卫生健康的相关职能部门、各级卫生医疗机构、政府主导或民间自发的健康社会团体（慈善组织）、与主动健康服务产业相关的经营性组织机构及其他非正式的组织和个人等积极配合、互联互通、联合实施，形成多主体参与和多层级管理的架构，并逐步完善组织框架，以更加专业、科学的方式促进全民主动健康事业发展，带动更多的人民群众参与到主动健康服务的各项活动中去。

随着非政府组织和机构在主动健康服务方面的特色优势和专业能力不断增强，以及服务型政府和行政改革的不断深入，政府对非政府组织和机构参与社会事务的态度逐渐发生转变，从以往的不信任、防备甚至排斥到逐渐对这类组织加入主动健康服务运行体系持更加信任、开放和包容的态度，在双方或多方实现良好沟通、形成良好合作模式、实现优势互补的同时，也为我国主动健康服务运行体系向多元化方向发展奠定了坚实的基础。

（五）科技支撑

主动健康服务运行体系是一个具有全生命周期特征的服务体系。它融合了移动互联网、大数据、可穿戴、云计算等新一代信息技术，重点突破人体健康状态量化分层、健康信息连续动态采集、健康大数据融合分析等难点和瓶颈问题，将过去碎片化的健康信息监测，升级为"健康全息"与"实时监测"结合的技术功能，实时连接来自个人、健康相关领域数据库（如人口信息、基础资源信息、公共卫生信息、医疗服务信息、医疗保险信息等领域）的信息，形成全行业共同参与，政府、行业、个人实现联动的创新模式，提升健康保障能力和自主性。因此，该体系的日常运转和长远发展离不开 AI、互联网、大数据、物联网、云计算、"5G＋"、区块链、新能源、专业机器人等先进科学技术的重要支撑。

借助各类前沿科技新成果，能够变以往的"被动健康"为"主动健康"，例如：通过人工智能穿戴设备等技术手段采集实时、多维的人体健康信息，就可以实现以往不能实现的人体全方位、全天候连续监测和分析，将"治未病"从医院前移至社区和家庭，提高人民群众的健康素养和意识[1]，为广大人民群众提供更高品质的健康服务内容；通过主动健康物联网，实现多样设备和平台互联互通，利用远程获取的用户健康数据、运动健身数据和环境饮食数据可为用户提供多种健康服务（健康管理、慢病筛查、运动处方、康复养老、体检及保险等）[2]；智慧社区主动健康服务平台作为信息中枢可以敏锐匹配供需，从相关服务平台精准获取信息为属地社区居民提供主动服务，并对社区居民健康状态进行动态跟踪，从而帮助居民实现主动健康管理[3]。

总之，正是因为有了这些新技术的加持，才使得主动健康服务能够从原先的设想变为现在的现实，同时也推动了与健康相关的产品、技术、服务模式、产业的快速兴起和发展，并提供了丰富多元的资源和更加广阔的市场空间。

（六）监督评估

开展监督评估是对主动健康服务运行体系执行效率和效果的重要保证。针对主动健康服务运行体系实施全过程进行监督管理，对其绩效做出专业、客观、全面的评价，有利于促进主动健康服务的改进和提升。

通过对服务过程进行监督，可以发现供需两方在供需内容上存在的识别差距，基于积极的沟通和反馈，可以为政府部门及相关服务机构指明改进方向，方便他们及时完善政策措施和服务内容。开展绩效评估主要分为组织内部自我评估、上级对下级评估、第三方评估。参与主动健康服务运行体系的组织机构要根据一定的标准和要求定期进行自我绩效评估，推进本部门绩效改进和提高；上级对下级评估可以督促下级组织机构按照既定的政

---

[1] 李祥臣：《大数据和主动健康》，第十一届全国体育科学大会论文摘要汇编，南京，2019，第 254-256 页。

[2] 刘倩颖、王文峰、宋继伟、耿力：《主动健康物联网标准体系研究》，《中国标准化》2020 年第 3 期。

[3] 徐一涵、范春：《智慧社区主动健康服务设计与研究》，《医学信息学杂志》2020 年第 11 期。

策有效执行；引进第三方评估可以利用第三方的专业性和独立性来实现对评估对象的精准评估。

二、主动健康服务运行体系建设存在问题

（一）政策法规体系有待完善

虽然从中央到地方，各级政府都出台了有关国民健康的政策和发展规划，但更多的是较为宏观的指导性意见或是具体的行动措施指南，缺乏针对主动健康这一细分领域的具体政策法规。

在被动健康服务运行体系下，医生等卫生健康专业人员被法律赋予了诊疗病患的权利，他们的临床行为能够得到法律的支持；而在主动健康模式下，每个人都拥有了管理自身健康的权利。随着国民对健康的高品质追求越发强烈，这种现实需求不断增长，其与政策法规体系之间的差距会变得越发明显。同时，政策相比法律在约束性、稳定性和强制性等方面也存在一定差距。因此，主管部门在完善相应的政策体系的基础上也要积极考虑法规体系的完善，逐步打造出完善的地方性和全国性的主动健康服务保障制度、法律、政策，扩大政策法规体系涉及的重要领域和重点人群，逐步实现主动健康政策法规全覆盖。

（二）专项资金和专业人才支持匮乏

主动健康服务运行体系的建设作为一项新兴工程，在人员培训、设备设施配备、对外宣传、普及教育等方面都需要大量投入，但是从目前来看，各级政府投入健康工程的财政预算中还没有增加主动健康专项资金部分。虽然一些地方政府单独划拨了启动资金，但仍缺乏连续的经费投入。

近些年来，虽然国家一直在加大对基层卫生健康医疗方面的专项资金支持力度，提高基层服务水平，但相比较而言，城市医疗机构依然拥有更加先进的服务水平、技术设备和数量更多的高级医务人员，这也导致一部分基层的低收入家庭、非就业人群和农村居民等群体很难获得主动健康服务。而主动健康服务运行体系的基础是社区和乡镇的卫生健康服务机构，其仅能利用现有的资金维持居民的基本诊疗服务，对于额外开展主动健康服务则是寸步难行。

此外，专业的人才是提供主动健康服务的重要主体，也是开展主动健康服务最基本的保障。主动健康服务运行体系建设的有序推进，离不开专业人才队伍的支持，但从目前的发展情况来看，官方主导的主动健康服务机构建设任务主要由公立医院承担，但这些医院也面临着人力资源短缺的情况。很多主动健康服务机构的组成人员是由医院在职人员兼职担任，他们一方面需要处理日常本职工作，另一方面要负责主动健康服务的相关工作，这样两面兼顾会影响工作效率，甚至影响服务质量。还有一些医务人员没有接受过系统的主

动健康服务、主动健康服务管理等专业理念和知识的培训，也会影响到他们的专业能力。

目前来看，在主动健康服务运行体系建设方面，普遍缺乏优秀的专业人才和有影响力的学科带头人，而针对医务人员的选拔、任用、职业规划和发展等，还没有完善的政策规范和任用标准。同时，在基层社区和村镇的主动健康服务开展过程中，由于社区和乡镇卫生服务站点的人员数量限制，也缺乏专业的居民（村民）主动健康档案管理、主动健康咨询、主动健康宣传教育等专职人员。此外，主动健康服务工作人员的绩效考核、奖惩手段等方面也还存在欠缺。近些年来，主动健康服务项目逐渐成为健康新潮和大众追捧的新健康模式，社会上也涌现出各种企业和组织推出打着主动健康服务口号和宣传标语的特色保健、养生项目，但这些从业人员的专业技术水平还有待科学论证。由此可见，主动健康服务运行体系的发展需要培养起专业的主动健康服务人才队伍，从而真正惠及百姓。

（三）系统化管理程度有待提升

主动健康服务在国家层面的大力支持和倡导下，已经在一些地方和范围内逐步实施，但在项目推进的前期，由于之前没有开展过相关的工作，也没有可供参考、推广的优秀案例，就使得主动健康服务运行体系的建立犹如"摸着石头过河"，具体实施过程中的业务、人员、医患关系等有待进行科学有效的管理。主动健康管理中心等服务项目的诞生是顺应了主动健康理念发展趋势的产物，但对人员准入标准、技能考核、科室设置、服务规范等管理内容有待推进，这也是缺乏系统化管理的表现。

从目前的情况来看，主动健康服务运行体系的建设和发展主要是由政府相关职能部门和医疗卫生服务机构两方面在努力，制定相关管理规范和制度时还未形成多主体的高效联动，缺乏广泛的适用性和约束性。在缺乏系统化管理的前提下，可能会导致一些项目内容背离主动健康理念，忽视了主动健康服务的全生命周期价值；社会上一些涉及健康服务的民营企业也打着主动健康的口号开展服务，但由于缺乏专业性的评估标准，他们所提供的主动健康服务意义和疗效还有待科学论证。这一系列问题的解决都迫切需要系统化、规范化的管理，平台、市场引导和制约。同时，主动健康服务机构、行业协会等支持系统需要进一步补充和建立。国家层面需要积极建立行业与学术权威组织机构，并作为行业发展的风向标，用系统化、标准化管理来约束市场。

（四）社会普及度和认知水平有待提高

随着城乡居民物质生活水平的不断提高和人均寿命的不断延长，人们的健康意识逐渐增强，对健康需求的追求层次也随之提高，既包含求医问药、慢性病诊疗康复等基本医疗卫生需求，也衍生出带有主动健康特征的治未病、亚健康恢复、增进健康养生，以及美容减脂、延缓衰老、延年益寿等更高层次的需求。当人们从单纯的疾病治疗这类被动健康需求拓展到预防、保健、护理、养生等多元化的主动健康需求时，医疗供给就只是健康服务供给体系中的一小部分。

从普及面来看，当前的主动健康服务在国民基本健康服务方面还有待进一步扩大。根据 WHO《2020 年世界护理状况报告》显示，2018 年全球每千人拥有护士数量为 3.7 人，其中美洲为 8.3 人，欧洲为 7.9 人。反观我国，每千人注册护士数量从 2018 年的 2.9 人增长至 2021 年的 3.5 人，但仍未达 2018 年全球平均水平。首都北京作为医护资源丰富的典型城市，其千人护士数也仅为 6.9 人，尚不及 2018 年欧洲平均水平。同时，我国的护医比较低，2021 年仅为 1.2，远低于国际公认合理的护医比（2.8）。[①] 随着我国人口老龄化趋势日益显著，科技创新水平不断提升，国民经济发展不断取得新成就，我国卫生方面的费用支出也逐年增长。根据 2021 年 7 月公布的《2020 年我国卫生健康事业发展统计公报》显示，2020 年我国卫生总费用占 GDP 百分比为 7.12%，虽然相比 2019 年上涨 0.48 个百分点，但仍低于 2019 年世界银行网站公布的全球医疗支出占 GDP 的平均值（9.845%），这也表明我国仍需要进一步提高卫生经费投入，以满足人民群众日益增长的健康需求。

从普及的质量来看，一方面，我国的健康、养老和文化等生活性服务业发展层次偏低，部分服务产品有效供给不足。如主动健康服务方面，我国目前还没有形成完整的服务体系，主动健康相关的服务供给相对短缺，虽然一些地方基层已经开始探索实践，但规模较小，无法满足更多社会人群的主动健康需求。另一方面，现有的主动健康服务业服务质量不高，存在服务准入门槛不清晰、管理不规范、民间机构缺乏信誉等问题，这也在一定程度上抑制了居民在主动健康服务需求方面的消费结构升级和消费能力释放。

医疗资源方面的供需总量和质量等方面的不平衡也造成了主动健康服务方面的发展欠缺，难以满足人民群众多样化、个性化的主动健康服务需求。

国民对于主动健康服务的认知和社会普及对于主动健康服务运行体系的建设和发展至关重要。虽然在国家宏观政策的影响下，一些专家学者对主动健康、主动健康服务、主动健康服务运行体系等内容进行了研究，但这些学术研究的产出多侧重于科学技术、政策解读、医疗技术等方面，缺少对主动健康服务运行体系建设的针对性意见和建议。同时，由于医疗技术水平的制约、信息和环境的闭塞，以及一些人长期的思维惯性，即只有生病了或者感到不舒服了才会有去看病的想法，使得一部分人还很难从原有的思维中转变过来，去接受和尝试主动健康这一全新的理念。

此外，一些实施主动健康服务的组织机构由于缺乏广泛宣传，加之没有找到适合自身的宣传方式，使得自身在主动健康服务方式、手段、作用等方面的专业能力鲜为人知，导致其在大众中的知名度和影响力大打折扣。如上海某社区针对主动健康中的"治未病"服务进行过一次调查[②]，调查结果显示，仅有 31.02% 的受访者对"治未病"服务有一定的知

---

① 粤开证券研究院：《疫情之下的医疗资源比较：基于中国 31 省市区和 36 城市的分析》。
② 何大平：《上海市某社区"治未病"服务现状调查》，《亚太传统医药》2015 年第 5 期。

晓度，而这部分人群是以对中医药较为信任和接纳的老年人为主，45 岁以下的中青年人群对"治未病"服务认知程度较低。这也从一个侧面说明，提高公众对主动健康服务运行体系的认知和理解刻不容缓。

（五）服务资源配置还有待改进

1. 主动健康服务资源配置不公平

一是基层医疗机构资源配置不公平。在医药卫生体制改革后，基层医疗机构总体上得到快速发展，但城乡差距显著，对基层社区的重视程度远远高于乡镇，街道卫生服务中心、社区卫生服务站获得的资源支持各项指标均优于乡镇卫生院、村卫生室。而乡镇医疗机构的投入不足，直接导致其无法提供主动健康服务以有效服务居民。二是基层缺少公共卫生体检项目的服务车辆、自助式健康检测和免疫规划信息化等设备，无法达到"互联网 + 医疗健康"新形势的要求，也使得基层在推广主动健康服务时，相关硬件条件跟不上。三是不同层级医疗机构间展开利益博弈，也影响了主动健康服务向基层一线推进。

2. 主动健康服务资源配置效率偏低

发达国家普遍实行分级的主动健康诊疗模式，医院一般不提供服务，而由家庭医生即初级卫生服务者担当居民健康守门人的角色，为广大民众提供主动健康服务，当遇到家庭医生解决不了的问题时，才通过转诊体系交给医院。这项制度引导患者科学分流，最大程度地利用了医疗卫生资源。当前，我国虽然也建立了三级医疗服务体系，但由于缺乏顶层设计和制度化分工，导致主动健康服务资源配置效率较低，医疗机构各自为政，初级、二级、三级医疗提供的主动健康服务基本相同，未能充分发挥各级各类卫生服务机构的资源优势和服务功能。例如，高级别医院既提供二级、三级医疗服务，也提供初级卫生保健服务，导致不同级别的医疗机构之间不是互补和指导的关系，而是相互竞争的关系。由于逆向转诊无法实现，导致大医院人满为患，上级医院的专家在常见病、多发病上耗费时间，而基层医院的门诊量和工作量较小，出现资源闲置现象。

三、主动健康服务运行体系建设策略

（一）积极构建全方位覆盖的保障机制

要确保主动健康服务体系的高效运转和主动健康服务的高品质，就需要保障机制积极发挥作用。我国主动健康服务的保障机制涉及国家、社会、提供主动健康服务的组织三方面因素，国家和社会保障的是提供主动健康服务的组织，而提供主动健康服务的组织的保障对象是广大基层群众。

1. 政府层面

建立完善的主动健康服务保障机制需要国家和各级政府的积极支持。从国家层面出台政策法规，形成较为完善的配套法规政策体系，为主动健康服务提供资金保障和政策保障，是我国主动健康服务在新时代实现跨越式发展的必由之路。

（1）政策法规保障。

从法律层面确定主动健康服务的法律地位不仅有助于增进人们对主动健康服务的认识和理解，还有利于提升主动健康服务在健康中国战略中的地位和作用，也有助于形成全社会关心、支持主动健康服务事业的良好氛围。主动健康服务的专业人员在开展服务时所涉及的范围较广，牵涉到各类服务对象群体，因此，也需要通过法律条文对这些内容做出法理上的规定。在主动健康服务的全国性立法支持下，主动健康服务才能实现健康发展。因此，各级政府应积极推动全国性的主动健康服务相关法律尽快制定并落实。

（2）资金保障。

充足的资金是主动健康服务顺利开展的重要保证。目前来看，主动健康服务具有政府主导性，需要各级政府长期、稳定、持续的资金投入。因此，有必要将主动健康服务专项资金纳入政府年度预算，或与政府经常性财政收入挂钩，并经过相关机构的监审。除直接资金投入外，政府也要基于税收政策出台主动健康服务产业的优惠政策，鼓励社会多方主体向主动健康服务组织或项目投资。

（3）机制保障。

各级政府管理部门要发挥主导作用，推动建立本区域主动健康服务的领导管理机构和管理机制，积极将主动健康服务的相关内容纳入城市发展规划、政府工作报告、行政工作目标考核体系，为主动健康服务提供强有力的管理、领导和监督等机制保障。

2. 社会层面

推动主动健康服务的发展，需要全社会各方力量一起努力，也只有各方的齐心协力，才能推动主动健康服务保障机制的建立和进一步完善。

（1）媒体宣传。

目前来看，对主动健康服务方面进行的针对性宣传较少，形式也比较单一，基层群众对主动健康和主动健康服务的认知度和认同度偏低。这方面可借鉴公益广告宣传的方式，充分利用各类媒介，例如电视节目、户外平面广告，以及网络平台、公众号等新媒体和自媒体，通过文字、图片、视频、歌曲等多种内容载体向社会宣传主动健康服务的重要价值，普及科学理念，以加强社会公众对主动健康服务推广的认可和支持。

（2）社会资源。

除官方支持外，通过正规、合法的方式引入企业、社会组织、爱心人士等对主动健康服务进行投资，这也是实现主动健康服务普及的一条路径。鼓励一些地方先试先行，建立公共账户，积累社会公益资金，调动和利用社会各方资源以改善基层主动健康服务的条件。对于经费收入和支出的明细要做到透明、公开、公正并及时公示，接受社会各界的监督，防止资金被挪用。

3.组织层面

主动健康服务是一种较为特殊的服务形式。目前来看，主动健康服务的组织方式有三种类型：一是卫生健康系统单独组建主动健康服务机构，并进行管理运行；二是民间主动健康服务机构自我管理和运行；三是公立主动健康服务机构与民间服务机构合作成立新的组织机构。不管是哪一种情况，各类组织在主动健康服务的保障工作中均要注意以下几个方面的问题。

（1）成立管理机构。

主动健康服务的组织方需要成立相关领导部门和工作小组，对主动健康服务和相关人员进行专业管理，梳理清晰组织关系，形成衔接流畅的运行机制，避免因组织关系不明而造成内部管理松散和混乱，进而导致主动健康服务效率低、质量差。

（2）制定规划方案。

主动健康服务的组织方应积极制定短期、中期、长期相结合的服务目标和方案，避免目标短期化而造成服务缺乏连续性。通过科学合理的配套规划和方案，确保主动健康服务打破事件化、碎片化的怪圈，实现持续、稳定发展。

（3）强化培训评估。

目前，各地还没有形成统一的主动健康服务培训体系。参考国外的一些成熟做法，主动健康服务方面的培训可分为长期素质培训和短期技能培训两部分。一方面，根据主动健康服务单位和岗位实际需要，科学设置培训课程，形成阶梯式培训体系，同时将培训讲授与实操模拟等形式结合起来，促进多元互动，丰富课程；另一方面，细分培训学员群体，进而丰富培训种类，例如设置综合素质培训、专业技术培训、专项服务培训、骨干培训、团队培训、新人培训等多类别培训课程，并根据实际情况有计划、有步骤地开展。除此之外，在培训后要通过考核评估巩固培训成果，例如：结合岗位职责和培训内容进行笔试、面试、心理测试、岗前实操等考核，通过科学评估，提高培训效率，确保服务效果。

（二）积极引入第三方机构助力服务提升

在传统医疗模式中，个人到医院就诊，医院给患者提供医疗方案。但是，由于政策限制，对于营养、运动等非医疗项目，在医院内外很难协同开展，更无法形成产业。要解决上述难点，需要院外的第三方主动健康服务机构提供相关服务。这些第三方主动健康服务机构同时对接个人和医院，在协同方案的指导下，为个人提供随访和观察，并及时向医院反馈；开展营养、运动等非医疗健康服务，同时形成个人健康档案，为个人在不同医疗机构之间就诊提供服务。

目前来看，这些第三方主动健康服务机构提供的服务主要有个性化健康体检、个人健康档案管理、健康与疾病评估、健康改善咨询指导、健康后续跟踪服务等。

个性化健康体检不同于普通的健康体检，这种体检更加强调从体检者角度出发，提供个性化方案定制并且具有长期性服务。个性化健康体检一般包含提前一天电话或短信确认体检时间，并告知其注意事项；由专人全程陪检；特殊检查项目提前预约；开通专项检查绿色通道；电话通知报告领取；提供快递邮寄报告服务；体检后专家一对一进行体检报告解读，提供健康改善建议；定期电话随访；监督督促复查等。在体检时，一般根据服务对象的年龄、性别、职业、既往史、家族史、现病史、生活方式（吸烟、过量饮酒、不合理膳食、缺少运动）等综合因素考虑，遵循"1 + X"原则。"1"为基本项目（必选项目），"X"为专项体检项目（备选项目），是针对不同年龄、性别、慢性病风险者进行的专业化、个性化的深度体检项目。体检后，建立个人健康档案，跟踪体检结果，为亚健康者提供个性化的诊治调理方案，为健康者提供健康保健指导，体现专业化的体检服务。

个人健康档案管理是一项基础性服务，其目的在于通过连续地更新个人的健康资料后，充分掌握个人健康状况以及变化趋势，为后续实施主动健康服务，进行健康状况评估和危险因素干预奠定基础。进入个人健康档案的内容主要是健康体检结果和个人健康评估结果。健康档案真实系统地记录个人的健康状况，即全部个人病史及家族健康问题。在接受主动健康服务时，医务人员可以通过查看丰富的健康档案，了解个人的健康状况，存在的危险因素，所患疾病的检查、治疗以及病情变化，经综合分析后采取有针对性的预防、治疗和康复措施，更好地控制疾病的发生和发展。

目前，第三方主动健康服务机构实行无纸化电子个人健康档案管理，基于电子信息管理平台的技术支持，以人的健康为中心，以生命阶段、健康和疾病问题、卫生服务活动（或干预措施）三个纬度构建逻辑架构，用于全面、有效、多视角地描述健康档案的组成结构以及复杂信息间的内在联系。第一维（生命阶段）：按照不同生理年龄可将人的整个生命进程划分为若干个连续性的生命阶段，如婴幼儿期、学龄期、青春期、青年期、中年期、老年期等六个生命阶段。第二维（健康和疾病问题）：确定不同生命阶段主要的健康和疾病问题及其优先领域，客观反映居民卫生服务需求并进行健康管理。第三维（卫生服务活动或干预措施）：针对特定的健康和疾病问题，医疗机构开展一系列主动健康服务活动（或干预措施）。个人健康档案管理通过一定的时序性、层次性和逻辑性，将人一生中面临的健康和疾病问题、针对性的主动健康服务活动或干预措施，以及所记录的相关信息有机地关联起来，并对所记录的海量信息进行科学分类和抽象描述，使之系统化、条理化和结构化。

健康与疾病评估是指第三方主动健康服务机构基于服务对象的个性化体检结果和健康档案管理信息分析，基于专业化的健康服务团队，对服务对象进行体重、心血管疾病、代谢与营养疾病、肿瘤、哮喘、精神疾病等近20项指标及慢性病的预测和评估以及趋势分析，并基于上述分析将人群筛查分为健康、亚健康、疾病前驱状态和疾病状态四类人群，分类进行有针对性的主动健康管理和服务。

健康改善咨询指导是指第三方主动健康服务机构通过短信、电话、互联网、现场一对一等方式对服务对象给予双向互动的健康指导和改善计划制定。健康指导主要有精神指导、饮食指导、运动指导、睡眠指导、家属指导。精神指导（因人而异）：通过与服务对象深入交流，观察服务对象的言谈举止，找出其兴趣爱好。饮食指导：通过积极提倡以预防为主的饮食（一般以少油少盐少糖的清淡饮食为宜，限制动物脂肪，适量的鱼、虾等蛋白质，充足的蔬菜水果），达到营养均衡；禁忌烟酒，根据服务对象较常见的一些疾病进行具体指导。运动指导：预防衰老的首要问题是改善循环，根据服务对象自身的情况，调整运动量，以每天活动后精神饱满，情绪稳定，无疲倦感为宜。睡眠指导：指导服务对象避免各种不良的紧张刺激（持续紧张易造成失眠），临睡前保持环境安静、喝温牛奶、温水浸泡双足、听优雅轻音乐等，可渐渐安然入睡。家属指导：要使服务对象的健康指导最终达到切实有效的目的，家属的指导也是很重要的，必须和家庭成员取得密切配合，给与服务对象必要的主动干预，改变其不良生活方式。健康改善计划是通过集中一批医学健康领域的专家，针对每个服务对象的不同体质、不同健康状况，通过排查危害健康的因素，在"治未病"理论指导下，为服务对象提供系统的个体保健改善计划，通过采取调节心理、药膳食疗、中药调理、运动调理、传统疗法干预、保健调养等系列健康干预措施，从而达到增强体质、改善健康状态、防治疾病的目的。

健康后续跟踪服务主要取决于服务对象，可以根据个人及人群的需求提供不同的服务，形式可以是通过互联网平台为服务对象提供个人健康相关信息查询和后续健康指导服务、健康管理信息和提示定期推送；基于CallCenter服务平台，通过统一的客户服务体系与资深客服人员的专业表现，使服务对象享受实时规范、高效透明以及个性化的主动健康跟踪服务，对服务对象进行积极跟踪回访，促进主动健康促进计划的有效实施。

（三）多方协作形成科学合理的合作模式

主动健康服务需要统筹联动政府、医疗卫生机构、企业、社会组织、公众、媒体等多方资源，充分激发其专业能力、责任感和积极性，提升各主体间的协作能力，实现主动健康资源的合理分配。为此，要健全和完善资源配置的各项工作机制。一是建立平等的协商合作模式。协商合作的前提是保证多治理主体之间平等，在平等协商中形成信任。实践中要重视组织和动员非卫生部门、社会组织、居民等主体积极参与主动健康建设，通过构建共享价值观等措施激励全社会参与实施主动健康服务。二是建立稳定的政府回应模式。政府回应体现政府对社会参与的基本态度，直接关系社会参与的广度和深度，稳定的政府回应机制是公众知情权和表达权的保障，是提升政府公信力的基本途径。完善的政府回应机制包括回应制度化、及时化、渠道多样化等内容。政府回应机制需要监督预警机制予以配合，为此要建立主动健康风险预警机制：一方面对可能出现的问题和风险进行预测和防范，提升参与主体的应急管理能力；另一方面监督主动健康服务政策的贯彻实施，向政策制定部门反馈信息、意见、建议，促进政策的调整和完善。三是建立政府间跨部门协调模式。可以成立主动健康服务中国跨部门战略委员会，专门负责制定有关主动健康服务计划，协调卫生、环境、教育、文化等部门工作，促使各主体真正参与主动健康服务。

（四）倾力打造主动健康服务全产业链

目前来看，构成主动健康服务产业链上、中、下游的具体要素是主动健康服务技术设备、为主动健康服务提供支持的各类系统平台、向受众提供主动健康服务的各类组织机构。

构成主动健康服务产业链上游的内容主要分为两部分：一部分是技术，主要涉及 AI、"互联网＋"、云计算、大数据、物联网等新兴科技；另一部分是设备，主要涉及可穿戴设备、智慧主动健康设备、健康智能机器人等高精尖健康服务设备。这两部分并不是相互独立的，而是紧密联系不可分割的。因为主动健康服务更加注重把疾病预防和维持健康的传统理念与数字化科技发展整合为一体，这就需要涵盖数字健康服务、数字医疗服务、可穿戴传感技术、互联网远程医疗技术、远程监测技术、数字生物标志物、智能健康管理技术等的强力支持。

构成主动健康服务产业链中游的主要是各类信息管理系统和虚拟管理平台。主动健康服务具有"三全"特征，即"全人群、全方位、全生命周期"。其中，全生命周期强调以AI、大数据、物联网、云计算、5G、区块链、新能源等新型技术为支撑，使网络空间、物理空间与生物空间紧密结合，建立起覆盖全人群的健康信息档案，并对个体、人群全生命周期行为系统进行长期连续动态跟踪，对健康状态、疾病谱演化方向和程度进行识别、评估与预测。这就需要数据管理系统和平台实时汇总、整合各类来自服务对象的原始数据，并基于科学分析为下一步的服务提供数据参考、预测支持。

构成主动健康服务产业链下游的主要是各类提供主动健康服务的机构，它们是对接服务人群直接提供主动健康服务的组织，不仅包含各类公立综合医院、专科医院、主动健康中心，也包含互联网医院、基层医疗卫生服务机构、各类民办健康体检服务机构、涉及主动健康服务的各类社会组织等主体。这些机构基于产业链上游和中游的有力支持，建立主动健康服务体系和服务标准，对服务对象实现过程管理和主动监测，并联动多方资源以通力合作与信息共享。整合部分第三方社会资源，充分发挥各类服务机构的优势能力，实现优势互补，在患者的健康周期上串联起完整的示范性服务链条，针对患者不同阶段的健康状态提供有针对性的服务措施，达到防治、早治的目的。

主动健康服务产业链的长远发展目标是推动传统医疗保障体系向以健康创造为中心的价值链重塑、产业链延伸，形成第一、第二、第三产业以及信息产业、文化产业融合的综合新兴产业——健康创造业，支撑健康友好型的生产方式、生活方式和城乡一体化发展；以主动健康为目标，促进以健康生活为核心的"医、食、住、行、育、乐、康、游"八大民生行业的交融合作与统筹发展，旨在修复健康、维持健康、促进健康、创造健康，实施一系列有组织的社会化生产、流通、服务。

（五）利用"互联网＋"推动资源高效配置

医疗资源分配不均，城乡医疗服务水平悬殊等问题都在推动着众多医疗机构走向智能化、信息化。随着居民个人健康意识增强，人们对诊疗保健的需求也开始发生质的变化，从被动、应对性的就医诊疗，逐渐转向主动、常态性的预防保健。2018 年 4 月，国务院办公厅正式发布《关于促进"互联网＋医疗健康"发展的意见》，确定发展"互联网＋医疗健康"，提升人民健康水平；推进"互联网＋AI"应用服务；开展基于 AI 技术、医疗健康智能设备的移动医疗示范，实现个人健康实时监测与评估、疾病预警、慢病筛查、主动干预，让更多的基层群众能够享受到先进的主动健康服务。

"互联网＋主动健康服务"是线下主动健康服务的补充和延伸，可以更好地实现资源共享，为人民群众提供全方位、全周期的健康服务，解决服务方和服务对象之间的信息不对称问题，延伸双方的沟通渠道，帮助双方建立长期的信任关系。此外，"互联网＋主动健康服务"并不是单一的健康服务，还包括了公共卫生、家庭医生签约和药品医保、教育、科普、AI 等多方面领域的深度融合，这也是"互联网＋主动健康服务"发展的方向。未来基于"互联网＋主动健康服务"能够更多和物联网、AI 深度融合，向前端垂直整合，和相关的产业链形成一个生态圈，让更多的受众人群加入到整个主动健康服务过程中，使他们能够主动管理自己的健康，实现真正的主动健康。

第五节　主动健康服务监管体系

任何行业的健康发展都离不开监管部门的规范和引导。卫生监管体系是公共卫生体系的重要组成部分，是执行国家卫生法律法规、维护公共卫生秩序和医疗服务秩序，保护人民群众健康，促进经济社会协调发展的重要保障。随着"健康中国"战略的实施和国家治理现代化的推进，卫生监督在经历了从无到有、从初创到不断完善的坎坷发展历程后，进入了新的发展阶段[①]，其管理模式和手段也随着人民群众对卫生健康需求的提升而不断改进。构建主动健康服务体系也给卫生监管提出了新的要求和发展机遇。

一、主动健康服务监管体系存在问题

主动健康作为前沿领域的新生事物，其监管体系也会经历由建立到发展并完善的过

---

① 刘颖、王岳：《沧桑七十年续写新华章——新中国卫生监督发展回顾和展望》，《中国卫生监督杂志》2019 年第 5 期。

程，现阶段不可避免地存在诸如监管机构和监管队伍未建立、监管法律政策不完善、监管任务和职责不清晰、监管运行机制不健全等问题。

（一）监管机构和监管队伍未建立

目前，卫生行业的政府监管部门主要是各级卫生监督部门。打造一支专业高效、统一规范、文明公正的卫生健康执法监督队伍，是充分发挥监管作用的必要条件。主动健康作为一种新型的医疗模式，其监管内容和监管标准还不确定，监管机构和监管队伍尚未建立起来。在我国的卫生实践中，存在的普遍问题是基层执法力量薄弱，监督机构专业水平有限、装备落后，此状况与监管体系应发挥的职能要求之间存在较大差距。如何切实构建有效的主动健康服务监管体系，需要在制度设计之初就予以充分考量，合理设置监管机构，大力打造高水平的执法监管队伍，培养专业监管人才。

（二）监管法律政策不完善

国家治理现代化最重要的标志是依法治国，依法治国的前提是有法可依。在主动健康监管领域，相关法律有待完善。一方面，要适时出台基础性的法律法规，以期形成卫生健康领域完备的法律体系。另一方面，要结合发展形势及时修订现有法律法规，不合时宜的及时废除。对于像主动健康这种经过实践检验证明是有效合理的医疗模式，应使之合法化、制度化，为实现健康治理、推动健康中国提供法律政策保障。

（三）监管任务和职责不清晰

监管任务和监管职责在落地过程中往往面临着诸多挑战。"监管什么"和"如何监管"是首先要明确的问题。2013年以来，各地卫生监督机构普遍建立了权力清单制度，将部门职能、法律依据、实施主体、职责权限、管理流程、监督方式等事项以权力清单的形式向社会公开，接受人民监督，致力形成权责清晰、程序严密、运行公开、监督有效的行政权力公开透明运行机制，以切实有效地解决权力运行中存在的不作为、乱作为等突出问题。在主动健康服务监管中，要推动其由理论走向实践，应该要明确监管任务和职责。

（四）监管运行机制不健全

监管的方式和水平直接影响到监管的效率和质量。庞大而复杂的主动健康服务体系使监管变得更加困难，因此，主动健康服务监管就成了一项复杂的问题，涵盖多个领域，涉及多部门。虽然政府内部相关监管部门有职能划分，但复杂的医疗卫生行业问题难以清晰地划分出职责边界，仅仅靠一个独立部门难以承担监管责任。特别是在遇到复杂困难的问题时，容易出现相互推诿、扯皮的情况。监管主体单一，缺少行业协会、社会公众参与监管，是造成监管效率低下的重要原因。因此，主动健康服务监管体系构建的时候，必须坚持政府领导，协调其他监管部门、行业协会，激发、调动社会公众参与，发挥第三方机构、社会组织等的力量，维护监管的权威性、自主性和公正性。建立卫生行业综合监管体系，来弥补政府监管机构分散化、政府监管职能碎片化等问题。

二、构建多元主动健康服务监管体系的内涵

（一）多元一体，协同共治

对于医疗卫生这样复杂化和个性化的服务领域，单纯依靠政府机构进行监管是不足的，必须汇聚各方力量，建立公共部门、第三方机构、社会组织、民众之间的联结，形成合力。为了提升监管效率和效能，主动健康服务监管体系在设计之初就应该考虑对治理层级和治理能力进行多维度的整合。通过纵向和横向整合，进一步建立健全以公民需求为导向的主动健康服务监管职能部门合作，改变政府一家独大的监管模式，实现政府监督、自我监管、社会监管的多元化共治。同时，营造良好的监管外部环境，通过引入外部评价等使提供服务的机构间形成竞争，有利于服务质量的提升。由于各类组织在功能、性质、结构等方面的差异，导致其治理方式、方法、技巧等不同，这在一定程度上能够起到互补作用，进而消除采用传统、单一的治理方式所产生的"疑难杂症"。政府与社会各方从单一的权力－服从型关系转变成沟通协作和协调发展的关系。

（二）多措并举，监管并行

根据回应性监管理论，在做到监管主体多元化的同时，也要做到手段多样化，打破传统单一的惩戒性监管，以形式多样、程度各异的监管手段来适应不同情境下对不同主体的监管。为了解决监督与管理不协调的问题，国家提出建立积极主动、综合协同的监管模式，这就是医疗卫生行业综合监管模式。该模式实现了监督与管理的统一，是我国的基本卫生制度。主动健康服务监管体系的建立应参考这一模式，应用多种监管机制和手段，进行全行业、全要素、全流程和全方位的管理与监督，规范和约束所有参与主动健康服务的机构与从业人员的行为，从而达到维护公众健康权益的目的。

（三）刚柔并济，以人为市

主动健康的根本目的是为了实现人的全面发展。对主动健康服务的监管也应该体现以人民健康为中心的理念，以追求社会公共利益为基本目标，时刻坚持以人为本，不断提高科学监管能力、依法行政能力，着力解决人民群众最关心、最直接、最现实的利益问题，使主动健康服务监管的成果更多体现到提高人民健康水平、促进社会和谐、促进社会发展上来。

三、构建多元主动健康服务监管体系的思路

主动健康服务监管体系是一个国家或地区具有主动健康监管职能的职能机构和有关政策法规组成的有机整体，一般包括主动健康监管机构、主动健康监管法律和法规、主动健康监管内容和方法等。其中，主动健康监管机构是主动健康监管体系的主要方面。主动健康监管机构除各级政府外，还包括卫生监督部门、主动健康同业自律组织（如行业协会）以及社会公众等。其中，各级政府通常在一个国家或地区的主动健康监管组织机构中居于核心位置，卫生监督部门主要为法律、法规和政策的行政执行者。

（一）构建原则

构建我国主动健康服务监管体系需要参照以下六个原则：一是保证市场主体公平竞争环境；二是监管规则和监管过程的透明、公开和可问责；三是建立专家队伍；四是务必做到执法必严、违法必究；五是监管必须具有独立性；六是完善对监管者的监管和考核制度。其中，建立严格的问责制是行政管理体制改革和监管体系建设的核心任务，也是建立依法行政的现代行政管理体制的基本要求。

（二）监管特性

1. 监管机构的独立性和权威性

监督机构、政策制定机构和服务提供机构要相互分离开来，保证市场的公平、公正和公开，使各种性质的服务提供者都可以公平竞争。

2. 监管规则和监管程序的透明性

根据所提供的主动健康服务来制定完善相应的法律法规。在监管内容上，对市场准入、主体资格、服务质量、服务价格、竞争秩序等要有明确规定。公开透明的监管程序也是必不可少的。

3. 监管行为的可问责性

独立而且专业的监管机构代替了自己制定政策、自己执行、自己评估的行政部门，可以进行有效的问责，防止监管失职行为的发生。同时，要建立有效的问责机制，发挥社会组织和社会舆论的监督作用。

四、构建多元主动健康服务监管体系的职责边界

大健康环境下，主动健康服务多部门共同监管势在必行。从主动健康权力清单与事项清单的作用出发，权力清单界定了部门职责的广度，事项清单界定了部门职责的深度，两项"清单"围合形成主动健康服务各部门监管的职责边界。通过加强法律法规配套及部门

信息共享，提高各部门的相互联系及履职能力。

（一）从监管主体的法律地位角度看

作为行政监督主体的卫生监督部门，其行政监督职权因组织的成立而自然获得，是主动健康监督政策的制定者，是监督业务的组织、指挥、协调、指导者。主动健康的行政监督职权是由卫生监督部门通过相关的法律法规以及国家颁布的行政规章授权而得的。卫生监督部门是主动健康行政监督法律、法规、政策和行政决策的执行者。

（二）从监管的法律依据和权限视角看

卫生监督部门享有对主动健康服务全系统、全流程、全链条、全主体、全方位、全方式的监督职权。其他协同监管机构的监管则专注于某一方面或某一领域。

（三）从被监管主体视角看

政府部门对主动健康服务各个环节中的所有参与主体进行监督管理，包括提供主动健康服务的机构、接受主动健康服务的对象、参与主动健康服务的家庭和社区等都是被监督的主体。卫生监督机构则负责对开展主动健康服务的机构进行监管，负责对主动健康服务机构的准入退出实施监管，对主动健康服务机构及其从业人员、场地、设备等进行监管。

五、构建多元主动健康服务监管体系的实施机制

（一）构建"五位一体"多元监管格局，完善协调机制

主动健康服务为新兴领域，涉及内容多，实现技术复杂，任何单一主体都无法实现全面监管，需要通过政府、卫生监督部门、行业协会、主动健康服务机构自身及社会公众五类监管主体充分发挥各自特点，相互协作，形成监管合力。

首先要坚持政府的主导地位不动摇，明确政府的责任，通过"放管服"改革，实现职能转变，从监管的具体执行转变为通过立法和制定标准等方式进行整体把握；将监管职能分散到各监管主体，使各监管主体有职能、有权力、有责任进行监管，鼓励各自发挥优势、取长补短，共同完成监管工作。

同时，要合理界定各级政府、卫生监督部门、行业协会、主动健康服务机构、社会公众在综合监管中的角色，以及相应的法律责任与权利义务关系。在此基础上，建立多元共治的体制和协调机制，协调不同部门和不同主体有关的监管职能，减少因职能交叉而引起重复监管、监管效率低下等问题。最终形成政府主导、卫生监督部门监管、主动健康机构主体自治、行业专业自律、社会各界共同参与协作的"五位一体"医疗卫生行业综合监管格局。

（二）充分利用信息化手段，建设信息平台

在"互联网＋"、大数据并存的时代，信息化等先进的技术手段已经应用于各个领域。主动健康综合监管工作与传统的卫生监督和卫生管理相比，工作内容增加、任务难度加大、目标要求提高，同时在不单设实体性监督机构的条件下，依托现有资源来完成主动健康行业综合监管工作。因此，充分利用信息化技术手段，是实现主动健康综合监管的重要途径。目前，我国各大医疗卫生机构几乎都开展了信息化建设，以实现医疗信息的存储、共享和交换，通过提取数据并进行科学、精细的分析来评估主动健康服务的运行状况以及广大人民群众的健康情况，同时也为实现信息资源整合建立基础。因此，可以通过建设信息平台，在规范主动健康行为、保障主动健康安全方面实现从制度制约到技术管控的跨越，对违反法律法规的行为实现"科技＋制度"的有效遏制，达到提高主动健康服务质量、实现信息化监管的目的。

（三）建立定期督察机制

主动健康全行业监管最为重要的监管主体是属地政府，但由于中央政府与地方政府之间的信息不对称，导致"上有政策下有对策"现象普遍存在。为了提高综合监管制度的权威性、有效性和公正性，需要通过行政督察等方式来评价政府分管领导的责任落实情况、省（自治区、直辖市）有关部门综合监管职责的履行情况。监管部门要承担组织、指挥、制定方案、上传下达等职责。同时，督察机制要包括统筹协调、联动、信息共享等功能。有效的督察机制既是落实决策、促进社会发展的重要手段，也是推动工作落实的重要方法。督察机制是主动健康综合监管制度建设的一种保障机制，可促进各项职责的落实，检查其完成情况。

（四）完善法律法规

主动健康监管工作从本质上说是一种执法行为，法律法规的健全程度影响着综合监管工作的实施。主动健康全行业、全过程的综合监管内容复杂、任务量巨大，并且由于我国地区差异的存在，制定法律法规、标准、规范等往往需要考虑地区的实际情况。因此，新时期修订法律法规要将监管要求和标准作为重点内容之一，保证实际监管工作的一致性和可操作性。应针对主动健康领域发展过程中所出现的新产物制定完善的监管政策，以适应新时代主动健康行业发展需求。同时，不断更新、修改、补充、完善、废止一些不能适应现实监管需要的法律法规，为实施主动健康行业综合监管提供保障。

第六节　主动健康服务考核体系

随着我国经济的不断发展和国民素质的不断提高，对健康的理解也在不断加深，越来越多的群众会主动寻求健康服务，主动促进自身健康，这就要求政府部门制定相应的政策，合理调配社会资源，广泛开展舆论宣传，同时也对提供主动健康服务的医疗机构提出了更高的要求。如何构建科学的主动健康服务考核评价体系，形成激励机制，激发主动健康产业生机活力，是值得深入研究的问题。

一、主动健康服务考核体系的基本要素

随着人民群众对健康的需求层次不断提高，给健康服务的提供方带来的挑战与日俱增。在主动健康服务体系尚未完全建立的今天，有能力提供主动健康服务的大多数是医疗机构。国内外学者为科学评价医疗机构建立了多样化的考核体系，但鉴于主动健康服务的特殊性，对提供方的要求要高于一般的医疗机构。本书认为主动健康服务的考核应当包含服务能力、医疗质量与安全、运营管理、人才培养四个要素。

（一）服务能力

当今社会经济高速发展，各行各业的服务意识都不断提高，这也就要求医疗机构不断提升服务质量，使患者（或健康体检人员）刚踏入医疗机构，就能切身感受自身的服务能力。良好的服务能力有助于提高患者的满意度和忠诚度，也能为医疗机构树立良好的社会形象。

1. 硬件设施

在就诊过程中，患者需要的是实实在在的服务，停车引导、无障碍设施、诊室的整洁程度、公共区域的卫生条件等，都直观地反映出医疗机构对患者的重视程度。先进的信息化手段能提供精确的就诊时间，实现快速电子支付、门诊电子病历等，减少患者的就诊等待时间。

2. 沟通态度

沟通是关系建立的基础，医务人员应当用浅显易懂的语言与患者交流，不仅要把治疗方案、住院须知、手术知情同意书等详细跟患者解释清楚，同时也要发自内心地关心患者，在生活上、精神上给与患者足够的关怀和抚慰，这样才能得到患者的充分信任，从而激发患者主动寻求健康的动力。同时，了解患者更多的个性化信息，更有利于治疗和康复。

3. 医患关系

医患关系是医疗实践过程中最基本的人际关系，良好的医患关系是实现以患者为中心，减少患者身体痛楚和精神压力，促进患者身心健康的基础。医疗机构应该设立专门的投诉受理部门，提供多种渠道接收患者的意见并督促改进。

4. 注重细节

细节决定成败，对于医疗机构来说，要充分考虑患者的独特性，有针对性地提供个性化的健康服务，同时注重微笑服务、换位思考、保障隐私等，这些细节能充分体现医务人员的责任心和服务态度，使患者能感受到医务人员的亲切关怀。

（二）医疗质量与安全

医疗质量与安全直接关系到群众的身体健康，是医疗机构一切工作的核心。医务人员要坚持以患者为中心的理念，落实各项工作条例，严格遵守操作规范，时刻紧绷医疗质量与安全这根弦，把好每个环节的质量关。医疗质量与安全涉及许多考核内容，应当由专门的部门进行日常考核监督。

1. 医疗管理

医疗机构应当实时监控本组织的各类指标，如平均住院日、病床使用率、人均业务工作量、人均费用、治愈好转率等，了解医疗机构的运行状况，及时发现问题并做到有效管控。大型综合医院还应当关注疑难重症患者占比、四级手术占比、重返手术室发生情况等。

2. 护理管理

护理是治疗过程中的一个重要环节。一方面，护理工作质量与护士的专业技术水平直接影响到医疗安全和治疗效果；另一方面，护理工作者的职业素养、服务态度也影响着患者的心理感受。护理管理需要对日常的护理工作进行科学的管控，确保患者接受到有效且经济的护理服务。

3. 院感管理

院感管理在医疗机构工作中的意义重大。不同于医务人员只需面对一名或几名患者，院感工作面对的是全院患者，关乎全院患者安全。因此，要建立完备的院感管理制度，强化环节质量管理和全员医院感染知识培训，定期开展监督和考核。

（三）运营管理

医院运营管理是对医院运营过程的计划、组织、实施和控制，是与医疗服务密切相关的各项核心资源管理工作的总称。一般来说，运营管理是医疗机构提供医疗服务的保障机制，有效利用人力、物力、财力，力求以较小的投入换取社会效益和经济效益的最大化。

1. 内控制度

内部控制制度就是单位内部建立的使各项业务活动互相联系、互相制约的措施、方法和规程，通过各项运营指标为管理层提供决策依据，同时保障各项资产的安全和完整，防止资产流失，保证各项经营信息和资料的真实性与完整性。

2. 行风建设

行风建设现已成为整个社会关注的热点问题，是关系医疗机构生存发展的重要课题。要完善相关规章制度和考评办法，定期检查考核，奖优罚劣。落实公开制度，保证医疗服务和诊疗过程的透明度。加强行风教育，不断提高职业道德教育和法治意识，引导医务人员筑牢思想防线。

3. 后勤保障

医疗机构的运转，无时不刻都离不开后勤保障。后勤部门主要负责保障医疗服务的物资供应、秩序维护，涉及衣、食、住、行、水、电、煤、气等诸多方面，良好的后勤保障是医院一切工作正常安全运转的前提和基础。

（四）人才培养

人才资源是最重要的战略资源，人才的培养直接关系到医疗机构的可持续发展。由于医学科学的特殊性，医疗行业的人才培养周期很长，人才队伍建设显得尤为重要。

1. 继续教育

随着医学科学的快速发展，光靠学校里学到的知识无法适应不断革新的医疗行业。需要树立全民学习、终身学习的教育观，丰富教育形式，不断培养复合型、创新性人才，努力形成继续教育、人才培养、科技进步、事业发展的良性循环，通过教育使个人利益和集体利益、个人发展与集体发展协调统一。

2. 科研水平

科研水平是学科实力的集中体现。医院是临床实践的场所，其中心任务就是不断提高医疗质量和技术水平，防病治病，为保障人民健康服务。紧密结合临床开展科学研究，也是现代化医院建设的基本任务之一。要加强医护工作者科研能力培养，开创以临床为中心、以科研为支撑的新局面。

3. 人才引进

人才引进是积累人才资源的最快捷的手段。如何把高层次人才引进来、留得住，是每个组织都要仔细研究的问题。要充分发挥出高层次人才应有的水平，形成"头雁效应"，带动医疗机构的学科发展。

二、我国健康服务考核体系存在问题

现今国内的主动健康服务体系尚未形成一定规模，难以在不同医疗机构间建立标准化的横向比较方法。随着主动健康服务模式的不断发展，将会有越来越多的医疗机构参与其中，为了保证考核的可行性和可靠性，考核评价方法应当是在原有的考核基础上进行升级和提档，而非另起炉灶。本书仅以公立医院评价考核体系为例，旨在探讨现存考核体系的优劣，为更好地建立科学规范的主动健康服务考核体系提供参考。

相比于国外，国内健康卫生领域开展考核评价较晚，且主要针对公立医院，因为公立医院作为政府举办的公益性医疗机构，是国家医疗卫生事业的中坚力量。早期，我国公立医院一直参照事业单位统一的考核评价体系。随着我国深化医药卫生体制改革的推进，公立医院与事业单位统一形式的绩效考核制度已不能完全适应改革发展形势的要求。

2008 年，卫生部印发《医院管理评价指南（2008 年版）》，评价内容主要包括医院管理、医疗质量管理与持续改进、医院安全、医院服务以及医院绩效五方面，构建起了较为科学准确客观的评价手段。2011 年，卫生部发布《三级综合医院评审标准（2011 年版）》，对医院医疗服务、日常运行等方面进行了详细规定，强调了 PDCA 循环[①]的运用，体现了持续改进的管理理念，然而评审工作是对医院规划、级别按照一定标准进行考核，指标大多是针对医院硬件水平，难以体现医院绩效情况。2015 年，《国务院办公厅关于城市公立医院综合改革试点的指导意见》发布，明确指出公立医院需要明确自身的公益属性，优化公立医院的运行机制，构建起科学完备的绩效评价体系，充分体现医院医务人员劳务价值。在一系列医改新政出台的环境背景下，公立医院不断构建完善绩效考核指标体系，并进行实施。2019 年，卫生健康委办公厅、国家中医药管理局办公室联合下发《关于启动 2019 年全国三级公立医院绩效考核有关工作的通知》，首次在国家层面对全国公立医院开展考核，但由于全国医疗资源在各省份分布不均，考核仅选取了部分一致性较强的指标进行。同时各地方政府为深入贯彻国家层面政策的落地，纷纷印发地方性政策文件，督促地方三级公立医院深化实施绩效考核升级工作。由于起步晚，目前我国很多公立医院绩效考核意识不足，考核机制不完善，难以充分发挥绩效考核指挥棒的作用。主要体现在以下两个方面：

（1）考评系统更新不够及时。随着医药卫生事业发展，对公立医院的建设要求也不断提高，上级主管部门下发的要求，公立医院通常以各部门执行为主，较少上升到医院战略层面并制定相应的绩效指标。公立医院考核系统的制定大多参照目前较为全面的标准——《三级综合医院评审标准（2011 年版）》，但从 2011—2020 年，国际疾病分类与手术操作编码已更新了数代，标准仍采用 2011 年的版本，导致公立医院绩效指标的制定缺乏可参考的标准。同时，许多专科标准也发生了较大变化，原先的标准已经无法适应当前的行业要求，许多公立医院未能依照最新标准修订绩效指标，考核体系更新比较滞后，容易阻碍公立医院的发展。国家评价和医院绩效没有有机结合，公立医院在院科两级的绩效考核指标

---

① PDCA 循环是指将质量管理分为四个阶段，即 Plan（计划）、Do（执行）、Check（检查）和 Act（处理）。

制定过程中，没有充分结合医院和科室的自身特点，而是生搬硬套国家用于医院考核的指标，工作过程中表现出"唯考核指标至上"的现象，只关心绩效考核指标，对于其他无关于考核指标的工作内容缺乏关注。

（2）绩效结果对职工激励不足。早期，我国的公立医院一直沿用事业单位绩效管理方式，考核指标重点突出德、能、勤、纪，具体分解为思想政治素质、组织工作能力、工作作风、工作实绩四大项，考评方式为院科两级考评体系，通过签订责任状的方式进行绩效管理，流于形式；而员工考核是以年终考核为主，考核指标无量化且客观性不足，最容易出现医院绩效考核和战略管理脱节、绩效考核不能反映医院价值导向及员工行为引导、绩效考核基本上等同于绩效奖金分配标准、易于重视业绩而忽视质量、绩效指标不能体现关键业绩、绩效考核忽视员工参与、绩效改进缺失、绩效考核没有发挥人员管理协同作用、中层管理者在绩效考核中责任担当缺失等问题。医疗行业属于典型的技术密集型产业，与其他行业相比，它对人才的需求更大而且要求也更高。对于医院而言，人才的质量与数量直接关系着医院的发展，而要不断地促进医院发展就需要建立科学的医务人员绩效考核制度以激励人才。此外，科学合理的绩效考核制度有助于激发医院医务人员的工作积极性，有助于不断提高医疗服务质量和水平。公立医院要利用好绩效考核这一管理工具，在绩效考核工作的基础上，搭建起完善的内部分配机制，这既有助于促进公立医院的健康发展，也能更好地回应员工的期盼。

随着公立医院医改的不断深入，医疗市场的竞争也不断加剧，这就使得我国的公立医院普遍面临着更大的运营压力，各种运营成本逐年提高，经营风险越来越高，向精细化管理转变对公立医院来说变得至关重要，要不断完善符合医改要求的医院考核体系。如此一来才能加快学科发展，更好地坚持公立医院的公益性，同时体现医务人员的技术劳务价值。

现阶段，我国的学者们就公立医院医务人员的绩效考核问题展开的研究并不多，而且研究的时间也比较短，部分现存的考核模式由国外模式翻译而来，由于中外文化差距，同样的语句得到的理解并不完全一致，尽管在信度、效度评价方面达到了统计学要求，但各个维度实际展现的内涵与原文设计的初衷可能存在一定的差距。目前公立医院医务人员绩效管理理论主要有平衡记分卡绩效考核模式、360度考核法及关键绩效指标考核模式等，虽然这些绩效考核方法都有较广的使用范围，但是当这些绩效考核方法被运用于公立医院时，必须充分考虑医改的大背景和医院实际情况，否则不可避免地会存在一定的局限性。

三、主动健康服务考核体系研究

近年来，国家对健康事业发展的重视程度远超从前，《"健康中国2030"规划纲要》提出："以人民健康为中心，坚持以基层为重点，以改革创新为动力，预防为主，中西医并重，把健康融入所有政策，人民共建共享的卫生与健康工作方针，针对生活行为方式、生产生活环境以及医疗卫生服务等健康影响因素，坚持政府主导与调动社会、个人的积极性相结合，推动人人参与、人人尽力、人人享有，落实预防为主，推行健康生活方式，减少疾病发生，强化早诊断、早治疗、早康复，实现全民健康。"

《"健康中国2030"规划纲要》对政府、医疗行业和群众个人都提出了要求：对于政府，要促进全社会广泛参与，强化跨部门协作，深化军民融合发展，调动社会力量的积极性和创造性，加强环境治理，保障食品药品安全，预防和减少伤害，有效控制影响健康的生态和社会环境危险因素，形成多层次、多元化的社会共治格局；对于服务提供方，要推动健康服务供给侧结构性改革，卫生计生、体育等行业要主动适应人民健康需求，深化体制机制改革，优化要素配置和服务供给，补齐发展短板，推动健康产业转型升级，满足人民群众不断增长的健康需求；对于服务获取者，要强化个人健康责任，提高全民健康素养，引导形成自主自律、符合自身特点的健康生活方式，有效控制影响健康的生活行为因素，形成热爱健康、追求健康、促进健康的社会氛围。本书认为，对于主动健康服务的考核也应当从这三个方面开展。

（一）针对政府层面的考核

政府层面的考核往往是上级政府对下级政府进行，需要不断完善绩效考核制度，包括制定明确的考核方案、考核目的、考核周期、考核办法等，建立适宜基层的可量化的绩效指标体系作为指导和参考，注重效率、质量、效果及满意度等维度的评价。随着社会经济发展和人口变化，基本公共卫生服务项目也会不断扩展和变化，根据具体需要及时调整考核指标，加大重点项目的权重，保障基本公共卫生服务项目绩效考核指标的动态性。绩效指标体系权重分配要保证各项基本公共卫生服务的协调发展，特别要强化慢病和精神病健康管理，及时总结经验教训，并将好的经验不断推广和完善，确保各项目的均衡发展。

由于政策层面的考核难以量化，往往通过国民身体素质、平均寿命、医保费用消耗等指标来反映，在此不多作论述，本书主要讨论针对服务提供方和服务获取者的考核体系。

（二）针对主动健康服务提供方的考核

主动健康服务的提供方主要为各级医疗机构、主动健康中心、各级疾病预防控制中心，以及健康卫生领域相关的企业等。作为服务提供者，需要考虑服务的可及性、普适性和可靠性，评估内容包括组织的领导层履职情况、公共设施和医疗设施的管理情况、专业人员的技术水平、服务质量的改进与顾客的安全评估等。由于提供主动健康服务的各组织实际情况存在差异，在此仅介绍考核制定的基本方法。

1. 主动健康服务考核的原则

（1）以人为本原则。

应当坚持以顾客利益为中心原则，全方位考虑顾客需求，从服务环境、服务措施、技术手段、员工形象、礼貌用语、服务流程等方面入手，为顾客提供优质的健康服务。同时，重视员工的管理，充分认识到人才是维持组织运作的最基本要素，通过建立科学的管理制度和绩效激励制度，调动员工积极性，保障组织健康和谐发展。

（2）目标导向原则。

应当制定短期、中期和远期目标，并制定一系列战略措施。目标的制定要符合SMART 原则：目标是具体的（Specific）、可衡量的（Measurable）、可达成的（Attainable）、有相关性的（Relevant）、有时效性的（Time-bound）。定期评价目标是否符合当前社会发展需要、是否满足人民群众日益增长的健康需求、是否有利于组织的未来发展，不断修正组织内部不利于目标实现的各种因素。

（3）科学规范原则。

必须在符合国家和地方各项法律法规的前提下开展各项活动，医疗行为、运营管理、废物排放等应当符合行业标准，提供的各项服务应当有较强的科学依据。具备精确的绩效测量系统，并依据绩效评价结果制定持续改进措施和预防策略，及时评估改进措施和预防策略成效。

（4）效率质量原则。

应当以为更多顾客提供更优质的服务为己任，在服务过程中善于运用各种质量管理工具，不断改进流程和方法，减少资源浪费，对员工开展定期培训，不断提高服务效率。要建立一系列标准化操作流程，协调组织内部各部门的合作，保证服务优质化，同时为过程控制、量化考核、追溯责任提供依据。

（5）持续发展原则。

积极寻求永续发展之路，不仅要考虑组织短期目标的实现和地位的提高，还要在行业内保持一定的竞争力。不能只注重眼前利益而忽略长远发展，基础设施建设、组织运营状况、科技创新手段要满足组织未来发展需要，利用人力、知识、信息、技术、领导、资金、营销等要素推动组织向好发展。

2. 主动健康服务考核体系的建立

（1）考核体系的选择。

目前被广泛应用的考核体系多种多样，可依照上述考核原则选取和改进，在此以平衡计分卡为例。平衡计分卡（the balance score card，BSC）是目前较常用的绩效考核方法之一，其核心思想是通过财务维度、客户维度、内部运营维度、学习和发展维度之间的相互驱动，旨在实现绩效考评、绩效改进、战略实施和战略修正，将企业的长期策略和近期的行动有机结合起来。

平衡计分卡是由 Robert Kaplan 与 David Norton 提出的业绩评价工具，用来衡量组织未来业绩。平衡计分卡不仅是一个衡量系统，更是一个管理系统，由财务维度、客户维度、内部运营维度及学习和发展维度四个部分组成，相关指标分为财务指标和非财务指标。一个优秀的平衡计分卡，应是成果指标和业绩驱动因素的综合，而不是将各指标无次序、无目的的混合在一起。平衡计分卡各项指标的因果关系应与财务目标挂钩，而不是单纯的把改进战略方案作为最终目标，这样就不会因为无法从变革方案中获得具体利益而失去信心。

财务维度：财务维度代表企业的长期目标，是平衡计分卡其他维度的目标和指标的核心。

客户维度：客户维度能使企业根据目标客户和细分市场，对自己核心客户的结果指标进行适时调整，如忠诚度、满意度、保持率、获利率和获得率等。客户维度主要表达的是企业为了达到目标能够为客户所做的工作，这个价值主张是核心客户成果指标的动因指标和领先指标。

内部运营维度：内部运营维度是实现目标至关重要的环节。平衡计分卡更加注重企业内部流程价值链，不同于以往大多数企业只集中关注改进现有经营流程的业绩衡量系统。

学习和发展维度：平衡计分卡的其他三个维度目标确定了企业为获得突破性业绩必须在哪些方面表现突出，而学习和发展维度为其他三个维度宏大目标的实现提供了基础框架，是财务、客户、内部运营三个维度获得卓越成果的驱动因素。

（2）关键指标的确定。

平衡计分卡的四个部分由不同的绩效指标组成，通常良好的绩效指标必须具备某些特性，如完整性、可计量性、可解构性、不重复性、最小性。完整性指绩效指标必须将企业的目标完整地表现出来，不应有遗漏；可计量性则说明绩效指标必须是能找到对应的计量属性的，不可以模棱两可；可解构性代表绩效指标必须要有目标层级架构，不可以支离破碎；不重复性代表绩效指标的目标必须明确而不重复；最小性则是说明绩效指标应该以能表达医院战略目标的最少指标个数为原则，将多余的指标完全排除。各方面指标的确定可以依照企业的实际情况自行确定，也可以采用专家咨询的方法，选取业内知名的管理专家，采用访谈、问询等方法，从财务、客户、内部运营、学习和发展四个维度确定医院战略层面的关键绩效指标。同时，在医院指标的基础上进一步细分，从而构建科室层面的指标，并再次细分得出职工个人关键绩效指标（表 2-1）。

表 2-1　战略层级关键绩效指标

类别	关键绩效评价指标	数据来源	计算方法	周期
财务	医疗业务收入	财务报表系统	医疗收入 + 药品收入	月度
	医疗纠纷赔款占收入比	财务管理系统	医疗纠纷赔偿总额 / 医疗业务收入 ×100%	年度
	公益支持	财务管理系统	用以公益活动的各类项目支出	年度

续表

类别	关键绩效评价指标	数据来源	计算方法	周期
客户	就医体验满意度	患者满意度调查	（非常满意＋很满意的人数）/测评总人数 ×100%	月度
	门急诊人次	医院信息管理系统	周期内门急诊总人数	月度
	出院人次	医院信息管理系统	周期内出院的病人数	月度
	门诊次均费用	财务管理系统	门诊收入/门诊人数	月度
	住院次均费用	财务管理系统	住院收入/出院人数	月度
内部运营	住院患者死亡率	医院信息管理系统	住院患者死亡人数/出院人次 ×100%	月度
	药品占比	医院信息管理系统	药品开单收入/所有项目开单收入 ×100%	月度
	平均住院日	医院信息管理系统	出院者占用总床日数/出院人数	月度
	治愈率	医院信息管理系统	治愈出院人数/出院总人数 ×100%	月度
	抢救成功率	医院信息管理系统	抢救危重病人成功次数/抢救危重病人总次数 ×100%	月度
	临床路径人数占比	医院信息管理系统	完成临床路径患者人数/出院人数 ×100%	月度
学习和发展	员工满意度	员工满意度调查	（非常满意＋很满意的人数）/测评总人数 ×100%	年度
	员工离职率	人力管理系统	离职人数/（离职人数＋期末人数）×100%	年度
	二级论文发表数量	科研管理系统	SCI/中文核心/科技核心论文发表篇数	月度
	省级及以上课题	科研管理系统	省级以上科研课题立项数	年度
	硕博士比例	人力管理系统	硕士及以上学历人数/总人数 ×100%	年度
	高级职称比例	人力管理系统	副高级以上职称人数/总人数 ×100%	年度

（3）绩效指标的测量。

绩效指标从计量角度区分，可分为量化指标和非量化指标：量化指标指的是所要考评的事物或作业能够以数字表示，如金额、完成百分比等，这样对不同事物或作业的评测才有一个客观依据；至于非量化指标，在评测上就只能以书面报告等方式，作为考核的补充说明。量化指标与非量化指标是相辅相成的，必须相互参照。一般在进行绩效评估时，大多采取量化指标作为绩效评估的标准，即使使用非量化指标，也会要求尽可能的将其量化，其主要原因在于非量化指标难以衡量其高低，无法像量化指标一样作为客观的绩效评估依据。

（4）评价结果的运用。

绩效评价结果对于激励员工有很大的引导作用，科学的考评结果可作为员工职位调动、薪酬发放标准的依据，严谨的考核流程可以减少员工的不公平感，减少其对工作抱怨等问题的出现。通过考核结果可以评估员工的工作能力和业务水平，能够准确的判断该员工的岗位匹配情况。

（三）主动健康服务效果指标

人民健康是民族昌盛和国家富强的重要标志，也是主动健康服务体系的不懈追求。主动健康要实现个人主动追求健康生活方式，因此对服务接收方的评价最能体现主动健康服务效果，包括医疗或者护理服务是否让患者感到满意或者舒适、患者的权利有没有得到充分的保障、患者对主动健康服务的感受如何、患者有没有接受健康宣传教育等。本书以健康素养和满意度测评举例。

1. 健康素养评价

（1）健康素养评价问卷构成。

健康素养评价问卷共 80 个题目，满分 100 分（表 2-2）。其中，判断题 15 题，单选题 40 题，多选题 18 题，情景题共 2 个大题。计分方法：判断题、单选题回答正确计 1 分，错误计 0 分；多选题回答选项与正确答案完全一致计 2 分，错选、漏选计 0 分；情景题共 2 个大题 7 个小题，其中单选题 5 题，多选题 2 题，判分标准与单选题、多选题一致。未做出回答的题目，一律计 0 分。

表 2-2　国家健康素养检测问卷题目

题型	题号	题目
判断题	A01	流感预防知识
	A02	对高血压病的理解
	A03	对保健食品的理解
	A04	对输液的理解
	A05	国家为自愿接受艾滋病咨询检测人员提供的服务
	A06	用人单位不得安排孕妇从事危害作业
	A07	食用水果对营养的需要是否可代替食用蔬菜
	A08	正常人体温在一天内的波动范围
	A09	网络成瘾的危害
	A10	儿童青少年也可能发生抑郁症
	A11	食品标签上必须注明生产日期和保质期
	A12	长期睡眠不足的危害
	A13	居民免费获得健康知识的机构
	A14	慢性病患者治疗态度的知识
	A15	对健康体检结果的正确态度

续表

题型	题号	题目
单选题	B01	正确理解健康的概念
	B02	提高居民健康水平正确做法
	B03	正确的献血机构
	B04	乙肝的传播途径
	B05	自测血压的概念
	B06	对吸烟危害的理解
	B07	对癌症早期危险信号的理解
	B08	慢性病的正确描述
	B09	救护人员处理煤气中毒者的正确做法
	B10	对肺结核病人治疗的正确描述
	B11	国家免费为农村怀孕或准备怀孕妇女补服叶酸的目的
	B12	从事有毒有害作业时，工作人员的正确做法
	B13	碘缺乏最主要的危害
	B14	为有效去除残留农药，蔬菜洗净后用清水浸泡的时间
	B15	剧烈活动丢失体内水分时应补充的物质
	B16	健康心理的描述
	B17	对国家基本公共卫生服务的理解
	B18	儿童免疫接种知识
	B19	出现发热症状时的正确做法
	B20	遵医嘱服药后出现不良反应的正确做法
	B21	"孕产妇保健卡"建卡机构
	B22	判断医疗机构是否合法的正确方法
	B23	应该关注健康知识的重点人群
	B24	对待烈性传染病的正确态度
	B25	获取食物中毒事件信息的最可靠途径
	B26	警示图含义的正确理解
	B27	对正确就医的理解
	B28	药品标签上"OTC"标识的理解
	B29	对开窗通风的理解

续表

题型	题号	题目
单选题	B30	正确读取玻璃体温计示数
	B31	成年人的正常脉搏次数
	B32	妇女从怀孕到分娩的孕期检查次数
	B33	性生活中正确使用安全套可预防的疾病
	B34	被狗咬伤，皮肤有破损时的正确做法
	B35	皮肤轻度烫伤出现水泡时的正确做法
	B36	发生火灾时正确的逃生方法
	B37	对出血的伤口进行包扎时，伤口上应覆盖的物质
	B38	对超过保质期食品的正确做法
	B39	长期服用会成瘾的药物
	B40	抢救触电者的知识
多选题	C01	促进心理健康的正确方法
	C02	对肝脏的正确描述
	C03	结核病传播途径
	C04	孩子出现发热、皮疹等症状时的正确做法
	C05	骨质疏松知识
	C06	预防慢性病发生的健康生活方式
	C07	选购保健食品时的注意事项
	C08	发现病死禽畜时的注意事项
	C09	遇到呼吸、心跳骤停伤病员时应采取的措施
	C10	吃豆腐、豆浆等大豆制品的好处
	C11	运动对健康的好处
	C12	糖尿病知识的理解
	C13	咳嗽、打喷嚏时正确的处理方法
	C14	对住院时间的正确理解
	C15	对2型糖尿病患者健康管理服务的正确理解
	C16	母乳喂养对婴儿的好处
	C17	保管农药时的注意事项
	C18	在户外出现雷电天气时的正确做法

续表

题型		题号	题目
情景题	单选	D01	阿莫西林胶囊的适应证
		D02	阿莫西林胶囊的正确服药时间
		D03	服用阿莫西林胶囊的不良反应
		D04	根据身高和体重计算BMI
		D05	参照中国成年人体质指数标准判断体质类型
	多选	D06	控制体重可采取的方式
		D07	超重者易患的疾病

（2）评价指标及评价方法。

健康素养水平：健康素养水平指具备基本健康素养的人在总人群中所占比例。判定具备基本健康素养的标准：问卷得分达到总分的80%及以上，即问卷得分大于或等于80分，则判定具备基本健康素养。

（3）三个方面健康素养。

依据《中国公民健康素养——基本知识与技能（2015年版）》，将健康素养划分为三个方面，即基本知识和理念、健康生活方式与行为、基本技能。判定具备某方面健康素养的标准：以考察某方面素养所有题目的分值之和为总分，实际得分达到该总分的80%及以上者，则判定具备该方面的健康素养。

（4）六类健康问题素养。

依据《中国公民健康素养——基本知识与技能（2015年版）》，结合主要公共卫生问题，将健康素养划分为六类健康问题素养，即科学健康观、传染病防治素养、慢性病防治素养、安全与急救素养、基本医疗素养和健康信息素养。某类健康问题素养水平，指具备某类健康问题素养的人在总人群中所占的比例。判定具备某类健康问题素养的标准：以考察某类健康问题素养所有题目的分值之和为总分，实际得分达到该总分的80%及以上者，则判定具备该类健康问题素养。

2. 满意度测评

（1）满意度问卷构成。

满意度测评以门诊满意度为例，问卷共20个问题，分为等候情况、诊疗过程、基础设施、综合评价四个维度，每个维度设5个问题，均为1～10正向评分，即1="非常差""非常不满意""非常不方便"，10="非常好""非常满意""非常方便"，患者在1～10的范围内取值，未做出回答的题目不计分（表2-3）。

（2）评价方法。

等候情况、诊疗过程、基础设施、综合评价四个维度分别计算，每个维度得分 =5 个问题平均分 ×10，满意度总分为四个维度平均分。通过四个维度分别计分，可以清楚地反映服务存在的问题，从而针对性开展改进措施。

表 2-3　门诊满意度测评表

类别	问题	评分标准
等候情况	医院挂号是否方便	1 非常不方便～10 非常方便
	就诊前等候的时间	1 非常短～10 非常长
	做检查等候的时间	1 非常短～10 非常长
	取药等候时间	1 非常短～10 非常长
	医院就诊秩序如何	1 非常差～10 非常好
诊疗过程	医生的服务态度	1 非常差～10 非常好
	医生的技术水平	1 非常差～10 非常好
	护士的服务态度	1 非常差～10 非常好
	护士的技术水平	1 非常差～10 非常好
	医院对患者隐私保护	1 非常差～10 非常好
基础设施	医院的卫生环境如何	1 非常差～10 非常好
	搭乘电梯是否便利	1 非常不方便～10 非常方便
	路标和指示是否明确	1 非常不明确～10 非常明确
	医院乘车或停车是否便利	1 非常不方便～10 非常方便
	医院布局设置是否合理	1 非常不合理～10 非常合理
综合评价	您下次是否愿意继续来本院就诊	1 非常不愿意～10 非常愿意
	您是否愿意推荐亲友来本院就诊	1 非常不愿意～10 非常愿意
	您对医院技术水平的综合评价	1 非常差～10 非常好
	您对医院服务态度的综合评价	1 非常差～10 非常好
	您对医院基础设施的综合评价	1 非常差～10 非常好

第七节　主动健康服务体系规划及发展趋势

一、主动健康服务体系规划概述

规划就是实施战略目标的行动计划，是个人或组织在确定战略目标后，针对全局性、长期性、根本性问题制定的实施方案，具有综合性、系统性、时间性、强制性等特点。规划需要准确的实际数据及运用科学的方法进行整体到细节的设计，依照相关技术规范及标准制定有目的、有意义、有价值的行动方案。其目标具有针对性，数据具有相对精确性，理论依据具有翔实性及充分性。

规划按照时间长短划分，有 5 年规划、10 年规划、远景规划等；按内容性质分，有总体规划和专业规划；按层级范围分，有国家规划、地方规划、单位规划、个人规划等。

2015 年以来，主动健康理念和服务模式研究内容逐渐丰富。2021 年 8 月 23 日，国家科技部发布了"主动健康和老龄化科技应对"重点专项 2021 年度项目申报指南。2021 年 10 月 25 日，国家体育总局发布《"十四五"体育发展规划》，提出全民健身是增强人民体魄、追求健康生活的基础和保障，是实现国民主动健康的核心力量。2022 年 2 月，《"十四五"健康老龄化规划》发布，提出九项任务，其中之一就是强化健康教育，提高老年人主动健康能力。

根据《国家卫生健康委关于印发规划管理办法（试行）的通知》精神，对应国家规划体系，卫生健康规划体系属于"三级四类"[①]中的专项规划。我国尚未就主动健康服务体系编制专项规划。

主动健康服务体系规划作为一项政府管理职能，是根据自然环境、社会环境、社会卫生状况、主动健康服务需求等因素，确立主动健康服务体系的发展目标、构建模式、运行机制、监督考核等，统筹安排、优化配置、合理组织主动健康资源的过程。主动健康服务体系规划属于卫生健康专项规划，其内涵主要包括以下几点。

（1）主动健康服务体系规划的主体是由政府所属卫生健康部门编制并组织、协调实施。

（2）主动健康服务体系规划的目标是补充、完善卫生健康服务体系和管理体制，提高主动健康资源的可获得性、可及性和可负担性，提高人民群众健康素养，满足人民群众主动健康服务需求，改善社会卫生状况。

（3）主动健康服务体系规划的客体是大健康、大卫生的相关方及其资源。

（4）主动健康服务体系规划的内容是确立主动健康服务发展战略，制定政策措施，核心是对客体即大健康、大卫生的相关方及其资源进行优化配置。

（5）主动健康服务体系规划的层级可分为国家、省（自治区、直辖市）、市、县（区、市）四级。

（6）主动健康服务体系规划的周期一般为 5 年。

---

① 中国国家规划体系分为"三级四类"："三级"是国家、省、市县各级规划；"四类"为国家发展规划、国家级专项规划、区域规划、空间规划。

二、主动健康服务体系规划的特点

（一）时代特点

党的十八大以来，以习近平同志为核心的党中央把发展卫生健康事业纳入"五位一体"总体布局和"四个全面"战略布局之中去谋划，作出建设"健康中国"的重大决策部署，将人民健康放在优先发展的战略地位，全方位全周期保障人民健康，加快形成有利于健康的生活方式、生产方式、经济社会发展模式和治理模式，实现健康和经济社会良性协调发展。因此，要推动卫生健康事业高质量发展，必须坚持党对卫生健康工作的全面领导，必须坚决贯彻落实党中央国务院决策部署，以习近平新时代中国特色社会主义思想为指导，立足新发展阶段，贯彻新发展理念，构建新发展格局，在全国卫生健康服务体系中找准定位，在全国卫生健康中心工作中找准定位。

（二）战略特点

主动健康服务体系规划的编制之所以有很强的战略性，是由时代特点决定的，重点在于谋划事关国家或地区社会卫生状况的重大问题，包括发展思路、指导方针、现状分析、一揽子政策、区域协调发展等，从而确定主动健康事业的主要任务和战略重点，给各主动健康相关方以明确指引作用，使其对未来党和政府要做成哪些事、卫生健康事业要达到什么样的目标、有哪些政策支持等有深入的理解，团结各方力量共同向着党指引的方向不断迈进。

（三）人本特点

主动健康服务体系规划始终坚持以人民健康为中心的思想，贯彻落实新时代大卫生、大健康理念。深入贯彻落实"健康中国"战略，不局限于医疗服务产业或区域，从医疗卫生、自然环境、社会环境、金融旅游、康复养老等全方位、多部门规划卫生健康发展，针对妇幼、儿童和青少年、劳动者、老年人等重点人群，全生命周期有效维护人民群众健康，推动实现卫生健康发展方式从以治病为中心转变为以人民健康为中心。

（四）弹性特点

主动健康服务体系规划一般为5年，而未来卫生健康事业发展有许多不确定的因素，各地区主动健康资源分布不均衡，因此规划中对主动健康服务能力的目标、结构、布局与资源配置只有宏观判断，规划中提出的部分发展指标可以是一个描述性语句，不需要确定值。同时，随着经济社会发展，面对复杂环境，必要时可能会对规划进行适当的修正，特别是在一些控制性规划中较为常见，因此规划具有一定弹性特点。

（五）政策特点

主动健康服务体系规划对未来 5 年内主动健康的主要内容、战略重点等提出基本政策和保障措施，比如在基础设施建设、重大工程实施、卫生资源布局、健康产业发展、科技能力提升、社会经济协调发展等方面，明确具体政策并予以大力支持或约束，从而为政府宏观调控、市场配置资源、地方或部门出台配套执行方案提供重要保障。

（六）规范特点

主动健康服务体系规划由政府有关部门自上而下编制，从论证、编制、实施、评估等都有一套科学程序，通过约束性指标、管控边界、明确责任等把党中央、国务院关于卫生健康的重大决策部署逐级落实到最终的详细规划等实施性规划上，保障国家重大战略落实和落地。主动健康服务体系规划一经政府批准，不得随意修改和违规变更。

（七）问题导向特点

主动健康服务体系规划是以社会卫生状况为规划依据，以人民群众健康为目标，针对健康影响因素进行健康治理，而不是以主动健康资源增长为目标。在规划实施过程中，政府围绕人民群众健康这一目标，采取健康产出决定健康投入的模式，按照公平、效率的原则对各行业、各领域的主动健康资源进行优化配置，力争实现健康供需平衡。

三、主动健康服务体系规划的重要意义

（一）主动健康服务体系规划是落实健康中国 2030 战略的指导文件

人民健康是民族昌盛和国家富强的重要标志。党的十八大以来，我国卫生健康事业取得新的显著成绩，医疗卫生服务水平大幅提高，居民主要健康指标总体优于中高收入国家平均水平。随着工业化、城镇化、人口老龄化发展及生态环境、生活行为方式变化，慢性非传染性疾病、重大传染病、精神卫生、职业健康、地方病、灾害事故等问题日益突出。党的十九大作出了实施"健康中国"战略的重大决策部署，充分体现了国家对维护人民健康的坚定决心。构建主动健康服务体系，努力使群众不生病、少生病，提高生活质量，延长健康寿命，是以较低成本取得较高健康绩效的有效策略，是解决当前健康问题的现实途径，是落实"健康中国"战略的重要举措。

（二）主动健康服务体系规划是政府实现宏观调控职能的重要手段

当前卫生健康治理存在着制度碎片化、相关规范标准缺位、政府投入不足、健康资源配置不均衡等问题，加之新冠肺炎疫情全球大流行，更是凸显了政府宏观调控的紧迫性。一些地方政府由于缺乏主动健康服务体系建设的理念和意识，容易把主动健康服务体系建设等同于医疗卫生服务体系建设，盲目扩大医疗服务机构、养老服务机构、第三产业链等，忽视了主动健康服务资源的质量、分布、结构、均等化等要素。一些地方政府未切实担负卫生健康事业建设的主体责任，持"唯 GDP"的发展观和政绩观，对卫生健康公共产品投入不足。为此，通过规划约束政府履行卫生健康事业建设的主体责任，同时运用法律、经济、文化等手段，逐步强化政府宏观调控力度，确保卫生健康公共产品的供给和利用。

（三）主动健康服务体系规划是卫生健康事业改革发展的现实需要

我国卫生健康事业经过 70 多年的发展，取得了长足的进步，公共卫生健康资源和社会卫生健康资源得到了极大的丰富。但是，部分地区未按照人民群众实际健康需求配置卫生健康资源，盲目投入、重复建设，资源配置过剩、资源配置不足的情况并存，卫生健康服务供给和需求失衡。为了解决这些困扰卫生健康事业发展的深层次问题，必须进一步切实推进供给侧结构性改革的深化和落地，通过规划对公共卫生健康资源和社会卫生健康资源进行结构、布局、数量、质量、提供方式等改革，确立发展目标和发展顺序，打造新的健康经济，释放新的制度红利，以保证全民健康事业的高质量发展。

（四）主动健康服务体系规划是实现全行业合作的有效途径

推进"健康中国"建设，要把健康融入所有政策，树立大卫生观、大健康观，这是新时代卫生与健康工作方针的重要内容，也是推进"健康中国"行动，实现全民健康的重要手段之一。健康不仅与个人有关，还与科技、教育、金融、环境、就业、文化等多种社会因素相关，是复杂的个人因素、社会因素和环境因素相互作用的结果。因此，只有将大卫生观、大健康观纳入所有政策中综合考虑，站在全局的、长远的、整体的角度编制主动健康服务体系规划，树立维护健康是政府各部门、社会各界和每个人的共同责任的理念，建立跨区域、跨部门、跨领域、跨系统的一揽子协调政策体系，全方位多层次打造健康支持性环境，横向发力，才能满足人民群众的健康服务需求，共同守卫健康红线。

（五）主动健康服务体系规划是开展绩效评估的关键抓手

对规划开展绩效评估，可以对过去一定时期内规划实施情况进行总体评价，用以检验规划中的各项重点项目、重点任务是否达到预期目标；可以在对当前甚至是未来国民经济和社会发展背景进行综合判断的基础上，审视规划是否适应卫生健康事业发展趋势，提出重点关注方向，为规划动态调整或新一轮规划编制提供建议参考；可以对各级政府管理、运行、执行绩效情况进行考核，掌握卫生健康事业发展动态，反馈优化规划，有效指导落实。

四、主动健康服务体系规划的编制原则

（一）规划编制要坚持党的全面领导

回顾党领导卫生健康事业的发展历程，卫生健康事业发展所取得的一切成就，都是在党的领导下取得的。有了中国共产党，才有了广大群众平等看病就医的权利。尤其是党的十八大以来，以习近平同志为核心的党中央把发展卫生健康事业纳入"五位一体"总体布局和"四个全面"战略布局之中去谋划，坚持把人民健康放在优先发展的战略位置，作出建设"健康中国"的重大决策部署，构建了高质量卫生健康政策体系、服务体系和保障体系，人民健康水平持续提高，主要健康指标居于中高收入国家前列，经受住了新冠肺炎疫情的重大考验，取得了举世瞩目的伟大成就，走出了一条中国特色卫生健康事业改革发展之路。历史和现实告诉我们，解决好最广大人民群众看病就医问题，必须要毫不动摇坚持和加强党对卫生健康工作的领导，才能在新时代向人民交出更加优异的答卷。

（二）规划编制要坚持以人民健康为中心思想

党和国家把人民健康放在优先发展战略地位，努力全方位、全周期保障人民健康。坚持以人民健康为中心，是充分展现中国特色社会主义制度优越性的应有之义，正是由于坚持以人民健康为中心的发展思路，我国卫生健康事业发展步伐才更为稳健，发展进程更加具有可持续性。坚持以人民健康为中心，是准确把握卫生健康事业发展趋势的必然要求。规划作为指导主动健康服务体系发展的纲领性文件，其编制不仅局限于卫生健康领域，还涉及经济社会发展的方方面面，也同人民群众生产生活息息相关。人民群众作为历史的创造者，只有始终相信人民、紧紧依靠人民，才能凝聚起众志成城的磅礴之力，使得规划编制顺应人民意愿、符合人民所思所盼。

（三）规划编制要体现主动健康核心地位

随着我国社会经济不断发展，获得优质高效的卫生健康服务日益成为满足人民日益增长的美好生活需要不可或缺的重要内容。探索构建适应新时代高质量发展要求的中国特色卫生健康服务体系是关系人民切身利益的民生大计，也是"健康中国"建设的内在要求和重要抓手。传统医疗服务体系存在互不协作、碎片化的问题，如重治疗轻预防、重规模轻质量，再如大卫生、大健康理念未能真正落地，卫生、教育、体育、旅游、康养、金融、环境等各领域形成"健康孤岛"，造成了公共卫生健康资源和社会卫生健康资源的无序发展和浪费。而主动健康服务体系作为一种新型、整合型、连续型的卫生健康服务体系，不仅能够满足人民群众全方位、全生命周期、多层次、多样化的日益增长的卫生健康需求，而且可以解决卫生健康服务发展不平衡、不充分的问题。因此，规划要详细阐明主动健康服务体系的重大意义和核心地位，引导政府和社会各界正确认识和深刻理解主动健康服务

体系作为落实"健康中国"战略部署的核心地位，为卫生健康事业发展指明方向。

（四）规划编制要秉承大卫生、大健康理念

2021 年，发展改革委、卫生健康委、国家中医药管理局和国家疾病预防控制局联合印发《"十四五"优质高效医疗卫生服务体系建设实施方案》，提出"到 2025 年，在中央和地方共同努力下，基本建成体系完整、布局合理、分工明确、功能互补、密切协作、运行高效、富有韧性的优质高效整合型医疗卫生服务体系"。主动健康服务体系是大卫生、大健康理念的探索实践，从以往单部门、碎片化行动形成协同共治格局，在需求侧围绕人民群众全生命周期的健康需要，在供给侧以政府为主导、以预防为核心、以科技为支撑、以全行业整合为路径，将第一、第二、第三产业链条的卫生健康相关服务整合起来，形成系统完备、布局合理、分工明确、功能互补、连续协同、运行高效、富有韧性、多方共赢的主动健康服务"生态圈"。规划应大力营造大卫生、大健康理念下的主动健康服务体系建设氛围，强化"每个人是自己健康第一责任人"理念，使每一位社会成员都成为关注健康、促进健康的行动者，形成大卫生、大健康建设格局；着重将主动健康服务与医疗卫生、健康养老、科教文化、城市建设、金融旅游、人才资源等相关领域全面对接，以提高主动健康服务水平为目标统筹配置卫生健康资源，提高健康素养、普及健康生活、优化健康服务、完善健康保障、建设健康环境、发展健康产业，解决原来卫生健康服务体系碎片化的问题，推进大卫生、大健康理念加快融入各项经济社会发展政策之中。

（五）规划编制要注重统筹衔接、协调统一

规划编制要统筹安排政府和市场职能，在公共卫生、妇幼保健、全民健身、文化教育等公共服务领域要充分发挥政府的调控作用，确保主动健康服务的整体性和公平性；同时，有效运用市场的供求、价格和竞争机制来调整主动健康服务产品供给，满足人民群众多层次的健康需求。

规划编制要统筹效率与公平，既要追求主动健康资源的生产效率和利用效率，也要关注弱势群体在获得、利用主动健康资源上的公平性。

规划编制既要统筹主动健康服务体系整体建设，又要集中研究一批关系人民群众切身利益、事关卫生健康改革发展全局的重点和难点问题，力争有所突破。

规划编制既要坚持战略性和操作性相结合，注重对卫生健康事业发展宏观战略把握，又要明确具体目标、任务、措施，保障规划顺利实施。

规划编制既要因地制宜，立足经济社会发展现状，突出特色和亮点，又要遵循下级规划服从上级规划、专项规划服从总体规划、同级规划和其他领域规划相互协调的原则，使各层次规划定位清晰、功能互补、统一协调，形成合力。

（六）规划编制要全面体现科技创新

主动健康服务体系最突出的特点就是推动科技创新与主动健康服务体系紧密结合，创新地应用包括互联网、物联网、云计算、影像/语音识别、大数据、AI等技术在内的各种新技术，把预防疾病和维持健康的传统理念与数字化科技发展整合为一体，使网络空间、物理空间与生物空间紧密结合，实现并对个体、人群全生命周期行为系统进行长期连续动态跟踪，对健康状态、疾病谱演化方向和程度进行识别、评估和预测，以最具成本效益、效果、效率的综合干预手段，提高个体机能、消除重点疾病，提升人民群众的健康获得感、幸福感和生活质量。因此，规划要面向科技前沿，面向重大需求，突出创新驱动发展，在研发、转化、应用、监管等领域出台一揽子政策和标准。

五、主动健康服务体系规划的编制依据

（一）理论依据

（1）卫生健康事业高质量发展理论。我国正着力构建高质量的国家卫生健康服务体系，而科学把握卫生健康事业高质量发展的内涵是提供规划编制理论依据的重要前提。2021年全国卫生健康工作会议强调，要深刻认识"十四五"时期卫生健康工作面临的新形势、新任务、新要求，贯彻落实全面推进"健康中国"建设重大任务，扎实推进新发展阶段卫生健康事业高质量发展，为人民群众均等化提供安全有效、方便价廉的基本卫生健康服务，以及丰富多样化、个性化、高品质的卫生健康服务。2022年全国卫生健康宣传工作电视电话会议强调，2022年要聚焦卫生健康事业高质量发展。为此，国家有关部门陆续出台相关文件，以构建完善的卫生健康服务体系，如《"十四五"优质高效医疗卫生服务体系建设实施方案》《"十四五"城乡社区服务体系建设规划》《"十四五"中医药发展规划》《关于推动公立医院高质量发展的意见》《关于推进家庭医生签约服务高质量发展的指导意见》等。基于这些文件阐述的高质量发展内涵，为主动健康服务体系规划的编制提出了新思路与新要求。

（2）管理学相关理论。主动健康服务体系规划与经济社会发展规划的方法具有一致性，理论基础来源于管理学相关理论。战略管理是管理者为制定组织的战略而做的工作，它是一项重要的任务，涵盖所有的基本管理职能——计划、组织、领导和控制。战略管理过程包括识别组织当前的使命、目标和战略，外部环境分析，组织内部分析，制定战略，实施战略，评估结果。SWOT分析、波士顿矩阵理论、钻石模型理论等常用于战略管理和发展规划编制实践，可以有效指导规划编制。

（二）现实依据

卫生健康事业的发展是整体经济社会发展的一部分，受整体经济社会发展现状和未来宏观趋势的影响。在规划编制过程中，我们可以通过政治、社会、经济、文化和技术四个维度对未来的宏观环境进行把握，并对这些因素可能带来的影响进行分析，以进行战略规划和选择。

（1）在政治方面，国家战略、区域战略、地方战略对卫生健康事业产生根本性的影响，如"健康中国"、粤港澳大湾区等战略能够带动促进主动健康服务发展所需的战略资源，不断拓展卫生健康事业发展的保障基础和市场空间。

（2）在社会方面，保障制度、文化教育、工业商业、生态环境、食品安全、旅游养生、人口家庭等直接影响主动健康服务产品的供需格局。社会治理体系不完善的地区，社会负性事件发生次数较多，如三鹿奶粉事件不仅对婴幼儿生命安全造成了极其恶劣的影响，还重创了全国奶制品行业发展和中国制造商品信誉，导致多个国家禁止中国乳制品进口。

（3）在经济方面，社会和个人经济状况是提供生存条件和基本卫生健康保障的前提。如果营养、住房、水和医疗保健不足，就会严重影响人群的健康。如经济发达地区生产力高、科技先进、卫生健康资源丰富，总体健康水平较高。

（4）在文化方面，文化对于健康的影响是多方面的，它包括信念信仰、价值取向、风俗习惯、道德法律、宗教艺术等，对健康、疾病的作用过程，常常表现为一个渐进的、逐渐渗透的多因素、多途径交互作用的过程。如城市和农村生活习惯不同，农村地区习惯早起早睡，而城市地区则大多晚睡晚起，神经衰弱、失眠、焦虑等与此是有关系的；饮食习俗不同，如广西横州市、广东顺德市都有吃淡水鱼生的风俗，这两个地区肝吸虫病、肝癌的发生率明显高于其他地区。

（5）在技术方面，现代科技应用于人们的衣食住行、各行各业，信息技术与科技创新赋能卫生健康事业，以互联网、区块链、云计算、大数据、AI、5G等为代表的新一代信息技术发展迅速，数字经济与医疗健康产业深度融合，智能化医疗产品逐渐得到普及和应用，疾病预防、检测、诊断和治疗模式正朝着个性化、精准化、智能化和远程化的方向发展。针对这些技术研发、转化、应用现状的评估，可以为提高卫生健康服务的可及性与公平性提供创新策略。

六、主动健康服务体系规划的编制程序

主动健康服务体系规划的编制程序包括立项、起草、衔接、论证、审核、批准、备案、发布、实施、评估等环节。

（一）立项

编制主动健康服务体系规划应实行规划立项管理，具体由国家、省（自治区、直辖市）、市卫生健康委在下一个编制周期前提出工作方案，会商有关部门后报请政府立项。规划编制工作方案应包括以下内容。

1. 规划编制依据、目标（预期成果）和必要性

依据包括上级和本级法律法规、规章预案、政策规范和上级党委政府的指导意见；衔接有关专项规划，注重与发改、财政、自然资源、农业、交通、旅游、金融等相关行业规划的协调与衔接，完善多部门协同、跨领域合作、全社会参与的主动健康服务体系，突出引领指导作用。

目标是优化主动健康服务资源配置，构建与国民经济和社会发展水平相适应、与居民健康需求相匹配、体系完整、分工明确、功能互补、密切协作的全生命周期主动健康服务体系。

必要性是指是否符合国家、省（自治区、直辖市）、市重大战略和决策部署的要求；是否从落实国民经济和社会发展规划纲要、卫生健康服务体系规划提出的重点任务出发；规划编制是否对全市经济和社会发展、卫生事业发展产生重大引导与推进作用；是否符合有关法律、法规的要求。

2. 规划范围、规划对象、规划期限

规划范围一般是本级行政区域管辖范围。规划对象是主动健康服务领域，包括与健康相关的经济、政治、社会意识、科技、文化、教育、生态环境等各个相关方面。规划期限一般为5年。

3. 规划编制单位、经费预算和来源

规划一般由政府主导，卫生健康部门具体负责，会同发展改革委、财政厅、自然资源厅等联合编制。编制预算一般纳入卫生健康委年度预算，列入本级财政预算。

4. 规划编制组织架构、起草方式、进度安排等

主动健康服务体系规划编制工作应打破单一部门编制规划的模式，成立由卫生健康委牵头，发改、财政、旅游、金融、市场监管、农业等部门共同参与的工作领导小组，抽调精干力量组建工作专班，注重编制理论与方法培训，提升规划执笔人的规划编制理论和实践水平。起草方式可以自行编制，也可以采取合作编制、委托编制、招投标编制等方式。进度安排应包括规划编制程序的各个方面，有明确的时间节点和责任部门。

（二）起草

主动健康服务体系规划应遵循专项规划通用体例，主体结构一般分为四大章节，包括规划背景、总体要求、主要任务及规划实施。

1. 规划背景

系统回顾近年来主动健康服务工作取得的成效和存在的问题，并深入分析主动健康服务发展面临的环境和机遇，对规划背景进行全面剖析。具体包括发展现状、面临问题、机遇与挑战等内容。可以运用 SWOT 分析法、问题排列法、趋势外推法、专家评级法等进行汇编。

（1）发展现状。

也称为形势分析和现状分析，这是做好规划编制工作的前提。内容主要包括影响主动健康服务的社会经济状况、主动健康资源配置情况、主动健康服务状况等。

社会经济状况主要包括与主动健康服务相关的社会经济发展水平、人口家庭、文化教育、自然环境、政策法规、旅游交通、金融保险等。

主动健康资源配置情况主要包括主动健康服务机构（包含公共主动健康资源提供机构和社会主动健康资源提供机构）及其附属设施设备、主动健康服务人才和相关资金投入，包括数量、质量、纵横机构、分布状况等。

主动健康服务状况主要包括主动健康服务机构提供产品的数量、质量，以及人群需要、需求和利用情况。

（2）面临问题。

比如主动健康服务与发展要求不相适应；主动健康服务供给与人民卫生健康需求有较大差距；主动健康服务跨部门、跨领域合作机制尚未建立；主动健康资源总体布局、发展不均衡，配置效率较低、重复建设；政策制度设计不够完善等。

（3）机遇与挑战。

比如"健康中国"持续深化；建设卫生健康事业成为优先发展目标；信息技术发展为主动健康服务的可及性和公平性提供支持等。

2. 总体要求

（1）指导思想。

应坚持以习近平新时代中国特色社会主义思想为指导，牢固树立以人民为中心的发展思想，全面落实党的十九大和十九届历次全会精神、新时期卫生与健康工作方针，以"健康中国"战略为统领，以提高人民健康水平为核心，以体制机制改革创新为动力，以供给侧结构性改革为主线，牢固树立大卫生、大健康理念，推进主动健康领域理论创新、制度创新、管理创新、技术创新，建立跨部门、跨层级、跨地域、跨领域的联动协同工作机制，普及健康生活、优化健康服务、完善健康保障、建设健康环境、发展健康产业，为全人群提供全方位、全生命周期的主动健康服务，增强健康治理体系整体效能。

（2）基本原则。

具体可参见主动健康服务体系规划的编制原则。

（3）发展目标。

发展目标是政府运用规划指导宏观调控的方式，综合考虑国家政策导向性、社会各界关注度、指标体系可比性、数据测量可靠性、结果表达准确性等因素，按照全面与重点、需要与可能、连续性与阶段性、预期性与约束性、过程性与结果性相结合原则，设置一定数量的核心指标，衡量规划期结束后主要卫生健康问题的解决程度。

发展目标又可以分为总体目标、具体目标和主要指标。

总体目标：通常是规划周期内达成预期目的的发展方向。如到2025年，基本建成主动健康服务体系，初步形成发展均衡、服务优质、创新引领、整体智治的卫生健康高质量发展新格局，人人享有更加公平可及、综合连续、经济有效的全方位、全周期健康服务，居民健康素养水平持续提高，人群主要健康指标全面达到高收入国家水平，部分指标达到高收入国家水平前列。

具体目标：是总体目标实现进程的节点，包括明确性、可实现性、相关性、时限性、衡量性五个要素。如打造主动健康示范省、市，人均预期寿命达到78.3岁以上，居民健康素养水平走在前列，健康主要指标明显提升；打造主动健康服务体系新标杆，主动健康资源布局更加均衡，主动健康服务能力走在前列；打造健康综治示范省、市，政府投入力度不断加大，有利于健康的全行业政策法规体系进一步完备，主动健康人才培养体系更加健全，卫生健康治理现代化走在前列；打造卫生健康科创高地，主动健康产业规模显著扩大，产业发展环境进一步改善，体系完整、结构优化的主动健康服务业体系基本建立，群众多层次、差异化卫生健康服务需求得到基本满足。

主要指标：是为目标服务的，是目标实现程度的标尺，一个目标可以包括多个指标，如健康水平、服务体系、服务效能、保障水平、创新发展等。

3. 主要任务

主要任务是规划的主体部分，主要阐述实现规划目标需要解决的重点难点问题，明确重大工程、重大项目、重大政策或举措。涉及重大工程的，原则上应当明确建设目标、建设内容等；涉及需财政经费支持的重大项目的，原则上应当明确行动目标、主要内容、投入预算、绩效目标和预期产出。重大工程和重大项目原则上应当以专栏等形式在规划文本中列出。主要任务可以考虑纳入以下七个方面的内容：一是坚持以习近平新时代中国特色社会主义思想为指导，加快建立健全覆盖全人群、全方位、全生命周期的主动健康服务体系；二是加快形成有利于建设优质高效、协同整合、跨部门、跨领域的主动健康综合治理协同体制机制；三是持续增加主动健康资源供给、优化结构，着力解决发展不平衡、不充分问题；四是强化健康教育和健康科普，提高人民群众主动健康能力，拓展健康教育和健康科普内容，形成多元化的主动健康教育和健康科普服务供给格局，创新主动健康教育和健康科普服务提供方式；五是以连续性服务为重点，提升主动健康服务机构的服务能力和服务水平，增强药物与非药物、中医与西医促进健康的协同作用；六是加强主动健康医学及相关学科专业建设，加大主动健康专业人才培养力度，健全主动健康标准规范体系；七是促进主动健康的科技和产业发展，加强主动健康科学研究，推动主动健康产业可持续发展，强化信息化支撑。

4.规划实施

规划实施是确保预期目标实现的手段，只有推进规划实施工作的规范化、制度化，建立完善规划实施机制，才能增强规划的科学性和执行力。规划实施主要包括以下四个方面。

（1）加强党和政府对卫生健康工作的领导。

加强党和政府对卫生健康工作的领导，是卫生健康事业健康、持续发展的根本保证。各级党委、政府要认真履行卫生健康工作责任，把主动健康工作纳入经济和社会发展的总体规划，列入重要议事日程，切实保证卫生健康事业与经济社会同步发展，建立健全覆盖全人群、全方位、全生命周期的主动健康服务体系。

（2）加强政策措施保障。

围绕规划目标任务，加强卫生、人口、环境、产业、财税、金融、旅游等政策的统筹协调，为规划实施和目标任务的顺利完成提供有力的政策支撑。加强财政预算与规划纲要实施的衔接，合理安排支出规模和结构，保障主动健康服务体系中的重大项目、重大改革和重大政策的实施。进一步完善市场机制和利益导向机制，激发市场主体提供多层次主动健康服务产品的积极性和创造性，引导市场主体的行为方向与规划战略意图相一致，确保规划目标任务落到实处。

（3）开展规划实施与监测评价。

杜绝规划审批工作的随意性，运用法律手段保障规划的执行和实施，提高规划的权威性和实施的强制力与约束力。将发展规划中确定的约束性指标作为各级政府和有关部门绩效评价政绩考核的重要内容，通过年度计划分解落实主要目标和重点建设任务。严格规划中期评估制度，建立健全规划纲要指标体系的统计和评价制度，根据经济运行状况及发展实际，按程序对规划进行必要调整。

（4）强化规划实施监督。

建立规划实施督促检查机制，自觉接受人民代表大会及其常务委员会对规划纲要实施情况的监督检查，主动接受政协的民主监督。充分发挥社会各界参与规划实施的主动性和创造性，形成全社会关心、自觉参与和监督规划实施的良好氛围。

（三）衔接

主动健康服务体系规划属于专项规划，必须与发展规划、上级专项规划及中期财政规划等统筹衔接，涉及基础设施、资源等开发保护活动等须接受国土空间规划的空间性指导和约束。规划衔接的重点是规划目标，特别是约束性指标、发展方向、总体布局、重大政策、重大工程、风险防控、政策措施等，必须相互协调，避免规划数量过多、质量不高、衔接不充分、交叉重叠等问题。一般依照下列形式进行衔接。

（1）主动健康服务体系规划草案送同级人民政府发展改革部门，由发展改革部门负责与发展规划进行衔接。涉及教育、财税、产业等其他领域，应当送同级人民政府有关部门，由有关部门负责与其编制的专项规划进行衔接。

（2）下一级人民政府有关部门编制的专项规划草案送上级人民政府有关部门。

（3）相关规划之间衔接不成的事项，由同级发展改革部门进行协调；同级发展改革部门协调不成的重大事项，由发展改革部门报请同级人民政府决定。

（四）论证

（1）主动健康服务体系规划草案在送审之前须进行论证，并由卫生健康委提出论证报告和编制说明，其中编制说明应当包括履行编制程序的情况，并对征求意见和衔接情况作出专门说明，对未采纳的重要意见应当说明理由。

（2）规划草案须经专家委员会、有资质的中介机构或专家组进行深入论证，并由专家委员会出具论证报告。组织专家论证时，主动健康领域以外的相关领域专家应当不少于1/3。

（五）审核、批准

（1）主动健康服务体系规划报批材料包括规划文本、编制说明（规划编制的依据、编制过程、衔接论证和征求意见等情况）、专家论证报告、规划解读材料、法律法规规定的其他材料。

（2）主动健康服务体系规划报批流程：卫生健康委就规划草案会签衔接部门及发展改革委后报政府审批。

（六）备案、发布

除法律法规另有规定及涉及国家秘密外，卫生健康委应当在规划批准后20个工作日内通过其官方网站和有关媒体向社会公开规划文本，按照"无解读、不发布"的原则配发解读稿件。根据需要，也可以通过新闻发布会的方式进行公开。规划报批时，应当明确公开方式及公开文本范围事项，即全文公开、区分处理后（删去不适合公开的内容）公开、依申请公开或不予公开及公开机关。如需公开，应当按新闻宣传、信息发布、舆情风险评估等有关要求开展。

（七）实施

（1）卫生健康委要针对主动健康服务体系规划制定实施方案，分解落实主要目标和任务，明确实施主体及实施进度，制定主要指标的年度计划，综合设置年度目标和重大工程、重大项目、重大举措的年度实施要求，保障规划实施。

（2）卫生健康委要落实主动健康服务政策配套。用好用足上级党委、政府在政策、项目、资金等方面的支持，挖掘政策潜力，释放政策效应。按照规划确定的目标和任务，加强政策研究和储备，坚持短期调控政策和长期发展战略相结合，打好产业、财税、金融、环境、保险等相关政策组合拳，注重定向施策、精准施策。

（3）卫生健康委要加强与财政部门沟通协调，加强财政预算与规划实施的衔接协调，强化公共财政对规划实施的保障作用。中期财政规划要根据规划提出的目标任务合理安排支出规模和结构，滚动调整，充分考虑本规划实施需要。年度预算安排要优先考虑规划实施的年度需要。

（八）评估

卫生健康委负责对主动健康服务体系规划实施评估，评估内容包括各项工作的进展成效、质量效益、经验做法、存在问题、发展态势、公众认可度等。评估周期分为年度监测分析、中期评估和总结评价。评估方法以卫生健康委自评估为主，同时可以通过定向委托或公开招标选择国内外知名研究机构、评估咨询机构和智库开展第三方评估，将第三方评估结果作为自评估的重要参考。

第三章

主动健康危险因素干预策略

第一节　中医药干预策略

中医药作为我国优秀的传统医药科学，是当今国内外医学界与科学界关注的热点，在临床实践中表现出了较大的应用潜力和独特优势。

一、中医药与人群健康

中医药素来注重养生防病。几千年来，中医药不断发展进步，逐渐形成了完整而独特的医学科学体系，为维护人民健康做出了巨大贡献。中医药的两大基本特点是整体观念及辨证论治。整体观念强调人本身的完整性，以及人与自然环境、人与社会环境的统一性。中医学的医疗目的在于保持人体的平衡状态，维持人体健康的生命活动，这种健康观不仅在于治病，还在于调节人体病态之外的非平衡状态。中医学的健康观与WHO这些年提出的健康观念和标准非常接近，体现了未来医学发展的方向。当前人群多发的心脑血管疾病、自身免疫性疾病等慢性病的病因已表现出多因素的倾向，往往难以找出导致其发病的直接因素。因此，中医辨证论治的个体化诊疗，往往对基因多态性发病有较好的改善作用。中医药的两大基本特点也在诸多疾病防治中体现出其特色优势。[①]

中医药在治疗疾病的同时更加注重疾病的预防。早在《黄帝内经·素问》中就提出："是故圣人不治已病治未病，不治已乱治未乱，此之谓也。"该论述体现了"治未病"的思想，包含了健康状态中未病、欲病、已病三个层次，以及防病中未病先防、既病防变、瘥后防复三个阶段。《金匮要略》载："见肝之病，知肝传脾，当先实脾。"孙思邈所著之《备急千金要方》载："上医医未病之病，中医医欲病之病，下医医已病之病。"这些记载皆充分强调了"治未病"的重要性。"治未病"的观点与当前主动健康、全民健康的理念不谋而合。中医"治未病"的健康管理模式强调以人为本，在疾病发生之前进行干预，是提升自我管控理念、加强自身体育锻炼、提升自身身体素养，践行预防保健重要思想的一种健康管理手段和方法，是符合当前"健康中国"战略、健康管理形式和需要的医学手段，尤其是在当今多种常见病、多发病和慢性病的预防调护中体现了独特的优越性。

---

① 钟鸣：《中医药防治心血管疾病的临床特色优势》，《中国医药指南》2014年第13期。

面对突如其来的新冠肺炎疫情，在疾病防治方面，我国传统医学的"治未病"思想在预防保健方面充分发挥了其诊疗优势，为我国的疫情防控提供了极大的便利。"正气存内，邪不可干"，在持续的疫情防控状态下，人们可以居家利用中医药进行预防保健，如艾灸关元、气海、足三里等强壮要穴，调节机体状态，以此提高免疫力，抵御病毒入侵。[1]

多项研究证明 [2][3][4]，中医"治未病"在防治和管理慢性病、亚健康状态，以及心理健康教育等方面均发挥着"简、便、廉、效"的作用，将其运用于人群的健康管理中，结合现代先进科学技术与西医的新知识、新经验，更好地进行健康管理，对提升全人群的健康水平具有重要意义。

二、人群健康现状分析与健康管理发展趋势

人民群众的健康问题是党和国家一直高度关注的重要问题，党的十九大报告中更加明确地提出，要实施"健康中国"战略，把"共建共享、全民健康"作为建设"健康中国"战略的主题。[5] 随着经济社会的不断发展和人民生活水平的不断提升，人们对健康问题越来越重视，观念逐渐从以疾病为中心的被动健康向以维护健康为中心的主动健康靠拢。习近平总书记也提出"从源头上预防和控制重大疾病"，该举措有助于实现从以治病为中心向以人民健康为中心转变，然而目前全社会人群的健康状况仍然存在诸多问题。

（一）人群健康现状分析

身体健康是包括生理、心理及社会适应能力等方面处于完全健康状态，这也是维持正常生活、工作及学习的基础。目前的人群健康现状存在诸多显著问题。

1. 慢性病发病率越来越高

最新人口普查结果显示，我国 60 岁以上老年人占总人口的 18.70%[6]，随之而来的是不可忽视的老年人慢性病发病率及病死率。慢性病是导致人类死亡的主要原因，大约

---

① 黄宇、杨硕、莫倩、蔺正行：《从中医"治未病"探讨秋冬季节新冠肺炎的预防》，《贵州中医药大学学报》2022 年第 2 期。

② 吴晶、郎颖、杜倩倩、孙晓桐、王志昊：《中医"治未病"对高血压患者健康管理效果的 Meta 分析》，《宁夏医科大学学报》2022 年第 1 期。

③ 秦琪、姚明超：《中医"治未病"思想在高校医学生心理健康教育中的应用》，《太原城市职业技术学院学报》2022 年第 3 期。

④ 王伟芬：《中医"治未病"思想在亚健康人群健康管理中的应用》，《中医药管理杂志》2022 年第 3 期。

⑤ 张娣：《城市中年人群健康管理现状及影响因素分析》，《经济研究导刊》2022 年第 4 期。

⑥ 熊春文、陈辉：《人口变迁与教育变革——基于第七次全国人口普查公报的社会学思考》，《教育研究》2021 年第 11 期。

88% 的 65 岁以上的老年人至少患有一种慢性病。[1] 一项关于城市社区老年慢性病的随机抽样调查结果显示，在 3363 名社区老年人中，有 2204 名患有一项或多项慢性病，占比为 65.54%，其中排在前三位的慢性病分别是高血压、糖尿病和关节炎。[2] 而农村老年慢性病的发生率则更高，一项关于安徽省农村老年患病情况的调查分析显示，安徽省农村老年人群慢性病患病率为 82.50%，排名前三位的是高血压、风湿病或关节炎以及血脂异常。[3] 少数民族老年人群的慢性病发病率同样居高不下，一项云南省白族老年慢性病人群的调查显示，在三家医院住院的 324 名 60 岁以上的老年人中，至少患有高血压、糖尿病、慢性心肺疾病及慢性脑血管疾病中 1 种的占 56.48%，同时患有 2 种及以上的占 32.41%。[4]

除了老年慢性病，中青年人群的健康状况也暴露出诸多问题。随着人民生活水平的不断提高及体力劳动的减少，诸多慢性病，如血脂异常等，患病人群逐渐出现年轻化的趋势。在上海市社区的一项 3 万多名 18～50 岁中青年患慢性病的调查中，其中患有 1 种慢性病的占 25.70%，患有 2 种慢性病的占 9.03%，患有 3 种及以上慢性病的占 10.03%，且男性患病率高于女性，排名靠前的依然是高血压、糖尿病、关节脊椎病等。[5] 据调查显示，我国人口的死亡原因有 80% 是慢性病，而中青年慢性病发病率也逐年上升，工作压力大、不良生活习惯是越来越多中青年群体发病的原因。相对于中青年群体的诸多生活压力，青少年也存在诸多慢性病发病的影响因素。

对于青少年及儿童而言，慢性病带来的身体不适、活动受限等，更容易使他们出现一系列的心理、行为、社交等方面的问题。其中一项长沙市儿童青少年的慢性病现状调研显示，儿童青少年高血压检出率为 19.89%，严重高血压检出率为 11.29%，高于国家水平（12.40%）。[6][7] 肥胖是青少年高血压的独立危险因素，儿童青少年的肥胖问题不容忽视。

[1] Tran V T, Montori V M, Eton D T, Baruch D, Falissard B and Ravaud D, "Development and description of measurement properties of an instrument to assess treatment burden among patients with multiple chronic conditions," *BMC Medicine*, No.10（2012）: 68-78.
[2] 秦静、刘聿秀、周亚霖、朱书平、董宇、罗盛、李伟：《山东省城市社区老年慢性病患者健康相关行为状况及其影响因素》，《医学与社会》2020 年第 9 期。
[3] 叶玉杰、俞荷俊、杜宏洋、王思琪、吴崎越、高梁梁、周洁萍、姚仁斌：《安徽省农村老年人群慢性病患病情况及其影响因素分析》，《蚌埠医学院学报》2020 年第 8 期。
[4] 尤燕、栾玉泉、郭会敏、张兵、郭志芳、贺启莲：《云南省白族老年慢性病人群健康素养现状及影响因素》，《大理大学学报》2022 年第 2 期。
[5] 张亚君、刘华、王朝昕、石建伟：《上海社区中青年慢性病多病共存现况研究》，《中国全科医学》2021 年第 16 期。
[6] 黄渊秀、胡劲松、黄霜、罗飞、谢强明：《长沙市儿童青少年慢性病患病现状》，《公共卫生与预防医学》2018 年第 5 期。
[7] 于冬梅、许晓丽、高翔、房红芸、琚腊红、郭海军、郭齐雅、于文涛、贾凤梅、赵丽文、赵文华：《2010—2012 年中国 6～17 岁儿童青少年的血压水平和高血压患病率现况》，《卫生研究》2018 年第 1 期。

除此之外，哮喘、血液病、肾病及内分泌疾病等也是儿童青少年多发的慢性病。[①] 慢性病作为人群健康的头号杀手，在各个年龄段人群中均有很高的发病率，在全民健康的大背景下，重视，关注及管理慢性病成为重中之重。

2. 心理健康问题越来越突出

除了高发病率及高死亡率的慢性病，心理健康问题也越发引人关注。当前，全球有近10亿人受到不同程度心理健康问题影响，心理疾病负担占全球疾病总负担的23%。[②] 中青年人群往往由于工作、生活、家庭等多方面的的压力而表现为焦虑、抑郁甚至具有自杀倾向。老年退休人群、独居和"空巢"老人往往伴随着失落感、孤独感、绝望感、恐惧感、抑郁症等心理问题[③]，严重者可能引发老年痴呆症等。学生群体也是心理健康的重点关注对象。研究显示，大学生、中学生、小学生都存在不同程度的心理问题[④][⑤][⑥]，其中睡眠问题、抑郁、自我伤害在大学生群体中较为突出，中学生的心理问题主要是焦虑、抑郁和自我伤害，小学生主要是睡眠问题、抑郁及焦虑。

3. 亚健康现象越来越普遍

随着现代社会节奏的加快，亚健康现象也越来越普遍。数据显示，我国约70%的人口处于亚健康状态。亚健康群体常常表现为容易疲劳乏力、记忆力减退、经常头痛、食欲不振、心理脆弱、容易头晕等类似的症状，该状态作为一种介于非疾病与非健康状态的"第三状态"，成为全球公共卫生问题之一。亚健康状态又被称为病前状态、灰色状态，若预防调护不当，则容易发展成为疾病状态；若调护得当，也容易恢复，恢复后与健康人无异。因此，重视生活方式的调整和心理状态的疏导对改善亚健康状态至关重要。健康管理的发展趋势也应根据人群健康现状进行适当调整。

（二）健康管理发展趋势

通过分析人群健康现状可知，目前我国人群慢性病、心理疾病及亚健康状态仍然突出。无论在生理、心理及社会适应能力等方面都应采取积极预防、健康管理的新模式。做到顺势而为，乘势而上，主动顺应健康发展新趋势，推动以治病为中心向以人民健康为中心转

---

① 阚玉英、张莉：《"以家庭为中心"慢性病儿童的健康管理》，《江苏卫生事业管理》2013 年第 6 期。

② 施秀梅：《习近平心理健康重要论述的生成逻辑》，《兵团党校学报》2022 年第 1 期。

③ 郑选梅：《社会资本视觉下的农村老年人心理健康分析》，《长春工业大学学报（社会科学版）》2011 年第 5 期。

④ 张亚利、靳娟娟、俞国良：《2010—2020 中国内地初中生心理健康问题检出率的元分析》《心理科学进展》2020 年第 5 期。

⑤ 黄潇潇、张亚利、俞国良：《2010—2020 中国内地小学生心理健康问题检出率的元分析》《心理科学进展》2022 年第 5 期。

⑥ 陈雨濛、张亚利、俞国良：《2010—2020 中国内地大学生心理健康问题检出率的元分析》《心理科学进展》2022 年第 5 期。

变，从模糊医疗到经验医疗再到精准医疗不断递进。

在传统的医疗管理模式中，由医生作为主体承担维护健康的重任，医生负责诊断和治疗疾病，这种方式即传统的被动健康方式。随着国家社会的进步，医疗管理的不断完善以及人群健康所暴露出的问题，尤其是突如其来的新冠肺炎疫情使人们逐渐认识到主动健康的重要性。《"健康中国 2030"规划纲要》提出："推动人人参与、人人尽力、人人享有，落实预防为主，推行健康生活方式，减少疾病发生，强化早诊断、早治疗、早康复，实现全民健康。"把以治病为中心转变为以人民健康为中心，推动健康关口前移，建立全社会共同参与的促进健康新模式，为居家养老型老年人的健康幸福生活方式提供优化方案。慢性病及亚健康人群可以通过积极主动的运动参与到健康治理方案中。主动健康治理方案可采取体医融合解决方案，研究"体育+中西医融合"的运动健康治理行动方案，构建基于中医养生理念的技术路径、体系和治理方案，建立科学健康管理服务体系，不断提高社区居民主动参与健康管理水平。

在慢性病的管理模式中，欧美等发达国家起步较早，开发了多种慢性病管理的理论模型，例如美国以商业保险为主的管理型医疗保险模式，芬兰发挥基层卫生服务组织功能[1]，从源头上降低疾病危险因素，英国、日本、澳大利亚等国家也有各自的健康管理模式[2]。我国也有诸多慢性病管理模式，如主动健康管理服务模式、医护组合团队模式、网格化管理模式及自我管理网络干预模式等，将主动健康的理念融入这些不同的健康管理模式中，充分发挥政府引导和医院参与，社区、家庭和个人多方协作的综合效应，建立支持性的健康维护环境，引导积极的生活方式，使居民从"被动健康"转变为"主动健康"，从而获得保持健康和预防疾病的能力。

以政府引导和医院参与为导向，成立主动健康管理服务中心是健康管理的发展趋势。主动健康管理服务中心可包括医体融合模式、生活方式指导、心理健康指导、中医药预防治疗等多种形式。其中，突出与发挥中医药的优势作用是重要内容，即发挥中医药在"治未病"中的主导作用、在重大疾病治疗中的协同作用、在疾病康复中的核心作用。同时，这是响应国家大力弘扬中医药文化和开放发展积极推进中医药现代化、产业化、中西互补，协调发展的指导思想。建设优质高效中医药服务体系是推进主动健康管理进程中必不可少的一环。

---

[1] 郇建立：《慢性病的社区干预：芬兰北卡项目的经验与启示》，《中国卫生政策研究》2016 年第 7 期。
[2] 叶恬恬、赵允伍、王晓松、凌玉怀、王衍：《基于"主动健康"理念的社区慢性病管理模式研究》，《卫生经济研究》2021 年第 8 期。

三、中医药常见疾病干预策略

随着群众对中医药认知度的提升，养生保健的思想逐渐被越来越多的人接受。通过开展中医药健康科普宣传，并与预防保健体系紧密结合，从而预防疾病，保障人民群众的健康，为群众减轻病痛。

（一）慢性病的中医药干预策略

中医学是将人体与自然、社会、环境相联系，研究其生理机制、病理变化以及疾病的预防、诊治和康复的宏观医学。其临床精髓是整体观念、辨证论治的思维特点和"治未病"的思想。中医学独特的整体观念和辨证论治，能够调节机体的各个方面，使机体恢复和谐有序状态，更合理地治疗慢性综合性疾病。这些思维方式已经被国内学者认识并认可。中医学倡导天人相应、整体调节、早期干预和截断病势。在养生、保健、治疗与康复等方面采用早期干预的理念与方法，可以有效地实现维护健康、防病治病的目的。

根据我国资源有限、重点卫生问题突出的国情和慢性病流行特点，中医学对慢性病防治不仅有着系统的理论知识，而且积累了丰富的经验，经过5000多年的实践积累，形成了完善的"理、法、方、药"的理论体系及针灸、推拿、刮痧等多种非药物治疗手段，对防治慢性病有独特的优势。

慢性病的常见中医药干预策略包括基础干预策略、方药内服及其他措施。

1. 基础干预策略

（1）无慢性病者，应做到未病先防，如平素应积极养生防病；偶尔发现一两次血压升高、血糖升高等慢性病症状、体征，即应引起重视，如定期复查、及时开展防与治。

（2）一旦患上慢性病，原则上应重在防而兼顾治，以防病情继续发展；对于合并有心、脑、肾等器官的器质性损害，则在中西医治疗的基础上注重防，以阻止病情恶化。

（3）患病后应加强摄生调养，尤其要保持心情舒畅，不必恐惧、焦虑和紧张。

（4）注意劳逸结合，慎防劳心、劳力和房事太过。

（5）经常散步或户外活动，可使气血阴阳平和。

（6）饮食调护。

①控制盐的摄入量，成人正常每日摄入6g食盐为宜；

②糖尿病及肥胖等患者要注意控制糖的摄入；

③戒烟，饮食要有节度，防止过胖；

④饮食清淡，合理搭配，少食肥甘、油腻、辛辣之物，忌酒。

⑤因时因地制宜，坚持食疗。

2. 方药内服

针对不同类型的慢性病患者，可由中医师进行中医辨证论治，内服方药治疗。

3. 其他措施

（1）针灸：取穴足三里、合谷，内关、太冲，三阴交、曲池、阳陵泉共三组穴。用泻法，不留针，每天取一组穴，各组穴交替使用。

（2）药枕：杭菊花、桑叶、野菊花、辛夷各 500 g，薄荷、红花各 150 g。混合粉碎后另拌入冰片 50 g，装入布袋作枕头使用。

（3）气功：一般以静功效果较好，血压过高者宜打太极拳。

（4）推拿：自我推拿可调节大脑皮质功能，改善脑内血液循环，使血管微扩张，血流增加，对降低血压、防治动脉硬化等具有一定效果。

（二）亚健康的中医药干预策略

中青年人群的亚健康在中医学上多属虚证，中医防治方法通常集中在功能调节和对虚证的调治两个方面。中医非常重视养生保健，崇尚一种恬淡虚无的境界，认为"正气存内，邪不可干"。亚健康的中医药干预策略主要包括养生预防、辨证论治、针灸推拿及其他疗法。

1. 养生预防

我国古代医家经过长期反复的临床实践，总结出了一整套养生健体防病之法，其中健康的生活、行为、工作方式是提高生命质量、预防亚健康和疾病的根本。饮食有节、起居有常、情志调畅、劳逸适度等养生之术是对其高度的概括。同时，针对不同情况亦有着极其丰富的调治方法，早在《黄帝内经》中就记载有系统的养生方法。

（1）精神的摄养。如"恬惔虚无，真气从之，精神内守"，"志闲而少欲，心安而不惧"，"外不劳形于事，内无思想之患"，"得神则昌，失神则亡"。

（2）适应外界自然环境的变化，避免外邪的侵袭。"顺四时而适寒暑"，"春夏养阳，秋冬养阴"，"虚邪贼风，避之有时"。

（3）注意饮食起居的调节。"起居有常"，春夏季"夜卧早起"，秋季"早卧早起"，冬季"早卧晚起"；"饮食有节"，强调适度饮酒。中医认为少量饮酒能"和血行气，壮神御寒"，且能增进食欲，消除疲劳，但应因人制宜，切忌过量。

（4）注意锻炼身体。运动可以畅气机，通气血，利关节，从而增强机体的抗病能力，还可以增强人的意志力。亦强调加强人际交往，控制体重。"动"和"静"都要适度，太过或不及都会影响人体的健康。强调要注意适度运动；勤用脑，要思而不怠；动而不至大疲，静而不至过逸。强调劳逸适度，避免久视、久立、久行、久卧、久坐等。中华中医药学会《中药临床应用指导原则》中提出了四条亚健康的中医干预原则，即开展健康教育、改变生活方式、消除心身疲劳、进行辨证调摄。

2. 辨证论治

中医治疗亚健康应该根据个体的临床表现特点进行辨证论治，既可以预防亚健康的发生，又可以治疗亚健康状态。依据中医理论，亚健康主要属于中医的虚证、虚实夹杂证，治疗当补其不足、泻其有余。

3.针灸推拿

经络是人体运行全身气血、联络脏腑形体官窍、沟通上下内外的通道，它能感应传导信息，调节机能平衡。亚健康状态可表现为身体酸痛、疲劳等。采用针刺、艾灸、推拿等，作用于人体的特定部位，可达到扶正祛邪、平衡阴阳、调节脏腑气血等功效，从而使机体的正常活动得以恢复和维持，将机体各脏腑组织器官的功能调节到或接近于最佳生理状态。

4.其他疗法

除上述疗法外，还有情志调节，如悲可以治怒、喜可以治悲、恐可以治喜、怒可以治思、思可以治恐。其他疗法还有气功疗法、运动疗法、音乐疗法、足疗、药浴、太阳浴等。

（三）心理疾病的中医药干预策略

中医心理治疗传统上称为"意法"，在我国应用已久，主要包括中医情志疗法、中医认知疗法和中医行为疗法。中医心理治疗是中医治疗学的主要手段之一，属中医情志医学的范畴，是指不用药物、针灸、手术等"有形"的治疗手段，而借助于语言、行为及特意安排的场景等影响患者的活动，唤起患者防病治病的积极因素，促进或调整机体的功能活动，从而起到治疗或康复作用的方法。

（1）中医情志疗法：情志相胜疗法、以情制情法、顺情从欲法、宁静神志法、移情调志法、不失人情法。

（2）中医认知疗法：开导劝慰法、疏神开心法。

（3）中医行为疗法：习见习闻法、暗示疗法、修身养性法、放松疗法。

（4）其他疗法：中医情境疗法、精神支持疗法、心理养生疗法等。

四、体质的中医药干预策略

中医认为，疾病的发生和发展与身体不同的体质特征有一定的关系，针对每一种偏颇体质，中医都有一套建立在中医理论和临床经验基础上的调整对策。通过中医体质测评，可以为疾病预测和健康指导提供依据。

从健康到亚健康再到疾病，体质因素的影响不可忽视。各种偏颇体质是疾病发生、发展与转归的内在依据。临床上通过客观评价个人的中医体质类型，可以更加全面地了解其健康状况，获得预测个人未来发病风险的资料；通过全面调整偏颇体质的方法，可以改善个人的健康水平，实现健康管理的目标。

中医体质学说的应用人群主要是健康人群和亚健康人群。体质可以分为正常体质和偏颇体质，正常体质相当于健康，偏颇体质相当于亚健康。健康人群和亚健康人群，经现代医学体检，一般没有异常指标，或者某些指标仅有轻微的变化，但又尚未达到临床疾病的诊断标准。对于这部分人群可以辨识出其中医体质的分型，并制订相应的中医健康改善计划。

健康人群和亚健康人群也是健康管理的重点服务对象。这部分人群本身没有疾病或者仅仅是亚健康，可以不必去医院接受治疗，只需结合中医体质辨识对其进行健康干预，使其少得病或不得病，从而降低个人健康风险和疾病发生率，减少医疗开支。这正符合《国家中长期科技发展规划纲要》中"人口与健康"领域"疾病防治重心前移，坚持预防为主、促进健康和防治疾病结合"的精神，对发挥中医因人制宜"治未病"的优势，提高全民健康素质具有重要的实用价值。也是符合主动健康，全民大健康的发展要求。

（一）中医体质辨识

中医学认为脏腑经络、气血津液是体质形成的生理学基础。脏腑经络结构的变化和功能的盛衰，气血津液的盈亏都是决定人体体质的重要因素。体质将脏腑精气阴阳之偏颇通过形态、结构、功能、心理的差异性表现出来，实际上就是脏腑经络、形体官窍固有体质的总体表现，是因为脏腑经络、气血津液的盛衰形成的个体特征。

2000多年前的医籍《黄帝内经》中就记载了中医对体质的认识与分类，其中提到了两种分类法。《灵枢·阴阳二十五人》中把人的体质分类为金、木、水、火、土五类，然后根据五色即青、赤、黄、白、黑，将五类人区分为25种人的体质特点，文中记载了不同体质的人的身体素质和心理特点。先天禀赋的差异甚至是身体禀赋的互相冲突，在遇到一定季节、年岁的时候自身体质则成为疾病的易感因素。《灵枢·通天》根据阴阳将人划分为太阴之人、少阴之人、太阳之人、少阳之人、阴阳平和之人，描述了五种体质人的体态、性格、行事特点，并认为不同的人因其阴阳分类不一，其治疗时的侧重点也不同。在中医的体质分类中，脉象的表述是一大特色。晋代的《脉经》指出，"凡诊脉，当视其人大小、长短及性气缓急。脉之迟速、大小、长短皆如其人形性者，则吉。反之者，则为逆也"。其中提到的"性气""形性"就是体质的特征。宋代的《小儿药证直诀》则认为："小儿易为虚实，脾胃不受寒温，服寒则生冷，服温则生热。"书中提出小儿体质易虚易实、易寒易热和脾胃多虚的特点，为后世认识小儿体质提供了重要的理论指导和临床依据。汉代的《伤寒论》对患者的描述常提到"强人""羸人""阳盛""阴虚"等概念，并将这些体质概括为阴和阳两大类，在该书中可以看出人体质的不同对疾病的发生、发展和治疗有重大干预，并影响治疗的效果。清代温病学派的叶天士总结了体质分类法，如"木火体质""水土体质""阴虚体质""阳气素虚体质"等。

正如《黄帝内经》中的记载，体质因素不仅决定着个体对某些疾病的易感性和耐受性，还决定着疾病发生的倾向性。体质的强弱决定是否发病及发病状况。体质强壮，正气充足则抗病能力强；体质羸弱，正气虚弱，则抗病能力弱。体质通过决定病邪的从化而影响传变。如素体阳盛阴虚的人感染邪气后，邪气多化热化火，疾病多向实热和虚热方面转变，而素体阴盛阳虚的人则相反。体质是辨证的基础，感受相同的致病因素或患同一种疾病，可因个人体质的不同表现出表里、寒热、虚实等不同的证候。类似的，不同的人因为体质相似，也有可能在感染不同的致病因素或患有不同疾病后表现出类似或相同的证候类型，即异病同证、同病异证，体质是证候形成的内在基础。

中医认为体质是可以调节的，因人体体质不同，不同体质的人群所患疾病的证候也不尽相同，依据不同疾病的证候类型进行辨证治疗，才能达到最佳治疗效果。由于不同的体质受到先天禀赋、年龄、性别、情志因素等的影响，故"因人制宜"治疗观的核心就是区分体质再进行治疗。治疗时要明辨体质对药物的宜忌，中病即止，切莫过分伤阴。针对证候的治疗实际上包含了对体质内在偏颇的调节，更是治病求本的反映。中医体质学说对九种体质从体质特征、形体特点、心理状态、体质成因、常见表现、易感疾病以及对外界环境的适应能力等方面进行了论述和总结。《中医体质分类与判定》标准于2009年出版，具有指导性、参照性、普遍性和特殊性。

（二）八种中医体质辨识

1.气虚体质

（1）形成机制。人体内脏活动最重要的元气主要受到肺、脾、肾三脏功能的影响，肺主宗气，主周身之气；脾主中气，为后天之本；肾主元阴元阳之气。先天脏腑功能不足，会使元气生成不足；后天过劳，耗伤气血，会使脏腑失于濡养而功能低下。此外，工作压力过大，饮食不规律，会导致肺、脾、肾等脏腑功能受损，使人体气、血、津、精的生成不足，不能为集体各脏腑组织气管输送足够的营养物质，水谷精微不能滋养四肢百骸、五官九窍，进一步引起脏腑功能虚损，日久而形成气虚体质。

（2）特点。气虚体质者一般形体消瘦或偏胖，面色淡白或偏黄，目光少神，气短懒言，易疲乏，常自汗出、动则尤甚，寒热耐受力差。

（3）易患疾病。慢性疲劳综合征、反复感冒、眩晕、原发性低血压等。

（4）生活起居调治。保持运动。运动有利于脾胃运化和气血流动，畅达气机，能够改善气虚体质。注意调控饮食。一指食有所节制，不嗜食、不偏食、不暴饮暴食；二指饮食要有节律，饮食要随四季有规律的变化，要定时定量；三指饮食要有一定禁忌，禁食对脾胃功能有害、不清洁、腐烂变质之物。

（5）中药调理。可辨证使用四君子汤、补中益气丸、参苓白术散等方。

（6）中医特色调理。针灸、壮医神龙灸、推拿、耳穴疗法、穴位贴敷、中药足浴。

（7）茶饮。党参、黄芪、枸杞子、大枣各9 g，代茶饮。

（8）食疗。①党参、茯苓、白术、炙甘草、熟地黄、当归、川芎、大枣各5 g，母鸡1只，姜葱适量，共炖汤喝；②桂圆肉、当归、大枣各20 g，糯米250 g，共煮粥食用。

2. 阴虚体质

（1）形成机制。阴虚则阳盛，阳盛则生内热，阴虚是体内阳气并没有真正的过盛，只是因为阴气虚沉而显得阳气过盛，与真正的阳气过盛有很大区别，多见于劳损久病或热病之后阴液内耗。由于阴虚不能制火，火炽灼伤阴液则阴液更虚少，两者常相互影响。阴虚内热常表现为五心烦热、口干咽燥、神烦气粗、尿黄便干，趋凉，畏热、出虚汗、口腔异味，肤色晦暗，易生痘，性情容易焦躁不安、发怒等。

（2）特点。阴虚体质多见体形瘦长，手足心热，平素易口燥咽干，鼻微干，渴喜冷饮，大便干燥，面色潮红，有烘热感，目干涩、视物花，唇红微干，皮肤偏干，易生皱纹，眩晕耳鸣，睡眠差，小便短涩，性情急躁，外向好动，活泼。平素易患有阴亏燥热的病变，或病后易表现为阴虚特征。平素不耐热邪和燥邪，耐冬不耐夏。

（3）易患疾病。糖尿病、中风、失眠、痤疮等。

（4）生活起居调治。阴虚体质者应保证充足的睡眠，以藏养阴气。工作紧张、熬夜、剧烈运动、高温酷暑等可加重阴虚倾向，应尽量避免。特别是冬季，更要注意保护阴精。肾阴是一身阴气之本，偏于阴虚体质者要节制房事，惜阴保精。阴虚体质者应戒烟。阴虚体质者由于体内精血津液等阴液亏少，运动时易出现口渴干燥、面色潮红、小便少等，不宜剧烈运动，应避免高强度、大运动量的锻炼形式，同时避免在炎热的夏季或闷热的环境中运动，以免出汗过多，损伤阴液。阴虚体质者适合中小强度、间断性的身体锻炼，可选择太极拳、太极剑、八段锦、气功等动静结合的传统健身项目，也可习练"六字诀"中的"嘘"字功，以涵养肝气。锻炼时要控制出汗量，及时补充水分。阴虚体质者多消瘦，容易上火，皮肤干燥甚者可选择游泳运动，能够滋润肌肤，减少皮肤瘙痒，但不宜蒸桑拿。静气功锻炼对人体内分泌具有双向调节功能，可促进脾胃运化，增加体液的生成，改善阴虚体质。阴虚体质者常常心烦易怒。五志过极，易于化火；情志过极，或暗耗阴血，或助火生热，易于加重阴虚质的偏倾，故应安神定志，舒缓情志，学会正确对待喜与忧、苦与乐、顺与逆，保持稳定的心态。

（5）中药调理。可辨证使用六味地黄丸、一贯煎、增液汤等方。

（6）中医特色调理。针灸、推拿、刮痧、耳穴疗法、穴位贴敷。

（7）茶饮。①枸杞子10 g，五味子6 g，代茶饮；②何首乌、枸杞子各10 g，代茶饮。

（8）食疗。①生山药、白米各60 g，白糖适量，煮粥食用；②松仁15 g，大米适量，煮粥食用。

3. 阳虚体质

（1）形成机制。由于先天禀赋不足，元阳素亏，或年高体虚，久病失养造成肾阳亏耗，或因久居寒冷之地，偏食寒凉之品，伤及机体阳气，或长期过用苦寒药物，或过度房劳伤精，损及肾阳，皆可导致机体偏阳不足，形成阳虚体质。作为人体物质代谢和生理功能的原动力，阳气具有温煦、气化、卫外等功能，是人体生殖、生长、发育、衰老和死亡的决定因素。人的正常生存需要阳气支持，所谓"得阳者生，失阳者亡"。阳气越充足，人体越强壮；阳气不足，人就会生病；阳气完全耗尽，人就会死亡。

肾阳是一身阳气之根本，有温煦形体、蒸化水液、促进生殖发育的功能。肾阳虚则不能鼓舞他脏之阳，使心阳难于舒展，脾阳失于温煦，肺阳无以固摄，遂产生一系列温煦失职，气化无权的症状。阳气不足，阳失温煦，故畏寒怕冷，手足不温、面色淡白；阳气鼓动无力，故精神不振；气化无权，故小便清长、夜尿频多；阳气不足，无力鼓动血脉运行，故阳虚体质多见脉沉迟无力。

（2）特点。形体白胖，肌肉松软，面色淡白少华，目胞晦暗，口唇色淡，毛发容易脱落。精神不振，睡眠偏多，平素畏寒怕冷、手足不温，脘腹及腰背部常觉怕冷，喜热饮食，平素不耐受寒邪，耐夏不耐冬。大便溏薄，小便清长。

（3）易患疾病。阳痿、遗精、性欲减退、不育不孕、慢性腹泻、水肿等。

（4）生活起居调治。阳虚体质者耐春夏不耐秋冬，易感风寒湿邪。在秋冬季节要适当暖衣温食以养护阳气，尤其要注意腰部和下肢的保暖；夏季暑热多汗，易导致阳气外泄，应避免强力劳作，大汗伤阳，也不可贪凉饮冷。阳虚体质者日常起居要特别注意呵护肚脐以下和后背，可经常使用温水或艾叶、生姜煮水浴足。室外活动注意保护百会、风池、肩井、肺俞和风门等穴位，保护头部、颈部、背部不受风寒，寒冷的季节宜穿背心、戴帽子。阳虚体质者的运动锻炼宜选择一些温和的有氧运动，如慢走、太极剑、太极拳、八段锦等。根据中医理论"春夏养阳，秋冬养阴"的观点，适宜在和暖的天气进行户外运动锻炼，不宜在阴冷天气或潮湿之处运动锻炼，如游泳。运动量不宜过大，尤其注意不可大量出汗，以防汗出伤阳。

（5）中药调理。可辨证使用金匮肾气丸、右归丸等方。

（6）中医特色调理。针灸、耳穴疗法、穴位贴敷。

（7）食疗。①瘦羊肉剁成泥状，置于笼上蒸煮 45 min，趁热食用；②淫羊藿适量，于白酒中浸泡 7 日，适量饮酒。

4. 痰湿体质

（1）形成机制。痰湿体质的形成机制复杂，其过程与脏腑经络、气血津液密切相关。若脾失健运，水谷化为精微物质之力不足，反而形成痰湿蕴积体内，则形成痰湿之体。水液代谢的正常进行，依赖气机的调节。气机升降失调，气不布津是痰湿体质形成的重要机制。痰湿之邪容易使人体形成一种体质状态，因痰与湿皆为阴邪，两者之间都具有水的特性，湿邪黏滞，具有缠绵迁延之性，痰邪留恋而不易速祛，痰与湿交合，易互为影响，容易使机体缓慢形成一种相对稳定的功能状态。这种状态在尚未受到其他因素干扰的情况下，机体会逐渐适应此类平衡，而一旦有其他致病因素影响，则容易加重痰湿对机体的影响，易成为痰湿之邪为患的病证。

（2）特点。痰湿体质以体形肥胖、腹部松软为主要临床特征，主要表现为患者面部皮肤油腻多脂，容易出汗，经常自感胸闷、痰多，且患者面色多淡黄、暗淡，容易犯困，眼睛稍有浮肿，口黏腻，喜食肥甘甜黏之品，大便无明显异常，小便微浑浊，舌体胖大，舌苔白腻，脉滑。

（3）易患疾病。高血压、高脂血症、糖尿病、代谢综合征、多囊卵巢综合征等。

（4）生活起居调治。《黄帝内经》有云："夫百病之所始生者，必起于燥湿寒暑风雨，阴阳喜怒，饮食居处。"人在生气、动怒时，呼吸加快，肺泡扩张，耗氧量加大，肝糖原大量损失，血流加快，血压升高，心跳加速，周身都会处于生理功能的失控状态，这对身体的影响非常大。如果本身是痰湿体质，还会加重体内的痰，尤其是生闷气，更容易造成体内痰湿瘀积。因此，痰湿体质人群宜保持平和的心态，可根据个人爱好，选择弹琴、下棋、书法、绘画、听音乐、阅读、打八段锦、旅游、种植花草等来放松心情。

痰湿体质的人群多表现为浑身重浊乏力，因此平日应多进行户外活动，以舒展阳气，通达气机，不要过于安逸。衣着应透湿散气，经常晒太阳或者进行日光浴。在湿冷的气候下，应尽量减少户外活动，避免受寒淋雨。保持居室干燥，坚持长期运动锻炼，强度应根据自身的状况循序渐进，不宜在阴雨季节、天气湿冷的气候条件下运动，可选择快走、武术、打羽毛球等，使松弛的肌肉逐渐变得结实、致密。如果体重过重、膝盖受损，可选择游泳等。

饮食方面，食用健脾、化痰、利湿的食物，如粳米、糯米、燕麦、荞麦、高粱、小米、玉米、薏苡仁、赤小豆、绿豆芽、蚕豆、扁豆、豆腐、黄豆芽、绿叶蔬菜、生姜、萝卜、冬瓜、苦瓜、黄瓜、各种野菜、蘑菇、瘦肉、虾、淡水鱼、牛奶、鸡蛋等。对于体形肥胖的痰湿体质者，尤应忌食肥甘厚味、滋补油腻及酸涩苦寒之品，如肥肉、龟鳖、燕窝、银耳、核桃、苹果、梨、醋、糕点、糖果等。可食用一些既能充饥、热量又不太高的主食和副食，如粗粮、野菜、时令鲜蔬、蘑菇、淡水鱼等。痰湿体质的人应该少吃酸性和甜性的食品。中医认为"酸甘化阴"，阴就是津液，痰湿体质者本来体内津液就较盛，再食用酸性或甜性的食品，痰湿会更加严重。

（5）中药调理。可辨证使用二陈汤、理中化痰汤、半夏厚朴汤等方。

（6）中医特色调理。针灸、穴位埋线、艾灸、刮痧、八段锦等。

（7）茶饮。玉米须适量，代茶饮。

（8）食疗。①黄芪、山药、冬瓜、薏苡仁、竹茹各20 g，糖适量，粳米50 g，煮粥食用；②薏苡仁20 g，赤小豆20 g，冬瓜仁15 g，白扁豆15 g，苦杏仁5 g，白蔻仁1 g，粳米150 g，煮粥食用。

5. 湿热体质

（1）形成机制。饮食失节、七情内伤、六淫外感等使脾土受伤，胃受谷而不能运化，清浊相混，郁遏中焦，津液不得布散而内停为湿，气机郁滞而生热，导致湿热体质的形成。

由于素体阳气盛衰不同，湿热体质者有偏于"胃湿"与"脾湿"之不同。阳盛者多胃热，故在湿热病中多以热邪为主而热重于湿，其病变在胃，正如叶天士所言"在阳旺之躯，胃湿恒多"。阴盛者多脾阳不足，故在湿热病中多以湿邪为主而湿重于热，其病变在脾，如叶天士所云"在阴盛之体，脾湿亦不少"。湿热合邪是湿热体质形成的重要特点。

（2）特点。湿热体质者的形体特征为偏胖或瘦，平素面垢油光，容易生痤疮、粉刺，易口苦口干，目红赤，心烦，四肢沉重倦怠，大便燥结或黏滞，小便短赤，男性阴囊潮湿，女性带下增多、色黄、异味较重。

（3）易患疾病。慢性胃炎、肠炎、冠心病、溢脂性皮炎等。

（4）生活起居调治。湿热体质者一般适合做高强度、大运动量的锻炼，如中长跑、游泳、爬山、各种球类、武术等，以排除体内湿热邪气。

人体五脏六腑在足部均有相应的投射，足部是足三阴经的起始点，又是足三阳经的终止点，踝关节以下就有 60 多个穴位。经常用热水浴足，能刺激足部穴位，促进血脉运行，调理脏腑，从而达到强身健体、祛除病邪的目的。浴足时，水的温度一般保持在 40～42 ℃，温度太高或太低都不好；水量以能没过脚踝部为宜，时间在 40 min 左右为宜。

（5）中药调理。可辨证使用甘露消毒丹、三仁汤、连朴饮等方。

（6）中医特色调理。针灸、推拿、刮痧。

（7）食疗。①槐花、菊花各 8 g，冰糖适量，代茶饮；②海带 30 g，绿豆 30 g，粳米 100 g，白糖适量，煮粥食用；③冬瓜 1 块，薏米 50 g，料酒、盐、胡椒粉、姜片适量，葱花少许，煮汤食用。

6. 气郁体质

（1）形成机制。气是构成和维持人体生命活动的基本物质。《素问·举痛论》言："百病生于气也。怒则气上，喜则气缓，悲则气消……劳则气耗，思则气结。"气机正常升降出入是脏腑功能活动的前提，亦是人体健康的重要保证。然肝主疏泄，调畅全身气机，协调五脏生理功能。《灵枢·本神》云："忧愁者，气闭塞而不行。"当情志不遂，气郁不解，肝先受之，疏泄失职，气机升降出入失衡，脏腑功能特性偏颇，从而形成气郁体质。气郁体质的形成受内外环境多种因素的影响，尤其是情志因素的综合影响，由气机不能外达，长期郁结不通所致。因此，气机郁滞是气郁体质产生的物质条件，肝郁是气郁体质形成的病机关键。

（2）特点。气郁体质者以形体偏瘦者居多，面色多苍黄或萎黄，平素神情郁闷，忧郁寡欢或性情急躁易怒，易激动；常太息、呃逆、叹气；可伴有胸胁、脘腹、乳房及少腹等部位胀闷疼痛，且部位不固定，症状时轻时重，疼痛常在嗳气、叹气、肠鸣、矢气后减轻，或随情绪的波动而加重或减轻。

（3）易患疾病。抑郁症、失眠、功能性消化不良、乳腺增生症等。

（4）生活起居调治。《素问·上古天真论》载："上古之人，其知道者，法于阴阳，和于术数，食饮有节，起居有常，不妄作劳，故能形与神俱，而尽终其天年，度百岁乃去。"对于气郁体质者，通过生活调摄来调理偏颇体质尤为重要。首先，要规律地生活起居，一日三餐定时定量、营养合理搭配，并保持不熬夜的良好作息规律。其次，要劳逸结合，劳作不过度。高强度的生活工作节奏，使精神长期高度紧张，会加重气郁体质者的情绪抑郁，要适当地放慢节奏，可培养打球、下棋、游泳等兴趣爱好，释放压力。

气郁体质者应多参加体育锻炼，既可以增强体质，又可以转移注意力，分散工作、生活压力和疾病所带来的不良影响，放松身心。气郁体质应尽量增加户外活动，在身体条件允许的情况下，坚持较大量的运动锻炼，如跑步、登山、游泳、打球、武术等，条达肝气，调畅气血，促进食欲，改善睡眠。

（5）中药调理。可辨证使用逍遥散、丹栀逍遥散、柴胡疏肝散等方。

（6）中医特色调理。针灸、拔罐、耳穴疗法。

（7）食疗。①干玫瑰花数枚，代茶饮；②百合60 g，干莲子50 g，冰糖适量，煮汤食用。

7. 瘀血体质

（1）形成机制。瘀血形成的机制，大致可分为三类。一是血液在脉道中运行迟缓、阻滞、凝聚而为瘀血。其常见因素有气虚、气滞、血寒、血热、血虚及脉道损伤不利等。气为血帅，推动血液运行，气虚或气滞则不能推动血液运行；寒邪客于血脉则凝滞收引，血行受阻；热邪入于血分，煎熬津液则血液黏稠，血行不利；血虚则脉道涸涩，经脉不能滑利通畅。上述因素均可通过影响血液运行最终发展成瘀血。二是离经之血积存体内而为瘀血。如各种内外伤、撞击挤压伤，造成内出血；气虚失摄或血热妄行，以致血溢脉外停积于体内，一时难以消散而直接成为瘀血。三是污秽之血为瘀血。早在《黄帝内经》中已有"恶血""虾血"之名。王肯堂《证治准绳》明确提出了"污秽之血为瘀血"的观点。污秽之物可分为外源性与内源性两类。外源性污秽之物如各种致病微生物、一氧化碳等。《温病条辨》指出："温疫者，疠气流行，多兼污浊。"内源性污秽之物，指因脏腑功能失调或衰竭而产生的诸如痰饮、湿浊、脂液、尿毒等。这些体内外污秽之物进入血液，与血相结，形成污秽之血。若污秽物数量多、浓度大、进入血脉时间长，则会损伤血脉，并附着于血脉壁上，使血行迟缓涩滞，甚至壅塞血脉，或血脉闭阻不通，形成瘀血。

（2）特点。瘀血体质者以瘦人居多，平素面色晦暗，皮肤偏暗或色素沉着，容易出现瘀斑，易患疼痛，口唇暗淡或紫，舌质暗、有点状或片状瘀斑，舌下静脉曲张，脉象细涩或结代。可伴有眼眶暗黑，鼻部暗滞，发易脱落，肌肤干，女性多见痛经、闭经，或经血中多凝血块，或经色紫黑有块，或崩漏、有出血倾向、吐血。

（3）易患疾病。中风、冠心病、痛经、失眠等。

（4）生活起居调治。在起居方面，应注意随四时季节、气候的变化，采取不同的预防措施。夏季天气炎热，人体出汗较多，应注意防暑，多饮温水，以免血液黏稠，血管运行不畅。长夏天气炎热潮湿，又需防湿热淋雨，居处宜干燥，因为湿性黏滞，湿气易使血液运行不畅。秋季天气肃降，气候干燥，宜适当保暖，多饮白开水，增加身体锻炼，活动筋骨，以促进血液循环，缓解瘀血体质状态。冬季寒邪当令，应注意保暖，避免寒邪侵袭，因为寒则气收，寒冷容易导致血管收缩，血液凝滞。

中医认为，气行则血行，气滞则血瘀。瘀血体质者本已有血行不畅的基础，若再加上情志不畅、气机郁滞，血行不畅势必会加重。正如《养性延命录》中所说："喜怒无常，过之为害。"故瘀血体质之人必须保持心态平和，避免情志刺激，这样才能气血双调，使血行通畅，从而改善瘀血体质。

（5）中药调理。可辨证使用血府逐瘀汤、四物汤、温经汤等方。

（6）中医特色调理。针灸、拔罐、浴足。

8. 特禀体质

（1）形成机制：体质秉承于先天，形成于后天，特禀体质尤与先天关系密切。父母之精交合形成先天之精，若父母双方有遗传性疾病，则易遗传给子代。若母体妊娠期间接触有毒物质，母体受损，亦可累及胎儿而致胎寒、胎弱等。中医认为，肾为先天之本，脾为后天之本，肺乃华盖，若肺、脾、肾等脏先天不足，卫外不固，六淫之邪侵袭机体，则会产生相应的特禀体质症状。

（2）特点。特禀体质者无明显的形体特征，或有畸形，或有先天生理缺陷。其表现为对外界适应能力差，如过敏体质者对过敏季节适应能力差，易引发宿疾。特禀体质者常因其表现不一，舌苔脉象也不同，如鼻塞、打喷嚏者多为舌淡、苔白，脉浮或滑；皮肤发疹者多为舌红、苔薄，脉细或亦可如平常人。

（3）易患疾病。过敏性鼻炎、过敏性哮喘、荨麻疹、接触性皮炎等。

（4）生活起居调治。特禀体质人群对许多过敏原产生易感性，对外界环境的适应能力比较差。过敏体质是过敏的根源，过敏体质人群对某种因素的反应一定是有可重复性的，即对某种东西过敏不是偶然现象，而是反复发生的。因此，特禀体质者居室宜通风良好，室内保持清洁，被褥、床单要经常洗晒，防止尘螨过敏。室内装修后不宜立即搬进去居住，应打开窗户，让油漆、甲醛等化学物质的气味挥发干净后再居住。春季室外花粉较多时，要减少室外活动时间，防止花粉过敏。不宜养宠物，以免对动物皮毛过敏。宜吃一些性质平和、清淡而偏温的食物，多吃补养肺气的食物，如糯米、大米、百合、杏仁、苹果等；避免吃容易诱发过敏的食物；不宜多食生冷苦寒、辛辣燥热等寒热偏性明显的食物。起居应有规律，保持充足的睡眠时间，并进行适当的锻炼，过敏体质不宜做过于激烈的运动，可选择气功、太极拳、八段锦、慢跑、登山、游泳等。特禀体质者常可能因体质原因而产生焦虑等情绪，要注意调节压力，保持心情舒畅。

（5）中药调理。可辨证使用玉屏风散、消风散、小青龙汤等方。

（6）中医特色调理。针灸、三伏贴、耳穴疗法。

（7）食疗：乌梅 15 g，黄芪 20 g，当归 12 g，加适量小米，煮粥服用。

（三）小结

中医体质辨识从每个患者的自身体质出发，对其进行体质分类，确定其影响因素，运用中医药特有的优势从饮食起居、运动锻炼、情绪指导等方面帮助患者改善机体内环境，实现促进健康的目的。主动健康管理可以根据个体情况有针对性地进行干预，这对疾病的预防和治疗都具有重要的意义，且对于大多数患者来说，个体化的健康管理可以减少部分并发症的发生。中医体质辨识的方法在提高个体化健康管理质量方面具有较好的适用性，与主动健康管理的理念十分契合，在提高患者的生活质量和健康状况方面都十分重要。

五、中医药未来在主动健康中的发展——传承精华、守正创新

主动健康是当前社会发展的创新性前沿健康模式，是主动获得持续的健康能力、拥有健康完美的生活品质和良好的社会适应能力的重要措施。主动健康的发展理念遵循国家中长期科技发展规划纲要的精神，落实疾病防治重心前移的健康管理理念。主动健康的理念聚焦于健康风险因素控制，融合了移动互联网、大数据等新一代信息技术，构建了一体化健康服务体系，提升了健康保障能力和自主性。

中医药是中华民族优秀传统文化的结晶和瑰宝，是祖先留给后辈的宝贵财富，在几千年的社会发展中，中医药在疾病防治上起到了至关重要的作用。中医药融入主动健康的理念也体现了新时代中医药传承创新发展的战略部署。中医药学作为我国具有原创优势的科技资源，有其独特的优势及多元化的价值。中医药对于人群健康的干预在新时代更要坚守传承精华、守正创新的理念，努力实现更高质量的发展。

第二节　政策干预策略

主动健康理念要求从宏观政策、中观组织和微观个体层面，通过采取所有能改善影响健康危险因素的干预策略，达到主动改善人群健康结果的目的。政策干预策略是从宏观环境的角度，从顶层设计着手，制定一系列的健康相关政策并积极有效组织实施，多措并举，通过产生行为改变或改善健康状况的计划要素或策略，对人群健康进行干预，确保人群主动健康有法可依、有策可循。有效的健康相关政策应起到积极引导和鼓励个人或人群主动选择健康的行为生活方式，主动接受健康相关知识、文化、理念并积极付诸行动，减少接触或避开可能损害健康的危险因素，不断提高人民群众的主动健康意识，助推"健康中国"建设。

一、建立健全主动健康政策体系，促进大健康政策融合协调发展

健康融万策，全民共建共享。党的十八大以来，我国卫生健康事业取得新的显著成绩，医疗卫生服务水平大幅提高，居民主要健康指标总体优于中高收入国家平均水平。党的十九大作出了实施"健康中国"战略的重大决策部署，充分体现了以习近平同志为核心的党中央维护人民健康的坚定决心。经济社会发展成就的取得，与科学合理制定健康相关政策密不可分。在为实现第二个百年奋斗目标新的征程上，必须加强主动健康政策研究，建立健全主动健康政策体系，各部门出台的健康相关政策要能够有机衔接，确保大健康系列配套政策的融合协调和可持续发展。通过主动健康政策持续发力，为主动健康营造良好的政策环境，实现有效推动"健康中国"建设的目标。

主动健康系列政策包括普及健康生活政策、优化健康服务政策、完善健康保障政策、建设健康环境政策、发展健康产业政策等方面，系列顶层设计政策融合形成推进"健康中国"建设，全方位、全周期保障人民健康的政策力量，为实现"两个一百年"奋斗目标、实现中华民族伟大复兴的中国梦打下坚实的健康政策基础。

制定主动健康政策应以习近平新时代中国特色社会主义思想为指导，树立大卫生、大健康理念，坚持新时代党的卫生与健康工作方针，即"以基层为重点，以改革创新为动力，预防为主，中西医并重，将健康融入所有政策，人民共建共享"。主动健康政策要注重医防结合，更加注重预防，打造中国特色的卫生健康政策。全体中华儿女众志成城抗击突如其来的新冠肺炎疫情的实践再次证明，预防是最经济、最有效的健康策略。后疫情时代，应当大力推进预防医学和公共卫生政策体系建设，建立完善并规范运行"平时与战时相结合"的公共卫生政策体系及其应急管理政策体系，通过主动健康相关政策的制定、宣传和引导，切实在人民健康观念、医疗模式和服务体系、医学发展方式等方面推进以治病为中心向以人民健康为中心的积极转变。

二、加强主动健康政策考核评价，层层落实主动健康责任

一流的政策，需要一流的落实才能实现主动健康目标。主动健康政策的制定和组织实施，需要政府、社会、个人共同参与。政府层面，要协调全局性工作，指导属地结合实际情况确定工作重点并协调落实，组织开展主动健康监测评估和考核评价，推动将健康融入所有政策。针对本地区威胁居民健康的主要健康问题，因地制宜研究制定适合当地的主动健康政策，分阶段、分步骤组织实施，有效整合资源，形成工作合力，确保各项工作目标如期实现。

建立主动健康政策落实考核评价机制。把主动健康政策落实情况作为"健康中国"建

设考核评价的重要内容，强化各地党委、政府和各有关部门的落实责任。要把主动健康政策落实情况纳入全面深化改革同部署、同要求、同考核，支持地方因地制宜、差别化探索。要全面建立健康影响评价评估制度，完善人口健康信息服务体系建设，推进健康医疗大数据应用。建立主动健康政策定期督导制度，针对主要指标和重要任务，制定考核评价办法，强化对约束性指标的年度考核。对考评结果好的地区和部门，予以通报表扬并按照有关规定给予适当奖励；对进度滞后、工作不力的地区和部门，及时约谈并督促整改。充分调动社会组织、企业的积极性，发挥行业协（学）会作用，做好专项调查，探索建立主动健康政策第三方考核评价机制。

三、加强主动健康政策宣传引导，引导群众树立正确健康观念和主动健康理念

在媒体融合时代，每个人都可以是信息的接收者、创造者、传播者，很多民众已经不满足于被动式的接受信息，开始主动地参与信息谈论，例如如今大热的微博热搜、微信公众号等，人们开始更加热衷于这种互动式的信息交流。卫生健康政策与知识宣传也可以借鉴这种互动式的信息交流，立足普通民众的关注点，例如"熬夜需要准备什么？""如何更高效率地保持个人卫生"等，让更多的民众参与主动健康知识讨论，通过其在各大网络平台上的互相交流掀起主动健康知识热，达到宣传卫生健康知识的目的。此外，很多中老年人笃信专家的话，可以据此展开主动健康宣传，邀请卫生健康方面的专家在各大平台上直播讲解健康知识，引导人们践行主动健康；直播中，专家可以根据弹幕与网友们互动，为民众在生活中遇到的卫生健康问题进行答疑解惑，提升民众的参与感。通过这种"面对面"的互动交流，能达到较好的卫生健康知识宣传科普效果。

针对重大疾病和一些突出问题，聚焦重点人群，实施主动健康政策宣传专项行动，建立健全健康教育体系，引导群众建立正确的健康观，形成有利于健康的生活方式、生态环境和社会环境。

第三节　社会干预策略

健康不仅指躯体无疾病，还包括心理和社会适应处于完好状态。社会因素对健康产生重要影响，掌握影响主动健康的社会因素，是实施主动健康社会干预策略的前提。影响主动健康的社会因素主要包括社会经济状况、社会支持网络、教育、物理环境等。主动健康社会干预通过主动识别这些影响健康的社会因素，扭转不利的社会因素，使之转变为促进健康的社会决定因素，同时因地制宜实施干预策略，以促进民众全生命周期的健康生活，

尽可能地延长人们合理期望的健康寿命。

一、健康社会决定因素的概念

随着工业化、城镇化、人口老龄化进程不断加快，以及生态环境、生活行为方式的变化，慢性病已成为居民的主要死亡原因和主要疾病负担。心脑血管疾病、癌症、慢性呼吸系统疾病、糖尿病等慢性病导致的负担占总疾病负担的 70% 以上，成为制约健康预期寿命提高的重要因素。同时，肝炎、结核病、艾滋病等重大传染病的防控形势仍然严峻，精神卫生、职业健康、地方病等问题不容忽视，重大安全生产事故和交通事故时有发生。

在传统健康的影响下，人们往往认为疾病是由生物原因或理化原因引起的，从这些病因入手可以防治疾病、恢复健康，解决健康问题主要是医院和卫生部门的事情。随着生物医学模式向生物－心理－社会医学模式转变，在医学实践、医学科学研究、医学教育和卫生服务中，人们逐渐认识到社会因素对人类健康的重要影响。

人类社会的疾病谱和死因谱正在发生改变，致病因素除了受到生物因素的影响，环境因素、个体生活方式和行为因素、心理因素等一系列社会因素也是影响人民健康的重要因素。各种慢性病、恶性肿瘤较高的死亡率使人们认识到必须重视产生疾病和导致死亡的社会因素。随着人们对健康的认识更加全面，健康并不仅仅是身体上没有疾病，还包括心理和社会功能的完好。因此，如何控制社会健康因素对健康的影响，成为人们实现主动健康的重要讨论方向。

健康与疾病被视为一个连续的动态过程。在现代工业社会，由于生活节奏加快和生存压力增大，个体出现亚健康和亚临床状态的比例大幅增加，个体身心疾病所产生的原因往往来自复杂的社会环境。人们的健康水平取决于所生活的社会环境，因此，解决健康问题也要从社会因素入手。

WHO 对健康社会决定因素作了如下界定：在那些直接导致疾病的因素之外，由人们的社会地位和所拥有资源所决定的生活和工作环境及其他对健康产生影响的因素。健康社会决定因素被认为是决定人们健康和患病的根本原因，它包括了人们从出生、成长到衰老的全部社会环境特征，例如收入、教育、饮水和卫生设施、居住条件、社会区隔等。健康社会决定因素的核心价值理念是健康公平。

二、影响主动健康的社会因素

（一）年龄、性别和遗传

除了政策因素和环境因素可影响人们的健康，年龄、性别和家族遗传因素也是影响人们主动健康的重要因素。年龄的重要性及不同疾病对于不同年龄组人群的影响显而易见，尤其是当前社会老龄化逐步加剧，老年人的基础疾病比年轻人更多，年龄因素不可忽视。性别因素在许多健康调查中也呈现出一定的特点，如男性和女性由于生理生物学差异，在一些疾病上也呈现出不同的患病情况，如乳腺癌、前列腺癌、心血管疾病等。值得重视的是，许多国家由于性别歧视而影响了女性的健康状况。孕产妇的死亡率和相关疾病的发病率依然非常高，生殖健康服务水平在国家、地区之间的差距非常大。在一些国家，因受一些观念的影响，女性的营养状况和健康状况、受教育的机会、工作的机会等相对较弱，这些因素导致女性在健康问题上处于劣势地位。基因遗传在很大程度上决定了个体是否会患病，以及人群的整体健康状况。

（二）个体生活方式

WHO 调查发现，当前经济快速发展，人们的业余生活越来越丰富，同时，由于工作压力过大，人们也开始养成不良的生活习惯，如过多摄入酒精、吸烟、高油高盐饮食、缺乏锻炼等。不良生活方式会增加患病的风险，尤其是增加慢性病的发生风险。在如今经济全球化飞速发展的时代背景下，营养过剩和营养不足的分化局面依然存在。全球儿童和成人营养不良的比例呈下降趋势，然而这种下降趋势缓慢，绝对数字仍然较高，在非洲一些欠发达国家尤为明显，营养不良的人口还在持续增加。同时，超重和肥胖症患者数量显著上升，在世界范围内的肥胖问题是一种社会现象，发达国家的超重现象较为普遍。从疾病负担的高危因素可以看出，吸烟、缺乏运动、高危性行为、酗酒是排名前10的健康危险因素，这足以说明良好的生活方式对健康的重要性。

（三）社会经济地位

收入水平、教育水平、职业地位亦是影响健康的重要因素。

（四）其他社会结构性因素

除了社会经济地位，还有一些社会结构性因素影响着个体行为的方向，进而对健康产生影响，如工作环境、城市化、卫生保健服务等因素也会影响人们的健康。

（五）宏观社会经济、文化和环境

每个人都在特定的政治、文化背景之下生活，个体的健康必然受到宏观社会因素的影响，政治、文化、价值观与社会规范、环境都可以影响人们的健康。

三、社会健康干预策略

（一）改善人们的日常生活环境

1. 关注儿童早期发展，实现健康起点公平

儿童早期发展是指从胎儿到 8 岁这段时期内儿童的发展。研究表明，这一时期的发展是儿童成长的关键时期，并会影响到一生的健康状况。在中国，3 岁以下的儿童大多数主要由母亲或家中另一位养育人（主要为老人）抚育。越来越多的年轻职场妈妈肩负着全职工作和照顾儿童的双重责任。原国家卫生和计划生育委员会在 2016 年进行的一项调查显示，婴幼儿照护服务需求比高达 1/3，而获得婴幼儿照护服务的儿童占比仅为 5.55%。基于以上数据及国内人口数量和人口结构的变化，国家高度重视优质儿童照护服务的供给，以及有利于促进儿童早期发展的婴幼儿照护服务机构与设施的建设发展，并制定了一系列育婴指导政策，包括改善孕妇、哺乳期妇女和青春期女孩的饮食结构，以及儿童保健、学前教育、5 岁以下儿童的成长监测、营养不良儿童的辅食喂养、儿童免疫的援助和急救卫生保健等，从儿童早期发展开始主动健康，不断推进儿童健康成长。

2. 推动宜居城乡建设，促进主动健康水平提高

WHO 提倡在城市管理和规划中将健康和卫生公平作为核心，合理规划城市发展，保护自然环境。同时，通过持续投资农村发展，促进城乡之间卫生公平，解决农村贫困，以及农民失地和流离失所等问题。

3. 提供平等就业机会，改善工作环境

调查研究发现，工作环境因素对于职业人群的心理健康状况有一定的影响，特别是不良的工作性质、工作压力及较差的工作场所健康服务提供等因素可能对职业人群的心理健康产生消极影响。因此，应采取措施有针对性的控制和改善不良工作环境因素，从而提升职业人群心理健康状况。一系列的稳就业政策将提供公平就业机会，配套的工作环境政策要求不断规范改善工作环境，良好的工作环境不仅有助于经济稳定发展，也有助于提高健康公平性。

4. 完善全民医疗保障，提高社会保障水平

为了保障居民生活水平，需要建立并加强全面社会保障体系，特别是对于一些弱势人群，包括老年人、残疾人、妇女、儿童、失业人口、贫困人口等，需要有相应的社会保障制度支持他们度过人生可能的艰难时刻。"十三五"期间，我国建成了世界上规模最大的基本医疗保障网，医保扶贫政策累计惠及贫困人口就医 4.8 亿人次，助力近 1000 万户因病致贫群众精准脱贫，人民群众在国家医保改革进程中获得了更高质量的医疗保障。良好的社会保障兜底才能助力人民实现主动健康，更好的享受健康生活。

5. 加大医药卫生体制改革力度，实现全民主动健康

包括中国在内的很多国家都在进行医药卫生体制改革，其目标是建立和完善全民覆盖的医疗保障制度，使人人可以享有基本的健康保健服务。医疗健康需求呈现多样化的特点，凸显供给侧结构性问题，优质的、多元化的医疗资源短缺。同时，医疗资源供给分布缺乏均衡性，人才、设备、技术等医疗资源主要集中在中心城区，存在资源错配现象。只有通过统筹均衡医疗资源，发挥政府调配资源的杠杆作用，加快区域医疗中心建设，才能更好地从资源上为人民主动健康服务。

（二）建立友好型社会，最大化保证人人享有优质的医疗资源

1. 政府多部门协调配合，在全部社会政策中贯彻健康公平

重视健康公平，把人们主动健康放在政策的顶层设计，将降低健康不公平的目标纳入各级政府的工作目标。卫生部门提供了如何降低健康不公平性的行动指南，建立了对健康不公平进行监测和报告的系统。这些措施增强了跨部门的协调，促进了不同部门之间关于不公平现象的对话，并为各部门提供了决策依据。

2. 健全公平的卫生筹资制度，发挥政府的主导作用

政府要在筹资方面向促进健康公平方面倾斜。例如，公共卫生服务由政府承担，向居民免费提供，包括计划免疫、传染病控制、妇幼保健、职业卫生、环境卫生和健康教育等。我国医药卫生体制改革实施公共卫生服务均等化，只有将基本的医疗保障落实才能更好地服务人民主动健康。

3. 建立约束机制，发挥市场的作用

通过市场化可以促进医疗技术水平、卫生服务水平和生活水平的提高。但是在缺少道德规范和法律约束的情况下过度商业化反而会催生恶性市场竞争，诱导市场生产和销售有害于健康的商品和服务。因此，必须合理发挥市场的作用。在医疗保健服务、水资源、劳动力、食品、烟草和酒精等这些特殊商品的提供方面，既要保证人们对一些日常生活和健康必需品的公平可及，又要控制对健康有害的产品和服务的生产与供给。

4. 消除性别歧视，实现性别平等

性别是一个非常重要的健康社会决定因素，特别是性别因素可能与职业、贫困、教育等因素互相作用，加剧健康的不平等状况。因此，消除引起性别不平等的社会结构，在所有社会政策的制定和执行中注意性别因素的影响，对改善妇女地位、提高全人群健康水平具有重要意义。

5. 运用好全球卫生治理机制，致力全球健康

党的十八大以来，"健康中国"建设取得了令世界瞩目的成就，人民健康水平不断提高。同时，人民健康也面临着新发传染病、人口老龄化，以及疾病谱、生态环境、生活方式不

断变化带来的新挑战。习近平总书记在党的二十大报告中，再次强调"把保障人民健康放在优先发展的战略位置"。打造人类卫生健康共同体是人类命运共同体理念的进一步深化和升华。打造人类卫生健康共同体，必须牢固树立"全球健康"理念并付诸行动。在抗击突如其来的新冠肺炎疫情过程中，中国始终坚持做世界和平的建设者、全球发展的贡献者、国际秩序的维护者。世界各国抗击新冠肺炎疫情的实践凸显全球健康治理和打造人类卫生健康共同体的重要性。在全球化的背景下，面对突发传染病疫情，需要世界各国齐心协力，共同织密加固公共卫生安全防控屏障，才有可能遏制疫情的蔓延，并最终战胜疫情。

四、健全主动健康科普"两库、一机制"

建立并完善国家和省级主动健康科普专家库，开展主动健康科普活动。中央级参与媒体健康科普活动的专家，中央级媒体应从国家科普专家库产生，省级媒体应从省级以上科普专家库产生。建立并完善国家级健康科普资源库，出版、遴选、推介一批健康科普读物和科普材料。针对重点人群、重点健康问题组织编制相关知识和信息指南，由专业机构向社会发布。构建全媒体健康科普知识发布和传播的机制，加强对健康教育内容的指导和监管，依托专业力量，加强电视、报刊健康栏目和健康医疗广告的审核和监管，以及对互联网新媒体平台健康科普信息的监测、评估和通报。对于出现问题较多的健康信息平台要依法依规勒令整改，甚至关停。对于科学性强、传播效果好的健康信息，要予以推广；对于传播范围广、对公众健康危害大的虚假信息，组织专家要予以澄清和纠正。

五、鼓励医务人员融入人群主动健康的大环境

建立鼓励医疗卫生机构和医务人员开展健康促进与教育的激励约束机制，调动医务人员参与健康促进与教育工作的积极性。将健康促进与教育工作纳入各级各类医疗机构绩效考核，纳入医务人员职称评定和绩效考核。完善医保支付政策，鼓励基层医疗机构和家庭签约医生团队开展健康管理服务。鼓励和引导个人践行健康生活方式，加强个人健康管理。

第四节　环境干预策略

人类的生活环境受到物理、化学、生物及社会等因素的影响，这些潜在的健康威胁因素随着作用时间、频率的增加，会对人体产生急性或慢性危害。早期识别环境健康危险因素，并加强自我保健和防护，可以有效避免受到环境危险因素的侵害；当疾病发生后，采

取适当措施，控制、消除相应的环境危险因素，可以起到改善症状和体征，防止或推迟伤残发生的效果；当症状后期、病程继续发展时，控制环境健康危险因素，可以提高康复治疗效果，改善生命质量。通过对各种环境危险因素的研究，可以对各种危害人类健康的环境危险因素做出早期预防，从而提高人们生活质量，改善健康水平。

一、关注高危人群和高危因素

WHO 提出高危险性分析，即以高危险性观点来找出卫生工作的主要问题，采取重点防治措施，改善人群的健康水平。在卫生资源有限的情况下，研究并按照高危险性理论指导疾病的防治工作，使卫生工作有所侧重地开展。

高危险性主要包括高危人群、高危环境和高危反应。高危人群是指容易受疾病侵扰的人群，包括处于高危险环境的人群、对环境有高危反应的人群及有高危行为的人群，如妇女、儿童、老年人、流动人口、处于职业危害的工人、生活环境有污染的居民等。

高危环境包括存在危险因素的自然、社会和心理环境。地震、水灾、环境污染、自然疫源性病原体和地球化学元素含量异常等属于高危自然环境；战争、政治动乱、经济危机、社会保障缺乏、公共事业落后等属于高危社会环境；人际关系紧张、失业、离婚、丧偶等属于高危心理环境。

高危反应是指机体对外界刺激缺乏适应或耐受，当身心和社会刺激达到一定程度与持续时间，如登高、考试、拔牙、接触花粉后发生的一些疾病，往往与个体的生物遗传、健康状态和生活经历等有关。高危人群、高危因素、高危环境和高危反应都有其特定的生理和心理的作用机制，通过中枢神经、内分泌和免疫系统作用，降低机体的防御能力，引起机体与环境平衡失调，从而导致疾病的发生。

二、维护环境卫生，促进主动健康

自觉维护环境卫生，抵制环境污染行为。家庭成员养成良好的环境卫生习惯，及时、主动开展家庭环境卫生清理，做到家庭卫生整洁、光线充足、通风良好、厕所卫生。维护社区、单位等环境卫生，改善生活生产环境。积极实施垃圾分类并及时清理垃圾，将固体废弃物（废电池、废日光灯管、废水银温度计、过期药品等）主动投放到相应的回收地点及设施中，减少污染物的扩散及其对环境的影响。减少烟尘排放，尽量避免垃圾、秸秆焚烧，少放或不放烟花爆竹，重污染天气时禁止露天烧烤；发现污染生态环境的行为，及时劝阻或举报。

三、借助环境评估制度，服务主动健康

逐步建立环境与健康的调查、监测和风险评估制度。加强与群众健康密切相关的饮用水、空气、土壤等环境健康影响因素的监测与评价，开展环境污染与疾病关系、健康风险预警及防护干预研究，加强伤害监测网络建设，采取有效措施预防和控制环境污染相关疾病。宣传"人与自然和谐共生""人人享有健康环境"理念，普及环境健康知识，营造全社会关心、参与环境健康的良好氛围。

第五节　运动干预策略

一、运动干预策略

俗话说"运动是良医，运动是良药"，运动是重要的慢性病治疗措施。运动干预策略可以通过健康科学的运动方案来改善人体重要器官的功能，根据不同人群、不同慢性病的需要，制订出精准个性化的运动方案，如针对心肺耐力的提升等多项综合运动训练项目管理服务，运用体育运动的方法辅助疾病治疗。通过运动增强国民体质，预防慢性病的发生，进而使整个慢性病的发病率下降，将给个人乃至国家带来很大的益处。

（一）运动干预的概念

运动干预是由运动处方师、康复医师、康复治疗师、运动健康指导员等专业人员对有运动诉求的人士进行运动前的评估，根据其身体素质和运动习惯等进行风险分级，并根据运动目标，结合其兴趣爱好、工作性质等，给予个性化的运动方案和科学的、系统化的、个性化的运动指导，从而达到提高身体素质、预防疾病、减缓疾病进展甚至可能逆转疾病的目的。

考虑到不同人群的身体素质和健康素养不同，运动的风险不同，以及应对运动风险的处理能力不同，建议平时没有运动习惯的人士应从少量运动开始，逐渐增加频率、强度和持续时间，个体化评估自身风险和健康益处，缺少相关知识的话，建议咨询专业人员。

（二）运动干预策略概述

运动干预策略是指在国家层面上，聚焦政策着力点，推动运动干预单位的建设，让大卫生、大健康理念深入人心，构建一个人人参与、人人全程关心的大健康时代，从以治病为中心的被动健康模式向以人民健康为中心的主动健康模式转变，推动全民健身向全民科学健身转变，通过科学的运动干预促进身体健康，为促进全民健康提供保障。每一位公民

都是自身健康的第一责任人，运动强调公民主动参与，公民应响应国家政策，发挥自己的主观能动性，以改善健康为主，综合利用各种身体活动对人体行为进行可控的主动干预，促使人体产生自组织适应性变化，从而促进疾病康复、改善身体机能、提高生存质量和生活质量。

从人民角度看，人人享有运动干预服务，要知道如何正确地维护自己的健康（包括身体素质、心理、情绪和社交），使得身心健康持续发展，保障自己的生命安全和身体健康。从国家层面上，人民健康是文明社会进步的基础，是民族昌盛和国家富强的重要标志。人民身体健康、安居乐业，社会才会安定有序，国家才会长治久安。所以说，全民健康事业发展欣欣向荣，不仅推动了"健康中国"建设，还推动了国家经济与社会发展。

（三）运动干预的重要性

推动被动健康模式向主动健康模式转变，推动全民健身向全民科学健身转变，运动干预在主动健康中占据重要地位，保持身心健康，运动必不可少。

1. 运动干预在促进全民健康中发挥重要作用

WHO 发布的《关于身体活动和久坐行为的指南》指出，身体活动有益于健康。《健康中国行动（2019—2030 年）》指出"每个人是自己健康的第一责任人"，而健康的身体源自健康的生活方式。WHO 的数据显示，影响健康的因素中，生物学因素占 15%、环境影响占 17%、行为和生活方式占 60%、医疗服务仅占 8%。由此可见，获得健康最简单、最有效的方法，莫过于培养健康的生活方式，时刻践行主动健康理念。目前，大众的健康素养水平整体较低，科学的运动干预可以帮助更多人实现科学健身，改善身体机能，提高生存质量和生活质量，进而促进全民健康。

2. 身体活动不足成为 21 世纪最大的公共卫生问题

全国乃至全球都存在体力活动不足的现象。WHO 的数据显示，身体活动不足已成为影响全球死亡率的第四大危险因子，每年有 6% 的死亡率与身体活动不足有关。据国家国民体质监测中心发布的《2020 年全民健身活动状况调查公报》统计，我国 62.8% 的成年人运动不足。运动不足已经成为超重、肥胖高发和患慢性病的重要因素。著名医学杂志《柳叶刀》曾通过研究指出，2008 年全世界估计有 530 万人死于不运动，这个数字甚至超过了死于吸烟的人数（500 万人）。WHO 估算，每年全世界因缺乏锻炼致死的人数高达 320 万人，而且还在迅速增长。运动能够防治心血管疾病、癌症，降低疾病死亡率，进行合理、科学的运动干预，能够大大降低罹患慢性病的概率。

3. 科学、规律的运动是良医

《"健康中国 2030"规划纲要》要求推动形成体医结合的疾病管理与健康服务模式，发挥全民科学健康在健康促进、慢性病预防和康复等方面的积极作用。再有，就运动本身来说，运动不仅是预防手段，更是治疗手段。《26 种人类疾病的运动干预指导方案》证实，运动可对 26 种疾病的预防和康复发挥积极作用。

运动被证实可以作为各种疾病的康复和维护健康状态的一种积极、重要、不可替代的干预手段。运动疗法是目前发现的提高患者身体素质、缓解疾病症状的安全方法。对患者进行适当地运动干预，正确引导患者参与身体活动，可促进其疾病康复、改善身体机能、提高生存质量。

（四）运动干预的相关政策

在当前全民健身上升为国家战略、全民健身与全民健康深度融合的大背景下，国家发布了一系列指导意见与通知，促进全民健康建设。2017 年 1 月，由国务院发布的《关于印发"十三五"卫生与健康规划的通知》提出，"完善治疗—康复—长期护理服务链，发展和加强康复、老年病、长期护理、慢性病管理、安宁疗护等连续性医疗机构，大力发展社会办医，放宽社会力量举办医疗机构的服务领域要求，支持社会力量以多种形式参与健康服务"。2017 年 4 月，由国务院办公厅印发的《关于推进医疗联合体建设和发展的指导意见》提出，"鼓励护理院、专业康复机构等加入医联体。建立医联体内转诊机制，重点畅通向下转诊通道……为患者提供一体化、便利化的疾病诊疗—康复—长期护理连续性康复服务"。2017 年 5 月，由国务院办公厅印发的《关于支持社会力量提供多层次多样化医疗服务的意见》提出，"加快发展专业化服务。积极支持社会力量深入专科医疗等细分服务领域，扩大服务有效供给，培育专业优势。在……康复、护理、体检等领域，加快打造一批具有竞争力的品牌服务机构"。广西壮族自治区人民政府于 2019 年 10 月 30 日印发了《健康广西行动实施方案》，组织实施健康知识普及等 15 项专项行动，推进我区实施"健康中国"行动，加快推动从以治病为中心转变为以人民健康为中心，落实预防为主方针，保障和提高人民群众健康水平、促进社会和谐发展。2021 年 7 月 1 日，国家发展和改革委员会发布的《"十四五"优质高效医疗卫生服务体系建设实施方案》提出，推动"重点人群健康服务补短板工程"，要求地方政府要聚焦重点人群的健康需求，加快完善妇幼健康、职业健康、老年健康、心理健康和精神卫生服务体系，补齐健康教育、康复医疗、老年长期照护和安宁疗护等领域短板，加快完善支持政策包并加快建设普惠托育服务体系，全面提高全方位全生命周期健康服务能力。

要实现全民健身和全民健康深度融合，需要多部门协同和广泛的社会参与。《全民健身计划（2016—2020 年）》中指出："通过强化政府主导、部门协同、全社会共同参与的全民健身组织架构，推动各项工作顺利开展。"2017 年 5 月 4 日，国务院首次全民健身工作部际联席会议在北京召开，国务院办公厅、中宣部、国家体育总局等 29 个成员单位出席了会议。时任中共中央政治局委员、国务院副总理、联席会议召集人刘延东指出，实施全民健身国家战略是实现全面建成小康社会目标的必然要求，是实现人民群众对幸福美好生活追求的重大举措。国务院全民健身工作部际联席会议有力地推动了体医融合，促

进了全民科学健身的开展。《"健康中国 2030"规划纲要》中明确提出："建立完善针
对不同人群、不同环境、不同身体状况的运动处方库，推动形成体医结合的疾病管理与健
康服务模式，发挥全民科学健身在健康促进、慢性疾病预防和康复等方面的积极作用。"
为实施运动干预奠定了理论基础。《全民健身计划（2021—2025 年）》提出的"开展公
共体育场馆开放服务提升行动"，保障了运动干预单位的数量和人均健身场地面积，保证
运动场地的数量够、品质佳、价格美，为全民运动提供了场地保障。广西壮族自治区卫生
健康委发布的《2022 年全区医政医管工作要点》提出要加强护理康复体系建设，推动医
院护理高质量发展，开展老年护理服务、上门医疗护理服务，增加康复医疗服务供给。

二、运动干预服务主体

运动干预是一个贯穿全生命周期的过程，当前临床住院期的医疗资源有限，扩大运动
干预服务的主体迫在眉睫。为优化医疗资源管理和保障人民群众享有全方位、全周期的康
复医疗服务，需要制订分级诊疗服务规范，以及各机构之间定位明确、分工协作、上下联
动的医疗健康服务网络，将运动干预服务主体分为不同层级。

（一）运动干预服务的主体概念

在国家《"健康中国 2030"规划纲要》背景下，运动干预服务的主体以制订实施全
民健身计划，普及科学健身知识和健身方法，推动全民健身生活化，最终实现全民运动、
全民健康为主。组织社会体育指导员广泛开展全民健身指导服务。实施国家体育锻炼标准，
发展群众健身休闲活动，丰富和完善全民健身体系。发布体育健身活动指南，建立完善针
对不同人群、不同环境、不同身体状况的运动处方库，推动形成体医结合的疾病管理与健
康服务模式，发挥全民科学健身在健康促进、慢性病预防和康复等方面的积极作用。

（二）运动干预服务的主体单位分级

1. 一级运动干预单位

一级运动干预单位功能任务是为基层辖区的群众提供运动相关指导服务、开展健康教
育与运动指导，掌握社区疾病动态，对辖区的群众进行运动前健康筛查，预判运动风险，
可进行简单的运动前评价，如体格检查、血压测量、心肺耐力测试等。筛查出的运动中高
风险人群建议到二级医院、三级医院就诊；运动低风险人群可出具简易运动处方并在其实
施过程中给予相应的运动指导，如科普视频或科普资料等，同时为运动低风险人群建立健
康管理档案，并定期回访。

2. 二级运动干预单位

二级运动干预单位为面向多个市级、县级医院及省辖区的区级医院，以及相对规模的

工矿、企事业单位的职工医院，承担一定的运动干预培训任务，可开展较完善的运动前评价（如医疗史、体格检查和实验室测试等）和健康相关体适能测试与分析（如身体成分测试、心肺耐力测试、肌肉力量和肌肉耐力、柔韧性等），并根据评估相关结果出具较为详细的运动处方。对运动中风险人群能够具备相应的应急处置能力，可进行运动监测并降低运动风险，由运动相关专业的医师和运动治疗师进行相应的运动风险把控和运动指导。

3. 三级运动干预单位

三级运动干预单位主要指全国、省、市直属的市级大医院及医学院的附属医院，可提供全面全科的、连续的、高水平的专科服务，承担教学任务，开展运动技术研究，对下级医疗机构、基层机构进行指导。

三级运动干预单位除了能做出一级、二级运动干预单位能进行的基础评估，还能进行临床运动测试，如运动心肺试验等，并根据临床运动测试结果制订精准的运动处方，并由专业的运动治疗师进行运动指导。对鉴别存在明显心血管疾病、身体或认知损害的运动高风险人群，可在住院时进行床旁运动干预，并由运动相关专业医师进行运动风险把控，运动治疗师进行一对一运动干预指导。经过一段时间的床旁运动干预后进行风险评估，运动风险由高危变成中危或低危后，可由床旁运动干预转移到门诊或者一级、二级运动干预单位进行运动干预。

4. 其他相关运动干预单位

其他相关运动干预单位指健身馆、体育馆、中医馆、养身馆、素质拓展基地、公园等，主要开展运动技能指导、体能训练及运动损伤防治等以健康促进为目的的运动指导。体育学与医学的深度融合，不仅需要体育学与医学的理论融合，还有赖于体育行业与医体融合健康服务联合体的紧密协作。在医联体中，三级医院处于上游，发挥指导作用，主要开展高风险运动，对运动参与者进行运动风险筛查、运动风险分级、运动强度控制、健康教育，同时指导社区医院（社区卫生站）等下级单位进行运动监控和效果评估，并做好安全保障，以降低运动风险、保证运动的安全性。中医馆、养生馆等其他相关运动干预单位主要开展低风险运动，以中西医结合的运动方式为主，如气功疗法、八段锦、太极拳等中医传统运动方式。

三、运动干预服务对象

不同人群有各自适合自己的运动方式，但很少有人能找到适合自己的运动类型、运动强度等。对于糖尿病患者来说，运动治疗是"五驾马车"之一，是贯穿糖尿病治疗始终的基础治疗手段。本文列出了运动干预的具体服务对象，以确保不同人群运动的安全性和有效性。安全性与有效性是实行运动干预时必须同时兼顾的两点，如果运动强度低、安全性相对高，效果就会差些；对适宜的人群鼓励做一些适当强度的运动，但这意味着运动风险提高，有可能安全性不高。因此，如何兼顾安全和效果是健康运动最重要的问题，这也是为什么要给运动干预服务对象制订精准运动处方的意义。

（一）运动干预服务对象概述

随着我国健康领域改革取得显著成绩，全民健身运动蓬勃发展，医疗卫生服务体系日益健全，人民健康水平和身体素质持续提高，但运动干预供给总体上不足与需求增长之间的矛盾依然存在。《"健康中国 2030"规划纲要》中指出"共建共享、全民健康"，推动人人参与、人人尽力、人人享有，落实预防为主，推行健康生活方式，减少疾病发生，强化早诊断、早治疗、早康复，实现全民健康。要惠及全人群，不断完善制度、扩展服务、提高质量，使全体人民享有所需要的、有质量的、可负担的预防、治疗、康复、健康促进等健康服务，突出解决好妇女、儿童、老年人、残疾人、低收入人群等重点人群的健康问题。故本章节运动干预服务对象包含了正常人群（包括儿童、青少年、中年人、老年人、特殊人群：孕产妇等）、亚健康人群（包括久坐不动人群、肥胖人群）、单病种人群和多种疾病人群。

（二）运动干预服务对象分类

1. 正常人群

（1）儿童。

儿童期是人成长过程中的重要时期。运动可以改善儿童大脑供血、供氧情况，可以提高身体素质，加强脑、手、眼、耳的协调发展及生长发育，促进儿童智力的开发和综合能力的提高。研究表明，运动可以提高大脑的四个重要功能：注意力、记忆力、灵活性和抗压力。运动能刺激骺软骨的增生，从而促进骨的生长，经常参加体育训练还可以使骨骼变粗，骨密质增厚，骨骼抗弯、抗折、抗压的能力增强。同时，运动能提高身体免疫力，减少疾病危害，因此，儿童的科学运动锻炼对促进健康十分重要。

（2）青少年。

青少年是国家的未来。青春期是青少年生理发育急剧发展的时期，也是世界观、人生观、价值观逐步形成的关键时期。性与生殖健康是青少年健康成长的重要组成部分，青春期是一个人的性机能成熟时期，也是一个人道德品质和世界观形成的关键时期。《"健康中国 2030"规划纲要》里将青少年列为体育活动重点人群。随着生活方式的改变和静力性行为的增多，我国青少年体能下降的趋势在近几十年表现得较为明显。1985 年开始的全国学生体质健康调研数据发现，自 20 世纪 90 年代前期，我国学生的心肺耐力、力量、速度等体能指标开始呈现下降趋势，直至 21 世纪 10 年代才开始止跌回升。

（3）中老年人。

中老年时期是完整人生过程中不可或缺的一个阶段，中老年人群的健康是建设"健康中国"的重要组成部分。中老年人机体各系统功能衰退尤其是调节功能和免疫功能下降，容易导致各种疾病的发生。而运动可增强心脏、血管及肺的呼吸功能，增加胃、肠、肝消化液分泌，强筋健骨使骨骼更加牢固，增强关节活动性和灵敏性，增加神经系统兴奋性，增加脑循环血量，提高记忆力和工作效率，有利于减少疾病发生。中老年人被列为运动干预服务的重点人群。

（4）特殊人群：孕产妇等。

进入21世纪，心血管疾病成为人类健康的最大挑战，妊娠期肥胖、高血压、糖尿病等慢性非传染性疾病频发不断。孕期运动健康促进、避免久坐行为的大健康理念和预防为主方针，已被众多发达国家所认知，并成为国家健康战略部署和孕期运动指南制定的前提与初衷。国内外的多项研究都显示，在怀孕期间进行适度的身体活动不会增加孕期并发症和不良出生结局的风险，并且有助于孕妇控制孕期血压和血糖，促进产妇顺产，降低早产、大于胎龄儿等的发生率。在中国，2016年中国营养学会修订的《孕期妇女膳食指南（2016）》中也建议健康的孕妇每天应进行不少于30 min的中等强度身体活动。但有研究发现中国孕期妇女的身体活动水平不足，孕前身体质量指数（BMI）较高、家庭人口数较多、孕前吸烟的孕妇更容易出现持续性的身体活动不足。针对这些人群，加强孕期身体活动相关知识的宣传教育，根据孕妇的实际情况提供运动方案的个性化指导，发挥家庭成员的支持作用，将有助于孕妇安全有效地进行身体活动，促进孕妇和胎儿的健康。另外，女性在怀孕期间由于激素影响，保持其子宫处于正常位置的盆底肌肉、韧带及筋膜等均会出现松弛，并且分娩中极易导致盆底肌肉与筋膜损伤，在产后可能会出现张力性尿失禁等并发症，还要经历疼痛的困扰，这些都是孕产妇生活质量下降的原因。孕妇主动参与运动，有助于减轻呼吸困难、腰累腰痛等不适症状，减轻精神压力、改善睡眠，提升生活质量等；产后妇女主动运动有助于身体的恢复，提高生活质量及自信心。故孕产妇应当列入运动干预服务人群。

2. 亚健康人群

（1）久坐不动人群。

随着科学技术的发展和生产结构的转变，人类劳动的内容和方式与过去相比发生了巨大变化，劳动者的工作方式已由过去单纯的体力劳动，逐渐转向以脑力劳动为主的作业方式。久坐已成为现在中青年人的常态，而久坐不动是慢性病发生的重要潜在危险因素。研究表明，久坐不动的人群易患高血压、糖尿病、冠心病、颈椎病及腰椎间盘突出等慢性病。《2020年世界卫生组织运动和久坐行为指南》倡导全人群积极参加身体运动，提高运动强度，减少久坐，促进健康。

（2）肥胖人群。

WHO定义BMI在30 kg/m² 或以上的人为肥胖，BMI在25 ~ 30 kg/m² 之间的人为超重。自20世纪70年代开始，肥胖开始流行于发达国家，全球肥胖人数在近40年中翻了超过6倍，总人数共有 6 亿多人，而我国有约 1 亿肥胖人群，居全球首位。2013 年 6 月，美国医学会和美国临床内分泌学家协会正式将肥胖列为疾病的一种。肥胖严重影响着人类的身心健康，其不仅可导致儿童及青少年多发睡眠呼吸障碍、哮喘等疾病，影响学习和记忆功能，造成个体自卑、抑郁等不良心理影响，给儿童和青少年带来高血压、糖尿病等原本只出现在成人身上的疾病；而且还与成人糖尿病、高血压、冠心病、脑卒中、慢性肾脏病乃至癌症等的发病密切相关。肥胖及其所带来的相关疾病日益明显地损害人类的身心健康，显著增加了疾病的发病率，增加了疾病的治疗难度，也明显损害了生活质量，造成预期寿命缩短。肥胖问题已成为亟需解决的公共卫生问题，因此肥胖人群也急需列为运动干预服务对象。

（3）单病种人群。

单病种是一种单一的、不会产生并发症的疾病。常见的有非化脓性阑尾炎、胆囊炎、胆结石等。以往对于单病种人群仅针对疾病本身进行对症治疗，而忽略其他干预方式，现将单病种人群列入运动干预人群，以更好促进该人群的身体健康。

（4）多种疾病人群。

随着人类对疾病的认识加深，人们不仅关注疾病本身，更关注疾病给生活带来的其他影响，对于疾病的并发症和合并症也有了更深的认识。医务工作者对于同时患高血压、糖尿病等疾病的慢性病多发病人群的健康管理有了新的理念，但同时也是新的挑战。多种疾病人群的健康管理问题值得进一步研究和探索，应为该类人群提供专业科学的运动干预服务。

四、运动干预服务机构设置与管理

近几年，国家在多个政策中提出了促进体育和医疗卫生行业的融合。《"健康中国 2030"规划纲要》中明确提出，要加强体医融合和非医疗健康干预，推动形成体医结合的疾病管理与健康服务模式。《中华人民共和国国民经济和社会发展第十四个五年规划和 2035 年远景目标规划》更是把"推动健康关口前移，深化体教融合、体卫融合、体旅融合"放在了建设体育强国的突出位置。体医融合侧重于以运动治疗疾病，体卫融合则是融入了通过运动预防疾病的概念。运动干预服务机构的合理设置就显得尤为重要。运动干预中心已经成为欧美国家体医融合防治慢性病的成熟机构，运动干预中心是典型的体卫融合的机构，主要针对多种不同的慢性病患者，基于患者医疗信息制订运动处方，对运动处方实施过程进行医务监督，并将运动干预效果反馈给运动干预中心，提供多种基于运动的健康促进和康复计划。体卫融合是一个大的行动，目前的融合还处于起步阶段，还需完善机构的设置及管理规范。

（一）运动干预服务机构设置与管理概述

"十三五"时期，在党中央、国务院的坚强领导下，全民健身国家战略深入实施，全民健身公共服务水平显著提升，全民健身场地设施逐步增多，人民群众通过健身促进健康的热情日益高涨，经常参加体育锻炼的人数比例达到37.2%，"健康中国"和体育强国建设迈出新步伐。同时，全民健身区域发展不平衡、公共服务供给不充分等问题仍然存在。为促进全民健身更高水平发展，更好地满足人民群众的健身和健康需求，应规范各类运动干预服务机构的设施与管理规范。

（二）一级运动干预单位的机构设置与管理

一级运动干预服务机构以社区、家庭和居民为服务对象，承担基本的运动风险评估服务、基本运动康复服务和全生命周期健康宣传服务。

1. 主要任务

（1）开展健康生活方式、科学健身知识宣讲，体质和健康测试，运动风险筛查，慢性病防治，基础运动康复，运动训练宣传教育等服务，提供安全的运动场地及运动损伤Ⅲ期康复服务。

（2）发挥中医药特色和优势，提供基本运动损伤常用的推拿、针灸、热敷等理疗服务和基本运动相关的中医药服务，促进中医药技术在运动训练、运动损伤防治中的应用。

（3）开展家庭医生签约服务，针对不同人群提供常见运动损伤家庭理疗、运动咨询、用药指导、居家运动指导的综合性、连续性的运动健康管理服务。

（4）向上级医院或专科医院转诊超出自身诊疗能力的患者，接受上级医院下转的符合条件的患者，提供后续运动康复治疗、运动康复护理服务。

（5）根据居民实际需求，提供与社区功能相适应的安全适宜的运动训练服务。加强社区药物管理服务，开展对居民合理用药的教育与指导。

2. 管理基本要求

（1）建立规范的一级运动干预单位管理、运行和服务制度。

（2）健全财务管理制度，会计核算规范，财务状况良好。

（3）建立器材设备检测和维修的快速反应机制，确保器材设备安全良好运行。

（4）建立群众意见反馈和沟通机制。

（三）二级运动干预单位的机构设置与管理

二级运动干预服务机构以门诊、社区、家庭和居民为服务对象，承担基本的运动风险评估服务、基本的运动处方制订服务、基本运动康复服务和全生命周期健康宣传服务。

1. 主要任务

（1）开展健康生活方式、科学健身知识宣讲，体质和健康测试，运动风险筛查，出具运动处方，运动监护，提供慢性病防治，基础运动康复，心理干预，运动训练宣传教育等服务，提供安全的运动场地及运动损伤Ⅱ期和Ⅲ期康复服务。

（2）发挥中医药特色和优势，提供基本运动损伤常用的推拿、针灸、热敷等理疗服务和基本运动相关的中医药服务，促进中医药技术在运动训练、运动损伤防治中的应用。

（3）开展家庭医生签约服务，针对不同人群提供常见运动损伤家庭理疗、运动损伤上门康复、运动咨询、用药指导、居家运动指导的综合性、连续性的运动健康管理服务。

（4）向上级医院或专科医院转诊超出自身诊疗能力的患者，接受上级医院下转的符合条件的患者，提供后续运动康复治疗、运动康复护理服务。

（5）开展服务质量管理与控制，包括建立运动康复电子健康档案、加强对相关人员的联动管理、鼓励开展上门康复和运动损伤预防宣传等服务。

（6）根据居民实际需求，提供与社区功能相适应的安全适宜的运动训练服务。加强药物管理服务，开展对居民合理用药的教育与指导。

2. 管理基本要求

（1）建立规范的二级运动干预单位管理、运行和服务制度。

（2）健全财务管理制度，会计核算规范，财务状况良好。

（3）建立器材设备检测和维修的快速反应机制，确保器材设备安全良好运行。

（4）建立群众意见反馈和沟通机制。

（四）三级运动干预单位的机构设置与管理

三级运动干预服务机构以门诊、住院和全人群为服务对象，承担运动风险评估服务、运动风险筛查、运动处方制定服务、全面运动康复服务和全生命周期运动健康宣传服务。

1. 主要任务

（1）开展健康生活方式、科学健身知识宣讲，体质和健康测试，运动心肺测试，体检、运动风险筛查，出具精准的运动处方，提供慢性病防治、全面的运动康复、心理治疗、运动监护、运动训练宣传教育等服务，提供安全的运动场地及运动损伤Ⅰ期、Ⅱ期和Ⅲ期康复服务。

（2）发挥中医药特色和优势，提供基本运动损伤常用的推拿、针灸、热敷等理疗服务和基本运动相关的中医药服务，促进中医药技术在运动训练、运动损伤防治中的应用。

（3）开展家庭医生签约服务，针对不同人群提供运动损伤家庭理疗、运动损伤上门康复、运动咨询、用药指导、居家运动指导的综合性、连续性的运动健康管理服务。

（4）接受下级医院向上转诊的符合条件的患者，提供后续运动康复治疗、运动康复护理服务。

（5）开展服务质量管理与控制，包括建立运动康复电子健康档案、加强对相关人员的联动管理、鼓励开展上门康复和运动损伤预防宣传等服务。

（6）根据居民实际需求，提供与社区功能相适应的安全适宜的运动训练服务。加强社区药物管理服务，开展对居民减药停药服务。

2. 管理基本要求

（1）建立规范的三级运动干预单位管理、运行和服务制度。

（2）健全财务管理制度，会计核算规范，财务状况良好。

（3）建立器材设备检测和维修的快速反应机制，确保器材设备安全良好运行。

（4）建立群众意见反馈和沟通机制。

（5）建立与一级、二级运动干预服务机构联系制度，定期培训、考核，以保证全人群运动康复干预全程的质量控制。

（五）其他相关运动干预服务机构设置与管理

1. 健身馆的机构设置与管理

健身馆的机构设置与管理如图 3-1 所示。

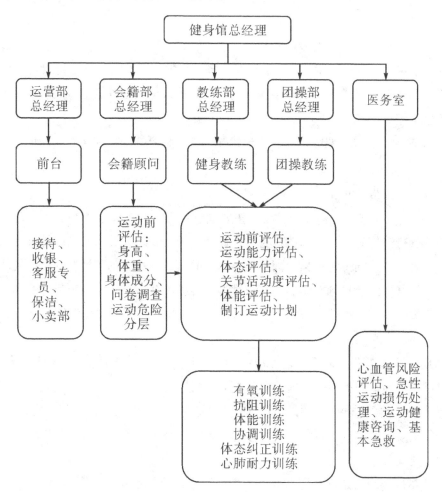

图 3-1 健身馆的机构设置与管理示意图

2. 体育场馆的机构设置与管理

（1）体育场馆机构设置：参考国家体育总局下发的《体育场馆运营管理办法》。

（2）体育场馆的管理。

①场馆管理人员要树立管理育人、服务育人的思想，要团结协作，顾全大局。

②认真执行体育场馆器材的有关管理规定，及时制止一切有损于场馆设施、场地器材的行为和违反有关管理规定的做法。

③遵守体育场馆各项规章制度。按时上下班，上班期间要坚守岗位，不做私事及与本职工作无关的事情，熟悉本职业务工作，钻研业务，不断提高业务水平。

④每天下班后及时关灯、拉闸、关窗、闭馆，做好防火、防盗工作，每周全面检查一遍各场地设施，及时向有关领导汇报场地设施的使用情况及改进措施。

⑤场馆管理员负责在课前检查、维修、清扫室内场馆及设施。搞好所分管场馆的清洁卫生（田径场及室内场馆），雨雪天和沙尘天后及时清扫积水、积雪和尘土，经常检查场地、器材、设备，如有设备损坏，自己能维修的自己维修，维修不了的及时向主管领导汇报。

⑥体育场馆内音响设备由专人管理，未经主管领导同意，任何人员禁止使用及外借。负责管理音响设备的人员要定期检查，维护设备使用的良好状态，并保持设备的整洁。

⑦节假日及晚上须轮流值班守卫体育场馆。守馆人员及室外场地人员须清洁本人负责区域的卫生工作。

⑧常检查单双杠、球架等设施的安全状况，进行必要的维护和保养，保证设施处于良好状态。

3. 素质拓展基地的机构设置与管理

（1）素质拓展基地机构设置：素质拓展训练目标包含了体能训练、生存训练到人格心理训练、管理训练等，拓展训练科目有企业文化导入、新人导入、团队精神导入、精英拓展课程、野外拓展训练等。拓展训练独特高效的培训形式得到了社会的广泛关注，从而兴起了一股拓展训练的热潮。拓展训练通过设计各种团队项目、个人项目等竞赛，激发团队成员的集体荣誉感，塑造团队非凡凝聚力，将团队文化、集体文化发挥得淋漓尽致。

（2）素质拓展基地管理。

①素质拓展基地为拓展项目运动训练专用场地，须在专业人员指导下使用，未经批准，一律不得进入场地，必须遵守场地的有关规定，服从管理。

②进入场地前，应问卷评估是否患有先天性心脏病、低血糖、癫痫及心脑血管疾病等，病情是否稳定及近期是否出现过骨折、做过手术等，是否能参加所有高空项目及部分需剧烈活动的拓展项目等。

③素质拓展场地必须保持清洁卫生，禁止携带易燃、易爆、具有腐蚀性、尖锐等危险

品进入场地。

④严禁在场内吸烟、随地吐痰、吐口香糖、乱扔瓜果皮核等垃圾，垃圾要分类按指定地点存放。

⑤在进行拓展训练时，必须穿运动服、运动鞋，严禁携带坚硬的物品及饰物进行拓展训练。

⑥未经拓展教师的许可，学员不得随意触摸场地器材。要爱护场地器材，对专用器材要做到轻拿轻放，不得踩踏、扔摔。不得推拉和挪动场内任何设施。素质拓展场地和用品需定时定期清洁和消毒。

⑦拓展教师在课程进行中不得无故离场，如有急事，需立即停止所有活动，并带领学员离开素质拓展基地。造成教学事故的按有关规定处理。

⑧拓展教师需在活动前严格检查训练器械和安全装备，按要求悬挂安全绳索，确保训练安全。

⑨严禁在天气恶劣、安全装备不足等条件下进行拓展训练。

⑩严禁私自进入素质拓展基地，私自进入场地者，发生危险事故，责任自负。

⑪进入场地者必须服从管理，遵守管理规定，如有违反者，根据情节轻重，给予批评警告、终止训练或驱逐出场等处罚；若威胁生命财产安全者，则按照国家相关规定处理。

4. 公园的设置与管理

（1）坚持绿色生态底色。

体育公园绿化用地占公园陆地面积的比例不得低于65%，确保不逾越生态保护红线，不破坏自然生态系统，推进健身设施有机嵌入绿色生态环境，充分利用自然环境打造运动场景。体育公园要与生产生活空间有机融合，不设固定顶棚、看台，不得以体育场馆替代体育公园，不得以建设体育公园的名义建设特色小镇、变相开发房地产项目，避免体育公园场馆化、房地产化、过度商业化。不鼓励将体育综合体命名为体育公园。

（2）布局各类健身场地及配套设施。

体育公园内既要有满足中老年人群运动需求的健身步道、健身广场，也要有满足青少年运动需求的足球、篮球、排球等常规球类场地设施和满足儿童运动需要的活动设施。有条件的地方可以设置临时性、装配式的冰雪、游泳设施。包含水域的体育公园可以因地制宜建设供皮划艇、赛艇等水上运动使用的小型船艇码头。鼓励配套建设智能化的淋浴、更衣、储物等服务设施，提高群众健身的便利性。

（3）加强体育公园科学规划布局。

①按人口规模科学布局。体育公园建设要与常住人口总量、结构和发展趋势相衔接，优先考虑在距离居住人群较近、覆盖人口较多、健身设施供需矛盾突出的地区布局建设，增强公益性，提高可及性，方便群众就近就便参与体育锻炼。

②在新建城区优先布局。把体育公园作为新建城区健身设施的优先形态，新建城区、

郊区新城要做好体育公园的空间布局，鼓励有条件的地方建设辐射面大、设施完善、功能健全的体育公园，形成示范带动作用。

③合理确定体育公园的建设规模。各地要根据国土空间规划，按照节约集约用地的原则，统筹考虑体育的公园与服务半径内其他健身设施之间的功能协调和面积配比，合理预留体育公园的建设空间。按照区域中心城市、县城、中心镇（县域次区域）和一般镇4个等级，实事求是、因地制宜编制体育公园建设方案。鼓励各地参考如下标准推进体育公园建设（含新建、改扩建，下同）。

——鼓励常住人口50万以上的行政区域（含县级行政区域和乡镇，下同），建设不低于10万平方米的体育公园。其中，健身设施用地占比不低于15%，绿化用地占比不低于65%，健身步道不少于2 km，无相对固定服务半径，至少具有10块以上运动场地，可同时开展的体育项目不少于5项。

——鼓励常住人口30万～50万的行政区域，建设不低于6万平方米的体育公园。其中，健身设施用地占比不低于20%，绿化用地占比不低于65%，健身步道不少于1 km，主要服务半径应在5 km以内，至少具有8块以上运动场地，可同时开展的体育项目不少于4项。

——鼓励常住人口30万以下的行政区域，建设不低于4万平方米的体育公园。其中，健身设施用地占比不低于20%，绿化用地占比不低于65%，主要服务半径应在1 km以内，至少具有4块以上运动场地，可同时开展的体育项目不少于3项。

④注重与新型城镇化相衔接。结合落实京津冀协同发展、长江经济带发展、粤港澳大湾区建设、长三角一体化发展、黄河流域生态保护和高质量发展等重大战略，以及推进成渝地区双城经济圈建设、海南全面深化改革开放，聚焦新型城镇化的重点区域，将体育公园作为城市绿地系统的组成部分予以统筹考虑，营建更多开敞空间，推进城镇留白增绿，推动体育公园拆墙透绿，打造人与自然和谐相处的城市发展新形态，使老百姓享有更多惬意的生活、休闲空间。

（4）创新体育公园建设方式。

①合理利用低效用地。在城中村、老旧城区等区域，在符合国土空间规划的前提下，充分引入市场化机制，合理盘活利用旧住宅区、旧厂区、城中村改造的土地，改扩建体育公园。

②拓展现有公园功能。有条件的郊野公园、城市公园，可适当提高公园内铺装面积比例，用于配建一定比例的健身设施。允许在园内建设铺设天然草皮的非标足球场，并计入园内绿化用地面积。围绕现有的湖泊、绿地、山坡等，因地制宜地布局体育设施，不破坏公园原有风貌。

③建设特色体育公园。在符合相关法律法规，不妨碍防洪、供水安全，不破坏生态的前提下，支持利用山地森林、河流峡谷、草地荒漠等地貌建设特色体育公园。在草原自然公园中可以融入与当地自然条件和民族文化相融合的体育元素。

（5）优化体育公园运营模式。

①鼓励第三方企业化运营。对于政府投资新建的体育公园，鼓励委托第三方运营管理，向公众免费开放。各地可探索将现有的体育公园转交给第三方运营，提高运营管理效率。鼓励体育企业依法对体育公园中的足球、篮球、网球、排球、乒乓球、轮滑、冰雪等场地设施进行微利经营。

②灵活采取多种运营模式。鼓励通过建设－运营－移交（BOT）、建设－拥有－运营－移交（BOOT）、设计－建设－融资－运营－移交（DBFOT）、建设－移交－运营（BTO）、转让－运营－移交（TOT）、改建－运营－移交（ROT）等多种运营模式，支持企业和社会组织参与。

③提高运营管理水平。推广智慧管理，加强人流统计、安全管理、场地服务和开放管理等功能，做好人员信息登记和人流监测，逐步实现进出人员可追溯。各地要制订体育公园管理办法，加强健身设施的日常维护和安全管理，落实体育公园内已建成健身设施运行维护管理责任，完善标识系统，引导居民正确、安全、文明使用体育公园各类设施。

（6）完善配套政策体系。

①保障土地供给。各地要依据国土空间规划将体育公园相关建设用地纳入年度用地计划，合理安排用地需求。对符合《划拨用地目录》的非营利性体育用地，可以采取划拨方式供地。对不符合划拨用地目录的，应当依法采取有偿方式供地。鼓励以长期租赁、先租后让的方式，供应体育公园建设用地。在符合相关规划的前提下，对使用荒山、荒地、荒滩及石漠化土地建设的体育公园，优先安排新增建设用地计划指标，出让底价可按不低于土地取得成本、土地前期开发成本和按规定应收取相关费用之和的原则确定。

②推进复合利用。各地在不改变不占压土地、不改变地表形态、不破坏自然生态的前提下，要充分利用山、水、林、田、湖、草等自然资源建设体育公园。鼓励利用体育公园内的林业生产用地建设森林步道、登山步道等场地设施。支持在不妨碍防洪安全前提下利用河滩等地建设公共体育设施。因地制宜利用体育公园实现雨水调蓄功能，发挥削峰、错峰作用，做到一地多用。

③优化审批建设程序。完善利用公共绿地、闲置空间、城市"金角银边"等场所建设健身设施的政策，优化建设临时性体育场地设施的审批许可手续。

④拓展资金渠道。将体育公园建设纳入"十四五"时期全民健身设施补短板工程中统筹实施，安排中央预算内投资，对符合条件的体育公园建设项目予以支持。体育彩票公益金支持体育公园购置健身设施设备。发展改革委、体育总局适时组织项目资金对接活动，中国农业发展银行对纳入各地建设规划并符合业务范围的体育公园建设项目，在贷款利率、贷款期限、贷款方式上予以优惠支持，开辟绿色办贷通道，优先安排调查审查审批，优先满足信贷规模，优先安排投放。各地要统筹运用财政资金、商业贷款、企业债券、产业投资基金、开发性金融等多种资金渠道，解决项目建设资金。各地要将体育公园内已建成的

体育设施纳入市政公共设施养护管理，明确资金安排。

（7）保障措施。

①加强部门协同。各地发展改革、体育部门要切实加强组织领导，将体育公园建设作为一项重要的民生工程提上议事日程。自然资源部门要将体育公园建设纳入城市绿地相关专项规划。自然资源、林草部门要加大土地保障力度，依法依规办理涉及体育公园建设的土地审批手续。体育部门要加强项目储备，制订体育公园配置要求国家标准，积极参与体育公园规划、设计和建设，进行全程监督和管理，将建设面积不低于4万平方米的体育公园纳入各地指导目标完成情况统计范围，按期调度进展情况。

②确定指导目标。发展改革委、体育总局等部门根据人口、县级行政区域数量、城镇化率、地理条件等因素，确定"十四五"时期各省（区、市）体育公园建设指导目标。各地要根据指导目标，合理确定本地区"十四五"时期的建设目标。

③加强督查落实。各地要根据本意见要求，结合实际情况，抓紧制定本地区体育公园建设方案。发展改革委、体育总局适时开展体育公园建设典型案例评选，对各地体育公园建设情况进行监督检查和跟踪分析，确保各项任务落到实处，见到实效。

五、运动干预服务设施

运动干预的目的是坚持预防为主，把预防摆在更加突出的位置，积极有效应对当前突出健康问题，必须将预防关口前移，采取有效干预措施，细化落实《"健康中国2030"规划纲要》中对普及健康生活、优化健康服务、建设健康环境等部署，聚焦当前和今后一段时期内影响人民健康的重大疾病和突出问题，实施疾病预防和健康促进的中长期行动，健全全社会落实预防为主的制度体系，努力使群众不生病、少生病，提高生活质量。因此，安全有效的运动显得尤为必要，在对群众进行运动干预服务时，完善的设施是安全有效运动的重要基础。

（一）运动干预服务设施的概述

运动干预的服务设施是运动干预的基础，主要由评估设施、运动设施、放松设施及急救设施组成。我们设置了运动干预单位的服务设施标准，从运动干预单位的服务设施标准、工作范畴、设备设置及操作规范和场地设置及基本要求四个方面来对运动干预单位进行考核，保证运动干预服务设施的质量，进而保证运动干预服务的质量。

（二）运动干预服务设施的标准

1. 一级运动干预单位的服务设施标准

（1）人员配备与工作制度。

一级运动干预单位的服务人员包括医师1人，康复治疗师/运动康复师2人，护士1人。

医师——全面负责康复团队的管理、风险评估、安全监测。

康复治疗师／运动康复师——制订运动计划，指导正常人群、亚健康人群和低危人群进行运动。

护士——协调安排运动治疗时间、接待患者、健康教育、随访、包扎、换药、抽血输液、医疗急救等。

（2）工作范畴。

①对正常人群、亚健康人群和低危人群的运动锻炼起到监督作用，规范运动动作，预防运动损伤。

②定期随访患者，并进行科学的运动宣教。

③评估发现高危患者，并向上级运动干预单位转诊。

（3）设备设置及操作规范。

①评估设备：体重秤、握力计、量尺、秒表、心电图机、肺功能仪、各类量表。

②运动设备：瑜伽垫、瑜伽球、脚踏板、哑铃、沙袋、弹力带等。各类运动器械均要按照说明书及运动处方正确使用。

③监测设备：心率表。

④急救设备：除颤仪、血压计、血糖仪、急救药品、氧气。

（4）场地设置及基本要求。

一级运动干预场地的建筑面积不少于 20 m^2。需要设立运动教育区。

2. 二级运动干预单位的服务设施标准

（1）人员配备与工作制度。

二级运动干预单位的服务人员包括医师1人，康复治疗师／运动康复师2人，护士1人，营养师1人，心理师1人。

医师——全面负责康复团队管理、推荐患者、评估运动能力、评估风险、开具运动处方、监测安全，指导患有疾病的患者进行药物管理，根据患者病情调整药物。

康复治疗师／运动康复师——执行医生开具的运动处方，制订运动计划，指导正常人群、亚健康人群和中低危人群进行运动。处理患者轻微的运动损伤。

护士——协调安排运动治疗时间、接待患者、健康教育、随访、包扎、换药、抽血输液、医疗急救等。

营养师——对患者进行营养指导，进行基本的营养教育。

心理师——评估客户心理状态，进行心理疏导工作。

（2）工作范畴。

①对正常人群、亚健康人群和中低危人群的运动锻炼起到监督作用，规范运动动作，预防运动损伤。

②定期随访患者，并进行科学的运动科普宣教。

③评估发现高危患者，并向上级运动干预单位转诊。

④监督用药人群的用药情况，把控运动风险。

⑤监督术后患者的维持性运动训练。

（3）设备设置及操作规范。

①评估设备：体重秤、握力计、肌力测试仪、量尺、秒表、心电图机、肺功能仪、初级睡眠监测设备、各类量表。

②运动设备：瑜伽垫、瑜伽球、功率车、椭圆机、四肢联动、脚踏板、哑铃、沙袋、弹力带、上肢抗阻训练设备及下肢抗阻训练设备等。各类运动器械均要按照说明书及运动处方正确使用。

③监测设备：心率表、运动心电监测仪或无创心输出量测量系统。

④急救设备：除颤仪、配备常规急救药物的抢救车（包含肾上腺素、硝酸甘油、多巴胺、阿托品等）、供氧设施、心电图机及注射和静脉输液设施等。

（4）场地设置及基本要求。

二级运动干预场地的建筑面积不少于 30 m^2。需要设立心理 / 营养咨询室、运动教育区等。

3. 三级运动干预单位的服务设施标准

（1）人员配备与工作制度。

三级运动干预单位的服务人员包括医师2人，康复治疗师 / 运动康复师4人，护士2人，营养师1人，心理师1人。

医师——全面负责康复团队管理，评估患者的睡眠及心理状态、评估运动能力、评估风险、开具运动处方、安全监测、评估患者用药情况，指导患有疾病的患者进行药物管理，根据患者病情调整药物。

康复治疗师 / 运动康复师——执行医生开具的运动处方，制订运动计划，指导正常人群、亚健康人群和低中高危人群进行运动，治疗运动损伤患者。

护士——协调、接待患者，健康教育，随访，包扎，换药，抽血输液，医疗急救等。

营养师——对服务对象进行营养指导，出具营养处方及详细精准的饮食指导。

心理师——评估和筛查不同人群的心理状态，负责对全人群进行心理干预。

（2）工作范畴。

①对正常人群、亚健康人群和低中高危人群的运动锻炼起到监督运动效果作用，规范运动动作，预防运动损伤。

②定期随访患者，并进行科学的运动宣教。

③对全人群进行全面评估，制订精准、个性化的运动处方。

④负责术前和术后需要运动干预的人群的运动康复。

⑤对用药人群的用药情况进行监督，及时调药。

⑥制订运动处方。

（3）设备设置及操作规范。

①评估设备：心肺运动负荷试验、体质检测一体机、体重秤、握力计、肌力测试仪、量尺、秒表、心电图机、肺功能检测仪、初级睡眠监测设备、各类评估量表。

②运动设备：瑜伽垫、瑜伽球、功率车、椭圆机、四肢联动、脚踏板、哑铃、杠铃、壶铃、沙袋、弹力带、上肢抗阻训练设备及下肢抗阻训练设备、平衡训练设备、全身抗阻力锻炼（TRX）设备、战绳等健身设备。各类运动器械均要按照说明书及运动处方正确使用。

③监测设备：心率表、运动心电监测仪或无创心输出量测量系统、动态血压监测、24小时监护系统。

④急救设备：除颤仪、配备完善的急救药物的抢救车（包含肾上腺素、硝酸甘油、多巴胺、阿托品等）、供氧设施、心电图机及注射和静脉输液设施等。

（4）场地设置及基本要求。

三级运动干预场地的建筑面积不少于 50 m^2。需要设立心理/营养咨询室，运动教育区等。

4. 其他相关运动干预单位的服务设施标准

（1）健身房的人员、场地、设备等设置及基本要求。

①健身房人员设置：按需设置数名健身教练及会籍顾问，教练必须考取相关资格证上岗，并经过系统的运动训练培训及基本的急救培训。还需配备 1 名经过运动损伤处理相关培训的有医学背景的医务人员。

②健身房运动场地设置：健身房应根据场馆面积设置各类健身器械、体能训练评估设备及医务室。

③健身房医疗服务设置：至少设有 1 张诊察床、1 张诊察桌、听诊器、血压计、皮肤消毒药品、常用急救药物（如速效救心丸等）、体温计、压舌板、纱布、绷带、夹板、冰袋、紫外线灯等。

（2）体育场馆的人员、场地、设备等设置及基本要求。

①体育场馆人员设置：按需设置不同种类运动项目的专业教练，教练必须考取与运动项目相关资格证上岗，并经过系统的急救培训。还需配备 1 名经过运动损伤处理相关培训的有医学背景的医务人员。

②体育场馆运动场地设置：应根据国家《大型体育场馆基本公共服务规范》设置适宜的运动场地及医务室。

③体育场馆医疗服务设置：至少设有 1 张诊察床、1 张诊察桌、听诊器、血压计、消毒药品、常用急救药物（如速效救心丸等）、体温计、压舌板、纱布、绷带、夹板、冰袋、紫外线灯等。

（3）素质拓展基地的人员、场地、设备等设置及基本要求。

①素质拓展基地人员设置：按需设置不同种类户外运动项目的专业教练，教练必须考取与运动项目相关资格证上岗，并经过系统的急救培训。还需配备 1 名经过运动损伤处理相关培训的有医学背景的医务人员。

②素质拓展基地运动场地设置：户外运动设备应符合国际安全标准，运动场地应设置保护设施及医务室。

③素质拓展基地医疗服务设置：至少设有 1 张诊察床、1 张诊察桌、听诊器、血压计、常用急救药物（如速效救心丸等）、体温计、压舌板、纱布、绷带、夹板、冰袋、担架、皮肤消毒药品、紫外线灯等。

（4）公园的人员、场地、设备等设置及基本要求。

①公园人员设置：根据公园的大小按需设置 1～2 个医务室，设置专职医务人员 3 人，护士 2 人，具备职业医疗资格，能够开展常见病的防治、运动损伤的应急处理及急救工作，随时处理各种应急情况。

②公园运动场地设置：按照《国家公共体育设施基本配置标准》设置跑道、户外体育设施，并且体育设施不少于 8 项。户外运动设施应符合国际安全标准，运动场地应设置保护设施及医务室。

③公园医疗服务设置：至少设有 1 张诊察床、1 张诊察桌、听诊器、血压计、体温计、压舌板、纱布、绷带、夹板、冰袋、止血带、止血钳、担架、皮肤消毒药品、急救车、除颤仪、紫外线灯等。

六、运动干预服务手段

在"健康中国 2030"行动的稳步推进下，全民健身计划也在稳步推行。据 2021 年 5 月第七次全国人口普查结果，我国 60 岁以上人口比例达到 18.7%，其中 65 岁以上人口比重达到 13.5%，比 2010 年分别增加了 5.44 和 4.63 个百分点，老年人群体的康复需求不断扩大。随着人口老龄化，以及国民认知水平的提升，主动健康市场潜力巨大，但由于专业机构少、康复治疗师匮乏等导致主动健康医疗服务能力不足。

医疗服务能力不足，表现在目前常见的服务手段主要是住院服务，部分医疗机构除了住院服务，还提供门诊服务，但门诊服务人数较少。除了医疗机构，还有素质拓展基地、健身房、体育场馆等，推行的是类似门诊服务，部分机构主要存在几个问题：一是专业人员少、或者由其他专业转行；二是运动风险控制不到位；三是对运动干预人群的健康档案管理不完整，甚至可能缺少健康档案管理。为了达成优质的运动干预服务覆盖全人群的目标，不仅需要设立行业管理规范，还应丰富运动干预服务的形式，让更多人群可以享有运动干预服务。

（一）运动干预服务手段的概述

为了实现运动干预服务手段多元化，除了住院服务、门诊服务，还应完善互联网服务、上门服务、多学科诊疗、双向诊疗等服务手段。运动干预服务流程如图3-2所示。

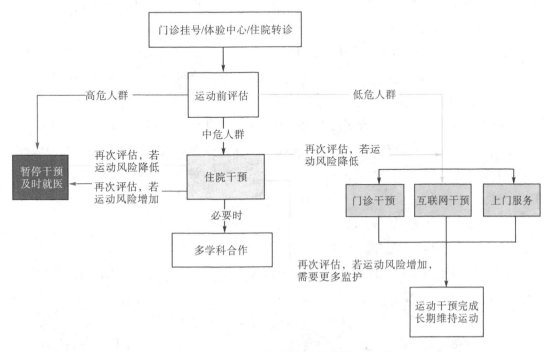

图 3-2　运动干预服务流程图

（二）运动干预的收治及病程管理要求

运动干预收治通常由门诊初诊或者其他科转诊，通过门诊初评，患者为临床病情需要先介入临床干预的、运动风险为高危的人士，建议到相关科室门诊就诊，进行相应干预后再考虑运动干预。运动风险为中危或者低危的人士，可收治入组，进行系统评估和干预。

对运动干预人群应有完整的病程管理，包括临床检查检验结果，各系统体格检查，功能评估等资料，每个人有独立互联网档案，终生随访。关注运动干预前、运动干预中、运动干预后的评估，记录运动方案的调整与调整原因等。

（三）运动干预服务手段的分类

1. 运动干预住院服务

运动干预住院服务，包括院内综合评估、设计运动处方、执行运动方案、调整运动方案等内容。住院服务比起门诊服务、互联网服务等，具有更好的设施和人员配置，能够实现实时监测，针对性治疗，可及时调整方案，安全性高，能使用医保报销，一定程度上减少患者经济负担等优点。

2. 运动干预门诊服务

运动干预门诊服务是指在运动干预机构的门诊对运动干预人群进行运动干预。随着紧密型医联体合作的不断深入开展，各医院的运动干预业务应扩展至门诊，将极大方便有门诊运动干预需求的患者就近就医，对患者的持续性运动干预有很大的帮助。

3. 运动干预互联网服务

随着互联网渗透率和智能化设备使用率的提升，越来越多的人期望以互联网为媒介，"足不出户"就能享受到医疗服务，这为远程康复服务带来发展机遇。在当下康复治疗师严重缺乏的环境下，借助互联网技术提供在线运动咨询、运动指导、病例管理和随访服务，充分利用创新型可穿戴设备、动作识别技术的成果和转化应用，不仅能够有效缓解治疗师不足的问题，还能够及时开展随访，督促干预人群按照既定计划完成康复。同时，远程康复具有持续、规律的优势，可免去患者舟车劳顿，成本相对较低，更易被运动干预人群的家庭所接受。在未来，"机器人 + VR + AI"将引领发展，助力主动健康项目走进千家万户。

4. 其他运动干预服务手段

（1）运动干预上门服务。

居家运动干预主要以社区或互联网为平台，针对有上门服务需求的人提供居家上门运动干预服务。不断优化运动干预服务，积极开展上门服务工作，让有需要的人群足不出户享受服务。上门服务让运动干预的地点由医院或其他机构步入家庭，这是运动干预服务的重大改革，更多人可以足不出户就能享受到精准的运动训练，使他们的功能得到有效改善，回归品质生活。

（2）运动干预多学科合作。

一方面，应增加与内科、外科、神经内科、骨科等临床科室的合作，先跟医生们宣讲，让其他临床科室医务人员知道主动健康的概念，以及主动运动在主动健康中的地位，再跟患者宣讲，为主动健康项目引流，让更多人认识到主动健康的重要性。脊柱外科主任医师周文钰说手术做得再好，能帮助的人也只有一丁点，但如果能推广运动康复的理念，就能够帮助更多人。如果更多的临床医生能够明白主动健康的重要性，愿意去跟更多患者宣教，那就会有更多的人认识主动健康，得到更多的帮助。

另一方面，应与睡眠医学科、营养科、心理科、戒烟门诊等增加合作，充实主动健康的内涵，将主动运动与生活、营养、心理结合起来，从而取得更好的效果。

（3）运动干预双向转诊。

双向转诊是基于分级诊疗基础上的，为了落实国家对分级诊疗和双向转诊的管理要求与规范运动干预的流程，从医行政管理和专业的视角对运动干预分级标准、医联体内部资源配置和根据干预人群疾病与合并症的双向转诊提出具体可操作的标准和细则十分必要。

七、运动干预服务校验和评价

（一）运动干预服务校验和评价概述

优质的运动干预服务，是全民健康的基础，只有建立好正规的服务校验体系和评价流程才能将全民健身的政策普及。我们要加强运动康复专业人员的队伍建设，提高运动康复治疗服务水平，构建"防、治、康"相结合的医疗服务体系。没有规范化培训的康复治疗师很难适应当前快速发展的康复需求，保证康复治疗的质量。《"健康中国2030"规划纲要》多处强调要加强包括康复在内的急需紧缺专业人才培养培训。专家认为，针对康复医师和康复护士的规范化培训均有相应的要求和标准，而作为掌握和具体实施康复治疗技术的康复治疗师，尚无规范化培训的相关要求，这既不利于康复治疗师个人职业能力的提高，也不利于康复治疗专业的进步。因此，在社会康复需求日趋增加的大环境下，治疗师的规范化培训对加快康复治疗师队伍建设、提高康复治疗师的专业能力、提升我国康复医疗整体水平和促进康复医学发展凸显其必要性、重要性和紧迫性。

提升运动干预服务的质量，真正做到覆盖全民。健全促进全民健身制度性举措，扩大公益性和基础性服务供给，提高参与度，增强可及性，推动全民健身公共服务体系覆盖全民、服务全民、造福全民。

运动干预服务应科学布局，统筹城乡。以需求为导向配置全民健身公共服务资源，引导优质资源向基层延伸。对接国家重大战略，促进全民健身公共服务城乡区域协调发展。

运动干预服务应以创新驱动，绿色发展。强化资源集约利用和科技支撑，推动体制机制改革和供给方式创新。打造绿色便捷的全民健身新载体，促进全民健身与生态文明建设相结合。

政府引导，多方参与。发挥政府保基本、兜底线的作用，推进基本公共服务均等化，尽力而为、量力而行。激发社会力量的积极性，推动共建共治共享，形成全民健身发展长效机制。

（二）运动干预服务校验和评价流程

运动干预服务校验和评价流程如图3-3所示。

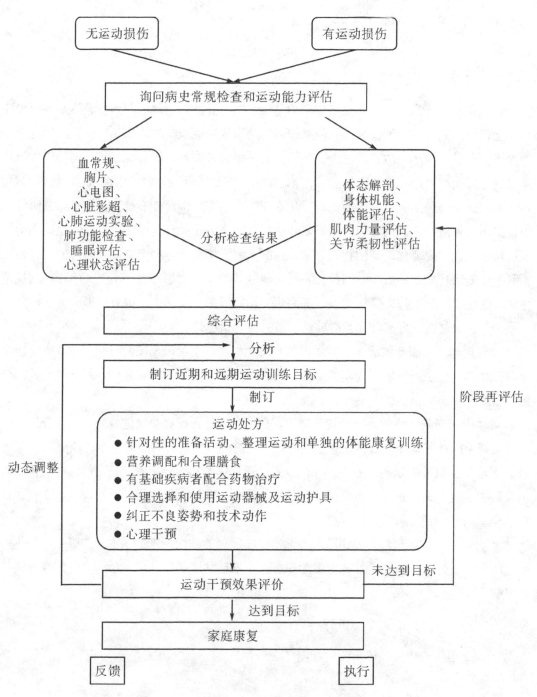

图 3-3　运动干预服务校验和评价流程图

（三）紧急事件应急预案及处理流程

　　各级运动干预机构可以根据本机构的应急预案处理流程处理突发事件，具体流程参照本机构的紧急事件应急预案及处理流程即可。在健身房、体育馆、素质拓展基地、公园等公共运动干预场所，可参考以下常见的紧急事件应急预案及处理流程。

1. 休克应急预案及处理流程

运动训练初期评估时需详细记录患者并发症，每次训练前须查询运动者的生命体征是否稳定，确保运动训练在安全范围内进行。

训练过程中如果发生休克，立即停止训练，就地抢救，并迅速报告医生、拨打120急救电话。

对于失去意识的患者，原则上让其平躺，患者上身抬高10°左右，双下肢抬高20°左右，形成脚高头低中间凹的仰卧位，同时注意保持呼吸道通畅。

无颈椎损伤者可让其头部偏向一侧，防止呕吐物进入气管而产生窒息。

对于神志清醒的患者，根据病情尽量给予患者最舒适的体位，在医生未到达之前让患者保持安静，以减少因疼痛紧张而造成的心脑耗氧量增加，减轻心脏负担。

发生心搏骤停，立即进行胸外按压、人工呼吸等心肺复苏的抢救措施。

观察与记录，密切观察患者的意识、瞳孔、体温、脉搏、呼吸、血压、尿量、肢体温度及其他临床变化，患者未脱离危险前不宜搬动，并注意保温。

分析原因，及时向患者做出解释和进行相应的教育，给出相应的处理方案并送至急诊科/上级医院就诊。

休克处理流程如图3-4所示。

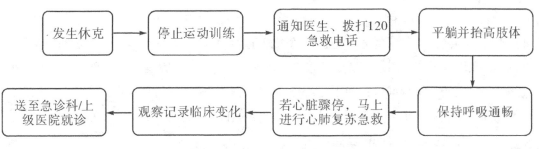

图3-4 休克处理流程图

2. 晕厥的应急预案与处理流程

运动训练初期评估时需详细记录患者并发症，每次训练前须查询运动者的生命体征是否稳定，确保运动训练在安全范围内进行。

患者一旦发生晕厥，立即停止运动训练，让患者平卧，观神志、测量血压、心率，观察瞳孔等情况，保持呼吸道通畅，就地抢救，并迅速报告医生、拨打120急救电话。

无颈椎损伤者可让其头部偏向一侧，防止呕吐物进入气管而产生窒息。

给予氧气吸入，及时对症处理。

按压人中、内关、合谷等穴位，促进患者清醒。

发生心搏骤停，立即进行胸外按压、人工呼吸等心肺复苏的抢救措施。

密切观察与记录患者病情变化，注意保温。

分析原因，及时向患者做出解释和进行相应的教育，给出相应的处理方案并送至急诊科/上级医院进一步就诊。

晕厥处理流程如图3-5所示。

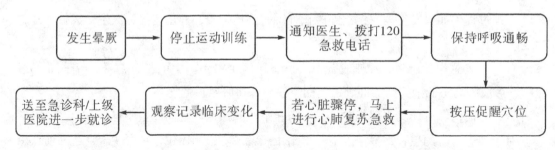

图3-5　晕厥处理流程图

3.骨折的应急预案与处理流程

确定骨折发生后立即停止治疗，尽量减少患处的活动，报告医生并拨打120急救电话。

如发现患者心跳、呼吸已经停止或濒于停止，应立即进行胸外按压和人工呼吸，昏迷患者应保持其呼吸道通畅，及时清除其口咽部异物。

患者有意识障碍者可针刺其人中、百会等穴位。

开放性骨折伤员伤口处可能有大量出血，一般可用敷料加压包扎止血。

急救时及时正确地固定断肢，可减少伤员的疼痛及周围组织继续损伤，同时也便于伤员的搬运和转送。急救时的固定是暂时的，因此，应力求简单而有效，不要求对骨折准确复位；开放性骨折有骨端外露者更不宜复位，应原位固定。急救现场可就地取材，如木棍、板条、手杖或硬纸板等都可作为固定器材，其长短以固定住骨折处上下两个关节为准。如找不到固定的硬物，也可用布带直接将伤肢绑在身上，骨折的上肢可固定在胸壁上，使前悬于脑前；骨折的下肢可同健肢固定在一起。

配合医师将伤员迅速、安全地转运到急救室。转运途中要注意动作轻稳，防止震动和破坏伤肢，以减少伤员的疼痛。

准确、及时书写治疗记录。

分析原因，及时向患者做出解释和进行相应的教育，给出相应的处理方案并送至急诊科/上级医院进一步就诊。

骨折处理流程如图3-6所示。

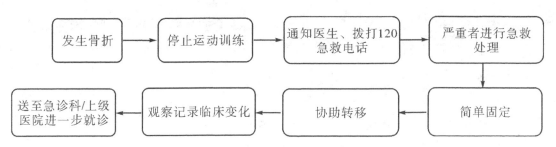

图 3-6　骨折处理流程图

4. 二次损伤的应急预案与处理流程

检查治疗设备，不断完善改进；及时维修、更新；明确患者禁忌症，杜绝不安全隐患。

当患者出现二次损伤时，立即停止治疗，检查患者伤情及生命体征，通知医生检查患者的神志、受伤部位、伤情程度、全身情况等，并初步判断损伤原因和病因。

对有心搏骤停、昏迷休克、呼吸困难症状出现的患者，应马上采取急救处理，密切关注病情变化，注意瞳孔、神志、呼吸、血压、脉搏等生命体征的变化情况，通知医生，采取相应的急救措施。

对再次骨折或肌肉、韧带损伤患者，根据受伤部位和伤情采取相应的搬运患者方法，将患者进行转移，做进一步检查和治疗。

皮肤出现瘀斑者进行局部冷敷；皮肤擦伤渗血者用碘伏清洗后，以无菌敷料进行包扎；出血较多或有伤口者，先用无菌敷料压迫止血，再由医师酌情进行伤口缝合，创面较大，伤口较深者，应遵守医嘱注射破伤风针。

加强监护，及时观察采取措施后的效果，直至患者病情稳定。

准确、及时书写治疗记录。

分析原因，向患者做出解释和进行相应的教育，避免再次损伤。

二次损伤处理流程如图 3-7 所示。

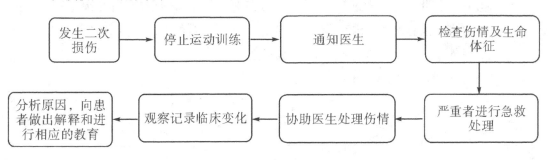

图 3-7　二次损伤处理流程图

5. 肌肉拉伤的应急预案与处理流程

训练前询问训练者的疲劳程度和治疗区域的疼痛程度，预防肌肉越疲劳越易发生拉伤的情况。

训练前充分拉伸，做好准备活动，防止用力过猛或过度活动而出现肌肉拉伤。

治疗中发生肌肉拉伤，立即停止康复治疗，让患者休息，并在损伤处冷敷、加压包扎，抬高拉伤肢体，减少局部出血、水肿。

包扎 24 h 后拆除，若水肿、疼痛依然严重，则给予无热理疗，减少局部水肿；若水肿、疼痛大部分消除，可进行小幅度的肢体活动，减少局部水肿，促进新陈代谢，加快愈合。

伤后 2 天内避免重复损伤活动，2 天后可逐渐进行功能性活动，活动时以不引起疼痛为宜。

观察并记录肌肉拉伤后的临床变化。

肌肉拉伤处理流程如图 3-8 所示。

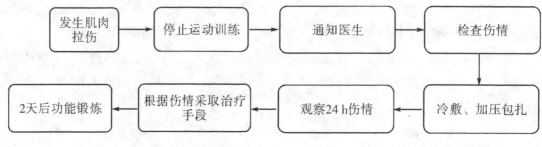

图 3-8　肌肉拉伤处理流程图

6. 呼吸困难的应急预案与处理流程

制订运动训练计划前评估时需详细记录训练者是否有并发症，每次训练前须查看生命体征是否稳定，确保训练在安全的范围内。

患者一旦发生呼吸困难，立即停止训练，迅速报告医师，并就地抢救，将患者的身体扶起，呈半卧位或坐位减少疲劳和耗氧，使呼吸变得畅通，及时清理口鼻腔中的分泌物，保持呼吸道通畅，有条件立即吸氧。

若发生呼吸停止，应立即进行胸外按压、人工呼吸等心肺复苏的抢救措施，并联系急诊协助抢救处理。注意保持室内空气流通，为患者保暖，观察与记录，密切观察患者的意识、体温、脉搏、呼吸、血压、尿量及其他临床变化，患者未脱离危险前不宜搬动。

呼吸困难处理流程如图 3-9 所示。

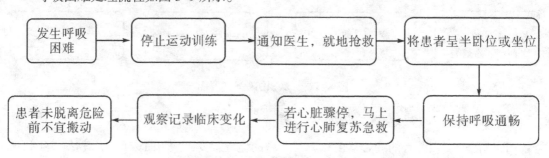

图 3-9　呼吸困难处理流程图

7. 跌倒的应急预案与处理流程

训练者突然跌倒，巡场工作人员应迅速赶到患者身边，同时立即报告医师，协助评估患者受伤部位与伤情、全身状况等，初步判断跌伤原因和认定伤情。

疑有骨折或者肌肉、韧带损伤的患者，根据跌倒的部位和伤情采取相应的搬运方法，协助医师对患者进行处理。

患者头部跌伤，出现意识障碍等严重情况时，遵医嘱迅速采取相应的急救措施，严密观察病情变化。

受伤程度较轻者，嘱其卧床休息，安慰患者，酌情进行检查和治疗。

对于皮肤出现瘀斑者进行局部冷敷；皮肤擦伤渗血者用聚维酮碘清洗伤口后，以无菌敷料包扎；出血较多者先用无菌敷料压迫止血，再送至上级医院处理。

孕妇发生跌倒，应观察和记录有无阴道流血、流水和宫缩，及早发现流产、早产、胎膜早破、胎盘早剥等先兆。

了解患者跌倒时情况，分析跌倒原因，加强巡视，向患者及家属做好健康宣教，提高防范意识。加强老人、小孩等无陪护者的防护。

填写跌倒报告表，留下记录。

跌倒处理流程如图 3-10 所示。

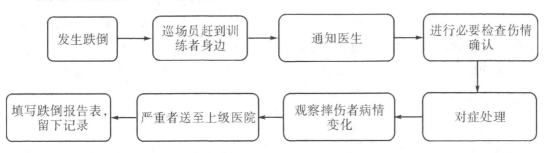

图 3-10 跌倒处理流程图

8. 误吸的应急预案与处理流程

运动者一旦发生误吸，立刻停止训练，并迅速通知医师处理。

采用海姆立克急救法，即站在窒息者背后，双臂环抱患者，一手握拳，使大拇指关节突出点顶住窒息者腹部正中脐上 5 ～ 8 cm 部位，另一只手的手掌压在拳头上，快速向内、向上推压冲击 6 ～ 10 次（注意不要伤到肋骨），直至异物排出。

及时观察采取措施的效果，直至病情稳定。

及时、准确记录治疗过程。

向训练者进行相应教育，避免再次发生。

误吸处理流程如图 3-11 所示。

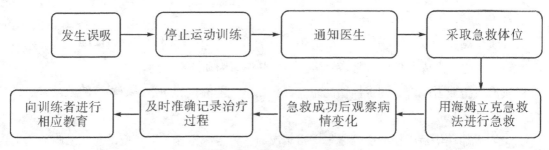

图 3-11　误吸处理流程图

9. 突发脑出血的应急预案与处理流程

运动训练初期评估时需详细记录患者有无并发症，每次训练前须查看运动者的生命体征是否稳定，确保运动训练在安全范围内进行。

患者一旦发生脑出血，立即停止训练，立即将患者就地平卧，不可随意移动患者身体，避免头部震动、摇晃，加重颅内出血及发生脑疝，保持室内空气流通，并迅速报告医生，拨打 120 急救电话。

迅速松解患者衣领、腰带，以减少对呼吸的阻力，有假牙者取下假牙，体位以侧卧为宜，使口腔分泌物及呕吐物易于流出，以保持呼吸道通畅。

可用冷毛巾覆盖患者头部，因血管在遇冷时收缩，可减少出血量。

观察与记录，密切观察患者的意识、瞳孔、体温、脉搏、呼吸、血压、尿量、肢体温度及其他临床变化，患者未脱离危险前不宜搬动，并注意保温。

分析原因，及时向患者做出解释和进行相应的教育，给出相应的处理方案并送至急诊科/上级医院。

突发脑出血处理流程如图 3-12 所示。

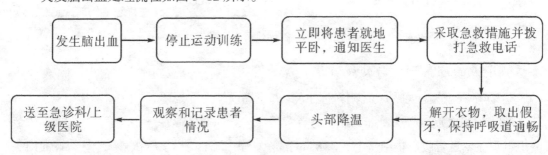

图 3-12　突发脑出血处理流程图

10. 癫痫的应急预案与处理流程

运动训练初期评估时需详细记录患者有无并发症，每次训练前须查询运动者的生命体征是否稳定，确保运动训练在安全范围内进行。

患者一旦癫痫发作，立即停止运动训练，让癫痫患者平卧于床上，或就近躺在平整的地方，防止跌倒或受伤，并迅速报告医生和拨打 120 急救电话。

用软垫子保护头部，解开衣领和腰带，以保持呼吸道通畅，并用毛巾、筷子或木棍塞入患者齿间，防止舌部咬伤。

如患者口中有分泌物，应将患者头部转向一侧，使分泌物流出，避免窒息。

癫痫发作时可手托病人枕部，以防颈部过伸，切勿用力按压病人身体，以防骨折及脱臼。

已经摔倒的病人，应检查有无外伤，如有外伤，应根据具体情况进行处理。

观察与记录，密切观察患者的意识、瞳孔、体温、脉搏、呼吸、血压、尿量、肢体温度及其他临床变化，患者未脱离危险前不宜搬动，并注意保温。

分析原因，及时向患者做出解释和进行相应的教育，给出相应的处理方案并送至急诊科 / 上级医院。

癫痫处理流程如图 3–13 所示。

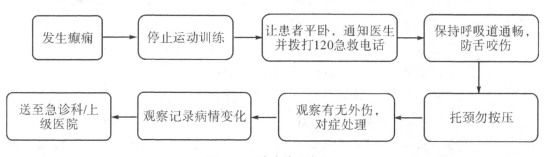

图 3–13　癫痫处理流程图

11. 突发脑梗死的应急预案与处理流程

运动训练初期评估时需详细记录患者有无并发症，每次训练前须查询运动者的生命体征是否稳定，确保运动训练在安全范围内进行。

患者一旦发生脑梗死，立即停止康复治疗，并迅速报告医生和拨打 120 急救电话。

口服阿司匹林 300 mg、氯吡格雷 75 mg，以保持呼吸道通畅。

可用冷毛巾覆盖患者头部，因血管在遇冷时收缩，可减少出血量。

观察与记录，密切观察患者的意识、瞳孔、体温、脉搏、呼吸、血压、尿量、肢体温度及其他临床变化，患者未脱离危险前不宜搬动，并注意保温。

分析原因，及时向病人的陪同做出解释和进行相应的教育，给出相应的处理方案并送至急诊科 / 上级医院。

突发脑梗死处理流程如图 3–14 所示。

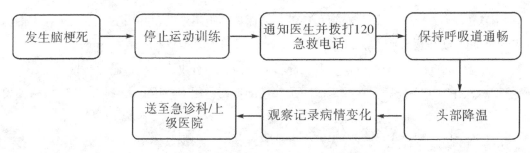

图 3-14　突发脑梗死处理流程图

12. 突发心肌梗死的应急预案与处理流程

运动训练初期评估时需详细记录患者有无并发症，每次训练前须查询运动者的生命体征是否稳定，确保运动训练在安全范围内进行。

患者一旦发生心梗，立即停止运动训练，让患者平卧休息，就地抢救，减少不必要的搬动，并迅速报告医生和拨打 120 急救电话。

嚼服阿司匹林 300 mg，舌下含化硝酸甘油或消心痛，5 min 后不缓解可追加 1 次。

给予吸氧，严重时每分钟 3 ～ 5 L，缓解后每分钟 2 ～ 3 L。

给予心电监护，随时观察心电图变化，及早发现心律失常类型，以便争取抢救时间。

如心跳呼吸停止，立即胸外心脏按压、人工呼吸，室颤时给予电击除颤。

观察与记录，密切观察患者的意识、瞳孔、体温、脉搏、呼吸、血压、尿量、肢体温度及其他临床病情变化，患者未脱离危险前不宜搬动，并注意保温。

分析原因，及时向病人的陪同做出解释和进行相应的教育，给出相应的处理方案并送至急诊科 / 上级医院。

突发心肌梗死处理流程如图 3-15 所示。

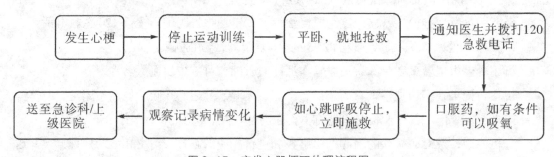

图 3-15　突发心肌梗死处理流程图

（四）运动干预人员培训及考核

1. 运动干预人员能力考核与培训方案实施要点

（1）岗位能力考核从"门槛式"的综合基础部分先行实施，考核内容对应基本的岗位准入标准，要求具有普适性，并力争在政策支持下过渡至执业资格考试。

（2）岗位能力考核与培训相衔接，未通过考核者须进行规范化培训并再次考核，以代表岗位能力标准的考核作为培训合格标准。

（3）获得岗位能力证书后进入临床岗位的运动康复师，将根据所在岗位需求不同在不同阶段进行继续教育培训。故培训应设不同的模块，如综合基础模块及专业／专项／专科模块，对应不同岗位标准，满足不同岗位对象的分层次需求。

（4）岗位能力考核与培训可先在部分省市试行，递进式推进该项工作。

2. 考核对象

所有康复治疗及相关专业毕业生、转岗康复治疗的从业人员、在岗的康复治疗师均需进行岗位能力考核。毕业生、转岗者需进行综合基础部分的岗位能力考核。

3. 考核标准

专家们认为，应当根据临床实际，建立全面的运动康复师岗位胜任能力评价体系，并设立《运动康复师岗位能力考核标准》。

4. 考核内容

根据现阶段市场要求，同时参照临床医学、护理、营养等专业的做法，专家们建议可以先行综合基础的岗位能力考核。考核内容以综合和基线为原则，以临床康复问题为导向。考核以实际案例及实际操作为主，紧密结合《运动康复师岗位能力考核标准》及临床岗位需求。

5. 考核难度

综合基础部分岗位能力考核难易度以担任综合运动康复康复师岗位所需最基本的知识技能为标准，具体可参照其他行业如医师资格、护士资格、营养师资格考试的难易程度。

6. 考核时间及结果认定

考核每年2次，夏冬季各1次。每人2年内限3次考核。3次未通过者，需自选培训单位进行系统培训1年后再次参加岗位能力考核，以此类推直至通过考核。考核合格者，取得由中国康复医学会颁发的运动康复师岗位能力合格证书。

7. 考核后培训

运动康复师岗位能力考核（综合基础部分）未通过者，必须接受运动康复师规范化培训，培训方案见《中国康复治疗师规范化培训专家共识》，培训结业时需再次参加当年岗位能力考核，作为培训目标达成的标准。运动康复师岗位能力考核（综合基础部分）通过者，到岗后依据岗位及发展需求接受毕业后继续教育培训项目，培训设立专业／专项／专科三个模块。①专业技术模块：物理治疗、作业治疗、言语治疗、康复工程等。②专项技术模块：各种专项技术。③专科康复模块：神经康复、骨科康复、心肺康复、儿童康复、老年康复等。专家提出，可后续设立相应的考核标准及考核内容，进一步规范各层次岗位能力标准要求。

（五）运动干预服务校验和评价分类

为不断提高运动干预服务质量，认真听取不同人群对服务过程的满意程度及意见和建议，不断强化业务科室的服务意识和质量意识，提高管理部门的责任意识，应定期进行服务校验和评价。满意度调查内容范畴按照就诊的医疗服务流程，主要包括服务流程、服务质量、服务态度、服务效率、执行价格标准、就诊环境等内容，调查运动干预对象对机构的满意度指标，以及运动干预对象的意见和建议收集。确保调查的有效性和针对性，运动干预机构应根据管理需要对调查内容及时增减、完善、修订相关调查内容。

1. 门诊满意度评价

（1）门诊运动干预对象问卷调查制度。主要实施门诊患者满意度的问卷调查。

（2）各运动干预机构应设置投诉箱和投诉举报电话。

（3）门诊患者每一个疗程结束时填写门诊患者满意度调查表。

（4）门诊患者定期电话回访制度。运动干预机构必须对干预对象停止门诊运动干预后，转入家庭运动干预10日内进行电话回访。一级运动干预单位将对各机构是否回访进行抽查督查工作。

（5）门诊运动干预机构应每周对干预对象进行一次疗效评价，并按需修改运动干预计划。

2. 住院患者满意度评价

（1）住院患者问卷调查制度。主要实施住院患者满意度的问卷调查。

（2）住院运动干预机构应设置投诉箱和投诉举报电话。

（3）住院患者出院时填写住院患者满意度调查表。

（4）出院患者电话回访制度。每位主管医师必须对自己主管的出院10日内的患者进行电话回访。医务办将对其是否回访进行抽查督查工作。

（5）运动干预机构不定时举办召开患者座谈会，了解患者满意度。

（6）医护人员：疗效评价表、睡眠评估表、心理评估表。

医护人员要定期对患者进行疗效评价，需要每周评一次，出院前评估一次。睡眠评估表则为入院当天和出院前一天评估。心理评估表在入院当天和出院前评估。

3. 医护人员满意度评价

满意度调查工作遵守调查纪律，调查行为规范严谨，调查员不得委托被调查科室代收发问卷，不得对调查对象进行诱导，确保调查的信息全面真实。

（1）对于门诊患者，应每个疗程评估一次医护人员满意度。

（2）对于住院患者，应在入院后3天和出院前各评估一次医护人员满意度。

（3）对于家庭康复的患者，应每周评估一次医护人员满意度。

第六节　膳食营养干预策略

习近平总书记指出：没有全民健康，就没有全面小康。而健康以营养为先，《"健康中国 2030"规划纲要》提出引导合理膳食。我国目前通过制定实施国民营养计划，深入开展食物（农产品、食品）营养功能评价研究，全面普及膳食营养知识，发布适合不同人群特点的膳食指南，引导居民形成科学的膳食习惯，推进健康饮食文化建设。建立健全居民营养监测制度，对重点区域、重点人群实施营养干预，重点解决微量营养素缺乏、部分人群油脂等高热能食物摄入过多等问题，逐步解决居民营养不足与营养过剩并存问题。实施临床营养干预。加强对学校、幼儿园、养老机构等营养健康工作的指导。开展示范健康食堂和健康餐厅建设。目标是到 2030 年，居民营养知识素养明显提高，营养缺乏疾病发生率显著下降，全国人均每日食盐摄入量降低 20%，超重人口、肥胖人口增长速度明显放缓。

一、营养健康现状分析及发展趋势

（一）营养健康现状

近年来，我国人民生活水平不断提高，营养供给水平有了明显的提高，国民的营养健康状况也得到了明显的改善。历年的全国营养与健康监测结果也表明，我国居民营养不足与体格发育问题得到了持续改善。由于社会经济发展水平不平衡、人口老龄化和伴随出现的一些不健康饮食方式等影响，当前，我国居民仍面临营养缺乏与营养过剩并存、部分人群中营养相关、生活方式相关等疾病高发的问题。与此同时，成人亚健康情况普遍存在。《基于亚健康评定量表（SHMS V1.0）的我国城镇居民亚健康状况评价研究》显示，2018 年我国六省市城镇居民总体亚健康检出率为 68.06%。

长期膳食不均衡与肥胖、心脑血管疾病、糖尿病、高血压、恶性肿瘤等的发病及进展密切相关，是导致全球疾病负担持续加重的重要可干预因素。在过去的数十年中，中国居民的膳食质量改善状况不理想，大部分人群膳食结构严重失衡，同时这种膳食结构失衡与持续增长的心脑血管疾病和 2 型糖尿病发病率、死亡率趋势一致。《中国居民膳食指南科学研究报告（2021）》显示，2012 年有 20.8% 的中国成人心脏代谢性疾病的死亡归因于膳食质量不佳，估计死亡人数为 151 万。2017 年，至少有 310 万中国城乡居民的死亡被归因为不合理膳食，其中高钠摄入（约占 17.3%）、水果消费量低（约占 11.5%）、水产类食物来源的 omega-3 脂肪酸摄入不足（约占 9.7%）是三个占比最高的不合理膳食行为。目前我国膳食不平衡问题主要表现为以下几个方面。

（1）高脂高盐摄入仍普遍存在，含糖碳酸饮料消费量逐年增加。

2015 年全国家庭膳食抽样调查显示，我国家庭烹调每日人均盐摄入量为 9.3 g，与推荐的盐摄入量仍有巨大差距。同时，伴随着在外就餐和外卖点餐成为一种的普遍饮食行为，油盐过度消费的状况仍然普遍存在。研究显示，外卖点餐常购买的前十位菜肴以油炸、腌制、盐渍等加工食物和肉类菜肴为主，进一步加重膳食结构不合理问题。同时，全国零售消费数据显示，碳酸类饮料（含糖或不含糖）销售量持续上升，城市人群游离糖摄入有 42.1% 来自于含糖饮料和乳饮料。

（2）全谷物、深色多色蔬菜、水果、奶类和奶制品、水产类和豆类及豆制品整体摄入不足。

我国南北方居民主粮均以精制米面的谷物为主，而全谷物及粗粮杂粮摄入明显不足，80% 以上的成年人日均摄入量不足 50 g。此外，蔬菜生产消费 70% 以上以白色、绿色的浅色蔬菜为主，深色蔬菜的消费未能达到蔬菜总消费 50% 以上的推荐水平。与西方国家相比，我国人均水果消费量较低，全国较高水果摄入量的人群也仅为 55.7 克 / 天，整体摄入量远未满足合理的膳食要求。受经济发展水平和饮食习惯的影响，我国居民奶类和奶制品的每日摄入量长期处于较低水平，且不同年龄段和不同人群的消费率均较低，导致我国居民钙摄入不足比例较高。我国居民鱼虾类水产品的人均摄入量为 24.3 克 / 天，超过 2/3 的成年人平均每日摄入量不足 40 g。豆类食品和豆制品是传统的健康营养食品，但由于供需失衡等原因，我国居民目前豆类和豆制品消费量和消费率均低，仅约 60% 的成年人经常消费豆类及其制品。

（3）特殊人群的营养问题仍需特别关注。

当前，我国 6 月龄内婴儿纯母乳喂养率不足 30%，距离《国民营养计划（2017—2030 年）》中所设定的到 2020 年我国 6 月龄内婴儿纯母乳喂养率达到 50% 的初期目标仍然存在明显差距；此外，我国 6 月龄至 2 岁婴幼儿辅食添加率仍然较低，并存在种类少、喂养次数不足的问题。我国育龄期女性全妊娠期累计贫血发生率虽有明显改善，但仍高达 13.6%。孕期体重增加过多、过快是另一个需要关注的重要营养问题，提示我们应提升社区和基层医疗机构营养师的业务水平和服务能力。与此同时，我国逐步步入老龄化社会，预计到 2025 年，我国老年总人口将超过 3 亿。目前，我国部分省市中 65 岁以上的老龄人口占比已超过 20%。尽管近年来采取多种措施改善老年人膳食和营养状况，但当前我国老年人群仍然存在严重的营养与健康问题，突出表现为一部分老年人长期总热量或蛋白质摄入不足，仅约 20% 人群每日摄入足够量的维生素 B_1、维生素 B_2、叶酸和钙。随着年龄增加，老年人群营养不良状态逐渐加剧。80 岁以上老年人低体质指数发生率约为 8.3%，贫血率达到 10%。另一方面，工业化国家膳食不平衡的情况也在老年人口中广泛流行，老年人肥胖率及不合理膳食相关慢性病发病率日益上升。据估算，我国 60 岁以上的老年人肥胖率为 13%，高血压患病率近 60%，糖尿病患病率近 15%。这些数据表明，我国老年人营养健康状况堪忧。

　　膳食组成或比例的不合理将造成摄入的营养或营养素与机体需要不平衡。众多的临床前与临床研究证据表明，膳食不平衡与机体免疫水平、慢性病的发生风险有密切关系。膳食模式是居民长期形成的地理条件相关的膳食结构、饮食习惯的整体表述，包括了食物类型、摄入量、比例或不同食物、饮料等组合的多维度概念。近年来，全球膳食指南日益强调膳食模式的均衡、合理及健康。增加全谷物摄入的膳食模式有助于维持正常体重，延缓体重不合理增长，显著减少心脑血管疾病、2型糖尿病、直肠癌等的发病率，并降低全因死亡风险。

　　而营养健康产品调研问卷结果显示，绝大部分人认为营养补充非常重要，大多数人日常会进行营养补充，但有超半数消费者对营养健康产品的认知出现偏差。从营养摄取途径来看，仅16.1%的消费者按正常饮食摄取营养；73.8%的消费者除了日常饮食（正常饮食或膳食营养），还会服用营养健康产品进行营养补充。从营养补充模式来看，49%的受访者倾向于了解自身所缺营养，有针对性地进行补充的营养补充方式；35%的消费者选择均衡全面地补充营养；还有近16%的消费者选择间歇补充、有严重需求时才补充，或者几乎不补充的营养补充方式。

　　总的来说，我国国民营养健康状况明显改善，但在营养健康的各个环节存在不同程度的意识匮乏或行动缺乏，在营养健康知识的认知、营养检测工具／渠道、营养摄取及补充方式、营养补充效果评估等方面都尚缺乏完善科学的管理体系。

（二）营养健康发展趋势

　　（1）建设专业营养健康服务平台，推动线上营养健康服务，拓宽健康营养服务领域，让更多的人群享受到专业的营养服务。

　　（2）营养健康产品与营养健康平台强强联手，共同促进中国膳食营养补充剂行业的发展。

　　（3）线上问诊联合AI等互联网医疗健康服务为消费者提供专业问询和个性化营养方案。

　　（4）开设线下营养健康馆、营养健康体验服务等线下服务，配套完善用户医疗健康体验，增加用户维护健康的持续性和习惯性。

　　（5）加强营养专业人才队伍建设，落实国民营养计划和"健康中国"行动之合理膳食行动，通过营养师等从业人员共同带动营养健康行业发展。

　　（6）推进抗衰老、疾病修复等重大生命科研课题突破，推动健康管理、慢病修复等科学健康领域发展。

二、建立主动健康服务中心，提升营养健康服务

（一）营养教育

1. 营养教育的定义及目的

营养教育是一种有计划的通过改变人群营养认知及行为模式而达到改善营养状况的活动，具有实施容易、费效比高、受益面广等特点，是实现有效的营养干预的基本前提，对改善居民营养状况、提高整体健康水平有重要意义。

营养教育的核心目标为提高各类人群膳食与健康知识，并倡导基于现代营养学的健康行为和生活方式，科学开发天然食物资源，消除或减少损害身心健康的营养因素，改善营养相关的健康状况，降低营养相关疾病负担，提高整体健康水平和改善生活质量。营养教育的内涵远非仅仅传播营养与健康相关知识，还应提供改变个体、群体和社会的认知和膳食行为必须的理论知识、操作技能和公共产品。

2. 营养教育的主要内容

（1）营养基础知识。

传播营养、营养素、营养价值与健康的相关知识。介绍不同食物的化学成分、物理特性和营养价值；介绍食物不同的加工、烹饪、储存和运输方式对食物营养成分和有害物质的影响。最终，从科学循证角度强调合理膳食与平衡膳食概念基本要求，用以指导如何做到均衡营养，减少营养相关性疾病的危害。

（2）合理膳食搭配。

合理膳食是维持和促进健康的基本保障之一。合理膳食对不同的人群均具有重要意义，不同人群的膳食搭配具有显著的差异。合理膳食既要促进健康，也要提供高效工作和学习的基本保障。对特定人群，合理膳食搭配是膳食干预的基础。

（3）《中国居民膳食指南（2022）》、中国居民平衡膳食宝塔。

《中国居民膳食指南（2022）》将平衡膳食、合理膳食以中国居民平衡膳食宝塔的形式展示（图 3-16）。膳食宝塔的文字解释部分介绍了我国健康成年人每天的不同食物的推荐摄入量的合理范围。需要注意的是，这里的摄入量是以每日总热量摄入在 1600～2400 kcal 之间的一般人群作为参考。如果目标人群每日推荐的总热量摄入量不在此范围内，则推荐摄入量也应该根据推荐的总热量摄入量是进行相应的调整。膳食宝塔还提供了每日活动量、饮水量的推荐用量，强调在合理膳食的基础上增加不同强度的身体活动和保证每日足量饮水的重要性。我们推荐一般人群根据膳食宝塔设定个体化的营养素摄入量。

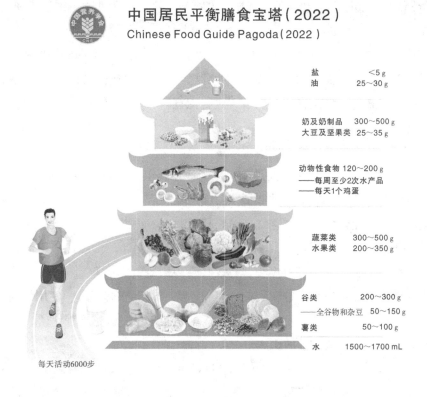

图 3-16　中国居民平衡膳食宝塔（2022）

（4）我国人群膳食营养相关疾病的状况和膳食指导。

随着工业化进程和人口老龄化进程的加速，我国城乡地区居民的膳食模式和主要疾病负担不断发生变化。当前，我国心脑血管疾病、糖尿病、恶性肿瘤等慢性病导致的死亡人数接近总死亡人数的 90%，直接相关的疾病负担超过我国居民疾病总负担的 70%。[①] 不健康的膳食模式是慢性病发病和持续演进的重要原因。然而，受限于膳食营养从业人员少、专业水平低、宣传教育形式落后等因素，营养教育和膳食指导开展仍然不足，居民营养健康行为改善仍然欠佳。

（5）食品营养标签。

食品营养标签对引导一般消费者选择营养健康食品、保持膳食平衡和促进身体健康起到关键作用。通过营养教育增强受教育者对食品营养标签的理解和重视是开展膳食干预的基本保障之一。食品营养标签所标示内容主要包括食品营养成分、营养成分功能和营养成分占比。食品营养成分所展示内容包括单位质量 / 体积食品（如每 100 g、每 100 mL 或每份单独包装）所含能量、脂肪、蛋白质、碳水化合物、钠等，并同时标注每种营养成分占营养素参考值（nutrient reference value，NRV）的比例。部分食品的食品营养标签上还展示

[①] 胡建平、饶克勤、钱军程、吴静：《中国慢性非传染性疾病经济负担研究》，《中国慢性病预防与控制》2007 年第 3 期。

单位质量/体积食品所含饱和或不饱和脂肪（酸）、胆固醇、游离糖、维生素和微量元素等。

（6）科学烹饪方法。

尽管烹制食材有助于人体消化和吸收，但也可能影响维生素和矿物质的含量，一些主要的营养成分也会因此而减少，甚至是产生化学致癌物。在营养教育中应注意强调根据食材及其主要营养素的特性选择恰当的方式进行烹饪。科学烹调的原则是指食品加工中应首先尽可能降低食物相关有害因子水平，即把食品安全放在首位，并兼顾食品的营养价值、色香味等感官。科学烹饪应注意"厨房三减"原则。

减油。各种植物和动物来源的油脂可以为人体提供必需脂肪酸和维生素 E，有助于脂溶性维生素吸收和利用，然而，油脂摄入过多也会损害人体健康。研究表明，心脏代谢性疾病、糖尿病、消化道癌症等均与油脂过量摄入相关。因此，建议我国健康成年居民每天油摄入量小于 25 g，其中反式脂肪酸摄入量小于 2 g。此外，食物在煎、炸的过程中会产生大量的丙烯酰胺、苯并芘等致癌物，建议日常多用清蒸、水煮、炖、凉拌等方式烹调食品，使用安全涂层的不粘锅、空气炸锅、烤箱、电饼铛等烹调工具，使用带刻度的油壶，不用"部分氢化植物油""起酥油""奶精""植脂末""人造奶油"等作为调味品或食品添加剂等，均有助于减少油的摄入量。

减盐。中国人群盐敏感体质比例较高，过量摄入盐会显著增加高血压、心脑血管疾病、消化道肿瘤和过敏性疾病等多种疾病的发病风险。因此，基于健康方面的考虑，钠盐的摄入量应低于 5 克/天。同样的，烹饪时还要注意"隐性盐"的存在，酱油、蚝油、鸡精、味精和料酒中也含有盐。

减糖。我国部分地区的传统菜品在烹饪过程中加入大量糖，如糖醋鱼、红烧排骨、拔丝地瓜或拔丝红薯等，也应尽量避免食用。家庭烹饪时应避免过多使用各种游离糖，如炒菜时应摒弃用糖提鲜的理念，熬粥、自制豆浆或其他饮品时应注意有意识地少加甚至不加糖。烹饪时巧用水果或有循证证据的甜味剂（木糖醇、赤藓糖醇等），减少烹饪时游离糖的添加。同样的，家庭烹饪中应特别注意所谓的"隐形糖"，如各种含大量游离糖的酱料（无论是否有明显的甜味）。

科学烹调还包括烹调方法的合理选择，因为烹调加工处理对食物营养有直接影响。在常用的烹饪方式中，清蒸被认为是最佳烹饪方法之一，它能最大程度的保留食物中的营养素，包括对热敏感和水溶性的营养素。日常使用的水煮（包括慢炖和煮沸等）烹饪方式则可能导致食物中水溶性维生素大量的分解或流失，但对于烹饪水产品而言，水煮可保留更多的 omega-3，总而言之，水煮仍然是一种比较理想的日常家庭烹饪方式。煎、炸和爆炒与油的摄入相关，虽然能够提高部分脂溶性维生素的摄入和一些植物化合物的保留，但过高的温度使食物中大量的营养素如维生素 C、维生素 B_1、维生素 B_2、叶酸等受热分解，同时容易产生多种成分复杂的有害物质，故不提倡经常使用这些烹饪方式。

（7）食品与安全。

摄入足量的安全且营养丰富的食物是维持生命和促进健康的基本条件。据 WHO 估计，每年全世界有 6 亿人因食用受污染的食品而患病，并主要集中在人口密集、经济发展和卫生条件落后的地区。不安全的食品给全球造成巨大的公共卫生威胁，危及我们每个人，婴幼儿、孕妇、老人及患有慢性病的人群对不安全食品的抵抗力尤其脆弱。因此，营养教育应强调以下几点使受教育者获得识别常见食品安全状况的能力。①清洁与卫生。取用或加工食物前、中、后要仔细洗手；及时清洗和定期消毒食品加工和食用场所的所有设备；同时应避免携带多种病原微生物的昆虫、啮齿类动物及其他动物接近食物。②生熟食分开。生的肉类、禽蛋和水产品可能含有致病性的微生物，在加工、储存和运输这些食物时应注意避免污染其他直接食用的食物。③充分煮熟。选择合适的烹饪方法可杀死几乎所有的常见病原微生物；研究表明，食物加热到 70 ℃并维持一段时间可安全食用，但需要注意的是，某些特定食物如肉馅、烤肉、大块且厚的肉片应延长加热时间以确保安全。④保存食物的条件。一般情况下，当以室温储存食物时，大部分的微生物可迅速繁殖；当把储存温度保持在低于 5 ℃或者高于 60 ℃时，微生物的生长速度明显减慢或完全停止；但少部分致病性的微生物在低于 5 ℃时仍能迅速生长，此类食物的保存应使用特殊方法，如更低的温度、灭菌封装或添加少量防腐剂等。⑤使用安全的水和原材料。破损和发霉的食物中可形成成分复杂的有毒化学物质，应注意甄别此类食材并采取有效的措施如清洗、去皮等以减少危险。⑥妥善处理农药残留。蔬菜瓜果等食物的生产、储存和运输过程常伴随农药、化肥等的残留，这些化学物质和癌症关系密切，我们应积极采取可靠的措施降低农药残留伤害。常见的去除农药化肥残留的有效方法有：浸泡水洗法、碱水浸泡法、去皮法等，不同的食物应采用相应的方式对农药化肥残留进行消除后再食用。

3. 营养教育的方法

（1）大众传播。营养教育的大众传播指通过召开营养学术会议、举办营养知识研讨会等方式，利用传统和现代传播平台，采用自明性较强的标语、宣传画、展示板、板报、专题栏等形式，结合现场膳食调查、营养状态监测工作，通过人际传播的方法传播营养与健康相关知识、营养治疗措施和营养改善政策。

（2）人际指导。人际指导是指营养教育者和受教育者面对面的营养知识交流，可即时获得双向的信息反馈，较大众传播更容易达到改变受教育者营养行为的目的。常见的医院内或社区特殊人群营养指导（例如婴幼儿喂养指导、糖尿病饮食指导等）目前已显示出较好的作用。

大众传播和人际指导是最重要的营养教育方式。其中，大众传播的优势是传播面相对比较广，传播速度较快；但缺点在于信息的即时反馈少，且针对性较弱。而人际指导的信息反馈性和针对性更强；但缺点在于覆盖面窄。两种方法具有高度的互补性，将两种方式有机结合，可以取得较好的营养教育效果。

（二）膳食干预

1. 一般人群的膳食干预

众多科学证据和实践证明，改善膳食模式及膳食结构、平衡膳食、规律运动和足量饮水能有效增强个人体质，减少慢性病的发生风险，达到促进健康和提高生活质量的目的。根据《中国居民膳食指南（2022）》要求，我国一般人群的平衡膳食建议如下。

（1）日常膳食应尽可能丰富食物种类，合理搭配。

每天的膳食应包括谷类、薯类、瓜果蔬菜类、畜禽鱼肉类、蛋奶类、豆类等食物。建议平均每天摄入的食物种类超过 12 种，每周超过 25 种。谷类为主的膳食模式是平衡膳食的主要特征，推荐一般人群每日摄入谷类食物为 250～300 g，其中全谷物和粗粮杂粮杂豆类摄入量 50～150 g；薯类 50～100 g。

（2）多吃瓜果蔬菜、奶类、全谷物、豆类及其制品。

蔬菜和水果为人体提供大量的维生素、微量元素、矿物质、膳食纤维和植物化学物，应强调餐餐有蔬菜，推荐每天每人摄入至少 300 g，且深色蔬菜应占总蔬菜摄入量的 50%以上。提倡天天吃水果，推荐每天摄入新鲜水果 200～350 g，需要注意的是，果汁不能代替鲜果，尤其是果汁型加工饮品。奶类、大豆类及其制品含矿物质元素、优质蛋白质和 B 族维生素等重要营养素较多，常摄入可有效降低心脑血管疾病、癌症、糖尿病等慢性病的发病风险。推荐一般人群每日奶类及奶制品摄入量相当于液态奶 300 g 以上，豆类及豆制品每天摄入量相当于大豆 25 g 以上。坚果是平衡膳食的有益补充，推荐每日摄入适量坚果。

（3）适量吃鱼、禽、蛋、瘦肉。

鱼、禽、蛋、瘦肉类可提供丰富的的优质蛋白质、A 族维生素和 B 族维生素，蛋类还含有较丰富的磷脂和胆固醇等维持生命所必须的营养素。鱼类含有较多的不饱和脂肪酸和 omega-3，推荐每周摄入量为 300～500 g；各类禽蛋类的营养成分齐全，且与人体成分相似，可高效提供人体所需各种营养素，推荐每周摄入量为 300～350 g；肉类食物应优选鱼肉和禽类肉等"白肉"，相对于畜类"红肉"，"白肉"脂肪含量相对较低，畜禽肉推荐每周摄入量为 300～500 g，少吃或不吃深加工的肉制品、肥肉、烟熏或腌制肉制品。整体而言，推荐健康成年人摄入鱼、禽、蛋和瘦肉总量 120～200 克 / 天。

（4）少盐少油，控糖限酒。

我国大部分城乡居民盐、油和糖摄入量显著超标，并很大程度上导致了肥胖、心脑血管疾病、癌症等慢性病发病率和死亡率的持续升高，因此倡议培养并长期保持清淡饮食的习惯，推荐成年健康人群每天钠盐摄入量不超过 5 g，每天油脂摄入量不超过 30 g，每天游离糖摄入量不超过 50 g，最好控制在 25 g 以下。同时强调吃动平衡、健康体重；规律进餐、足量饮水；会烹会选，会看标签等。

2. 特殊人群的膳食干预

特殊人群包括孕妇、哺乳期妇女、婴幼儿、学龄前儿童、学龄儿童、老年人。特殊人群的生理特点与营养需要显著异于一般人群，针对特殊人群的膳食干预应从以下理念出发。

（1）备孕、妊娠、哺乳期女性的膳食干预策略。

妊娠期与哺乳期女性生理特点发生明显变化，包括内分泌改变、血容量与血液动力学改变、肾功能改变与消化系统改变等。同时，她们的营养需求增加，科学的膳食干预有助于改善母婴结局。育龄期女性从备孕开始，应在前述的一般人群膳食指导基础上注意以下内容：①控制体质量在合理水平；②饮食富含铁元素、碘元素，建议烹饪中使用碘盐，备孕前3个月开始持续性补充叶酸；③避免接触烟酒，改变不健康的生活方式。孕妇膳食指南：补充叶酸，常吃富含铁质的食物，选择加碘盐。对于呕吐严重的人，应少食多餐，以保证摄入含有必要碳水化合物的食物。在妊娠中期和妊娠晚期增加牛奶、鱼、家禽、禽蛋和瘦肉的摄入量。保持适度的体力活动以避免妊娠期过快、过多的体重增加。戒烟戒酒，快乐孕育新生命，为母乳喂养做积极的准备。哺乳期妇女膳食指南：增加富含优质蛋白质、A族维生素的食品和海产品摄入量，并选择加碘盐。产后饮食要多样化，但不能过量，要注意整个哺乳期的营养。避免烟酒，避免浓茶和咖啡的摄入。

（2）新生儿与婴幼儿的膳食干预策略。

新生儿出生后应尽快开奶，并坚持新生儿的第一餐是母乳。婴儿出生6个月内应坚持纯母乳喂养。推荐适应性喂养，建立宝宝良好的生活规律。出生后几天可以开始补充不含钙的维生素D。仅建议当无法进行纯母乳喂养时，将婴儿配方奶粉作为一个可替代的选择。此时应监测宝宝体格生长发育指标，保持其健康成长。6个月时开始添加辅食。从富含铁的糊状食物开始，逐步添加，达到食物的多样性。促进适应性喂养并鼓励进食，但不强迫进食。辅食不建议添加调味料，尽量减少糖和盐的摄入。注意食品卫生和食品安全。

（3）各年龄段儿童的膳食干预策略。

儿童生长发育需要足够量且比例恰当的营养素摄入。同时，饮食习惯在儿童时期形成、成年后巩固，它们还可能影响未来慢性病的发展。因此，WHO建议在儿童期建立健康的饮食习惯以支持生长发育及降低成年后的慢性病负担。学龄前儿童应开始了解食物，学习烹饪知识并提高他们在营养方面的科学素养。三餐合理，规律饮食，养成健康的膳食习惯。选择营养健康的零食，多喝水，少喝或不喝含游离糖的饮品。不偏食，不暴饮暴食，保持适当的增重。保证每天至少活动60 min，增加户外活动时间。

（4）老年人群膳食干预策略。

当人们从儿童期、青少年期、成年期迈入老年期，人体细胞、组织和器官水平发生了许多变化，这会对老年人的健康和生活方式产生了全面的负面影响。在老年期，人们食物摄入的生理性下降非常常见，这会导致营养不足。老年人的营养状况影响生活质量，在身体、心理和社交等方面起着至关重要的作用，并与多种慢性病风险增加相关。老年人群宜少食、食软食；防止营养不良；主动喝足水；积极参加各类户外活动，延迟肌肉衰减；保持适当的体重，保障充足的食物摄入；在用餐时鼓励家人陪伴。

3. 慢性病人群的膳食干预

在世界范围内，慢性病日益影响发达国家和发展中国家人民的健康，成为致死致残的主要原因。2017 年，我国因过早死亡导致人群寿命损失最多的疾病为脑血管疾病（死亡率为 149.4/10 万，占总死亡 20.2%）、缺血性心脏病（死亡率为 123.9/10 万，占总死亡 16.7%）、肺癌（死亡率为 49.0/10 万，占总死亡 6.6%）。2005—2017 年，高血压、心脏病是我国居民死亡原因增长幅度最大的原因，达到 94.5%。①

（1）心血管代谢性疾病膳食干预策略。

饮食不合理是我国心血管代谢性疾病发病率和死亡率持续升高的重要危险因素之一。保持健康合理的饮食习惯是预防心血管代谢性疾病的有效途径。西方国家大多推荐地中海饮食或控制高血压的饮食方法（dietary approaches to stop hypertension，DASH）。地中海饮食的主要特点是摄入更多新鲜蔬菜和水果（尤其是绿色蔬菜）、全谷物和鱼类（尤其是富含 omega-3 脂肪酸的深海鱼类）；少摄入红肉；用低脂或脱脂乳制品代替高脂乳制品；多吃橄榄油、坚果等。DASH 饮食的特点是饱和脂肪酸和胆固醇含量低，同样提倡多吃蔬菜和水果、低脂乳制品、全谷物、家禽、鱼和坚果，低盐少糖，少饮含糖饮料，少吃红肉。欧美生活方式管理或心血管疾病预防指南建议使用地中海饮食或 DASH 饮食来帮助预防或控制高血压、血脂异常等心脏代谢性疾病，以及肥胖和糖尿病等疾病。

（2）糖尿病膳食干预策略。

确诊糖尿病后，要做好长期血糖控制的准备。科学饮食是各类糖尿病治疗的基础，也是糖尿病自然病程中的各个阶段防治不可缺少的措施。糖尿病患者应遵循均衡膳食原则，在控制总能量的前提下调整膳食结构，在满足各种营养素的需求的前提下，达到稳定血糖、降低血糖波动、预防糖尿病并发症的目的。糖尿病患者应根据个体情况设定主食的总比例和总量。全谷物和杂豆应占主食总摄入量的 1/3。一项观察项研究表明，在日常饮食中搭配 50 g 糙米可以显着降低患糖尿病的风险。提倡选择低升糖指数的主食，它们在胃肠道停留时间长，糖分释放缓慢，葡萄糖进入血液后，峰值低，下降速度慢，可以减少餐后血糖的波动，有助于控制血糖。多吃蔬菜，餐餐有新鲜蔬菜，烹调方法要适当。每天摄入蔬菜 500 g 左右，深色蔬菜占 1/2 以上。水果适量，两餐之间选择适量的水果，宜选择升糖指数低、品种多、颜色多的水果。经常吃鱼、禽、蛋和畜肉，减少肥肉的摄入，限制熏、烤、腌等加工肉类的摄入，每天摄入不超过一个鸡蛋。推荐每天饮用 300 mL 液态奶或同等量奶制品，零食和正餐选择适量的坚果。

---

① 殷鹏、齐金蕾、刘韫宁、刘江美、李婕：《2005—2017 年中国疾病负担研究报告》，《中国循环杂志》2019 年第 12 期。

（3）癌症患者膳食干预策略。

营养治疗在恶性肿瘤患者的临床管理中越来越受到重视。一项调查研究数据显示，中国 22 个主要省市 80 家三甲医院共 47488 例 16 种常见恶性肿瘤住院患者中，仅 19.6% 的患者未合并营养不良；68.89% 的营养不良癌症患者未得到任何营养治疗。[1]一项针对晚期非小细胞肺癌患者的研究显示，体重减轻越多、BMI 越低，癌症患者的生存时间越短。[2]营养筛查与评价、营养教育和膳食干预应贯穿癌症患者临床管理的全周期。每日充足的能量摄入是癌症患者饮食干预的基本条件，其中卧床患者推荐每天摄入 20～25 千卡 / 千克体重，自由活动的患者 25～30 千卡 / 千克体重。碳水化合物供能比例为 50%～65%，对于胰岛素抵抗的体重减轻的患者，应降低碳水化合物供能的比例，在选择主食时应考虑血糖指数和血糖负荷指数。每天蛋白质摄入量应超过 1 克 / 千克体重，建议达到 1.5～2.0克 / 千克体重。脂肪供能的比例为 20%～30%，对于胰岛素抵抗的体重减轻的患者，建议增加脂肪供能的比例。当积极的饮食干预仍不能维持体重时，应考虑在营养专家的指导下进行营养治疗。

（三）住院患者的营养治疗

营养不良是住院患者常见的并发症。营养不良最直接的表现就是体重减轻。6 个月内体重减轻 5% 以上或 6 个月以上体重减轻 10% 是诊断营养不良的必要条件。流行病学资料显示，我国 11 所三甲医院 5303 例住院患者营养不良的发生率为 11.3%～30.0%。[3]一项卫生经济学研究表明，英国肠外肠内营养学会的研究表明，每年疾病相关营养不良的耗费超过 70 亿英镑，约占总医疗费用的 10%。[4]多项研究表明，及时发现营养不良、规范营养治疗有助于改善住院患者的预后。[5]营养治疗的过程包括营养风险筛查、识别有营养不良风险的患者、营养状况评估、营养干预和营养疗效评估。

欧洲肠内肠外营养学会（ESPEN）提出，营养风险筛查是一个快速而简单的过程，通过筛查，如果发现患者存在营养风险，就可以制订营养支持计划。ESPEN 在 2002 年提出并推荐使用营养风险筛查 2002 量表（NRS2002）对住院患者进行营养风险筛查。该工具是迄今为止唯一一个基于 128 项随机对照试验的营养筛查工具，可前瞻性、动态地预测

① 宋春花、王昆华、郭增清等：《中国常见恶性肿瘤患者营养状况调查》，《中国科学：生命科学》2020 年第 12 期。

② van der Meij B S, Phernambucq E C, Fieten G M, Smit E F, Paul M A, van Leeuwen P A and Oosterhuis J W, "Nutrition during trimodality treatment in stage III non-small cell lung cancer: not only important for underweight patients," Journal of thoracic oncology 6, No. 9（2011）: 1563-1568.

③ 蒋朱明、陈伟、张澍田：《中国 11 个城市大医院 6 个临床专科 5303 例住院患者营养不良风险筛查（期中小结摘要）》，《中国临床营养杂志》2006 年第 4 期。

④ Elia Marinos, "Nutrition and health economics", Nutrition 5, No. 22（2006）: 576-578.

⑤ 唐普贤：《全国大医院老年住院患者营养状况调查》，硕士学位论文，北京协和医学院外科学系，2012。

营养不良风险，判断患者营养状况的变化，为营养支持决策提供依据。NRS2002 评分以 3 分作为评分分界点，即 NRS 评分大于等于 3 分则认为有营养风险，建议根据患者临床情况给予必要的营养干预。NRS 评分小于等于 3 分者虽然没有明确的营养不良风险依据，但建议住院期间至少每周重复进行一次营养筛查，然后根据复查结果进行新的营养分析。NRS2002 对使用者有很高的要求，作为替代方案，简单营养评估（MNA）、通用营养不良筛查工具（MUST）和营养风险指数（NRI）等简单的操作工具扩大了营养风险筛查的普及。

通过营养风险筛查工具确定存在营养不良风险的患者后，需要进一步评估营养状况，包括人体测量学、膳食调查、营养生化测试、营养代谢测试（能量代谢测试、人体成分分析等）和疾病状态评估（包括疾病、用药史和营养相关的临床症状）。营养状况评估是促进营养治疗、规范营养药物、特殊医学用途配方食品的应用、提高临床综合治疗效果的重要措施。

临床上对住院营养不良患者采用"五阶梯式"营养干预：饮食指导、口服营养补充、全肠内营养、"肠外营养 + 肠内营养"、全肠外营养。原则上，如果特定营养治疗在 3～5 天内不能满足目标能量需求的 60% 以上时，应进行下一阶梯的营养治疗。营养治疗的第一阶梯是由专业营养师或临床医生根据患者的营养风险评估和综合营养状况评估，寻找营养不良的原因，计算患者每天所需要的能量和营养素，根据患者的胃肠道功能状态制订个性化的营养指导。这种方法比较经济实用。通过这种方法，轻度营养不良的患者可以逐渐改善营养状况。对于不能通过正常的膳食来达到计划的营养供给目标的人，还需要添加一些口服营养补充剂，即在日常膳食的基础上，增加营养液、半固体或粉状制剂营养物的摄入。对于不能进食但胃肠功能良好的患者（如吞咽困难、重度胃轻瘫等），可通过鼻胃管、鼻肠管、胃造瘘管和空肠造瘘管等进食肠内营养制剂，为患者提供充足的营养。如果全肠内营养仍不能满足患者的营养需要，应考虑"肠外营养 + 肠内营养"的方式来改善营养状况，这对部分胃肠功能尚可但食欲不振、厌食和消化功能减退的患者或围手术期患者、危重病患者至关重要。当患者无法通过肠道吸收营养物质时，应给予全肠外营养以维持基本生存、提高终末期疾病患者的生活质量和延长生存时间。

营养评估应该是动态的。积极营养治疗后，应定期重新评估患者的营养风险和营养状况，监测营养相关指标，关注消化道反应，以确定是否继续或调整当前的营养支持策略。重新评估的内容和重新评估时间也可根据患者病情确定。

三、营养健康产品的需求与研发

（一）营养健康产品的需求

随着时代的进步和社会经济的发展，对于健康的认知及要求也随之提高。《"健康中国 2030"规划纲要》明确了"以提高人民健康水平为核心，以体制机制改革创新为动力，以普及健康生活、优化健康服务、完善健康保障、建设健康环境、发展健康产业为重点，把健康融入所有政策,加快转变健康领域发展方式,全方位、全周期维护和保障人民健康",明确了我国现阶段对于人民健康在各个环节的要求及需求。而营养健康产品则是影响人民健康的重要环节之一。随着人们健康生活意识的不断提升,使得人们对如何吃得健康营养也有了更多需求。

中国目前正面临老龄化加速,60 岁及以上人口超过 2.6 亿,超过总人口的 18%。同时,中青年群体亚健康状况普遍存在,且有青年化趋势。老年人、中年和年轻一代的健康问题,以及婴幼儿的营养需求,导致市场对营养保健食品的需求巨大。据统计,2020 年中国营养健康食品市场规模超过 8000 亿元,中国已成为仅次于美国的全球第二大健康食品市场。[①]

营养健康食品指的是具有食品的功能,并且还有生物活性成分或者其他营养素存在于其中,可以对人体生理功效进行强化,对营养进行改善,促使健康水平提升的食品。[②] 我国营养健康食品得到快速发展是在改革开放以后。受到国际营养健康食品市场的影响,我国食品工业得到了快速发展,我国营养健康食品产业迎来了发展机遇。目前营养健康食品的市场正在不断拓宽,营养健康食品的种类也在日渐丰富,随着人民对健康有了更深的认识,以及消费理念的改变,我国对于营养健康食品的需求呈上升趋势,需要注意的是,这一需求需要有专业人士的引导。只有在专业人士引导下的主动健康才能有效提升人民的营养健康,也更有利于该类产品市场的良性发展。

营养健康食品的需求增长有着其客观上的必然性。首先是国际市场发展带来的影响,20 世纪末期,日本相关部门采取相应的规范化措施对当时充斥着的虚假广告及产品进行了大力整顿,建立了严格的产品审核体制,并同时简化审核制度,从而改善了消费者对于营养健康食品的消费观念。其次是我国医疗费用的高速增长,相较于 20 世纪 90 年代我国医疗费用增长了将近 80 倍,目前我国居民医疗指出占人均总费用约 55%,这对于人民来说是巨大的生活压力,提高全民健康、有效预防疾病的发生能为人民及社会带来巨大的经济及社会收益,营养健康食品的发展势在必行。再者便是食物成分的改变,随着食品生产行业及社会的发展,我国的农业种植及养殖方式、土肥结构发生了很大的改变,在一定程度上影响了食物的营养成分。据相关数据显示,2000 年测定的蔬菜中维生素 C 的含量比1963 年明显降低,其中菠菜降低了 79%,油菜、茼蒿降低了 60%,白菜降低了 49%。另外,目前的食物加工方式也会对食物的营养成分造成影响,如酸、碱、氧、添加物等物质的添加、加热、精加工等都会造成食物营养成分的破坏或含量降低,并且还存在整体营养素含量不平衡的问题,因此,居民的营养均衡目标在无干预情况下很难得到实现[③]。

① 张中朋、李桂英、陈昆尧:《2021 年上半年营养健康食品进出口贸易情况及展望》,《精细与专用化学品》2021 年第 12 期。
② 李安国:《我国营养健康食品发展的必要性与发展策略》,《基层医学论坛》2015 年第 5 期。
③ 王艳梅:《我国发展营养健康食品的必要性与营养健康食品市场》,《中国保健营养旬刊》2013 年第 5 期。

根据《中国居民营养与慢性病状况报告（2020年）》的结果显示，随着"健康中国"建设和健康扶贫等民生工程的深入推进，我国营养改善和慢性病防控工作取得积极进展和明显成效：一是居民体格发育与营养不足问题持续改善，城乡差异逐步缩小；二是居民健康意识逐步增强，部分慢性病行为危险因素流行水平呈现下降趋势；三是重大慢性病过早死亡率逐年下降，因慢性病导致的劳动力损失明显减少。但我国居民仍然存在一些突出的营养问题，主要体现在以下三个方面：一是膳食结构不合理的问题突出，膳食脂肪供能比持续上升，食用油、食用盐摄入量远高于推荐值，而水果、豆及豆制品、奶类消费量不足；二是我国居民超重肥胖的形势严峻，城乡各年龄段居民超重肥胖率持续上升，慢性病患病/发病仍呈上升趋势；三是部分重点地区、重点人群，如婴幼儿、育龄妇女和高龄老年人面临的重要微量营养素缺乏等问题仍需要引起关注。由此可以看出，虽然国民的健康意识在不断提高，但随着国民生活水平的提高，许多在以往已存在的问题正在不断加重，并出现了当前时代背景下的新问题。如此环境下，利用营养健康产品进行合理营养干预来改善国民的健康状况不失为一个好办法。

目前营养健康食品已被纳入新保健品重点开发，即针对患者临床医疗营养需求和特殊环境下劳动者保护需求，重点推进抗衰老产品、膳食补充剂、营养强化食品、功能食品和特殊医学用途食品。重视知识产权和创新发展，挖掘传统民族医药理论，通过现代技术手段创新和发展中国营养健康食品产业，为特定或不同受众开发有系统、有计划的产品集群，将现代科技创新技术与营养失衡、劳累致伤、环境污染或食品安全致健康不足等问题相结合，提高科技创新发展水平，促进中国营养健康产品的发展。

（二）营养健康产品的研发

进行营养健康产品研发必须建立在充分的市场调查基础之上，首先需要明确拟研发产品的针对人群，以及市场、个人对于该类产品的需求情况。

前期通过观察法有目的、有计划、系统的对行业进行调研，可以更加清楚地了解整体行业市场现状，准确分析行业的市场格局，分析预测该类产品、服务的市场容量大小，判断行业的市场前景和未来发展趋势。通过问卷调查法了解市场对产品和服务的需求，从战略高度总体把握新产品研发的方向。运用实验法对调研资料进行整理分析，研究方案的可行性，为新产品研发提供有力的保障。只有重视市场调研，并科学实施市场调研，才能有效避免市场风险，最终保障新产品研发的成功。

主动健康的营养健康食品主要研发科学膳食产品和健康食品两类，覆盖老年人、儿童、青少年、孕妇、哺乳期妇女及慢性病人群。中国人口众多，不同地区饮食、生活习惯及环境都有较大差异，要研发出有针对性的营养健康食品，除完成市场调查外，还应同时对产品拟销售地区的上述人群进行个体需求调查，包括营养状况评估、生活方式调查、膳食调查等，以确定不同人群的健康需求，结合所调研的市场需求结果作为产品研发的参考依据。人们通过科学膳食成分搭配及量上的控制，可达到健康管理的目的。此外，可通过选择额外服用健康食品来弥补日常餐食中缺失的营养成分。

（1）科学膳食产品的研发。

首先针对城市居民膳食结构不合理及营养素摄入不足等问题，通过一日三餐的膳食干预将会对个体的健康带来极大改善，并使人们直观地了解到适合自己的健康膳食方式，不断提高居民健康素养。消费人群可通过选择摄入合适的食物以预防疾病或针对解决某些健康问题，例如肥胖、糖尿病、高血压、高血脂这些常见健康问题。

根据《中国居民膳食指南（2022）》《中国居民膳食营养素参考摄入量》及各类慢性病人群的营养膳食需求，由营养专业人员拟定相应的科学膳食配方库，例如增重减脂餐、儿童餐、低盐低脂餐、优质低蛋白餐等，将配方交由中央厨房（医院内或者第三方）进行营养膳食套餐制作，在制作的过程中考量外观、口感、口味、加工、烹饪及最终成品的营养素总量、营养比例与配方是否相符，通过总结问题反馈确定最终膳食产品配方及合理生产方案，这一过程中需要注意膳食配方中的蔬菜及水果的季节性。敲定最终膳食生产方案，便可以进行产品的生产、质控、上市，之后仍需在营养师（或营养专业人员）的配合下完善产品的跟踪与优化。

针对普通家庭的科学膳食产品需求量大，容易带来流量，然而专业度低的同时也意味着门槛较低，竞争激烈，用户特点分散；针对特定人群的营养管理，专业度较高，用户需求更明确。国外以家庭膳食为切入点的应用在吸引流量之后则开始深挖某一对营养管理、医学营养治疗需求更为刚性的特定群体。

（2）健康食品的研发。

健康食品作为营养健康食品的种类之一，具有一般食品的共性，其原材料也主要取自天然的动植物，经先进生产工艺，将其所含的丰富的功效成分作用发挥到极至用以调节人体机能，是适用于有特定功能需求的相应人群食用的特殊食品。利用现代高新技术研发的健康食品，既有整体调节的作用，又有激发机体防御系统的功能，还可避免化学药品的毒副作用，例如广西香蕉谷科技有限公司生产的高蛋白低脂饼干、香蕉小分子肽复合植物饮料分别适合糖尿病、高尿酸血症的病人食用。健康食品与营养膳食产品在执行功能上不同，在形式上更为灵活，可作为三餐外的营养补充，也可以作为特殊群体的主要营养支持，配合营养膳食产品在多角度满足各类人群的生活需求。

进行健康食品的研发，首先需要进行产品的方案设计，即确定产品概念及定位，将产品构思具体化，描述出产品的性能、具体用途、外形、优点、价格、名称、提供给目标人群的利益等，让目标人群能一目了然地识别出新产品的特征。如产品的研发生产涉及新技术，则需先进行产品技术预研，对产品生产的关键技术进行预研发。正式的研发工作包括原料的选择、小试、工艺选择、中试、中试产品的技术配方确认、包装形式与材质要求确认，批量试生产，包装标签设计与印刷，至此完成产品化过程。

营养健康产品日益被大众消费群体重视，且消费人群多样化，他们更加关注与自身健康需求更匹配的个性化产品，在功效、休闲、美味、使用便利等功能上要求更加严格，因此营养健康产品多样化、消费日常化、功能专业化是必然的发展趋势。

四、推动营养健康食品产业发展

食品营养直接关系到国民健康状况，后者在很大程度上成为国际社会衡量一个国家和社会进步的关键指标，也是反映社会经济运行状况和分配方式满意度的一面镜子。国民健康素质可以显示一个国家在社会经济、劳动力、人口、国防、文化和精神文明等方面的软硬实力。作为世界上经济发展最快的国家，我国的国民健康受到高度关注。因此，加强对食品营养与健康的研究、促进食品营养与健康产业的发展将是我国当前及未来具有重大战略意义的政策方向。

"健康中国"战略等红利政策的实施，将食品营养健康产业推上了经济风口。但与美国、日本等发达国家乃至与许多发展中国家相比，我国食品营养健康产业仍处于起步阶段，产业发展面临诸多隐患。从业态来看，食品营养健康产业是典型的以营养健康服务为基点、食品加工制造为主体、营养产品研发与生产为目标的产业链，食品营养与健康领域的研究和相关产业的快速发展，离不开科技创新的推动。以消费者为出发点，深入了解目标消费人群的整体健康状况、饮食偏好和营养需求，明确所研发产品在营养价值和口感方面的需求，突破食品营养与健康共性关键技术，为创造新产品提供了可能性。在产品生产加工过程中，要加强技术、工艺、设备、包装等方面的创新和改进，生产出满足消费者需求的营养健康食品。在销售流通环节，还要注意收集和跟踪消费者的产品反馈与新需求，以支撑产品改良和创新开发，实现按需研发与产业运营可持续的良性循环。

完善监管体制机制是促进食品营养健康产业发展的重要保障。根据我国当前食品安全态势，做好顶层设计，优化各监管部门职责，将原来分散、重复、交叉的监管工作相对集中组织起来，逐步实现部门整合、责任整合、资源优化与共享。同时，还要加大对食品技术人才培养的资金投入，建立食品检测前沿人才库，提高食品检测水平；在国家供给侧改革的大背景下，由中国制造向智能制造转型，抓住机遇，补齐技术装备短板，自主研发高端检测设备，减少设备采购资金，提升国产装备水平，扩大检测项目，使检测手段更加科学、高效、便携，检测结果更加可靠、自明。

近年来，我国围绕"健康中国"行动之合理膳食行动开展的食品营养健康产业工作取得了一定成效。以广西为例，各地各单位结合实际积极探索，形成了一些好的经验做法。通过对广西全区部分机关企事业单位、医疗机构、学校及养老机构等单位食堂进行调研，实地考察了解各地各部门食堂的现状，发现不同程度存在着膳食营养搭配不合理，营养知识宣传不到位，就餐者就餐体验满意度有待提升等问题。2019年，广西壮族自治区卫生健康委选择广西壮族自治区人民医院、广西医科大学第一附属医院、广西壮族自治区卫生健康委员会幼儿园等三个单位作为全区营养健康食堂首批示范创建单位。示范创建的过程中不断摸索积累了一定的经验，并将其纳入广西食品安全地方标准，2020年制定出台了《食品安全地方标准　医疗机构营养健康食堂建设管理规范》。随后，卫生健康委食品司向全国各省发文转发了广西营养健康食堂的创建经验，也引起了各相关部门及外省同行的极大关注。该举措以广西单位食堂作带头示范，以消费者健康营养需求为出发点，由相关监管部门规范营养健康食品的食品安全、生产加工等各个环节，对广西乃至全国的营养健康食品产业起到了极大的正向推动作用。

五、发展传统食养服务

传统医学强调"三分病七分养"，坚持"预防重于治疗"的原则。传承"养"的中医药文化是服务"健康中国"建设的重要举措。食养是中医文化和饮食文化的一颗璀璨明珠。在商代以前，中医就出现了食养的萌芽。从古至今，历代医家不断对药食开展研究，丰富了食药同源、食疗、食养的科学内涵。药食同源理念的发展，也是世界医学史上一门开创性的原创学科。

千百年来，药膳不仅在国内引起人们的关注，还广泛传播到国外，最早接受中国食养概念的是日本、韩国及周边国家。近年来，西方国家的一些医学学术机构也开始重视药膳研究。药膳在北美属于自然疗法的范畴，1992年美国国立卫生研究院成立了替代医学研究办公室以评估传统食养疗法的价值。现如今，中国传统食养的疗效越来越受到国际医学界的认可和重视。此外，近年来广西壮族自治区正加速布局中医药壮瑶医药建设，壮瑶族人民在传统药膳的基础上推出的具有民族特色的现代药膳也越来越受到海内外人们的重视及应用，丰富传统食养文化的内涵。

《国民营养计划（2017—2030年）》支持大力发展传统食养服务，以满足休闲、运动、健身、减肥、旅游等处于不同环境条件与生活方式的各类人群的营养健康需求。鼓励全面探索传统食养文化，加快新型食疗保健食品等相关产品、技术和服务的研发与上市。以市场需求和反馈为导向，推动创新融合，实现营养和健康的差异化、多元化、个性化融合与发展。

六、推动特殊医学用途配方食品和治疗膳食的规范化应用

特殊医学用途配方食品（即肠内营养制剂，以下简称"特医食品"）是为满足饮食限制、消化吸收障碍、代谢紊乱或代谢紊乱的人群特定的营养需要而特别加工和制备的营养产品。21世纪伊始，特医食品就引起了医学界的极大关注，全球特医食品行业进入高速发展期。早期发现营养不良和特医食品营养支持已被证明可以提高疾病康复率并减少住院天数。特

医食品在临床治疗中的成功应用，使许多国家相应制定了相关标准和管理政策。

特医食品在患者治疗、康复和维持身体机能的营养支持中发挥着重要作用。根据《中华人民共和国食品安全法》的规定，国家对特医食品实行严格监督管理。特医食品必须经国家市场监督管理总局备案。消费者应在医生或临床营养师的指导下单独食用特医食品或与其他食物一起食用。为进一步加强特医食品的规范应用，各省市分别出台了特医食品经营使用管理办法。2020年，江苏省印发了《江苏省特殊医学用途配方食品经营发使用管理办法（试行）》，明确要求规范特医食品经营行为，规范医疗机构特医食品临床应用管理。严格落实医疗机构在食品安全方面的主体责任，建立健全特医食品的选择、采购、检验、追溯、储存、流通、临床应用评价、食品安全自查和不良反应记录等管理制度，建立特医食品使用情况综合反馈机制和应急处置机制。医疗机构负责对使用特医食品的执业医师和营养师进行培训和考核，考核合格后下达特医食品医嘱。执业医师或营养师负责审查和评价特医食品临床应用的适宜性，指导患者选择和使用特医食品。

七、第三方营养产品供应中心服务模式探索

第三方营养产品供应中心通过医院内主动健康服务信息化共享模式，以自治区级、市级第三方服务中心信息化平台为桥梁，实现与服务对象（"一老一小"和慢病人群）的一体化联系，根据服务对象的健康需求，由广西壮族自治区人民医院研发的营养健康食品作为主要产品资源，由第三方营养产品供应中心负责主要营养健康膳食及产品供应服务。

第三方营养产品供应中心需具备中央厨房，要保障科学膳食产品的服务质量，保障膳食的食品质量和安全，实行责任控制法，对膳食产品的质量和整个厨房出品稳定负责，使产品统一标准，并由营养专业人员直接对科学膳食产品配方进行动态调整。运用网络信息平台，订单由中央厨房进行统一生产，在满足不同服务需求的基础上保证膳食产品的质量。每个阶段对用户反馈信息及工作流程中出现的问题进行收集分析，由产品研发人员对膳食产品进行必要调整及定期的膳食配方库更新，完成对产品及整个生产线的优化。

第三方营养产品供应中心应采取科学的管理模式，摆脱低层次操作的局限，合理准备营养产品，控制成本，确保营养产品安全和质量，从而辅助临床营养治疗。要实现这一目标，首先要组建一支专业的管理团队，并根据不同人群的特定生理病理情况投入资金组建临床营养专家团队。医院营养科负责对营养健康产品的质量进行监管，准确计算营养品参数，综合评价营养健康产品的质量，以及改善服务对象营养状况的效果。

健康食品在完成产品化后，在产品正式上市前需完成产品包装设计、定价、新产品的调研及调整、合作方选择等，便可进行商业化生产。产品正式上市后需定期进行售后追踪，尤其是商业化生产后首批新产品需要留样，观察稳定性变化，利用售后跟踪所反馈的问题进行口味改良，对新品的工艺、配方、规格、包装形式进行优化改进，保障健康食品的产

品满足消费者需求。部分健康食品的使用需要在营养专业人员的指导下进行量化和适应性辩证，尤其是针对疾病类型的产品，以跟踪效果和必要时调整使用方案。

第三方营养产品供应中心服务模式具有更好的延续性和扩展性。传统的医院内集中供应营养产品的服务模式限制了长期营养风险的人群在院外继续接受临床营养专家指导下的营养治疗的可行性，第三方营养产品供应中心可以提供疾病人群全周期的延续性服务。第三方营养产品供应中心的服务模式还可以提供非住院人群全生命周期的营养需求服务，包括面向一般人群提供减脂餐、减重餐、增肌餐，面向特殊人群提供不同年龄段强化营养餐、老人餐、孕妇餐、备孕餐、月子餐等，面向慢性病院外随访人群提供糖尿病餐、肾病餐、冠心病餐等。

第三方营养产品供应中心通过院内主动健康连续服务中心、主动健康连续服务第三方中心的跨区域医疗健康一体化连续服务，为人民提供更明晰的自我健康管理膳食营养服务，满足具体合理的健康膳食营养需求，创造全民主动健康的条件，在实践探索中将不断总结经验及教训，逐步形成一套更为成熟的服务模式。

八、借鉴国外经验与实践

健康问题对个人及社会带来的影响在国外同样面临着极大的考验。以美国为例，1980—2005 年，美国医疗卫生费用与其占国民经济生产总值比率的 2 个指标的增长幅度，遥遥领先世界各国，稳居榜首。2007 年，美国医疗卫生费用达 2.24 万亿，人均 7421 美元，用于个人医疗卫生费用的为 2.10 万亿。降低健康低危人群向高危人群的转化率是减少疾病从而降低经济损失的最有效手段，为此美国经历了一场健康管理实践及研究的变革与发展，而健康产业也成为美国当时增速最快产业。[①] 美国健康管理工作中创建了健康维护组织（HMO）[②]，以患者为中心实现全生命周期健康管理，其数量和参保人数迅速增长并在控制医疗费用方面卓有成效[③]。在管理式医疗中 HMO 的运行模式最为复杂，其通过集团模式、雇员模式、个体医生协会组织及网络模式组织医生进行健康管理服务，其管理服务特点主要为采取预付制度、严格的分级诊疗程序、注重疾病的防控、完善的信息化平台以及健全的评估监督制度。[④] 美国的健康饮食产业与医疗服务产业并没有形成紧密的联系，

---

① 严慈庆、艾鼎敦：《健康管理的经济战略意义》，《中华健康管理学杂志》2009 年第 3 期。
② Harrington D E，Sayre E A，"Managed care and measuring medical outcomes：Did the rise of HMOs contribute to the fall in the autopsy rate？，" *Social Science & Medicine* 70，No.2（2010）：191–198.
③ Kevin Callison，"Medicare Managed Care Spillovers and Treatment Intensity，" *Health Economics* 25，No.7（2015）：873–887.
④ 郭洪涛、张明月：《国外老年人健康管理的经验及对我国的启发》，《中华健康管理学杂志》2014 年第 3 期。

在营养干预方面，美国每隔 5 年发布新版《美国居民膳食指南》以指导公民健康饮食和要求食品公司在产品包装上必须提供的营养信息或者建议，并制定了预防和管理慢性病的膳食模式。膳食模式是指人们在日常饮食中摄入的主要食物种类及食物的相对构成，是决定膳食质量和营养水平的物质基础，研究膳食模式对健康和疾病的影响比研究单个食物成分更为合理。通过由美国国家心、肺、血液研究所支持的两个大型多中心对照饮食干预研究探索膳食模式对血压的影响，制定了 DASH 饮食，流行病学研究表明 DASH 饮食可增加胰岛素敏感性，减低患 2 型糖尿病、代谢综合征及高血压等的风险。[1] 该饮食模式带动了美国甚至是全球的饮食文化的改变，成为目前健康膳食模式的首选之一，为人们带来了可观的健康影响及经济收益。

在西方国家，营养膳食干预被认为是防治慢性病的有效手段。一项研究表明，以家庭为单位接受面对面的营养教育课程、烹饪课程，提供相关的文本材料和构成大西洋饮食的部分食物，6 个月后，这些家庭在"增加水果、蔬菜和乳制品摄入"和"采用水煮、蒸煮方式烹饪食品"方面有显著改善，并减少了热量的摄入。进一步分析发现，这些家庭成年人体重平均下降 1.1 kg，血清总胆固醇水平也显著低于对照组家庭的成年成员。[2] 另一项来自英国初级保健机构的研究显示，在对肠易激综合征患者进行膳食调查并建议遵循低可发酵低聚糖、双糖、单糖和多元醇碳水化合物（FODMAP）饮食后 1 个月内，所有症状的报告频率明显降低，医疗卫生需求明显减少。[3]

这些可用的国外经验表明，一般人群和特定病理状态人群都可以在接受营养教育、膳食干预中获益，这些策略可以使慢性病负担减轻并进一步减少医疗保健的费用支出。在以医疗机构为主体的健康服务管理模式上，美国、日本、英国等国家已形成适应本国的较为成熟的管理模式，有许多值得我们借鉴的地方，如合理的分级诊疗、完善的信息化平台及健全的评估监督制度均是主动健康跨区域一体化健康管理服务所必须的。2019 年 9 月 29 日，发展改革委联合多个部门发布了《促进健康产业高质量发展行动纲要（2019—2022 年）》，明确指出要坚持"突出重点、优化结构""深化改革、市场驱动""鼓励创新、科技支撑""跨界融合、聚焦发展"的基本原则。借此，应根据我国的具体情况，建设高质量营养学科并注重营养专业人才培养，为国民提供规范化的营养健康服务供给、提高我国营养健康服务、推动食物营养健康产业发展。

---

[1] 何丽：《健康管理理论与实践技能系列讲座：健康管理实践中的营养与运动干预》，《中华健康管理学杂志》2015 年第 4 期。

[2] Calvo-Malvar Mar, Benítez-Estévez Alfonso J, Leis Rosaura, et al, "Changes in Dietary Patterns through a Nutritional Intervention with a Traditional Atlantic Diet: The Galiat Randomized Controlled Trial", *Nutrients* 12, No.13（2012）: 4233.

[3] Seamark Leah, Barclay Yvonne, Marchant Ceri, Williams Marianne and Hickson Mary, "Long-term symptom severity in people with irritable bowel syndrome following dietetic treatment in primary care: A service evaluation", *Journal of human nutrition and dietetics: the official journal of the British Dietetic Association* 34, No.5（2021）: 890-900.

第七节 睡眠干预策略

随着现代社会生活方式的改变和社会节奏的加快，人们的睡眠节律发生了改变，越来越多的人出现了睡眠障碍，人们对睡眠健康又有了新的需求。主动睡眠健康旨在建立一个睡眠健康管理机构为大众睡眠健康提供评估、咨询、干预、建议等服务，让健康的主动权掌握在人们手中。

一、主动睡眠健康的概念

睡眠是人体必需的生理活动，是一种可逆的静息现象，它受睡眠-觉醒中枢调节，能够巩固记忆、使机体复原，是维系健康的重要保障。睡眠健康是指睡眠的健康程度，高健康水平的睡眠不仅能够使人体的体力和精神得到恢复、消除全身疲劳，而且能够维护人体心理健康，提高生命生活质量，对促进人体身心健康都具有重要的理论意义和现实意义。

二、主动睡眠健康服务机构的概念

主动睡眠健康服务机构指为人民群众提供睡眠问题咨询、睡眠障碍治疗、家庭康复等服务，开展健康科普等宣教活动的机构。主动睡眠健康中心主要从事健康评估、健康干预和健康促进等环节的相关事项，而社区医疗和乡镇卫生所等基础医疗机构则从事健康体检和健康信息的收集等辅助工作。构建一个通过互联网、物联网等手段，以主动睡眠健康中心为媒介，为全人群提供以主动健康为目标的各种睡眠健康知识、睡眠保健手段、睡眠诊疗资源的资源库和相关服务。

（一）睡眠健康评价标准

制定统一的睡眠健康评价标准不仅有利于民众的自我健康评估，使其及时发现问题，主动寻求咨询和治疗，也方便平台迅速分类进行服务。

（1）睡眠的节律和结构。如果主睡眠的时段和大众的主睡眠时段基本上一致，且保证足够的睡眠时长，则睡眠的节律是正常的。

（2）睡眠效率。即总睡眠时间与卧床时间之比。

（3）睡眠满意度。即睡醒后心理与躯体疲劳是否得到良好的恢复。

（4）日间状态。即日间清醒时段精力是否充沛，认知功能是否受到影响等。

根据"健康中国"行动发布的《睡眠健康倡议书》，建议小学生每天睡眠时间不少于10个小时，初中生每天睡眠时间不少于9个小时，高中生每天睡眠时间不少于8个小时，成年人每天睡眠时间为7～8个小时。然而，随着生活、工作压力的增加，睡眠障碍发生率逐年增加。很多研究显示，高血压、糖尿病、代谢综合征和抑郁症等慢性病与睡眠呼吸障碍密切相关。

（二）睡眠健康服务机构的服务人群

每个阶段的人群都有自己特殊的睡眠模式和特点，根据其各自的特点细分人群进行区别管理，更能够针对性地提供有效帮助且能大大增加主动睡眠健康干预的成功率。

1. 儿童

睡眠是人体重要的生理活动，在儿童时期尤为重要。常见的儿童睡眠障碍包括入睡相关障碍、睡眠昼夜节律紊乱、异态睡眠（睡惊症、梦魇、睡行症、遗尿症、磨牙）等，这些症状会严重影响儿童近期、远期身心健康，应引起临床医生及家长的足够重视，许多障碍根源于儿童早期不良的睡眠习惯。因此，有必要及早为家长提供切实可行的睡眠卫生指导，以预防儿童睡眠障碍的发生，保证儿童良好的睡眠质量。导致儿童健康问题的主要原因是免疫力低下、脾胃虚弱和睡眠不足，且几种原因还会相互影响，造成恶性循环，导致儿童形成不同的亚健康体质。为了避免陷入这种恶性循环，塑造健康体质，家长应创造早睡的环境，让儿童得到充分休息。儿童睡眠障碍会使其大脑较容易产生缺氧，可导致其出现行为异常、反应迟钝、注意力不集中及记忆力减退等状况。及时发现并干预儿童的睡眠问题有重大意义。

儿童期良好的睡眠在儿童的体格生长、智力发育及人格成熟中起重要作用。睡眠障碍是儿童期常见且容易被忽视的问题，儿童早期睡眠问题可持续至成人期，不仅与儿童躯体、认知及行为发育问题密切相关，同时也是成人肥胖、高血压、抑郁症、焦虑症等慢性病发生的重要高危因素。发生睡眠障碍的儿童应及时进行干预治疗，排除潜在的疾病和生物学因素，对儿童的睡眠习惯和生长发育水平、家长的养育行为、儿童和家属对睡眠的认知进行系统评估，制订个体化干预策略。

2. 青少年

失眠、睡眠不足等睡眠障碍会导致青少年学习效率下降、身心发展受影响、在校表现欠佳。与此同时，睡眠质量不好也与许多身心疾病的发生密切相关，如紧张性头痛、经前期紧张症、肠易激综合征等。高中生群体学习任务繁重，还面临高考带来的压力，容易产生消极情绪，导致睡眠问题。良好的睡眠质量和充足的睡眠时间是青少年群体身心健康发展不可缺少的，社会、家庭都应重视睡眠问题，开展睡眠指导与教育，督促青少年改善不良睡眠习惯和不合理睡眠信念，改善睡眠质量，促进身心健康。睡眠障碍会引起青少年免疫力低下、机体疲惫、烦躁，造成相当一部分青少年长期处于亚健康状态，长此以往，不仅易引发神经衰弱、高血压、心脑血管疾病等机体疾病，而且极易导致青少年产生情绪不稳、注意力涣散、记忆减退、思维迟钝和认知偏执等一系列心理问题。因此，关注青少年睡眠障碍，引导青少年掌握战胜睡眠障碍的有效策略和方法，对促进青少年身心健康成长有着极其重要的意义。

睡眠障碍疾病导致睡眠时间及质量不足，常与多种精神疾病伴发，会影响青少年身体健康、智力发育，导致情绪、认知和社会心理问题。青少年常见睡眠障碍疾病包括失眠、阻塞性睡眠呼吸暂停、发作性睡病、异态睡眠、周期性肢体运动障碍、不宁腿综合征。睡眠障碍性疾病在青少年期较常见且危害严重，人们对此类疾病应更加关注，正确诊治和管理尤为重要。

3. 成年人

睡眠是人的生命本能，不仅对个体的身心健康具有重要意义，还可以作为身体机能调节、恢复和增强的天然手段。睡眠问题需要选择科学的方法积极进行治疗，遵循科学知识，坚持健康的生活方式，规避睡眠障碍带来的健康问题。睡眠充足和健康促进生活方式之间有着密切的联系，睡眠质量差、时间不足与亚健康临床表现中的睡眠紊乱、记忆力下降、精神紧张、反应迟钝等显著相关。长期熬夜还会引起机体内分泌紊乱，导致免疫力下降，引起感冒、胃肠功能不适等疾病。对公务员群体的调查显示，睡眠异常是亚健康状态的重要表现之一。通过提高个体意识，采取健康的生活方式，保障充足的睡眠时间可以促进健康，减少亚健康的发生。

在社会压力日益增大的今天，各种睡眠问题已经成为影响人们正常生活的重要因素，睡眠障碍不仅影响人们的身心健康，而且也会降低人们的生活质量，睡眠障碍若不及时治疗，会导致神经、内分泌、心血管、免疫等多系统、多器官损害甚至并发呼吸衰竭、心脏衰竭等严重并发症，威胁患者生命安全。因此，睡眠障碍应引起相关人员的高度重视，对睡眠障碍患者应采取积极的治疗措施，并采取恰当的方式进行治疗。

4. 孕妇

孕妇在深睡眠时，母体和胎儿都能够得到很好的休息，因此优质的睡眠对孕妇和胎儿都是极有意义的。健康教育能够使孕妇知晓孕产的相关知识，从而提升孕妇对睡眠及孕产知识的认知，并且通过良好的心理疏导，能够使其保持良好的心态，进而改善其睡眠质量。伴随着孕妇睡眠质量的改善，胎儿能够获得良好的发育。女性在妊娠期间，由于生理上的一系列变化，会出现一系列的身体变化和心理变化。这些反应除个别严重者需要就医外，大多数不会造成严重危害，但有相当一部分孕妇处于亚健康状态，需要引起足够的重视。睡眠障碍是较为常见的问题，妊娠期睡眠障碍是指女性在妊娠期所发生的睡眠行为、形态、时间紊乱，包括夜间失眠、嗜睡等，孕妇睡眠障碍会导致不良妊娠结局的发生风险增加，因此，对其进行睡眠相关健康教育和健康促进行为显得尤其重要。

　　当人的睡眠出现障碍时，机体内环境将发生紊乱，导致正常的生命活动和行为受到影响，严重的甚至可能致死。对于孕妇这一类特殊人群，睡眠质量对其自身健康、妊娠的结局及胎儿的安危等方面都具有重要影响。重视孕妇的睡眠状况，在怀孕期间筛查和治疗睡眠障碍有利于促进健康妊娠，改善不良妊娠结局。引起妊娠期睡眠障碍的病因众多，针对病因的预防和对症治疗是减轻或消除睡眠障碍的主要手段。

5. 老年人

　　由于生理因素、疾病因素、社会因素等综合作用，老年人更容易发生睡眠问题。睡眠质量差会严重影响老年人的心理健康、生理功能和生存质量。老年人高质量的睡眠必须具备 30 min 之内入睡，保持 6～8 h 的睡眠时间，睡眠过程中不易觉醒，无起夜或者很少起夜，起夜后能很快再入睡，清醒后全身舒适、疲劳感消失、头脑清醒、精力充沛等特征。老年人的积极情感、心理幸福感与良好睡眠相关，保持良好的睡眠有利于老年人的身心健康。轻度睡眠障碍可使人焦虑、烦躁，睡眠障碍持续进展易引起人体免疫功能下降，进而诱发或加重头痛、抑郁症、糖尿病、高血压、消化性溃疡、心脑血管疾病等一系列疾病，严重影响老年人身心健康。睡眠障碍不仅降低老年人战胜疾病和对生活的信心，而且还是其他潜在的精神疾病或躯体疾病的早期症状之一，早发现、早治疗，及时干预，可最大程度降低风险。睡眠障碍是老年人群体中的常见病症，影响因素是多方面的，可增加适合老年人的运动与娱乐活动，为老年人创造良好的睡眠环境，从而提高其生命质量。

（三）睡眠健康服务机构的设置

　　为提供高质量的主动睡眠健康服务，各级机构的人员配备至关重要。各级单位应根据要求配备相应的技术资质、场地及管理人员。

1. 人员配备

（1）主动睡眠健康中心。

①执业医师 1 名；

②睡眠技师 1 名；

③执业护士 1 名；

④执证健康管理师 1 名；

⑤主动睡眠健康中心网络平台管理工程师 2 名以上。

（2）社区机构。

①执业医师 1 名；

②执证健康管理师 1 名；

③主动睡眠健康中心网络平台管理工程师 1 名以上。

（3）家庭单元。

①执业医师 1 名（通过医疗机构网络平台工作）；

②执证健康管理师 1 名（通过医疗机构网络平台工作）。

2. 人员资质

主动睡眠健康中心人员配置需达到以下要求。

（1）执业医师：能够评估、诊断睡眠。获得中华人民共和国医师执业资格证书；本科及以上学历；完成医师执业注册；系统完成睡眠医学课程学习。

（2）睡眠技师：能完成患者的睡眠评估，为执业医师的诊断提供参考价值，能完成患者基础治疗工作。经过临床培训，通过考核后上岗。

（3）执业护士：能协助睡眠技师完成患者基础治疗工作，做好患者的随访工作。获得中华人民共和国护士资格证书；大专及以上学历；完成护士执业注册。

（4）执证健康管理师：每年有继续教育学习 I 类学分 10 分（通过医疗机构网络平台工作）。

（5）主动睡眠健康中心网络平台管理工程师：大专及以上学历，获得计算机及相关专业学位；具有网络及计算机维护与管理工作经验；了解计算机硬件基本知识；熟悉 Windows 操作系统，了解 Linux 操作系统的安装及基本命令，了解数据库安装及基本维护工作，具有 web 服务安装经验；熟悉网络相关知识，熟悉 web 发布相关系统的安装及维护；熟悉广电监测行业且具备优秀的项目管理和时间管理能力。

3. 场地设置要求

（1）主动睡眠健康中心。

①主动睡眠健康中心电脑中央控制室：面积不少于 15 m^2，用于构建及维护网络平台运行。

②主动睡眠健康中心面诊室：面积不少于 15 m^2，用于开展主动睡眠健康咨询及简单查体。

③卫浴室：有无障碍卫生间。

④设置医疗废物暂存处：实行医疗废物分类管理，配备专人负责病房内保洁工作，保洁员应具备基本的医疗卫生常识，保证环境的消毒、整洁。

（2）社区机构。

①主动睡眠健康中心社区网络管理室：面积不少于 10 m^2，用于维护网络平台运行。

②主动睡眠健康中心面诊室：面积不少于 10 m^2，用于开展主动睡眠健康咨询及简单查体。

③卫浴室：有无障碍卫生间。

④设置医疗废物暂存处：实行医疗废物分类管理，配备专人负责病房内保洁工作，保洁员应具备基本的医疗卫生常识，保证环境的消毒、整洁。

（3）家庭单元。

①卧室环境安静；

②房间光线适宜；

③寝具舒适。

4. 仪器配备要求

（1）主动睡眠健康中心。

①应配备电子计算机、打印机、可租借的移动电子设备（如电子手环、平板电脑等）；

②所有仪器设备有备案记录，定点放置、专人管理，定期维护、检测、校正，有使用流程及说明书。

（2）社区机构。

①应配备电子计算机、打印机、可租借的移动电子设备（如电子手环、平板电脑等）；

②所有仪器设备有备案记录，定点放置、专人管理，定期维护、检测、校正，有使用流程及说明书。

（3）家庭单元。

①患者应配备支持相应 APP 使用的手机或平板电脑进行睡眠评估；

②有网络平台对患者睡眠情况进行 AI 评估。

5. 主动睡眠健康的服务手段

主动睡眠健康服务手段作为重点内容，体现了整个平台服务的核心，以主动睡眠健康中心为媒介，以为全人群提供主动健康为目标，提供各种睡眠健康知识、睡眠保健手段，建设睡眠诊疗资源资源库。

（1）主动睡眠健康服务的主要内容。

睡眠作为人体健康的重要组成部分，睡眠的主动健康自然是重中之重。最常见的两种睡眠障碍类型为失眠障碍和睡眠呼吸障碍。根据 WHO 的统计，全球睡眠障碍患病率达 27%。而中国睡眠研究会 2016 年公布的睡眠调查结果显示，中国成年人失眠发生率高达 38.2%，有超过 3 亿中国人有睡眠障碍。这个数据仍在逐年攀升，尤其是在新冠肺炎疫情下，我国 40% 的人群出现睡眠质量差的问题。全球约有 10 亿 30～69 岁的成年人患有阻塞性睡眠呼吸暂停，其中患病人数最多的是中国，达到 1.76 亿，其次是美国、巴西和印度。古语有云："上医治未病。"求助于医疗总是人们健康出现问题之后的亡羊补牢，如果能在此之前，治于未病，减少乃至防止疾病的发生，对个人、对社会和国家都是更好的选择。在《国务院关于实施健康中国行动的意见》中，对"健康中国"实施原则的阐述包括"普及知识、提升素养""自主自律、健康生活""早期干预、完善服务""全民参与、共建共享"。主动健康，就是我国面向新时代人民群众的健康需求提出的新理念和新模式。要让人民群众主动起来，必须让他们认识到睡眠健康的重要性和睡眠障碍的危害。当前多媒体、智能穿戴设备发展迅速，我们的睡眠干预手段可以多种多样。

①主动睡眠健康干预体系功能。

主动睡眠健康干预体系是基于政府、公立医院为背景打造的社会公益健康管理平台，该管理平台集合了各种经过官方认证的科学有效的睡眠健康知识、睡眠保健手段、睡眠诊疗资源的资源库和保健产品服务。相比于目前鱼龙混杂的保健药品、功能不确定的保健消费方式，官方平台则更严谨、更科学。

用户端的个体健康数据采集：通过电子穿戴设备收集个体睡眠情况；通过电子穿戴设备收集个体心率、呼吸、血压；收集运动、饮食、日常生活活动；居家、出行、工作环境。睡眠健康数据采集后的分析、识别、分类。主动睡眠健康中心平台通过参与人的年龄、既往病史、目前存在的睡眠问题、一些简单量表的结果等综合评估进行分组，以便管理平台根据用户分组情况分配主动睡眠健康方案。

根据用户需要进行科普及分配主动睡眠健康方案：推送睡眠卫生方案；推送睡眠科普知识；推送心理卫生方案；推送饮食、运动方案；回访数据分析及提供转诊方案。

定期收集参与人健康数据，判断主动健康管理效果，是否需要提供转诊方案。

②主动睡眠健康智能社区。

社区医院及社区服务机构可以发挥牵线搭桥的作用，让参与者与主动睡眠健康中心衔接起来，利用多媒体、移动设备、各基层医疗平台加强健康科普，宣传睡眠健康知识，鼓励群众主动消除危险因素。

在建立用户—智能社区—主动睡眠健康中心的连接后，还需要协助主动睡眠健康中心建立用户的资料档案、后续的非网络的医疗服务。

在简单药物治疗、相关睡眠评估、心理评估、转诊上级医疗机构、推荐实用性医疗用品时发挥能动作用。

③主动睡眠健康智能家庭。

配备智能穿戴设备、移动电子设备、智能睡眠产品，收集基础数据，包括一般生命体征、睡眠状态、白天精神状态、慢性病管理情况等。

可以选择在主动睡眠健康中心或智能社区反馈管理后的状态，以便进行方案调整或转诊上级医疗机构。

（2）主动健康服务的形式。

①面对面服务：面对面服务属于传统服务方式，包括睡眠门诊服务及住院服务。让患者主动找医生解决问题的方式仍发挥着重要的作用。医生通过对患者的问诊、查体、检查结果可以提供可靠的治疗方案。

②远程医疗：远程医疗是指以计算机技术、遥感、遥测、遥控技术为依托，充分发挥大医院或专科医疗中心的医疗技术和医疗设备优势，对医疗条件较差的边远地区、海岛或舰船上的伤病员进行远距离诊断和治疗，旨在提高诊断与医疗水平、降低医疗开支、满足广大人民群众保健需求的一项全新的医疗服务。目前，远程医疗技术已经从最初的电视监护、电话远程诊断发展到利用高速网络进行数字、图像、语音的综合传输，实现了实时语音和高清图像的交流，为现代医学的应用提供了更广阔的发展空间。

③AI：医生资源在全世界范围内都属于稀缺资源，这种供求关系在一定程度上导致了患者看病难的问题。同时，就诊流程存在着人工咨询服务高频次、重复确认历史病历占时长、手动录入病历效率低等服务问题。为提升医疗服务效率，"AI+移动医疗"正在成为医院信息化建设的热点，它使医院突破了传统的就医会诊模式，进入到自动化、智能化、信息化、高效化的新会诊模式。便捷化的医疗服务体系和人性化的健康管理体系，使得整个医疗生态圈中的每一个群体均可从中受益。

（3）主动睡眠健康服务手段的创新及推广应用。

在多媒体、网络、移动设备、可穿戴设备日新月异的今天，传统的服务手段已经逐渐满足不了人民群众的求医需求。人民群众从以前的小病不看、有病熬着过的状态已经逐渐发展到主动寻找致病危险因素、主动追求健康生活、主动学习保健常识的状态。我们可以充分发挥智能产品、网络工具的优势，优化就诊流程、发展多元化的就诊方式，提供多种就诊、治疗的形式，让医疗走进社区、走进家庭。比如公立医院可以开展为长期慢性病患者提供定期快递药物业务，为卧床病人提供上门康复治疗或者更换胃管、尿管等业务，打破传统医疗方式，方便人民群众看病，体现医院为人民健康服务的宗旨。

（四）主动睡眠健康服务机构的管理

主动睡眠健康服务机构的管理分为人员职责、监测指标管理、不良事件管理及各机构的服务流程管理。管理的细分和职责的划分可使机构运行更符合操作规范、增加用户的使用满意度和成功率。

1. 主动睡眠健康服务机构工作人员的职责

（1）主动睡眠健康服务机构管理人员职责。

①审核所有医疗技术人员的从业资格；

②监督和管理所有专业技术人员的职业规范；

③确保所有员工遵守医疗道德准则及伦理规范；

④必须对诊疗流程和质量进行直接、持续的监督，包括设备的正确操作和校准；

⑤对医疗服务价格及收费进行监督，确保医疗服务价格及收费符合国家医保和物价政策。

⑥每月至少花8h的时间履行上述职责；

⑦机构主管或中心主任的继续教育：机构主管或中心主任必须参加医学继续教育，每年至少获得10个Ⅰ类及15个Ⅱ类医学继续教育学分。

（2）主动睡眠健康服务机构医务人员职责。

①遵守医护人员的医疗行为规范及医疗道德准则；

②认真书写病历文书，做好患者信息登记，按医疗规范流程对就诊患者进行评估、诊断、治疗、回访；

③为家庭主动健康的患者提供相关睡眠健康科普、睡眠相关知识、助眠歌曲、指导使用睡眠相关穿戴设备。

（3）主动睡眠健康服务机构行政及后勤人员职责。

网络工程师主要负责网络平台的管理运行；从事文秘工作的员工，主要是接听咨询电话、引导咨询者进行下一步诊疗、组织预约及资料数据保存等工作。

2. 主动睡眠健康机构的监测指标管理

（1）睡眠量表评估完成率。

睡眠量表评估完成率指睡眠健康服务对象在主动睡眠健康中心、社区机构、家庭单元范围的任何场所，完成现场、网络等睡眠量表评估的比例。该监测指标主要为统计人民群众对睡眠主动健康的参与程度。测量方法如下：

$$睡眠量表评估完成率 = \frac{同期主动参与睡眠评估人数}{一定范围内统计周期内人群总数} \times 100\%$$

（2）睡眠健康科普率。

睡眠健康科普率是指睡眠健康服务对象在任何场所，通过视觉、听觉或视听觉等方式获得睡眠科普相关知识的比例。该监测指标主要为统计人民群众对主动睡眠健康的接受程度。测量方法如下：

$$睡眠健康科普率 = \frac{同期主动参与睡眠科普人数}{一定范围内统计周期内人群总数} \times 100\%$$

3. 主动睡眠健康服务机构的不良事件管理

（1）主动睡眠健康服务机构有不良事件要上报系统。

（2）不良事件上报有处理及整改记录。

（3）对不良事件进行分析，并整理、保存相关培训记录。

4. 主动睡眠健康服务机构的服务流程

主动睡眠健康中心、社区机构是主动睡眠健康服务的主要筛查机构，体检人群包括健康人群、亚健康人群和患病人群，规范服务流程即可筛查出需要接受睡眠专科检查、治疗的患病人群。

（1）主动睡眠健康中心服务流程如图 3-17 所示。

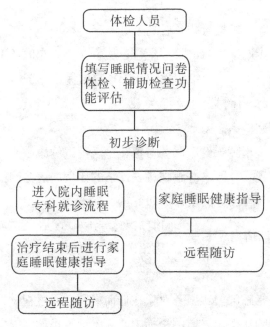

图 3-17　主动睡眠健康中心服务流程图

（2）社区机构主动睡眠健康服务流程如图 3-18 所示。

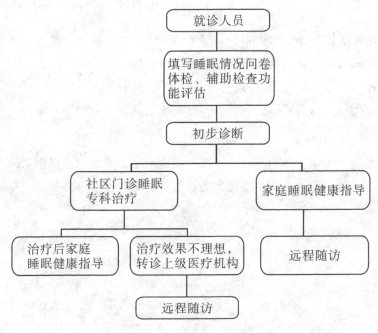

图 3-18　社区机构主动睡眠健康服务流程图

（3）家庭单元主动睡眠健康服务流程如图 3-19 所示。

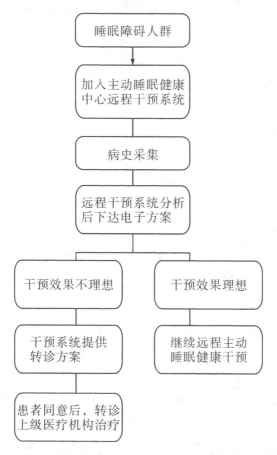

图 3-19　家庭单元主动睡眠健康服务流程图

第八节　康复干预策略

康复干预是一种可以改善患者预后，改善患者生活质量，减少患者再次入院次数的干预措施。康复干预有很多种方式可以进行，本章节主要强调主动康复干预的内容。

一、相关概念

1. 康复干预

康复干预是指通过多种方式对不同功能障碍进行综合康复干预，最大程度地促进功能障碍恢复或功能补偿以促进患者的全面康复。干预方式包括物理治疗、作业治疗、言语治疗、感觉综合疗法、康复工程及理疗等。

2. 主动运动康复训练

主动运动康复训练是指患者在没有康复师等外在因素辅助的情况下进行的一种较为独立、自主的运动。其主张以患者为康复训练的核心，不断激发和提高患者自身的运动能力和运动功能。与传统被动运动相比，其治疗过程更具灵活性，使肌肉富有弹性，从而进一步促进肌肉恢复正常功能，同时患者在主动运动时伴随着脑力运动，可增加大脑局部的血流量，一定程度上锻炼了患者的神经功能，进而提高运动功能。

3. 康复干预策略

六种干预策略（预防类、健康促进类、治疗类、康复类、支持类和姑息类）均与国际功能、残疾和健康分类（ICF）中的健康分类对应，便于对康复干预的方法进行标准化统计分析。

4. 康复干预的重要性

康复干预能够改善患者预后，可以根据患者的具体情况进行个体差异康复动态调整，风险性可控，在安全范围内进行主动地早期康复是安全可行的。

5. 康复干预的相关政策

各级医疗机构在政策支持下，组建由三级医院牵头、二级医院与社区卫生机构共同参与的区域医疗联合体，促进院前急救、住院治疗、出院康复的紧密衔接，并借助脑卒中综合照护平台，依据《中国脑卒中康复治疗指南》《中国急性缺血性脑卒中诊治指南2018》及相关规定为患者提供康复干预、心理疏导、转诊及病历管理的服务，并依据《互联网诊疗管理办法（试行）》等规定，为患者进行网上复诊，促进患者康复。患者借助智能手机和随身穿戴设备与脑卒中综合照护平台交互，接受医疗康复、家政服务，并可借助平台查询当地医保政策（城镇居民医疗保险、新型农村医疗合作），依据政策提交补贴申请，领取医疗补助；智能手机、随身穿戴设备通过收集患者身体健康数据，进行脑卒中复发概率预测，并将患者身体实时数据与预测结果以可视化报告的形式呈现给患者及医护人员，供其参考，以采取及时合理的康复干预措施。

康复与健康密不可分，我们不仅要关注身体的康复，还应该关注其精神、心理状态，通过身心康复以达到最佳康复效果。

二、康复干预服务主体

（一）康复干预服务主体的概念

康复干预服务主体是指为满足不同人群的康复需求而设立的一种借助各种医学措施针对不同人群需求进行康复治疗的服务机构，其主要包括医疗康复、专业康复、社会康复、保健预防等。

（二）康复干预服务的主体单位分级

一级康复干预单位：主要指为辖区群众提供基础康复服务的医疗单位，包括城市街道医院、社区卫生服务站、乡镇卫生室等不设床位的医疗机构。其服务对象可以是暂时无法确定专科的患者，以及二级、三级医院转诊下来的处在康复期或稳定期的患者。其主要业务是开展健康教育与监督执行上级康复处方，掌握社区疾病动态，指导家庭医师签约，参与辖区内预防保健和康复服务工作。

二级康复干预单位：主要包括多个市级、县级医院和省辖区的区级医院，以及相对规模的工矿、企事业单位的职工医院，需承担一定的康复技术培训任务。二级康复干预单位在拥有基本康复设备的基础上还应增加康复培训内容，为不同人群提供综合康复医疗服务，并协助上级部门指导辖区基础康复机构的业务建设工作。

三级康复干预单位：主要指全国、省、市直属的市级大医院及医学院的附属医院，能够提供全面全科的、连续的康复服务，在专业康复评定、运动治疗、物理因子治疗、认知言语吞咽治疗、康复工程等综合康复服务基础上提供较高水平的专科服务，能够承担康复教学任务，开展康复技术研究，并对下级康复机构进行指导。

其他相关康复干预单位：健身馆、体育馆、中医馆、养生馆等现有的运动训练场所主要是提供运动技能指导、体能训练及运动损伤防治，缺乏以健康促进为目的的运动指导。社区医院（社区卫生站）等主要开展低风险运动，例如肌肉耐力训练、呼吸训练、平衡性练习、灵敏性练习、协调性练习等。在锻炼身体计划落实过程中，患者可定期去二级、三级医院，一是评估康复的效果，二是重新确定运动强度，然后再回到社区医院（社区卫生站）有针对性地锻炼身体，整个过程中要保障运动的安全性、有效性和可持续性。

三、主动康复干预服务对象

（一）主动康复干预服务对象概述

主动康复干预服务对象是指需要进行康复干预服务的全人群。

（二）主动康复干预服务对象分类

预防是主动健康的重要任务之一，在疾病发生前针对疾病因子、可疑致病因素采取相应的措施，从而减少疾病的发生。对某些病因明确并具备预防手段的疾病要采取必要的预防措施，这在预防与控制疾病中起着重要作用。不同疾病在不同年龄阶段的发生率有所不同，因此，要定期体检、自我监测健康状况，做到防患于未然。

根据不同康复服务对象设定不同等级的服务机构可以更准确、更安全、更专业地进行康复干预服务。

1. 儿童

儿童是祖国的未来，今天的儿童就是明天祖国现代化建设的主力军。因此，儿童的保健工作非常重要。为保障儿童的身心健康，提高儿童的健康水平，儿童主动康复干预服务应做到生理健康与心理健康相结合，使儿童茁壮成长。

饮食健康：多哈理论认为，除了遗传和环境因素，生命早期的营养不良和（或）生长发育不良，将会增加其成年后罹患慢性病的风险，儿童时期建立健康的饮食习惯和树立健康的饮食观念，可以更好地预防膳食相关疾病的发生。膳食模式相对于单个营养素或食物可以更全面的反映儿童饮食摄入情况，有助于确定饮食对儿童健康的影响。儿童处于生长发育的关键时期，对于营养的需求和成人有所区别，有针对性地给儿童提供合理健康的饮食十分重要。婴儿时期，母乳是最好的选择，母乳可以提供最好的、最合理的营养搭配；幼儿时期，多样化的饮食结构可以保证营养合理搭配，肉类、鸡蛋、水果、蔬菜、米面等都给儿童提供不同的营养。不要让孩子养成厌食、偏食的习惯，全面合理的营养搭配是最科学的。

心理健康：中国古代的医书中就提出要"治未病"，也就是说，最好的医术就是能够预防得病。同样的，预防儿童心理健康问题也是非常重要的，保证少年儿童拥有良好的个性与心理素质，是当前儿童心理健康教育的重要目标。儿童时期是培养健康心理的黄金时期，大多数习惯和行为方式都在儿童时期养成，这些都会影响到孩子日后品德、智力的健康发展，关注儿童心理健康对于儿童的成长是至关重要的。

科学运动：运动能刺激骺软骨的增生，从而促进骨的生长，经常参加体育训练还可以使骨骼变粗，骨密质增厚，骨骼抗弯、抗折、抗压能力增强。同时，运动可以改善大脑供血、供氧情况，可以促使大脑分析综合能力提升，脑、手、眼、耳的协调发展，促进儿童智力的开发和综合能力的提高，还能提高身体免疫力，减少疾病危害。因此，科学锻炼身体对促进健康十分重要。

2. 青少年

青少年时期是生理、心理发展走向成熟的关键时期。改善卫生保健服务以适合青少年的需求是促进青少年健康发展、奠定其成年期健康的重要措施，"少年强则国强，少年富则国富。"青少年是国家的未来和希望，他们的健康成长不仅关系着每个家庭幸福，也关系着中华民族的未来和希望，由此可见强化对青少年主动康复干预的重要性。

生理：青春期是青少年生理发育急剧发展的时期，也是世界观、人生观、价值观逐步形成的关键时期。性与生殖健康是青少年健康成长的重要组成部分，青春期是一个人的性机能成熟时期。研究表明，当代青少年的性成熟提前，而社会成熟相对滞后，性生理与性心理、性伦理的矛盾日益突出。帮助青少年形成对性健康和生殖健康良好的认知和行为，有利于青少年顺利成长。

心理：信息化时代，青少年容易受到各种不良信息的冲击和诱惑，他们的健康成长与发展需要合适的途径和方法。通过对青少年心理问题的成因、表现及影响的分析，针对青少年成长过程中面临的心理健康问题，结合青少年心理，做好青少年的保护引导工作。

环境：良好的社会文化环境促进青少年的成长，而不良的社会文化环境则会损害青少年的身心健康。想要青少年成长为于国于家有用的人才，担当起振兴国家的大任，就需要从家庭、学校、社会出发，营造有利于青少年身心健康的环境。

3. 中年人

中年期是人生中的又一个转折期，中年人肩负着社会与家庭的双重压力。保持中年人的身心健康，既是个人和家庭的愿望，也是当前社会的迫切需要。人到中年机体各系统功能衰退，尤其是调节功能和免疫功能下降，会导致各种疾病的发生。因此，中年人要加强自我保健，掌握一些卫生保健知识，做到自我诊断、自我治疗、自我预防。

营养膳食：中年时期，人体的消化道黏膜、腺体和肌肉逐渐萎缩，消化功能下降，因工作紧张、事务繁忙不能正常进食，容易引发消化性疾病。同时，中年人基础代谢率下降，若不及时限制食量，导致蛋白质和脂肪摄入量增多，消耗少，容易形成肥胖，而肥胖是心脑血管疾病和糖尿病病因之一。因此，中年人应均衡膳食，合理营养，限制脂肪摄入量，多吃优质蛋白，这对提高记忆力，增强免疫力有好处。

心理健康：中年人在整个中年期，可表现出不同的心理特点。中年人要面对因身体功能减退而产生的心理不适、高度社会责任感与自身心力不足的无奈、疾病的困扰，因社会地位变化及家庭角色转换所产生的不适应、不良的人际关系等诸多矛盾。同时，家庭成员的疾病、衰老甚至死亡往往会在中年人的心里引起波澜。中年人如果不能正确处理这些矛盾，便会导致种种心理冲突及困扰的频频发生，产生如焦虑、失望、烦躁、忧郁、压抑等不良情绪，继而严重影响身心健康。中年人要正视心理问题，及时进行康复干预，尽早恢复心理健康。

科学运动：由于中年人机体各系统功能衰退，尤其是调节功能和免疫功能的下降，容易引发各种疾病。科学运动可增强心脏动力及肺的呼吸功能，增加胃、肠、肝消化液的分泌，强筋健骨，增强关节活动性和灵敏性，提高神经系统兴奋性，增加脑循环血量，改善记忆力，提高工作效率，降低疾病发生率。

4. 老年人

我国老龄化问题日益严重，老年人已成为医疗保健服务需求量最大的人群，如何解决老年人的康复治疗问题是当今老年康复医学面临的重要挑战。如何应对老龄化，发展健康老龄化，是摆在全世界面前的重大议题。因此，需要对老年人进行主动康复干预，提高其健康认知水平，促进健身运动健康发展。

生理特点：老年人皮下脂肪减少，身体的御寒能力降低；肌肉萎缩，肌力及耐力减退；骨质开始变得疏松；心肌萎缩及供应心脏血液的冠状动脉出现粥样硬化，心肌收缩力减弱，心排血量及心力贮备下降，心脏工作负担增重；呼吸肌力量和韧带弹性减弱，肺的通气和换气功能相应降低，肺活量急剧下降，呼吸功能明显减退；神经细胞减少，神经纤维出现退行性变；中枢神经调节功能减退，神经过程的灵活性降低，动作的协调和灵敏反应能力减弱；免疫系统功能减退，心理上出现不稳定性。老龄化并非疾病，与年龄相关的器官功能生理变化并不是由疾病引起的，其大多与老年人长期的不良生活方式（吸烟、营养不良、不适当的运动、暴露在有毒场所如化学污染或紫外线辐射等）密切相关。由于老年人整体功能呈衰退趋势，因此主动康复是延缓相关功能衰退发生的重要手段。

运动技能特点：生理特点导致了老年人的体能下降，并直接影响到运动机能，主要表现为运动机能降低，运动潜能耗竭，应变能力减退，肌肉力量减退，肌肉出现萎缩和退行性变化，运动耐力减低，关节和韧带的灵活性降低，运动的柔韧性、协调性减弱，最大摄氧量和最大心排血量降低，运动代谢能力下降，运动中的应变能力及运动性对抗能力降低，运动体能减弱，易出现疲劳，运动后恢复较慢。通过积极主动康复干预可减缓、减少因功能衰退导致的失能或再损伤，减轻残疾加重，重在恢复和提高老年人的日常生活自理能力，尽可能减少对他人的依赖，力争重返社会，减轻老年人的家庭负担和社会负担。

5. 特殊人群

（1）孕产妇。

随着科学技术的发展和社会的进步，孕产妇保健是提高出生人口素质，保障孕产妇生活质量的重要手段。

围产期主动康复：围产期孕产妇的主动康复包括了生理康复和心理康复，这不仅关系到健康婴儿的出生，更关系到家庭、社会的稳定和中华民族整体素质。围产期孕产妇的生理康复需加强对产妇各项生理指标的严密监测，通过调整睡眠、营养、运动等方式来预防孕期各种合并症，如妊娠高血压、妊娠糖尿病等。围产期的孕产妇由于各种不适的身体症状，容易产生焦虑、不安，甚至抑郁等情绪。健康的心理对孕产妇、胎儿，以及家庭和社会关系的维持等都是至关重要的。加强围产期孕产妇的主动健康意识，使其认识到产前检查及孕期科学运动的重要性，将减小孕产妇在孕期不进行产前检查的比例，从而保障分娩时的母婴安全，也可大大提高孕产妇在围产期的生活质量。

产后康复。女性在妊娠后保持其子宫正常位置的盆底肌肉、韧带及筋膜等均会出现松弛，而在分娩中极易导致盆底肌肉与筋膜损伤，故产妇在产后容易出现张力性尿失禁等并发症，影响其产后康复及产妇生活质量水平的提升。产后康复技术以多元化方式在临床中呈现。康复干预能够促使产妇在较短时间内恢复，并在康复期间充满自信心。产后康复还能够提升产妇生产后的生活质量水平，减少或者避免各种产后疾病的出现。

（2）亚健康人群。

亚健康状态是 21 世纪威胁人类健康的重大问题，发生率呈逐年上升趋势，包括躯体性、心理性和人际交往性三大类型，表现为健康低质状态和健康低质体验。其影响因素除社会因素、心理因素外，环境因素、生活方式、遗传因素的影响也不容忽视。常见的亚健康人群有久坐不动人群、肥胖人群等。

久坐不动人群。久坐是慢性病发生的重要潜在危险因素。久坐人群主要以脑力劳动为主。据统计，办公室职员坐姿工作时长约占全天工作时长的 65%。由于伏案时间长、运动量少、应急事务多、膳食不规律，并可能伴有饮酒、吸烟等不良生活习惯，该人群极易出现肌肉减少、腰颈椎病、超重肥胖、血脂异常等健康隐患。2020 年《世界卫生组织身体活动和久坐行为指南》倡导全人群积极参加身体活动，提高运动强度，减少久坐，促进健康。

肥胖人群。随着人们物质生活水平的提高，肥胖已成为一种全球性的"流行病"。各国肥胖人数呈现出骤然上升的趋势，肥胖引发的各种疾病严重威胁到人类身体健康。形成肥胖的原因主要在于人体摄取的热量远超消耗量。不同肥胖体型的人群应选择适合自身的训练内容，结合个人健康状况、体力状况、肥胖情况、运动爱好和训练环境条件制订合理的运动方案。在保证机体基础能量物质的同时，以保证消耗量大于摄入量来安排运动强度，实现安全减肥，并预防减重反弹，主动改善健康状况，培养运动习惯，使自身远离肥胖，重拾健康。

（3）单病种人群。

单病种人群的主动康复干预主要是针对疾病人群的健康管理，主要是把疾病的二级预防、三级预防与临床医疗、疾病康复整合成一个过程，把二级、三级医疗机构的临床医生与基层医疗卫生机构的家庭医生、专科医生整合在一起，把患有同一种疾病的患者作为一个群体来进行健康管理。单病种群体的主动康复干预服务包括疾病二级和三级预防、心理干预、营养干预、运动干预、睡眠干预等。通过主动康复干预服务，可促使单病种人群身体功能、能力方面的恢复，改善其生活质量，减轻家属的护理负担，甚至可从心理层面上帮助其更好地回归社会。

（4）多种疾病人群。

合并多种疾病的患者，其患病多与其不良的生活习惯有关。当前比较常见的慢性病有高血压、糖尿病、心脑血管疾病及慢性呼吸系统疾病等，会对患者的心、脑、肾等造成严重损伤，严重影响患者的生存质量。同时，由于治疗费用较高，不但增加患者家庭的经济压力，还会加重社会负担。主动康复干预服务能够从身体、心理、睡眠、营养等多方面的对患有多种疾病的人群进行康复干预，及时识别患者的要求，可充分激发患者治疗的积极性和信心。创建管理团队，通过一层一级地对多疾病人群进行主动康复干预服务可提升患者治疗的配合度，协助患者养成较好的健康行为，延缓疾病的发展，提升患者生活质量。

四、主动康复干预服务机构设置与管理

主动康复干预服务机构是根据患者的根本需求建立的拥有大量患者群体的疾病特殊治疗中心。按照医院等级及康复治疗中心等要求进行规范管理。机构设置：

①有管理人员架构；

②根据单位等级设置运动治疗室、作业治疗室、言语治疗室、心理治疗室、康复工程室等；

③根据单位等级设置中央综合护理系统的设计和布局；

④根据单位等级设置瘫痪患者综合移送系统的设计和布局；

⑤根据单位等级设置导医台、无障碍设施；

⑥根据单位等级设置康复病房。

（一）一级主动康复干预服务单位的机构设置与管理

一级主动康复干预服务单位主要开展健康教育与促进康复，掌握社区疾病动态，指导家庭医师签约，参与辖区内预防保健和康复服务工作。机构设置：

①有管理人员架构；

②设置运动治疗室、言语治疗室、心理治疗室；

③设置导医台、无障碍设施。

场地设置及基本要求。独立设置门诊和病区；至少设置具备临床康复评定功能的物理治疗室、作业治疗室、言语治疗室、传统康复治疗室、康复工程室等。康复医学科门诊和治疗室总使用面积不少于 $1000~m^2$。床位：根据需求和当地康复医疗服务网络设定床位，床间距不少于 1.2 m。以收治神经科、骨科疾病患者为主或向康复医院转型的三级综合医院，其康复医学科床位数不受上述规定限制。急救设备：至少配备简易呼吸器、供氧设备、抢救车。信息化设备。

规章制度：制定各项规章制度，明确人员岗位责任；有国家规定或认可的康复医学科诊疗规范和标准操作规程、感染管理规范、消毒技术规范等。根据康复对象的需求，适时介入教育康复、职业康复、社会康复等，保障康复对象重返家庭和社会。

（二）二级主动康复干预服务单位的机构设置与管理

二级主动康复干预服务单位是在康复中心设置基础上增加康复培训内容，提供综合康复医疗服务的机构，协助有关部门指导辖区基础康复机构业务建设。机构设置：

①有管理人员架构；

②设置运动治疗室、作业治疗室、言语治疗室、心理治疗室；

③设置导医台、无障碍设施；

④设置康复病房。

场地设置及基本要求。康复治疗区域总面积不少于 800 m^2。建筑设施执行国家无障碍设计相关标准。专科设备康复评定：配备运动功能评定、肌力和关节活动评定、平衡功能评定、认知言语评定、作业评定等设备。基本设备：运动治疗设备、物理因子治疗设备、作业治疗设备、传统康复治疗设备、言语治疗设备；有与开展的诊疗科目相应的其他设备。

人员配置与工作制度。至少有 2 名康复医师和 4 名康复治疗人员（指从事运动治疗、作业治疗、言语治疗、物理因子治疗和传统康复治疗的人员，并有兼职或专职的心理学和社会工作者各 1 名），并且康复治疗人员数不低于卫生技术人员总数的 1/3；卫生技术人员；护士；至少有 1 名具有主治医师以上职称的医师。制定各项规章制度，明确人员岗位责任；有国家规定或认可的康复医学科诊疗规范和标准操作规程、感染管理规范、消毒技术规范等。早期发现病、伤、残，早期采取有效手段治疗病、伤、残；根据需要适时采取必要手术治疗各类疾患，改善或提高功能。

设备操作规范。根据不同仪器设备厂家提供的操作手册严格操作，制定各项规章制度、人员岗位责任制度，有国家制定或认可的医疗护理技术操作规程，并成册可用。加强设备卫生消毒，防止交叉感染。

（三）三级主动康复干预服务单位的机构设置与管理

三级主动康复干预服务单位提供全面全科的、连续的康复服务，并在综合康复服务基础上提供专业康复评定、运动治疗、物理因子治疗、认知言语吞咽治疗、康复工程等较高水平的专科服务，承担康复教学任务，开展康复技术研究，对下级康复机构进行指导。机构设置：

①有管理人员架构；

②设置运动治疗室、作业治疗室、言语治疗室、心理治疗室、康复工程室等；

③设置中央综合护理系统的设计和布局；

④设置瘫痪患者综合移送系统的设计和布局；

⑤设置导医台、无障碍设施；

⑥设置康复病房。

场地设置及基本要求。主要建筑设施符合无障碍设计要求，并有扶手或栏杆。基本设备：颈椎牵引设备、腰椎牵引设备、供氧装置、紫外线灯、显微镜、洗衣机、灌肠器、高压灭菌设备、电冰箱。病房每床单元设备：运动治疗设备、物理因子治疗设备，作业治疗设备，传统康复治疗设备、言语治疗设备、功能测评设备；有与开展的诊疗科目相应的其他设备。

人员配置与工作制度。卫生专业技术人员，其中医师 15 名/100 床（0.15 名/床），康复治疗师 30 名 /100 床（0.3 名 / 床），医师中具有副高级及以上专业技术任职资格的人数不少于医师总数的 10%。临床科室科主任应当具有中级及以上专业技术职务任职资格，临床各科室至少有 2 名具有中级专业技术职务任职资格的医师。制定各项规章制度，明确人员岗位责任；有国家规定或认可的康复医学科诊疗规范和标准操作规程、感染管理规范、消毒技术规范等。

设备设置及操作规范。根据不同仪器设备厂家提供的操作手册严格操作，制定各项规章制度、人员岗位责任制度，有国家制定或认可的医疗护理技术操作规程，并成册可用。

（四）其他相关主动康复干预服务机构设置与管理

1. 健身馆的机构设置与管理

健身馆有组织机构；设置市场部、宣传部、会计部、运营部、健身部、工程部、人力资源部、财务部、保洁部；场地合理分区，分为办公区、健身区、男女浴室、医疗室、洗手间等；有会员管理系统、客服线上服务系统。

场馆设置。锻炼心肺功能（健身单车、跑步机）的设备、肌肉锻炼（举重设备）的设备和做伸展练习的设备；更衣室、淋浴间、洗手间、桑拿房、蒸汽浴室、冷热水力按摩池、日光浴室；休息室及饮料供应处；接待处、办公室及储物室。

人员配备。主要负责人应当取得相关类别证书并经执业注册；配备多名及以上取得相关类别证书人员，配备保洁、安防等相关人员。

建筑与设施。各健身康复区域相对独立，使用面积不少于 10 m²，更衣区面积不少于 30 m²，淋浴卫生区面积不少于 10 m²；建筑通风采光良好，布局合理，凸显文化特色。地面装修应使用防滑、防噪声材料；墙面装修应使用易于清洗消毒的材料。基础设施包括基础医疗设施、消防设施、电梯等，均需有相关部门发放的合格证书。应配污物桶、空气消毒设施等。

规章制度。制定人员岗位制度、轮休制度、登记报告制度、医疗保健常规及技术操作规范，并成册用。

2. 体育馆的机构设置与管理

体育馆有组织机构；设置宣传部、运营部、场馆清洁部、人力资源部、财务部；场地合理分区，分为办公区、场馆区、男女浴室、医疗室、洗手间等；有会员管理系统、客服线上服务系统。

场馆设置。能承担大型竞赛、表演活动，开展全民健身活动，兼顾体育商务、体育旅游、会展等综合服务。

人员配备。主要负责人应当取得相关类别证书并经执业注册；配备多名及以上取得相关类别证书人员；配备保洁、安防等相关人员。

规章制度。制定人员岗位制度、轮休制度、登记报告制度、医疗保健常规及技术操作规范，并成册可用。

3. 中医馆的机构设置与管理

中医馆有组织机构；设置针灸部、推拿部、药浴部、拔罐治疗部、煎药室、中医"治未病"室、宣传部、运营部、人力资源部、财务部、保洁部；场地合理分区，分为办公区、治疗区、男女浴室、医疗室、洗手间等；有会员管理系统、客服线上服务系统；有专业的治疗师。

场馆设置。设置不少于3个中医临床科室，应设置中药房、煎药室和中医"治未病"室。

人员配备。中医馆主要负责人应当取得中医类别的执业医师资格证书并经执业注册，从事临床工作5年以上，具有主治中医师以上技术职称。配备4名以上取得中医类别《执业医师资格证书》的中医师，其中具有副主任中医师以上和主治中医师以上技术职称的医师各1名。每个科室至少有1名中医师。配备2名以上取得《护士执业证书》的护士。配备1名以上具有中药师以上技术职称的中药人员。

建筑与设施。各诊室相对独立，使用面积不少于10 m²，中药房面积不少于30 m²，煎药室面积不少于10 m²；建筑通风采光良好，布局合理，凸显中医中药文化特色。地面装修应使用防滑、防噪声材料；墙面装修应使用易于清洗消毒的材料；基础设施包括消防设施、安全电梯等，有相关部门发放的合格证书。

设备。应配备诊台、诊床、脉枕、听诊器、血压计、体温计、污物桶、空气消毒设施等与开展的诊疗科目相应的设备和器具。

规章制度。制定人员岗位制度、转诊制度、登记报告制度、传染病报告制度、医疗保健常规及技术操作规范，并成册可用。

4. 养生馆的机构设置与管理

养生馆有组织机构；设置营养餐饮部、洗耳部、手足部保养部、身体放松治疗部、宣传部、运营部、人力资源部、财务部、保洁部；场地合理分区，分为办公区、治疗区、男女浴室、医疗室、洗手间等；有会员管理系统、客服线上服务系统；有专业的治疗师、营养师。

场馆设置。根据场地面积及开放需求合理配置，其公共区应设咨询收费处、急救治疗室、休息厅、设备用房、库房、管理办公室、卫生间等功能用房；周围设置更衣室、接待室、评定室、医务办公室等。

人员配备。主要负责人应当取得相关类别证书并经执业注册；配备5名及以上取得类别证书人员。

建筑与设施。各诊室相对独立，使用面积不少于10 m²，中药房面积不少于30 m²，煎药室面积不少于10 m²；建筑通风采光良好，布局合理，凸显文化特色。地面装修应使用防滑、防噪声材料；墙面装修应使用易于清洗消毒的材料。基础设施包括基础医疗设施、消防设施、电梯等，均需有相关部门发放的合格证书。

设备。养生馆器材必需品质优良，确保使用安全性，应严格消毒，妥善保养及维修。应配污物桶、空气消毒设施等与开展相应的设备和器具。

五、主动康复干预服务手段

（一）康复干预服务手段的概述

1. 传统康复干预服务手段概述

中国传统康复手段是指中医传统康复医学体系中所应用的具体的康复手段和方法，主要内容有经络与腧穴、推拿技术、针刺技术、传统运动疗法及其他康复技术、常见疾病的传统康复治疗等。中国传统康复技术在我国历史悠久，内容丰富。

针刺：在中医理论的指导下把针具（通常指毫针）按照一定的角度刺入患者体内，运用捻转与提插等针刺手法来对人体特定部位进行刺激从而达到治疗疾病的目的。

艾灸：用艾叶制成的艾条、艾柱燃烧产生的艾热刺激人体穴位或特定部位，通过激发经气的活动来调整人体紊乱的生理生化功能，从而达到防病治病目的的一种治疗方法。

推拿：一种非药物的自然疗法、物理疗法。通常是指医者运用自己的双手作用于病患的体表、受伤的部位、不适的所在、特定的腧穴、疼痛的地方，具体运用推、拿、按、摩、揉、捏、点、拍等形式多样的手法和力道，以期达到疏通经络、活血化瘀的疗效。

小针刀：小针刀疗法是一种介于手术疗法和非手术疗法之间的闭合性松解术。是在切开性手术疗法的基础上结合针刺疗法形成的。其操作的特点是在治疗部位刺入小针刀到达组织深部病变处进行切割，剥离有害的组织，以达到止痛祛病的目的。其适应症主要是软组织损伤性病变和骨关节病变。

火针：将特制的针体经加热、烧红后，采用一定手法刺入身体的腧穴或部位，达到祛除疾病的一种针刺疗法。

拔罐：一种以罐为工具，利用燃火、抽气等方法产生负压，使之吸附于体表，造成局部瘀血，以达到通经活络、行气活血、消肿止痛、祛风散寒等作用的中医疗法。

刮痧：以中医经络腧穴理论为指导，通过特制的刮痧器具和相应的手法，蘸取一定的介质，在体表进行反复刮动、摩擦，使皮肤局部出现红色粟粒状，或暗红色出血点等"出痧"变化，从而达到活血透痧的作用的一种疗法。

穴位贴敷：以中医的经络学为理论依据，把药物研成细末，用姜汁、蜂蜜、植物油、药液调成糊状，或用呈凝固状的油脂（如凡士林等）、黄醋、米饭、枣泥制成软膏、丸剂或饼剂，或将中药汤剂熬成膏，或将药末散于膏药上，再直接贴敷穴位、患处（阿是穴），用来治疗疾病的一种无创痛穴位疗法。

三棱针法：三棱针古称"锋针"，是用来点刺某些脸穴放出少量血液以达到治疗目的的治疗方法。三棱针点刺放血疗法具有通经活络、开窍泻热、消肿止痛的作用，适用于各种实证、热证、瘀血、疼痛等。

中药热熨：是将中药加热后，热熨患处，借助药性及温度等物理作用，使气血流通，达到治疗功效的一种方法。

皮内针法：又称"埋针法"，是将特制的小型针具埋置并固定于腧穴皮下，其刺激效应可达数日甚至更长时间，刺激量更强、更持久，能够起到强化治疗的作用，尤其适用于慢性及顽固性疾病。

水针疗法：又称"穴位注射疗法"，是毫针刺法和药物治疗相结合的一种治疗方法。

耳针：是在耳郭穴位上用针刺或其他方法刺激，防治疾病的一种方法。

耳穴压豆法：是用胶布将药豆准确地粘贴于耳穴处，给予适度地揉、按、捏、压，使其产生酸、麻、胀、痛等刺激感应，以达到治疗目的的一种外治疗法。

中医导引术（太极拳、易筋经、八段锦、五禽戏）：以中国传统儒家、道家哲学中的太极、阴阳辩证理念为核心思想，集颐养性情、强身健体、技击对抗等多种功能为一体，结合医学的阴阳五行之变化、中医经络学、古代的导引术和吐纳术形成的一种内外兼修、柔和、缓慢、轻灵、刚柔相济的中国传统运动疗法。

2. 现代康复干预服务手段概述

现代康复医学要解决的功能问题主要是运动、感知觉、日常生活、语言沟通、心理、认知、职业、社会生活等各方面的功能。康复医学广泛采用各种功能训练方法以促进功能的恢复，涉及医学、物理医学、教育、康复工程、心理、社会等服务手段，从生理上、心理上、职业上和社会生活上进行全面的、整体的康复。

康复干预的流程在不同的医疗机构可能不同，但都应该由康复医师先进行诊治，评估治疗风险，开具治疗处方，最后才由康复治疗师执行康复干预方案。

（二）主动康复干预服务流程

1. 传统康复干预服务流程

传统康复诊疗须由团队（组）来完成，将中医传统多专业诊疗康复技术融合，如针刺、推拿、中药熏蒸等，为病、伤、残患者提供"一站式"传统康复干预服务。

组长：根据患者科室不同，团队组长由科室亚专业学组医疗组长或副高职称以上人员担任。

成员：团队的所有成员，包括中医师、推拿治疗师、针灸师、中药调配师、理疗师等。

服务对象：门诊、急诊、住院及健康管理平台大数据抓取的急慢性颈肩腰腿痛、慢性疾病患者和健康者。

（1）住院患者服务流程。

团队中医师跟随主管医师查房，与其协同检诊患者，进行全面细致的临床以及专科检查。

综合患者的病情及基础病，评估治疗风险，在风险可控范围内，辩证确定需要中医传统康复治疗的病例。

主管医师下达会诊医嘱 24 h 内，团队中医师、治疗师到现场诊察患者，并与主管医师沟通、协商，进行评定，确定近、远期康复目标，拟定传统康复治疗处方和治疗计划，并出具相关医疗文书。

团队组长对评定、治疗内容进行修正、补充，并结合患者情况进行示教，引进新经验、新观点。

对患者及亲属进行健康科普，详细告知传统康复干预的预期结果和可能出现的相关情况，签订治疗同意书。

康复团队的成员分头实施康复治疗方案，并对完成情况进行记录登记。

经过治疗康复后，进行阶段性评估和制定下一步的治疗康复方案，继续分头实施。

患者出院前制定相应的气功导引等功能锻炼计划及随访复诊计划。

在治疗康复中，要针对不同疾病和患者发病时间的长短，采取个性化、有针对性的治疗方案。

（2）门诊患者服务流程。

就诊时，由接诊者根据情况对患者进行检诊、评定，确定门诊或收入院治疗。

与团队的成员协调，制定出近、远期传统康复目标，确定传统康复治疗处方和治疗计划，向团队上级医师或组长汇报。

团队组长对评定、治疗内容进行修正、补充。

对患者及亲属进行健康科普，详细告知传统康复干预的预期结果和可能出现的相关情况，签订治疗同意书。

康复团队的成员分头实施康复治疗方案。

定期进行阶段性评估和制定下一步的治疗康复方案、功能锻炼计划及随访计划，继续分头实施。

在治疗康复中，要针对不同疾病和患者发病时间的长短，采取个性化、有针对性的治疗方案。

2. 现代康复干预服务流程

现代康复干预服务流程如图 3-20 所示。

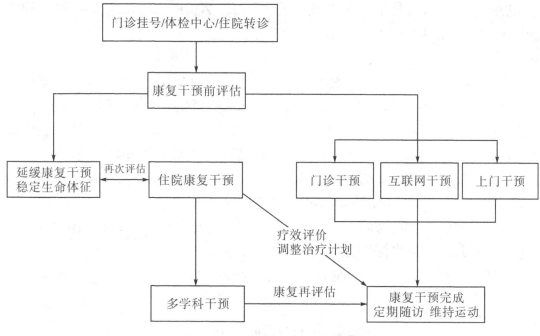

图 3-20 现代康复干预服务流程图

以《综合医院康复医学科建设与管理指南》《常用康复治疗技术操作规范（2012 年版）》《临床诊疗指南：物理医学与康复分册》，以及康复医学科管理制度为依据，为保证康复训练记录的真实性、完整性，保障患者的康复质量和效果，制订制度规范和记录规范。

①制度规范。

康复医师接待门诊患者及由临床各科转来的患者，确定患者门诊或住院治疗。

进行临床观察、影像学检查、实验室检查，对患者进行功能和能力评定，拟定康复计划，康复医师与治疗师、责任护士共同评定患者。

康复治疗师在接诊患者时，必须核查患者姓名、性别、年龄、疾病诊断，住院患者必须注明住院号。康复医师与治疗师、责任护士讨论评价后，共同参与患者的康复治疗，并制定康复治疗方案，告知患者治疗地点，同时要将患者的治疗方案告知患者或患者家属，对患者或患者家属产生的疑问进行详细解答。

与患者或家属沟通，治疗师应对患者身份和疾病诊断、治疗部位进行仔细核对，确认无误后安排患者进行治疗，并由治疗师在康复评定中签名。

康复评定作为康复医师和治疗师对患者进行再次评定和修正康复计划的依据之一，需要在病历中记录。

②记录规范。

康复医师、治疗师与责任护士共同评估康复患者，将患者的评估内容详细记录在临床病历及康复评定中。

康复评定的格式为评估内容与治疗记录，评估内容包括患者的基本信息、临床诊断、病历摘要、评估、康复目标、治疗措施、并发症及二次残疾评价、预防并发症及二次残疾的措施。治疗记录中包括首次治疗评估、中期治疗评估、出院评估，中期可进行多次治疗评估。

康复评定作为康复治疗的医学文书之一，康复治疗师在书写评估内容时应该严格按照患者的基本病情如实书写，根据患者的基本病情为患者制定合理化、个性化的康复治疗方案。患者在康复治疗过程中，康复治疗师应根据患者的恢复情况，及时调整康复治疗方案。在调整治疗方案时，康复治疗师和医师应先根据患者的病情和基础情况进行讨论，调整更加适合于患者现阶段康复的治疗方案，并及时将调整后的治疗方案告知患者或者患者家属，同时要将调整后的治疗方案书写在康复评定中。

康复患者治疗计划共同参与表要求医师、治疗师、责任护士及患者或患者家属积极参与患者的康复治疗，此表在患者出院后和康复评定归档病历。

康复评定及康复患者治疗计划共同参与表中所涉及的签名需医师、治疗师长、治疗师、责任护士、患者或患者家属本人手写签名。

（三）主动康复干预的收治及病程管理要求

1. 传统康复干预的收治及病程管理要求

（1）传统康复干预的收治要求。

传统康复干预可加入多种疾病的治疗过程中，常见的收治疾病有神经系统疾病、骨骼肌肉系统疾病、心血管系统疾病、呼吸系统疾病等。不同级别的医院在收治的要求上有所不同。

三级医院：三级综合医院传统康复相关科室及三级康复专科医院主要与相关临床科室合作，共同负责急危重症的治疗，传统康复治疗时长 3～4 周。

二级医院：二级综合医院传统康复相关科室及二级康复专科医院主要负责疾病稳定期的治疗，为疾病稳定期患者提供专业、综合的传统康复治疗，治疗时长约为 3 个月。

一级医院：社区医院康复中心、乡镇卫生院传统康复相关科室主要负责疾病恢复期及后遗症期的长期治疗，为患者提供基本康复服务，条件允许情况下可以提供居家康复、护理服务。并将居民康复医疗服务信息与现有居民健康档案相结合。

（2）传统康复干预的病程管理要求。

尽早介入，全程干预。传统康复治疗应在疾病发生初期尽早介入，并贯穿疾病治疗全程，以达到减少并发症、加速康复的目的。

发挥优势，中西医并重。发挥传统康复的整体康复观和辨证康复等优势，从整体出发，采取全面康复措施，开展因人而异、因证而异的个体化辨证康复治疗。同时，将传统康复治疗与西医康复评估量表、现代治疗手段相结合，各取所长，进行全方位康复治疗。

团队合作，面面俱到。采用团队合作、小组分工的模式，组建专业康复团队，医师小组、治疗师小组、护理组等，互相沟通、通力配合，定期进行讨论，共同为患者制定治疗方案。

认真记录，及时评估。按时记录医案，按疗程评估患者康复情况，并根据评估情况及时调整治疗方案。

线上线下，院内院外，全程服务。以跨团队合作的方式，运用"互联网＋"信息技术构建全病程管理体系，推动医护人员与患者"线上＋线下"互动，各级医疗机构"院内＋院外"信息互通，实现患者主动健康目标，使优质医疗资源得到充分合理利用。

2. 现代康复干预的收治及病程管理要求

（1）现代康复干预的收治要求。

现代康复干预可加入多种疾病的治疗过程中，常见的收治疾病有神经系统疾病、骨骼肌肉系统疾病、心血管系统疾病、呼吸系统疾病及慢性病等。不同级别的医院在收治的要求有所不同。相关收治流程如图 3-21 所示。

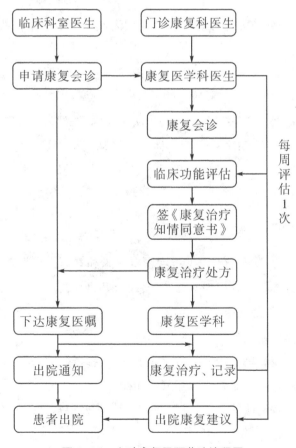

图 3-21　主动康复干预收治流程图

三级现代康复干预单位：三级现代康复干预单位主要以三级综合医院康复相关科室及三级康复专科医院为主，主要与相关临床科室合作，共同负责急危重症患者及疑难患者的治疗，治疗时长 3～4 周。

二级现代康复干预单位：二级现代康复干预单位主要以市县级二级综合医院康复相关科室及二级康复专科医院为主。主要负责疾病稳定期的治疗，为疾病稳定期患者提供专业、综合的康复治疗及急危重患者向上级转诊，治疗时长约为 3 个月。

一级现代康复干预单位：一级现代康复干预单位主要以社区医院康复中心、乡镇卫生院康复相关科室为主，主要负责疾病恢复期及后遗症期的长期治疗，为患者提供基本康复服务，条件允许情况下可以提供居家康复、护理服务。并将居民康复医疗服务信息与现有居民健康档案相结合。

（2）现代康复干预的病程管理要求。

尽早介入，全程干预。根据《中国呼吸重症康复治疗技术专家共识》提出的患者血流动力学稳定后，立即进行康复训练。康复治疗应在疾病发生初期尽早介入，并贯穿疾病治疗全程，以达到减少并发症、加速康复的目的。

团队合作，全面康复。采用以患者为中心，多学科合作模式。组建专业康复团队，医生、护士、治疗师、营养师、心理师等，互相沟通、定期讨论，共同为患者制定治疗方案。

认真记录，及时评估。按时记录医案，按疗程评估患者康复情况，并根据评估情况及时调整治疗方案。

线上线下，院内院外，全程服务。以跨团队合作的方式，运用"互联网＋"信息技术构建预约—住院—出院—随访全病程管理体系，推动医护人员与患者"线上＋线下"互动，各级医疗机构"院内＋院外"信息互通，实现患者主动健康目标，使优质医疗资源得到充分合理利用。

（四）主动康复干预服务手段的分类

主动康复干预服务手段分类可根据不同康复对象和管理要求设置相对应的服务设施，优化康复干预服务手段，以达到更加专业的综合干预的目的。

1. 主动康复干预住院服务

（1）传统康复干预住院服务。

①服务目的：在住院期间给患者提供优质专业的传统康复干预服务，促进其功能恢复或改善协助患者尽早恢复自理能力、回归家庭和社会。

②服务对象：患有颈肩腰腿痛症、慢性病、老年病及疾病治疗后恢复期需要住院治疗的患者。

③服务方式：住院期间对患者进行全面询问病史（望闻问切）、体格检查、辅助检查、分析、评估，得出准确诊断并提供传统康复治疗手段进行干预和指导患者自我康复的行为。

④设置设施：整体建筑设施执行国家无障碍设计相关标准，并符合消防、安全保卫、应急疏散和防跌倒、防坠床、防自残（自杀）、防走失、防伤人等功能要求。

布局合理，分区明确，诊治分离，设有咨询区、病房区、治疗区、医生办公区；治疗区业务用房至少应当设有普通治疗、物理治疗、推拿治疗、有创操作治疗、中医热敷和康复治疗等功能区域。

环境宽敞明亮、整洁，总面积应不少于1000 m²，床位数不少于30张，每个治疗区面积应不少于60 m²。

应在醒目位置公示科室机构布局、诊疗基本流程、中医传统康复健康宣教知识等内容。

每间诊室至少配置2台治疗车，车上摆放包括消毒棉、火罐、拔罐仪器、一次性手套、针灸针、刃针、针刀、耳针、灸具、砭具、刮痧板、耳豆贴敷、电针治疗仪、中医舌象采集仪、中医脉象诊断仪、中医经络检测仪、热疗仪、应急呼叫装置、锐器丢弃盒、垃圾丢弃桶等。

场地设置应符合国家消防安全管理和医院感染控制要求。

各区域急诊室和辅助仪器检查项目独立设置并有明显标识。

应至少包括如下区域：

普通治疗区域：空间相对开放，通风良好，能进行基本的中医治疗操作。

物理治疗区域：能进行牵引、冲击波、短波、干扰电、威伐光、子午流注低频治疗、电脑熏蒸治疗、可调式微烟艾灸器治疗等理疗。

推拿区域：环境温馨整洁、温度适宜，空间相对开放，独立设置，有明显的标识。

有创治疗区域：符合针刀治疗的场所和感控要求，能完成针刀、刃针、火针、银质针等操作。

康复治疗区域：应做到一人一室，治疗时应有围帘遮挡。

中医热敷区域：应做到一人一室，治疗时应有围帘遮挡，有专人看护。

⑤人员资质：医师应具有医师资格证和执业证，护士应具有护士执业证。医师的工作内容应与执业范围相符。医技人员的工作内容应与执业范围相符，同时具备相应操作设备的上岗证。每床至少配备0.4名中医类别医师和0.4名护士。至少应有3名具有中医内科相关专业副高级（含）以上专业技术职称的执业医师担任主任医师。科室医师中级职称以上应占医师总数的40%以上，医师和护理比例应大于1∶3。医师需要经常参加院内外学术活动及每周一次的常见疾病科室学术交流及病例讨论，提高医疗水平及诊治急重症、疑难病的能力。每两年须获得继续教育50学分。

⑥服务内容。

A. 住院前。

院内外定期举办便民义诊活动，义诊内容为传统康复类知识的科普及宣教。

设立科室专有的微信公众号，定期在微信公众号上更新科普宣教知识，内容要专业规范、通俗生动，并提供线上咨询服务，及时解答患者问题。

开设健康管理平台，指导患者门诊及住院期间加入科室的健康管理平台，患者可以线上跟医生沟通，查阅检查结果，了解病情，医师及时回答患者的疑问，并给患者设定个体化的传统康复方案，同时患者也可以在平台上查阅相关科普。

设有咨询室，提供线上、线下预约咨询服务，提前预约就诊时间，提供就诊服务，门诊医师开具入院前相关检查及住院证，患者可线上或者线下登记住院信息。

当有空床时，由护士电话及短信通知患者前来住院，并叮嘱其带上相关证件及生活用品。

患者及患者家属携带相关材料在护士站办理住院登记，护士为患者记录包括患者的姓名、住址和联系方式等个人资料，测量并记录血压、心率和体温等生命体征，引领患者到病房休息，并通知值班医师接诊患者。

B. 住院期间。

病例采集：医师接到护士通知后，10 min 内前往病房接诊，通过望闻问切采集患者现病史、既往史、家族史、个人史、流行病史、生活方式（吸烟、饮酒、饮食习惯、运动及锻炼、睡眠情况等）、职业工作情况、心理健康等信息。

体格检查：根据采集归纳的信息，得出初步诊断后采取相应的系统的体格检查。

辅助检查：接诊医师根据患者症状、体征评估后，给予相应的辅助检查。包含脊柱及四肢关节的 X 射线检查；头颅、脊柱及四肢的 CT 检查；头颅、脊柱及四肢的 MRI 检查；相应血管、软组织及肌肉的 B 超检查；相关实验室检查。

诊断及治疗方案：根据症状、体征、辅助检查得出明确诊断并排除治疗禁忌证后，对适合治疗的患者拟出相应的治疗方案，并向患者解释其病情、治疗方案、预后及注意事项，且记录在电子病历上，患者或者家属签署治疗知情同意书后，医师便可实施相应治疗。

病历书写：医师须完整书写病历，包括主诉、病史及医生所做的相应检查和诊断及治疗方案情况与注意事项。在患者出院后，病历保留存档 3 年，由院方统一处理。

治疗时：根据患者治疗方案采选相应的治疗方法（包含推拿、针灸、针刀、火针、银质针、热敷、药浴、各种理疗）。做好解释，取得患者配合，取适宜体位，治疗室温度适宜。治疗过程中操作要规范，态度要认真，言语要严谨，不时询问患者是否有不适，并及时做出处理。

治疗结束后：治疗结束后应采用相应的量表对患者进行疗效评估，对采集信息详细记录，得出结果并分析。嘱咐患者在治疗室休息区观察 30 min 才能离开，安排专职的护士对休息区患者进行观察，如有患者发生不良反应，立即通知医师后给予相应的急救处理措施，并将急救处理过程详细记录在电子病历中。

C. 出院。

患者结束原治疗方案设定的疗程后，对患者进行疗效评估，如果能达到满意疗效，则办理出院，如果未能达到满意疗效，则对患者病情重新进行评估，拟定新的治疗方案，并跟患者解释改变治疗方案的原因及其后续的治疗过程。办理出院时，医师应告知患者出院后相关的注意事项，复诊时间及自我功能锻炼的方法。

D. 追踪随访。

科室安排专职人员对出院患者分别于治疗后 1 周、1 个月、3 个月及半年进行电话的追踪回访，询问患者治疗效果情况并告知其注意事项。应根据反馈信息及时指导患者自我康复，如自我康复症状未得到缓解，应通知患者及时复诊。

（2）现代康复干预住院服务。

现代康复干预住院服务主要为主动康复人群提供住院期间的康复服务，主要包括物理康复治疗、作业康复治疗、言语康复治疗、心肺康复治疗等，用优质的康复理念，提供专业科学的现代康复干预服务，以促进其功能恢复和机能的改善，尽早恢复自理能力、回归家庭和社会。其中，还包括了住院前期服务、住院期间服务和出院随访服务。

住院前期服务主要内容包括现代康复知识科普及宣传、提供线上线下咨询服务、预约服务、提醒服务等。

住院期间服务主要内容包括常规就诊服务、另外为主动康复人群提供全面的临床检查、康复评估，根据其病情及评估结果得出准确的诊断并提供现代康复治疗手段进行干预和指导患者主动康复。

出院后随访服务主要包括通过电话、微信平台、健康管理平台等远程管理服务进行治疗效果回访，根据反馈情况进行主动康复建议调整，有必要时通知患者及时复诊或转为互联网服务或上门服务。

2. 主动康复干预门诊服务

（1）传统康复干预门诊服务。

①服务目的：在门诊给患者提供优质专业的传统康复干预服务，减轻其疼痛，促进其功能改善或恢复，协助患者尽早恢复自理能力、回归家庭和社会。

②服务对象：患有颈肩腰腿痛症、慢性病、老年病及疾病治疗后恢复期需要门诊传统康复干预治疗的患者。

③服务方式：对门诊患者进行全面询问病史（望闻问切）、体格检查、辅助检查、分析、评估，得出准确诊断并提供传统康复治疗手段进行干预和指导患者自我康复的行为。

④设置设施：整体建筑设施执行国家无障碍设计相关标准，并符合消防、安全保卫、应急疏散和防跌倒、防坠床、防自残（自杀）、防走失、防伤人等功能要求。

布局合理，分区明确，诊治分离，设有候诊区、就诊区、治疗区；治疗区业务用房至少应当设有普通治疗、物理治疗、推拿治疗、有创操作治疗、中医热敷和康复治疗等功能区域。

环境宽敞明亮、整洁，总面积应不少于 400 m^2，每个诊室面积应不少于 60 m^2，每张治疗床规格尺寸为长 190 cm、宽 70 cm、高 65 cm，每张治疗床间隔不应小于 1.5 m，每张治疗床设有印有医院及中心的床罩、枕头、治疗巾、治疗布。

应在醒目位置公示科室机构布局、诊疗基本流程、中医传统康复健康宣教知识等内容。

应设置与就诊人数相适应的候诊区，候诊区放有中医推拿康复知识宣传册、健康教育卫生宣传资料及影视、音乐，大厅内有收费处。

每间诊室至少配置 2 台治疗车，车上摆放包括消毒棉、火罐、拔罐仪器、一次性手套、针灸针、刃针、针刀、耳针、灸具、砭具、刮痧板、耳豆贴敷、电针治疗仪、中医舌象采集仪、中医脉象诊断仪、中医经络检测仪、热疗仪、应急呼叫装置、锐器丢弃盒、垃圾丢弃桶等。

场地设置应符合国家消防安全管理和医院感染控制要求。

各区域急诊室和辅助仪器检查项目独立设置并有明显标识。

应至少包括如下区域：

普通治疗区域：空间相对开放，通风良好，能进行基本的中医治疗操作。

物理治疗区域：能进行牵引、冲击波、短波、干扰电、威伐光、子午流注低频治疗、电脑熏蒸治疗、可调式微烟艾灸器治疗等理疗。

推拿区域：环境温馨整洁、温度适宜，空间相对开放，独立设置，有明确的标识。

有创治疗区域：符合针刀治疗的场所和感控要求，能完成针刀、刃针、火针、银质针等操作。

康复治疗区域：应做到一人一室，治疗时应有围帘遮挡。

中医热敷区域：应做到一人一室，治疗时应有围帘遮挡，有专人看护。

⑤人员资质：医师应具有医师资格证和执业证，护士应具有护士执业证。医师的工作内容应与执业范围相符。医技人员的工作内容应与执业范围相符，同时具备相应操作设备的上岗证。至少应有 2 名具有中医内科相关专业副高级（含）以上专业技术职称的执业医师担任主任医师。科室医师中级职称应占医师总数的 40% 以上，医师和技师比例应大于 1：1.5。医师需要经常参加院内外学术活动及每周一次的常见疾病科室学术交流及病例讨论，提高医疗水平及诊治急重症、疑难病的能力。每两年须获得继续教育 50 学分。

⑥服务内容

A. 就诊前。

院内外定期举办便民义诊活动，义诊内容为传统康复类知识的科普及宣教。

设立科室专有的微信公众号，定期在微信公众号上更新科普宣教知识，内容要专业规范、通俗生动，并提供线上咨询服务，及时解答患者问题。

开设健康管理平台，指导患者门诊及住院期间加入科室的健康管理平台，患者可以线上跟医生沟通，查阅检查结果，了解病情，医师及时回答患者的疑问，并给患者设定个体化的传统康复方案，同时患者也可以在平台上查阅相关科普。

设有咨询室，提供线上、线下预约咨询服务，提前预约就诊时间，提供就诊服务。

就诊当天，患者需在推拿门诊柜台挂号登记，记录包括患者的姓名、住址和联系方式等个人资料。在进入诊室前，护士为患者测量并记录血压、心率和体温等生命体征。

B. 接诊期间。

病例采集：患者办理完毕登记手续后，接诊医师通过呼叫平台呼叫患者就诊。

医师通过望闻问切采集患者现病史、既往史、家族史、个人史、流行病史、生活方式（吸烟、饮酒、饮食习惯、运动及锻炼、睡眠情况等）、职业工作情况、心理健康等信息。

通过脉诊、舌诊及面相的采集和特征提取，诊断患者体质，如气虚体质、阴虚体质、阳虚体质、痰湿体质等。

体格检查：根据采集归纳的信息，得出初步诊断后采取相应系统的体格检查。

辅助检查：接诊医师根据患者症状、体征评估后，给予相应的辅助检查。包含脊柱及四肢关节的、X 射线检查；头颅、脊柱及四肢的 CT 检查；头颅、脊柱及四肢的 MRI 检查；相应血管、软组织及肌肉的 B 超检查；相关实验室检查。

诊断及治疗方案：根据症状、体征、辅助得出明确诊断并排除治疗禁忌证后，对适合治疗的患者拟出相应的治疗方案，并向患者解释其病情、治疗方案、预后及注意事项，且记录在电子病历上，患者或者家属签署治疗知情同意书后，医师便可实施相应治疗。

病历书写：医师须完整书写病历，包括主诉、病史及医生所做的相应检查和诊断及治疗方案情况与注意事项。在患者出院后，病历保留存档 3 年，由院方统一处理。

治疗时：根据患者治疗方案采选相应的治疗方法（包含中药、推拿、针灸、针刀、火针、银质针、热敷、药浴、各种理疗）。

做好解释，取得患者配合，取适宜体位，治疗室温度适宜。

治疗过程中操作要规范，态度要认真，言语要严谨，不时询问患者是否有不适，并及时做出处理。

治疗结束后：治疗结束后应采用相应的量表对患者进行疗效评估，对采集信息详细记录，得出结果并分析。

嘱咐患者在治疗室休息区观察 30 min 才能离开，安排专职的护士对休息区患者进行观察，如有患者发生不良反应，立即通知医师后给予相应的急救处理措施，并将急救处理过程详细记录在电子病历中。

医师告知患者治疗结束后相关的注意事项，复诊时间及自我功能锻炼的方法。

C. 追踪随访。

科室安排专职人员对患者分别于治疗后 1 周、1 个月、3 个月及半年进行电话的追踪回访，询问患者治疗效果情况并告知其注意事项。应根据反馈信息及时指导患者自我康复，如自我康复症状未得到缓解，应通知患者及时复诊。

（2）现代康复干预门诊服务。

现代康复干预门诊服务主要面向主动康复门诊人群，这类人群多数是功能障碍相对较轻，病情稳定，不需要住院治疗的患者，或是住院患者好转出院后，转入门诊康复的患者，主要包括物理康复治疗、作业康复治疗、言语康复治疗、心肺康复治疗等，用优质的康复理念，提供专业科学的现代康复干预服务，以促进其功能恢复和技能的改善，尽可能提高患者生活质量。其中还包括了就诊前服务、就诊期间服务和就诊后随访服务。

就诊前服务主要内容包括现代康复知识科普及宣传、提供线上线下咨询服务、预约服务、提醒服务等。

就诊期间服务主要内容包括常规就诊服务、另外为主动康复人群提供全面的临床检查、康复评估，根据其病情及评估结果得出准确的诊断并提供现代康复治疗手段进行干预和指导患者主动康复。

就诊后随访服务主要包括通过电话、微信平台、健康管理平台等远程管理服务进行治疗效果回访，根据反馈情况进行主动康复建议调整，有必要时通知患者及时复诊或转为互联网服务或上门服务。

3. 主动康复干预互联网服务

（1）传统康复干预互联网服务。

《中医药发展战略规划纲要（2016—2030年)》提出，"大力发展中医远程医疗、移动医疗、智慧医疗等新型医疗服务模式"。"互联网＋"中医医疗模式，针对急慢性颈肩腰腿痛、慢性病的患者，满足其便捷的传统康复就诊需求，同时以"互联网＋"为手段，推动中医优质资源下沉，促进分级诊疗。

①"互联网＋"传统康复线上诊疗。

A."互联网＋"传统康复患者终端。

"互联网＋"传统康复患者端首页的功能应包含健康科普（图文、视频）、健康咨询、找医生、预约挂号、运动监控和日常体征监测等主要功能。

健康科普按疾病、中医特殊疗法、针灸、推拿、灸法及特殊节气治疗等科普介绍模块。

健康咨询，可以快速和医生进行医疗咨询、面诊、舌诊等，对患者有初步诊断，制定传统康复治疗方案。

找医生，方便患者了解医生擅长领域，自愿选择线上医疗咨询或线下就医。

运动监控，通过监控患者每天步数或运动量，指导患者进行科学功能锻炼，早日康复。

日常体征监测，根据病情需要监测患者每天血压、血糖及心率等，体征异常时及时预警。

B."互联网＋"传统康复医师端。

"互联网＋"传统康复医师端应设置患者咨询消息、患者分组、线上会诊管理、异常体征预警、随访计划、健康计划等模块。

患者咨询消息，医师与患者沟通传统康复治疗前后注意事项等。

患者按疾病分组管理，方便将科普文、随访计划及相应健康功能锻炼计划等群组发送。

线上会诊管理，包括院内专家多学科会诊以及基层医疗机构寻求线上会诊指导诊疗等。

异常体征预警，患者血压、血糖及心率预警，及时调整药物剂量、运动量及就地手指点穴、推拿相应部位辅助治疗。

随访计划及健康计划，由医师针对患者病情，制定传统康复复诊随访计划，同时制定健康功能锻炼计划，保证治疗序惯性。

当患者进入"互联网＋"传统康复时，医师通过对患者问诊、面诊、舌诊等进行初步诊断，疾病分组，制定相应传统康复治疗方案，推送相应的科普资料对患者进行健康宣教；制定相应复诊随访计划及健康功能锻炼计划，同时，根据患者基础疾病设置相应体征预警。若患者为疑难病例或危重患者，则申请线上会诊，寻求多学科会诊，评估病情及传统康复某治疗方式的风险。

②互联网线上指导治疗。

通过医联体、医共体及远程医疗协同机制，不断提升基层医疗机构的传统康复诊疗服务水平。在基层医疗机构建立云诊室，上级医疗机构建立中心诊室，形成协同门诊、共享医生、共享治疗室等医疗机构间的服务协作，解决了基层及偏远地区医疗资源缺乏、服务能力偏弱等问题。

将医疗机构线上和线下服务串联起来，通过互联网技术，推动数字化医疗服务，将院内线下服务推进为"互联网＋诊疗""互联网＋健康管理"等线上服务，使患者更有选择性就医，同时，解决医疗健康服务"最后一公里"，构建线上线下融合发展的"互联网＋医疗健康"新生态。

（2）现代康复干预互联网服务。

现代康复干预互联网服务内容主要包括为患者提供主动康复就诊流程，诊疗技术，患者获益、患者自评的宣教服务；为患者提供基于移动网络的健康自述、主观评测及评测结论的推送告知服务；为患者提供基于移动网络的主动康复咨询及指导服务。

其主要实现的信息化功能包括宣教服务内容应当与全院信息化设施实现无缝衔接；应当将患者健康自述、主观评测咨询服务与全院各科室实现无缝衔接，实现康复咨询院内全覆盖；建议主动康复平台同时设置独立运作的基于移动互联网的宣教、就诊平台；建议同时建立独立的自述、评估平台，直接向公众开放，同时具备与级/专科医联体信息化体系连接，为分级诊疗、双向转诊提供信息技术支持。

《国务院办公厅关于促进"互联网+医疗健康"发展的意见》（国办发〔2018〕26号）提出，"鼓励医疗机构应用互联网等信息技术拓展医疗服务空间和内容，构建覆盖诊前、诊中、诊后的线上线下一体化医疗服务模式"。为深入贯彻落实习近平总书记关于推进"互联网+教育""互联网+医疗"等，让百姓少跑腿，数据多跑路，不断提升公共服务均等化、普惠化、便捷化水平的指示要求，着力解决好群众操心事、烦心事这一理念而提出现代康复干预互联网服务。该服务以"互联网+"为手段，推动现代康复理念，满足主动康复人群康复需求。其主要包括现代康复"互联网+"线上诊疗、现代康复"互联网+"线上指导治疗服务。前者包括康复科普、康复咨询、找医生、预约挂号、康复监测及日常体征监测等，后者包括远程康复评估、康复指导、制定康复处方及康复宣教等，还可以根据患者需求进行一对一私人定制课程。

4. 主动康复干预上门服务

（1）传统康复干预上门服务。

传统康复干预上门服务主要针对不方便或不能到医院或社区等机构进行康复的人群的便民服务。上门服务需根据患者需求、患者病情及总体评估结果制定个性化、专业化的康复服务，包括中药、推拿、针灸、针刀、火针、银质针、热敷、药浴、各种理疗等传统康复治疗方法。传统康复上门服务包含了上门服务前的预约、咨询、自主选择上门医生等，上门服务中的评估、治疗和反馈，上门服务后的效果评价、满意度调查等。现代康复干预上门服务的宗旨是便民、有效、科学的指导主动康复。

（2）现代康复干预上门服务。

现代康复干预上门服务主要针对不方便或不能到医院或社区等机构进行康复的人群的便民服务。上门服务需根据患者需求、患者病情及总体评估结果制定个性化、专业化的康复服务，包括物理康复、作业康复、言语康复、心肺康复等现代康复治疗方向，另外还可以根据患者实际情况增加家居环境改造、辅助工具的使用及周围环境的适应性训练等。现代康复上门服务包含了上门服务前的预约、咨询、自主选择上门医生等，上门服务中的评估、治疗和反馈，上门服务后的效果评价、满意度调查等。现代康复干预上门服务的宗旨是便民、有效、科学的指导主动康复。

5. 其他主动康复干预服务手段

（1）主动康复干预多学科合作。

康复医学作为现代医学四大支柱之一，其与临床、保健、预防医学等学科之间相互交错、相辅相成。患者的需求是康复干预多学科合作发展的主要动力，传统康复干预如中药、针灸推拿、理疗等作为康复干预的重要组成部分，传统康复干预多学科合作即在患者进入医院就医后，由患者的首诊医师根据患者就医的主要病症诊治过程，通过康复评估，对需要传统康复介入干预的患者，进行多学科合作的传统康复干预治疗。这是以病患为本、以就医者的需求为中心，多学科之间为实现共同的康复目标而进行的协调与合作。主动康复干预多学科合作包括传统康复干预多学科合作和现代康复干预多学科合作。

传统康复干预多学科合作是传统康复人员与多学科的专业人员在临床一起进行诊治工作，共同分享临床经验和专业领域的相关知识，进行更有效的沟通和交流，进而确定患者最严重的问题，建立共同的康复目标，为患者提供更高疗效、在经济、身体及心理上更易接受的康复服务。

随着中医药事业的发展，国家中医政策的支持，传统康复干预多学科合作以中药、针灸推拿等中医治疗手段为主导，以五禽戏、中医药膳等为辅助手段，进一步加强与神经科的神经康复、疼痛科的疼痛康复、妇产科的产后康复、骨伤科的骨关节康复、老年病科的慢性病康复，以及小儿科的小儿康复之间的合作。传统康复干预多学科合作是具有中国特色的最大程度整合及有效利用康复资源，以实现中西医结合康复效益最大化的康复模式，其在内科、外科、妇科、产科、儿科、骨伤科、老年病科等科的患者的康复治疗过程发挥着不可替代的作用。

现代康复干预多学科合作。多学科合作模式是一种新型的管理模式。现代康复干预涵盖的学科广泛，以患者为中心的多学科合作可以为患者提供更为专业和全面的临床治疗。现代康复干预包括物理治疗、作业治疗、言语治疗、心肺治疗等干预方式，涵盖运动功能障碍、手功能障碍、吞咽功能障碍及心肺功能障碍等多种功能障碍的干预内容。另外，根据现代康复多学科的特点，康复方向涉及神经内科、骨与关节外科、心血管科、呼吸内科、重症监护室及中医科等临床科室。这要求现代康复干预应以病患为中心，多学科合作共同实现康复目标。2021年，卫生健康委、发展改革委等八部委联合印发的《关于加快推进康复医疗工作发展的意见》提出，"逐步推进康复与临床多学科合作模式。鼓励有条件的医疗机构创新开展康复医疗与外科、神经科、骨科、心血管、呼吸、重症、中医等临床相关学科紧密合作模式"。另外，需加强跟物理治疗、作业治疗、言语治疗、心肺治疗等康复亚专科的紧密合作促进患者全面康复，将康复贯穿于疾病诊疗全过程，和进行全方位的康复，提高医疗效果，促进患者快速康复和功能恢复。

凡需多学科联合合作的患者，应以患者为中心，由康复医生根据患者存在的功能障碍向各康复亚专科提出会诊申请，包括物理治疗、作业治疗、言语治疗、心肺治疗等。对于一个临床相关学科问题则向相关学科提出会诊，包括外科、神经科、骨科、心血管科、呼吸科、重症医学科、中医科等。对于特殊的疑难病例，则应事先经科内讨论，讨论后仍不能解决的，经科室负责人同意后向相关科室发出会诊邀请函。多学科联合会诊由邀请科室主任亲自主持，特殊病例可由职能处室协助组织并派人参加。各临床科室应重视、支持会诊，积极安排人员参加多学科联合会诊［普通多学科合作（会诊）流程如图3-22所示］。原则上，参加会诊的人员应为相关专科副主任医师以上的资深专家。发起多学科团队

（MDT）会诊的专科可根据病情自行选择并联系会诊专家（MDT 会诊流程如图 3-23 所示）。

综上，主动康复多学科合作是在常规诊疗、转诊、会诊解决不了时采取的一种多学科合作诊治方式，各学科之间既有不同，又相互联系。

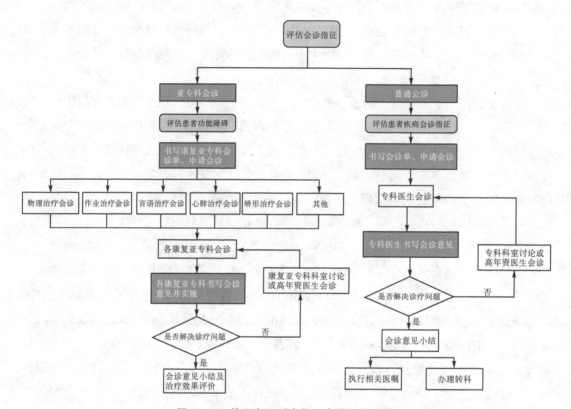

图 3-22　普通多学科合作（会诊）流程图

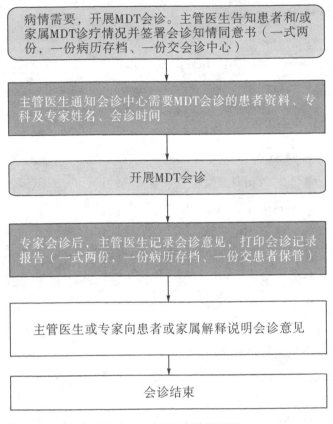

图 3-23　MDT 会诊流程图

（2）主动康复干预双向转诊。

双向转诊即"小病进社区，大病进医院"，积极发挥大中型医院在高层次人才、先进医疗技术及设备等方面的优势，促进基本医疗资源逐步下沉基层医院，充分利用基层医院的服务功能，减轻大中型医院的就医压力。同时，通过基层医院病患流动信息的网点资源，及时将基层医院中的危重病、疑难病的救治转至大中型医院，让患者得到及时有效的治疗，最大程度地合理分配及利用社会医疗资源。主动康复干预双向转诊是双向转诊制度的一部分，包括传统康复干预双向转诊和现代康复干预双向转诊。

传统康复干预双向转诊。传统康复干预作为主动康复干预的重要组成部分，其双向转诊同样遵循小病传统康复干预在社区、大病传统康复干预到大中型医院、预后长期传统康复干预回社区的新医改方向。

颈椎病、腰腿疼痛、慢性疼痛等需要长期康复防治的常见病可在基层医院完成传统康复干预治疗。但基层医院的传统康复干预存在病种类型和康复方法单一，缺乏疾病专科特色的诊治，学科间联系不紧密等问题，因此，大病及疑难杂症的传统康复则应至大中型医院完成。而对于需要系统传统康复干预的患者，可在大中型医院进行规范化的传统康复干预治疗，病情稳定后，根据医院传统康复干预指导评估意见，可转至方便患者就医的基层医院继续进行传统康复干预治疗。

通过新医改方向的指导，大中型医院及基层医院传统康复干预进一步明确了收治范围和转出、转入标准，提高了传统康复干预双向转诊的可执行性。通过传统康复干预双向转诊，缓解了大中型医院传统康复诊疗科室的就诊压力，同时通过基本医疗资源下沉基层医院促进了基层医院传统康复事业的发展，进一步合理分配医疗资源，提高了经济效益和社会效益。

现代康复干预双向转诊。双向转诊，要求坚持科学就医、方便群众、提高效率，完善双向转诊程序，建立健全转诊指导目录，重点畅通慢性期、恢复期患者向下转诊渠道，逐步实现不同级别、不同类别医疗机构之间的有序转诊。

非医疗机构转诊：对于超出健身馆、体育馆、中医馆、养生馆等非医疗机构功能定位和服务能力的康复内容，可由非医疗机构为康复者转诊。

非医疗机构向医疗机构转诊原则：主动康复者有临床基础疾病；主动康复者出现病情变化；主动康复者长时间治疗效果不好，如疼痛不能缓解等。

基层医疗机构向上级医院转诊：对于超出基层医疗卫生机构功能定位和服务能力的疾病，由基层医疗机构为患者提供转诊服务。

基层医疗机构向上级医院转诊原则：主动康复者出现病情变化；主动康复者长时间治疗效果不好，如疼痛不能缓解等。

上级医疗机构向基层医疗机构转诊原则：经过上级医疗机构明确诊断、治疗有效、病情稳定可转回基层医疗机构继续随访。需要长期康复观察的患者，上级医院医师可通过到基层医院与患者面对面或通过医疗系统咨询，直至病情稳定。患者拒绝或由于移动困难不能去上级医院就医的患者可在基层医院治疗随访，请上级医院专科医师现场会诊或通过远程会诊指导。建立健全双向转诊患者门诊记录、转诊记录和患者随访管理档案，由专人负理，确保双向转诊患者临床诊疗、随访与健康教育过程无缝隙衔接，确保患者安全。

首接诊流程：接诊患者—进行格式问诊—必要的体检、辅助检查功能评估—初步诊断诊疗能力范围内为患者制订初始治疗方案—判断是否能够纳入分级诊疗服务—对可以纳入诊疗服务的，经患者知情同意后签约—建立专病档案—按签约内容开展服务。

上转患者流程：非医疗机构／基层医生判断患者符合转诊标准—转诊前与患者和／或家属充分沟通—根据患者病情确定上转医院层级—联系二级及以上医院—二级及以上医院医师确定患者确需上转—医生开具转诊单，通过信息平台与上转医院共享患者相关信息—将患者转至上级医院。

接诊上转患者流程：接诊患者进行临床评估和／或复核基层医院临床评估记录—安排转诊—明确功能评估—制订治疗方案—给予患者积极治疗—患者病情稳定，是否可转诊基层医院—如果符合双向转诊要求，患者转回基层就诊—定期派专科医师到医疗卫生机构巡诊、出诊或远程会诊，对分级诊疗服务质量进行评估。

上级医疗机构下转流程：接诊患者并进行诊断—制订治疗方案—患者经治疗病情稳定、符合下转，诊前与患者和／或家属充分沟通—联系基层医疗卫生机构—专科医生开具转诊单，通过信息平台与下转医院共享患者相关信息—将患者下转至基层医疗卫生机构。

6. 主动康复干预创新服务

（1）主动康复辅助器具服务。

康复辅助器具是伤残人士、失能老人、短期康复者生活中的好帮手，但康复辅助器具的选择、使用、购买方式及价格是影响他们有效使用辅助器具的原因。

主动康复辅助器具服务主要针对辅助器具的选择，提供辅助器具使用前的评估并给予选择建议服务。针对如何使用、如何保养等问题，提供使用方法及保养指导服务。针对购买方式及价格提供咨询、租赁定制服务，并且向患者提供租赁、定制预约、过程记录、信息反馈、评价服务等。主动康复辅助器具服务可提供矫形器、个人移动辅助器具、医疗辅助器具等各类康复辅助产品。通过该服务满足人员实际需求，为其提供专业、舒适的辅助器具，并解决从评估到维护的一站式服务。另外，租赁服务对于有短期需求或需要使用多种器具的人群而言，既能减轻他们的资金压力，避免浪费，也能让他们充分享受到康复辅助器具带来的便利，帮助他们恢复身体功能，提高生活质量。

（2）主动康复远程穿戴设备服务。

远程医疗是一种新型医疗服务模式。2014年，国家强调三级甲等医院要积极发展远程医疗，促进医疗资源的重新整合，切实缓解区域内群众看病难的问题，实现不同地区的患者和医务人员之间的交流，使基层医院患者不必到三级甲等医院就诊也能得到其医务人员的诊断和治疗。远程医疗不仅使偏远地区的患者得到优质的医疗服务，同时还可以克服时间障碍和空间障碍，实现优质医疗资源共享，提升基层医疗机构诊疗水平。

主动康复远程穿戴设备服务是基于远程医疗理念提出的新型服务理念。该服务不仅可为主动康复患者提供心电监测、血压监测、呼吸机使用等家庭使用设备的远程监测，以保证患者康复过程中的康复质量及安全性，还可以提供其他智能可穿戴设备，如辅助智能步行设备等，以促进患者家庭康复。另外，该服务内容，还在向患者提供相关远程穿戴设备的信息读取与反馈，指导患者正确使用设备，保证使用安全及使用效果等专业的医疗指导监督服务，让患者可以放心、安全地进行家庭康复，更好的实现回归家庭、回归社会的康复理念。

（3）主动康复家政（陪护）服务。

家政（陪护）在伤残人士、失能老人的生活中往往扮演着十分重要的角色。但目前家政服务业仍存在供给不足、质量不高等突出问题，尤其是在特殊人群的照护方面。主动康复家政（陪护）服务由康复服务医疗机构为主动康复人群，包括孕产妇、婴幼儿、老年人、患者、残疾人等提供专业的康复照护以及保洁、烹饪等有偿服务。

主动康复家政（陪护）服务包括向主动康复人群提供个性化、定制化家政（陪护）服务的预约、过程记录信息反馈、家政（陪护）评价服务，并且对家政（陪护）人员实行实名制管理，定期考核服务能力、服务状态。另外，康复服务医疗机构会对主动康复家政（陪护）人员进行人员培训和考核服务。

六、主动康复干预服务校验和评价

（一）主动康复干预服务校验和评价概述

为进一步加强对康复干预服务质量的监管质量，认真听取患者对康复机构诊疗服务过程中的满意程度及改进意见，不断提高康复医务工作者的责任意识、服务意识、服务质量，特制定与服务校验和评价的相关制度。

（二）主动康复干预服务校验和评价

1. 满意度评价方式

委托质量管理办公室设计患者满意度评价表，由住院处在患者诊疗时发放给患者及其家属，患者治疗后须将此表填写完整后，交由住院部收回。

2. 满意度评价内容

质量管理办公室根据医院建设需要，确定患者满意度评价表评价内容，重点包括选择就医的理由、医护人员服务态度及服务质量及对康复科的意见和建议等内容。质量管理办公室根据医院发展需要，不定期对患者满意度评价表内容进行修订。

3. 满意度评价统计分析

质量管理办公室于每月月初回收上个月的患者满意度评价表，并对评价表填写内容进行录入和分析，核算每一项调查表内容的满意率。

4. 满意度评价落实反馈

质量管理办公室对患者不满意的事项及提出的意见和建议进行统计、汇总，形成月度出院患者满意度调查情况汇总，经主管院领导审核签字后，于院月会通报并挂医院办公网公示。质量管理办公室根据患者的联系方式，与患者进行电话沟通，确认患者的不满意事项及提出的意见，并将跟患者核实后的问题反馈给相关的职能部门，要求相关部门对患者反馈的问题进行核实，并提交整改措施。对于严重违反医院规章制度或严重影响医院形象及声誉的，由相关职能部门提出处罚措施。质量管理办公室对相关职能部门整改及处罚措施和效果进行督查。

5. 满意度评价抽查

质量管理办公室不定期组织开展患者满意度评价抽查工作，以进一步提高医护人员的服务意识和质量意识。

　　不同的医疗机构服务校验要求不同，非医疗机构开展主动健康服务，需进行机构和从业人员的相关资质认证，认证通过后方可开展。

（三）其他相关康复干预服务校验和评价

　　中医馆、养生馆等的康复服务也属于主动健康的范畴，但市面上的中医馆和养生馆鱼龙混杂，故需主动健康单位对其进行规范管理，对于还未开设的中医馆和养生馆应得到主动健康单位的校验与评价，对于已经开设的中医馆和养生馆应根据主动健康单位的校验与评价进行整改。

　　除了中医馆及养生馆，健身馆和体育馆也属于主动健康的范畴，在开展体育服务前，也应当根据验收规范性文件相关技术规范要求进行设置与整改，通过验收标准后方可开展体育服务相关内容。

　　1. 中医馆

　　（1）中医馆的主要职能。

　　中医馆的健康服务主要包括为患者开具中草药药方和提供传统康复手段，同时中医馆还具有传播中医康复理念和继承发扬传统中医文化的作用。其中，门诊开药分为内服调理和外敷保养两大类，传统康复手段有推拿、针灸、拔罐、刮痧、热敷、整脊、三伏贴、艾灸等。

　　（2）主动健康单位对中医馆的校验与评价。

　　①资质方面。

　　医馆开药和针灸推拿等属于医疗行为，需要有当地卫生部门或卫健委所批准的营业执照和主动健康单位认证的资格证书。医师与康复治疗师必须都持有执业医师证书和康复治疗师证方能上岗。

　　②场地及医疗人员方面。

　　中医馆按照建筑面积可以分为小型（200～300 m²）、中型（300～500 m²）、大型（大于500 m²）三种层次。小型与中型中医馆需主治医师及以上不少于3人，大型中医馆需主治医师及以上不少于5人，且医师不能少于总人数的1/3。

　　③感染控制方面。

　　中医馆中有中医执业医师资格证的医师才能开药和进行针灸等介入性治疗。针灸等介入治疗必须在密闭的无菌治疗室内操作，治疗全程都应按照无菌操作规范进行，治疗室内医疗垃圾和生活垃圾必须分类，针具等利器回收至利器盒。清洁工人需进行专业三级医院感染控制培训。

　　④科室设置方面。

　　中医馆应分设不同的科室，包括内科、妇科、小儿科、中医科等，根据患者的病情进行分诊，保证治疗的质量。

⑤工勤人员及其他人员设置方面。

中医馆应设置前台，保证前台至少有 1 名医导人员，清洁工勤人员的负责区域每人不能大于 500 m²，接待人员、工勤人员及中医馆工作人员都必须通过心肺复苏培训考核方能上岗。

⑥治疗室设置方面。

每间治疗室都保证配置治疗车、免洗手部消毒液、治疗床、遮帘、一次性使用中单、无菌手套、消毒火罐、艾条等治疗用具，单独治疗室面积不得小于 10 m²，多人治疗室每张治疗床上都有遮帘，充分保证患者隐私。治疗室分功能划分，推拿室、理疗室、针灸室、接待室不得混淆，防止交叉感染。

⑦医疗安全及消防安全方面。

设置专门的医疗安全小组，药房每天都要核对出入库的药品和数量，中医馆每个月至少进行 1 次感染控制自查，每三个月进行心肺复苏技能抽查，介入性治疗必须得由医师操作。设置医疗台账，如实记录出现的医疗卫生问题，及时做出整改。消防通道都需设置醒目的夜光标志，每 100 m² 至少配 2 台灭火器。每个月进行消防安全排查，每三个月至少进行 1 次消防安全演练。

⑧主动健康单位对中医馆的质量控制。

主动健康单位每年对其颁发证书的中医馆进行质量抽查，每三年对中医馆进行复评。抽查出有不符合规定的责令 2 周内进行整改，复评审核不合格的中医馆当年不予颁发主动健康认证的资格证书。每年中医馆都需报送至少 1 名医师或治疗师到主动健康单位进行为期不少于 6 个月的进修学习。

（3）中医馆面向的人群。

中医馆可以说是老少妇孺皆宜，其中以中老年的亚健康人群为主。例如急性腰扭伤、腰肌劳损、跌打损伤等轻度颈肩腰腿痛患者，可以在中医馆内利用针灸、推拿、理疗得到康复。小儿感冒发烧、夜间睡眠不好、免疫力低下、挑食和消化不良等，可以通过小儿推拿得到调理，甚至还可以起到未病先防的作用。月经失调、手脚冰凉的妇女人群，也可以在中医馆开药慢慢调理。

2. 养生馆

（1）养生馆的主要职能。

养生馆的健康服务主要包括为客户提供营养保健品售卖、推拿按摩、拔罐、温热艾灸、美容养生、中药泡浴等服务，与中医馆不同，养生馆更偏向于养生保健方向。

（2）主动健康单位对养生馆的校验与评价。

①资质方面。

养生馆中的推拿属于医疗行为，需要有当地卫生部门或卫健委所批准的营业执照和主动健康单位认证的资格证书。康复治疗师都需取得相应资格证书后方能上岗。

②场地及医疗人员方面。

养生馆按照建筑面积可以分为小型（200～300 m^2）、中型（300～500 m^2）、大于 500 m^2）三种层次。小型与中型养生馆针灸、推拿、康复等专业人员需不少于 5 人，大型养生馆需针灸、推拿、康复专业人员不少于 10 人。

③感染控制方面。

养生馆进行按摩、美容、保健操作必须保证佩戴好一次性手套，或使用治疗巾。治疗前后都需要对治疗室和治疗区域进行消毒处理，每位顾客治疗时使用的一次手套、一次性中单、一次性枕套等不能重复使用，所有员工在上岗前都需要到主动健康单位进行感染控制知识学习。

④人员设置方面。

养生馆内必须设置引导人员、康复治疗师、工勤保洁人员。引导人员主要在前台引导顾客，给顾客推荐合适的理疗项目，非针灸、推拿、康复相关专业的员工都需经过主动健康单位培训认证后方可上岗。工勤保洁人员需掌握基本医疗知识，每人负责的区域面积不超过 300 m^2。

⑤部门设置。

养生馆应分设治疗区和营养保健区，治疗区的推拿室、泡浴室、美容室等应分区明确，防止交叉感染。营养保健区售卖的保健品都必须有国家药品监督管理局的认证，不得售卖"三无"产品。

⑥医疗安全和消防安全方面。

养生馆不能进行针灸等介入性治疗，泡浴、拔罐等项目存在一定的烫伤风险，治疗过程中需要有专人实时守在旁边。设置医疗安全台账，如实记录发生的医疗安全事故，及时发现并整改。消防通道都需设置醒目的夜光标志，每 100 m^2 至少配有 2 台灭火器。每个月进行消防安全排查，每三个月至少进行 1 次消防安全演练。

⑦主动健康单位对养生馆的质控。

主动健康单位每年对其颁发证书的养生馆进行质量抽查，每三年对养生馆进行复评。抽查出有不符合规定的责令 2 周内进行整改，复评审核不合格的养生馆当年不予颁发主动健康认证的资格证书。每年养生馆都需报送至少 1 名医师或康复治疗师到主动健康单位进行为期不少于 3 个月的进修学习，非针灸、推拿、康复方向人员若想在养生馆进行推拿、拔罐、艾灸等治疗，必须经过主动健康单位的资格认证后才能上手操作。

（3）养生馆面向的人群。

养生馆主要是为了服务上班族及想美容保养的人群。推拿按摩、针灸拔罐、中药泡浴等，可以有效缓解上班族颈部和腰部的不适。面部按摩、精油推拿、中草药面膜等，可以起到美容养颜的作用。

3. 体育馆、健身馆验收规范

体育馆、健身馆在开展体育服务前，应当根据验收规范性文件相关技术规范要求进行设置与整改，通过验收标准后方可开展体育服务相关内容。

场地标准包括场馆场地面积设置要求、场馆灯光设置要求、场馆声环境质量要求、场馆通风条件要求、运动器材配置与安全要求等。

场地卫生标准包括室内空气质量要求、场馆周围环境空气质量要求、场馆垃圾分类要求等。

场馆消防安全标准包括场馆消防通风要求、场馆消防器材购置要求、场馆安全出口设置要求、场馆消防警报器设置要求等。

具体验收规范内容请参考《室内体育场馆验收规范》。

（四）主动康复干预评价流程

主动健康干预的评价流程包括患者对康复治疗师干预后的满意度评价，质量控制员对满意度评价表的收集与分析，然后质量控制员将满意度评价表的问题清单反馈到康复治疗师本人，最后再由康复治疗师根据满意度评价表的相关问题进行改进（图3-24）。旨在通过这样的质量控制方式不断提高主动康复干预的服务质量和患者的满意度。

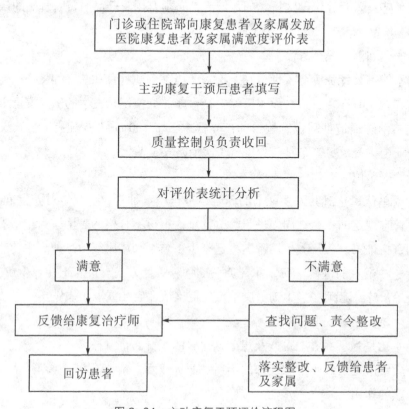

图3-24 主动康复干预评价流程图

（五）主动康复紧急事件应急预案

1. 主动康复前危险因素的评估与应急处置

主动康复工作人员在治疗前应预先评估患者基本状况、了解治疗过程中的危险因素，提前对可能存在的危险因素进行消除或预防处置，尽量降低治疗中发生意外事件的风险，及时对意外事件进行有效处置。

（1）危险因素的评估。

治疗前对患者进行问诊，询问其活动能力，必要时行相关活动能力评估，如6分钟步行试验。

了解有无高血压、糖尿病、脑卒中、冠心病、癫痫、晕厥、哮喘等高危疾病史。

筛查患者是否存在高龄、过度肥胖、肢体残疾等潜在危险因素。

常规测量血压、心率、血氧，并对心、肺等重要脏器进行查体。

（2）应急处置。

对活动能力较差的患者谨慎进行康复运动治疗，尤其是室外急救条件有限、远离急救机构时。

存在高龄、虚弱、心血管疾病、癫痫等潜在高危因素，以及基础疾病众多的患者，在进行主动康复治疗时须有家属陪伴，并签署知情同意书。

康复治疗前血压明显升高者在康复治疗过程中应多次测量血压，观察血压变化。

加强急救设备规范化使用培训及急救技能培训，进行突发意外事件处置演练。

定期检查个各种急救药物是否齐全，急救设备是否可以正常使用。

2. 康复干预过程中突发急危重症的快速评估与应急处置

（1）脑卒中。

脑卒中是最常见的心脑血管疾病之一，发病率高、致死致残率高、发病过程快，预后的好坏与脑卒中救治时间密切相关。

①脑卒中的快速评估。

根据《中国急性缺血性脑卒中诊治指南2010》，如果患者突然出现以下任一症状时，应考虑脑卒中的可能。

一侧肢体（伴或不伴面部）无力或麻木。

一侧面部麻木或口角歪斜。

说话不清或理解语言困难。

双眼向一侧凝视。

一侧或双眼视力丧失或模糊。

眩晕伴呕吐。

既往少见的头疼或呕吐。

意识障碍或抽搐。

②脑卒中的应急处置。

若康复过程中发生脑卒中，应立即通知值班医生，保持镇静，缓解患者紧张情绪，或迅速拨打120急救电话或院内急救小组电话，联系最近的有脑卒中救治资质的医院，并及时送治。

将患者安置在床或环境安全的地方，保持呼吸道通畅，取仰卧位，头肩部稍垫高，头偏向一侧，解开领口，取出假牙（如果有），及时清除口腔内呕吐物等异物，避免误吸。

尽快转运至最近的有脑卒中救治资质的医院进行急救。转运时应动作轻柔，搬运过程中头的位置不要太高或过低，头偏向一侧，要有专人保护患者头部，防止病情加重。

（2）急性胸痛发作。

急性胸痛是指以胸痛为主要表现的一组异质性疾病群，康复过程中可能碰到的高危胸痛常见病因包括急性冠脉综合征（ACS）、主动脉夹层（AD）、急性肺栓塞（PE）及张力性气胸等。

①急性胸痛发作的快速评估。

神志模糊、面色苍白、大汗及四肢厥冷、低血压、呼吸急促、低氧血症，提示高危患者。

迅速判断高危胸痛：ACS症状常表现为发作性胸痛、压迫感或憋闷感，甚或濒死感，部分患者可放射至上肢、后背部或颈部，持续数分钟至数十分钟，持续时间超过20 min未缓解者，需考虑急性心肌梗死可能；AD常表现为持续撕裂样胸、背痛，可伴血压明显升高、双侧肢体血压差别较大等；PE常伴呼吸困难或咯血、晕厥，常同时合并氧饱和度下降；张力性气胸患者表现为极度呼吸困难，缺氧严重者出现发绀甚至窒息。

10 min内完成首份心电图，进行肌钙蛋白、D-二聚体等检测。

②急性胸痛发作的应急处置。

对于发生急性胸痛，应让患者立即躺下或者坐下，打120急救电话，或者迅速报告医师，并就地抢救，若备有硝酸甘油或者复方丹参滴丸、速效救心丸等，可立即服用，以缓解症状。

（3）突发呼吸困难。

突发呼吸困难是呼吸功能不全的重要表现。患者主观上有空气不足或呼吸费力的感觉，客观上有努力呼吸表现，轻者呼吸频率加快、呼吸用力，重则出现鼻翼翕动、端坐呼吸、三凹征，并可有呼吸频率、深度与节律的改变。其病因临床上可分为肺源性、心源性、中毒性、神经精神性及其他原因引起的呼吸困难。

①突发呼吸困难的快速评估。

生命体征是否平稳，呼吸道是否通畅，自主呼吸节律是否规整。

呼吸困难是否继续加重。

病史和查体，评估呼吸音、胸片。

②突发呼吸困难的应急处置。

康复训练前评估时需详细记录患者是否有并发症，每次训练前须查看患者生命体征是否稳定，确保训练在安全的范围内。

患者一旦发生呼吸困难，立即停止训练，迅速报告医师，并就地抢救：将患者的身体扶起，呈半卧位或坐位以减少疲劳和耗氧，使患者呼吸变得畅通一些，及时清理口、鼻腔中的分泌物，保持呼吸道通畅，有条件立即吸氧。

若患者呼吸停止，应行口对口人工呼吸，并联系急诊协助抢救处理。注意保持室内空气流通，为患者保暖。

观察与记录：密切观察患者的意识、体温、脉搏、呼吸、血压、尿量及其他临床变化并记录，患者未脱离危险前不宜搬动。

（4）心跳呼吸骤停。

心跳呼吸骤停是指各种原因所致心脏射血功能突然停止，随即出现意识丧失、脉搏消失、呼吸停止的危急情况，必须紧急进行处理。绝大多数心搏骤停的始动因素是恶性心律失常，经过及时有效的心肺复苏，部分患者可获存活。现代心肺复苏包括基础生命支持、高级生命支持及持续生命支持三部分。

①心跳呼吸骤停的快速评估。

评估患者神志及周围情况是否安全。

评估患者脉搏、呼吸（5～10 s完成）。

评估患者心律是否为可除颤心律。

②心跳呼吸骤停的应急处置。

对康复训练中出现心搏骤停、昏迷休克、呼吸困难症状的患者，应马上通知医师，立即采取急救处理，密切关注患者病情变化，注意瞳孔、神志、呼吸、血压、脉搏等生命体征的变化情况，采取后续治疗措施。

（六）主动康复干预人员培训及考核

1. 主动康复干预人员培训

培训目的及目标。主动康复干预人员不论是1年培训还是2年培训，培训的目的及培训目标都应该明确，且具有可操作性，包括总体培训希望达到的目标和每一个培训阶段计划达到的目标。其中，1年制培训的目的是夯实康复治疗学专业"三基"水平、临床康复岗位能力和科研能力；2年制培训应在1年制的基础上，以提高康复治疗学相关专科化水平、临床康复相关亚专科岗位能力和科研能力为目的。

培训考核。康复治疗专业人员毕业后规范化培训中和培训结束时，必须通过岗位能力考核，使受培训者能规范完成本学科常见病的康复治疗工作，具有独立从事康复治疗工作的能力。同时，应获得相应的岗位能力证书。

规范化培训时间。根据国家关于康复治疗师资格考试的要求（康复治疗学专业本科或专科毕业后1年），并参考国内已经开展康复治疗人员规范化培训单位的经验，专家们建议可以考虑分别采取1年制规范化培训和2年制规范化培训两种模式。

随着康复事业的发展，康复干预人员越来越多，对其的资格认证及技能考核也成了医疗机构关注的重点。可以通过培训考核来提高康复干预人员的职业素养与业务水平。

2. 主动康复干预人员考核

（1）考核对象。

所有康复治疗及相关专业毕业生、转岗康复治疗的从业人员、在岗的康复治疗师均需进行岗位能力考核。毕业生、转岗者需进行综合基础部分的岗位能力考核。

（2）考核标准。

专家们认为，应当根据临床实际，建立全面的康复治疗师岗位胜任能力评价体系，并设立康复治疗师岗位能力考核标准。

（3）考核内容。

根据现阶段市场要求，同时参照临床医学、护理、营养等专业的做法，专家们建议可以先行综合基础的岗位能力考核。考核内容以"综合"和"基线"为原则，以临床康复问题为导向。考核以临床病例题和临床操作为主，紧密结合康复治疗师岗位能力考核标准及临床岗位需求。

（4）考核难度。

综合基础部分岗位能力考核难易度以担任综合康复治疗岗位所需最基本的知识技能为标准，具体可参照其他行业如医师资格、护士资格、营养师资格考试的难易程度。

（5）考核时间及结果认定。

考核每年2次，夏、冬季各1次。每人2年内限3次考核。3次未通过者，需自选培训单位进行系统培训1年后再次参加岗位能力考核，以此类推直至通过考核。考核合格者，取得由中国康复医学会颁发的康复治疗师岗位能力合格证书。

第九节　心理干预策略

当今社会，随着生活节奏的加快，社会竞争的加剧，以及多元文化和价值观冲突的加深，人们的心理问题日益突出。国民的心理健康问题已呈现出比单纯的躯体健康问题更突出的态势。据2018年《中国城镇居民心理健康白皮书》中关于当前中国城镇居民心理健康状况调查的结果显示，我国73.6%的人处于心理亚健康状态，存在不同程度心理问题的人占16.1%，而心理健康的人仅占10.3%。此外，心理健康问题也有逐渐年轻化的趋势，白皮书数据显示我国17岁以下的儿童和青少年中约有3000万人受到各种情绪障碍与行为问题的困扰。

白皮书数据同时表明，心理健康状态与躯体生理健康状态密切相关，躯体健康状况越差，心理问题发生率越高。甲状腺结节、乳腺良性病变、子宫肌瘤、肥胖和失眠等亚健康城镇居民人群的心理健康状况较差，这五类人群的心理亚健康比例在54.7%～64.7%，心理问题发生率在24.3%～37.3%；在肿瘤、脑梗、心梗、糖尿病、高血压、冠心病等城镇慢病患者中，抑郁、焦虑问题突出，城镇慢病人群中有50.1%的人存在不同程度的心理问题倾向。这提示了心理健康管理具有重要的医学意义与医疗价值。

近几年，国家越来越重视国民心理健康的发展。2016年12月，国家卫生计生委、中宣部等22部门联合印发《关于加强心理健康服务的指导意见》，强调"心理健康是影响经济社会发展的重大公共卫生问题和社会问题""心理健康是健康的重要组成部分，关系广大人民群众幸福安康、影响社会和谐发展"。2018年11月，卫生健康委、中央政法委等10部门联合印发《全国社会心理服务体系建设试点工作方案》，正式启动社会心理服务体系建设试点工作。2019年7月，国务院印发《健康中国行动（2019—2030年）》，围绕疾病预防和健康促进两大核心，提出将开展15项重大专项行动，其中之一就是心理健康促进行动。提高国民的心理健康意识，掌握自我调节的方法和技巧，主动维护自身心理健康，促进心身共同健康显得尤为重要。

一、健康的定义和心理健康的定义及标准

健康是人类生存和发展的基础，随着现代社会的发展和进步，人们对健康的定义也在不断地发生变化。过去，人们对健康的理解强调的是身体没有缺陷和疾病，即大部分人会认为"身体没病就是健康"。但是，随着医学水平的提高和人们对精神世界的认识逐渐加深，人类对健康的认识也发生了质的变化。

（一）健康的定义

1948年WHO成立时，在宪章中把健康定义为"一种生理、心理和社会适应都臻于完满的状态，而不仅仅是没有疾病和虚弱的状态"。1977年，Engel在《科学》杂志上发表了一篇著名的论文，他在该论文中提出健康和疾病的新模式，即生物－心理－社会模式，认为疾病和健康是由生物、心理、环境、社会因素相互作用的结果[1]（图3-25），这在医学和健康领域产生了广泛的影响，导致了医学模式的转变。与此相一致，1989年WHO又将健康的定义修改为"不仅仅是身体没有缺陷和疾病，而是身体上、精神上和社会适应

---

[1] Engel G L, "The need for a new medical model: A challenge for biomedicine," *Science* 196, No. 4286（1977）: 129-136.

上的完好状态"。现在，人们已普遍把心理健康归入健康的范畴。

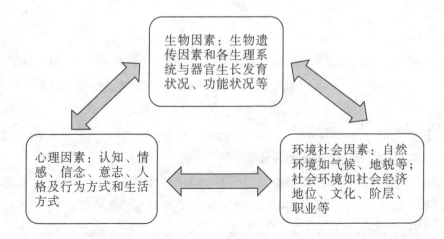

图 3-25　健康的生物－心理－社会模式示意图

（二）心理健康的定义和标准

1946 年，第三届国际心理卫生大会将心理健康定义为"在身体、智能以及情感上与他人的心理健康不相矛盾的范围内，将个人心境发展成最佳的状态"。1948 年，WHO 将心理健康定义为"人们在学习、生活和工作中的一种安宁平静的稳定状态"。2001 年，WHO 又将心理健康定义为"一种健康或幸福状态，在这种情况下，个体得以实现自我，能够应对正常的生活压力，工作富有成效和成果，以及有能力对所在社会做出贡献"。

可见，心理健康有广义和狭义之分。从广义上讲，心理健康主要是指一种高效而满意的、持续的心理状态；从狭义上讲，心理健康指的是人的基本心理活动的过程和内容完整、协调一致，即知、情、意、行和谐统一。判断一个人的心理健康状况应兼顾内外两个方面。从内部状况来说，心理健康的人各种心理机能健全，人格结构完整，能用正当手段满足自己的基本需要，因而主观上痛苦较少，能体验到幸福感；从对外关系来说，心理健康的人行为符合规范，人际关系和谐，社会适应良好。

心理健康的标准是心理健康概念的具体化，国内外的诸多学者从不同角度论述了心理健康的标准，但是目前没有形成一个统一的说法。综合国内外学者的观点，我们认为，心理健康的标准主要有以下几点。[①]

（1）智力正常。智力是人的观察力、记忆力、想象力、思考力和操作能力的综合。智力正常是人正常生活最基本的心理条件，是心理健康的主要标准。一般常用智力测验来诊断智力发展水平，常用方法为韦氏智力测验。一般认为智商低于 70 分者为智力落后，智商在 80 分以上为心理健康。

---

① 黄希庭、郑勇主编《大学生心理健康教育（第三版）》华东师范大学出版社，2020，第 4-5 页。

（2）人际关系和谐。人际关系的协调与否，对人的心理健康有很大的影响。心理健康的人乐于与人交往，不仅能接受自我，也能接受他人、悦纳他人，能认可别人存在的重要性和作用，也能为他人和集体所接受，能与他人相互沟通和交往，人际关系协调和谐。在与人相处时，积极的态度（如同情、友善、信任、尊敬等）总是多于消极的态度（如猜疑、嫉妒、畏惧、敌视等），因而在社会生活中具有较强的适应能力和较充足的安全感。一个心理不健康的人总是独立于集体之外，与周围的环境和人格格不入。

（3）心理与行为符合年龄特征。在生命发展的不同年龄阶段，人们都有相对应的不同的心理与行为表现，从而形成不同年龄阶段独特的心理与行为模式。心理健康的人应具有与同年龄段大多数人一样的心理与行为特征。如果一个人的心理与行为表现和同年龄阶段的其他人相比存在明显的差异，一般就是心理不健康的表现。

（4）了解自我，悦纳自我。一个心理健康的人能体验到自己存在的价值，既能了解自己，又能接受自己，具有自知之明，对自己的能力、性格、情绪都能做到恰当、客观的评价，对自己不会提出苛刻的期望与要求，对自己的生活目标和理想也能定得切合实际，因而对自己总是满意的；同时，努力发展自身潜能，即使对自己无法补救的缺陷，也能安然处之。心理不健康的人则缺乏自知之明，由于所定的目标和理想不切实际，因而总是自责、自怨、自卑，心理状态无法平衡。

（5）面对并接受现实。心理健康的人能够做到：面对现实；接受现实，并能够主动适应现实，进一步改造现实，而不是逃避现实；对周围事物和环境能做出客观认识和评价，并能与现实环境保持良好的接触；既有高于现实的理想，又不会沉湎于不切实际的幻想与奢望；对自己的能力有充分的信心，对生活、学习、工作中的各种困难和挑战都能妥善处理。心理不健康的人往往以幻想代替现实，不敢面对现实，没有足够的勇气去接受现实的挑战，总是抱怨自己生不逢时或责备社会环境对自己不公，因而无法适应现实环境。

（6）能调节情绪，心境良好。心理健康的人能恰当地协调好自己的情绪，愉快、乐观、开朗、满意等积极情绪占据优势，虽然也会有悲、忧、愁、怒等消极的情绪体验，但一般不会长久。心理健康的人能适当地表达、控制自己的情绪，喜不狂、忧不绝、胜不骄、败不馁；对消极的情绪不过分压抑也不过分宣泄，能够采用恰当有效的方式进行调节。

（7）人格完整独立。人格是个体的认知、情绪、愿望、价值观和习惯行为方式的有机整合。心理健康的人的人格即人的整体精神面貌能够完整、协调、和谐地表现出来，比较少的内心冲突。思考问题的方式是适中和合理的，待人接物能采取恰当灵活的态度，对外界刺激较少有偏颇的情绪和行为反应。

（8）热爱生活，乐于学习和工作。心理健康的人珍惜和热爱生活，积极投身于生活，在生活中尽情享受人生的乐趣。乐于学习，积极工作，在学习和工作中施展才能，获得成就感，提高自我价值，并从学习和工作中获得满足与激励。一个心理健康的人，是热爱生活、乐于学习、勤于工作的人。

了解与掌握心理健康的定义及标准对于增强和维护人们的心理健康有很大意义。人们可以对照心理健康的标准，进行自我心理健康诊断，有针对性的进行心理调节，以期达到心理健康水平。如果发现自己的心理状态严重地偏离心理健康标准，就要及时求医，以便早期诊断与早期治疗。

二、健康的自我管理

要保持心理健康，有时候需要我们把自己当成一个客体，即把自己当做最亲近的一个人去看待，需要重新对自我进行认识，悦纳自我、拥抱自我，帮助自己实现成长和发展。

（一）正确认识自我

自我认识是自我意识的认知成分，指一个人对自己各种身心状况的认识。自我认识主要解决"我是一个什么样的人"的问题，就个体对自我的认知来看，主要包括对生理自我、社会自我和心理自我的认知，从而构成一个统一的、整体的自我认知，并在此基础上，进行自我评价[①]，如"我是一个相貌平平的人""我是一个善于交际的人""我是一个心理素质很好的人""我是一个幽默的人""我对自己很满意""我不喜欢我自己"等。

如何正确认识自我？

（1）通过自我观察认识自己。我们对自己各种身心状态和人际关系等的认识即生理自我、心理自我和社会自我，如对自己的身高、外貌、体态、性格、自己与他人的关系等方面的认识。在自我认识过程中会伴随着情感体验，如由身高、外貌等引发的自豪、自信或自卑情感。以及在自我认识、自我情感体验过程中，我们是否有目的的、自觉的调节和控制我们的行为与想法。例如，当"我"因为容貌而焦虑的时候，"我"是否能通过我的情绪或行为认识到"我"正在焦虑，并且有切实的行动将焦虑控制在合适的范围内。站在自己的角度通过自己的"眼睛"来回答"我是什么样的人"。

（2）通过他人评价认识自己。我们都知道"旁观者清""以人为镜可以明得失"，在认识自己的过程中，我们可以在与他人的互动过程中，通过观察别人给我们的反馈，来认识自己。我们也可以主动寻求他人对我们的评价，在听取他人的评价时，多做一些思考。"他为什么会给予我这样的评价？""除了他还有谁会对我做出什么评价？"站在多人的角度通过他们的"眼睛"来回答"我是什么样的人"。

（3）通过社会比较认识自己。自我观察和他人评价难免会有各自的主观投射且带有个人色彩，因此，我们需要从宏观角度更好地认识自己。可以将现在的自己与过去的自己、

---

① 苏京、詹泽群主编《大学生心理健康教育第1册》，天津科学技术出版社，2009，第37-39页。

未来想要成为的自己进行纵向比较，与同龄人或者有类似条件的人进行横向比较，通过更全面的纵横社会比较来正确认识自己。

（4）通过社会实践认识自己。我们可以通过参加各种活动，根据各种活动的过程与结果来认识自己。通过与他人的合作分析自己的人际沟通能力；通过组织开展活动来分析自己的组织管理能力；通过读书活动，发现自己的知识掌握程度，及时的查漏补缺；等等。通过具体的活动分析自己的表现及成果，更加客观地认识自己。

（二）悦纳自我

悦纳自我是指个体能正确评价自己、接受自己，并在此基础上使自我得到良好的发展。自我悦纳不仅指接纳自己人格中的优点、长处，更要接受自己的缺点与不足。在接受不足的基础上，努力改进自己、完善自己，而不是妄自菲薄，失去信心。

首先，要有自知之明。了解自己，认识自己的优缺点，并能对自己做出恰当的评价。其次，大方地展现和欣赏自己优秀的部分，勇敢地面对和承认自己的不足。最后，充分利用现有资源去完善自我，保持优秀又弥补不足，用发展的眼光看待自我。

如何悦纳自我？[①]

（1）优缺点的认识和分析，结合具体情境来看待。每个人身上都会有属于自己的特点，一些核心特点常常是较为稳定的，但同一个特质在不同的情境下会有不同的评价。例如，一个在物质上较为慷慨的人，站在朋友的角度会觉得他很大方；但站在他妻子的角度来看，就会认为他不节俭。

（2）面对优点，发自内心的欣赏自己，接受他人对我们的夸赞，大方地展示自己的优势。

（3）面对缺点，可以做出行为上的改变，往积极方向调整；也可以做出思想上的改变，用客观多角度来评价；还可以拥抱它。每个人都不可能是完美的，都有各自的长处和短处，不同特点组合在一起造就了每个特别的个体。

（4）用效果来评估"我"是否真正能做到悦纳自我。"我"的想法、行为或者改变，是否能达到"我"真正的意图使"我"的情绪更为稳定或积极。

（5）用辩证发展的眼光看待自我。避免陷入认知性错误思维。常见的认知歪曲：任意推断，在证据缺乏或不充分时草率做出结论；选择性概括，仅根据个别细节而不考虑其他情况便对整个事件做出结论；过度引申，在一个事件的基础上做出关于能力、操作或价值的普遍性结论，即从一个具体事件出发引申出一般规律性的结论；夸大或缩小，对客观事件的意义做出歪曲的评价；"全或无"的思维，即要么全对要么全错，把生活看成非黑即白的单色世界，没有中间色。相信自我是有能力促进自我成长的，现在的"我"不能定义

---

① 全国卫生专业技术资格考试用书编写专家委员会编《心理治疗学》，人民卫生出版社，2019年，第267页。

未来的"我"。

（三）实现自我

自我实现是指个体的各种才能和潜能在适宜的社会环境中得以充分发挥，实现个人理想和抱负的过程，亦指个体身心潜能得到充分发挥的境界。美国心理学家马斯洛认为这是个体对追求未来最高成就的人格倾向性，是人的最高层次的需要。[①]

如何实现自我？

（1）认识自己的价值。"价值"这个词可以理解为一个人的伦理、原则、理想、标准或道德，这些词在字面上是指一些提升你人生境界的思想、概念和行动。铭记自己的人生价值观是帮助一个人克服环境压力的强大力量。明晰我们的价值观，对发挥我们的主观能动性，创造我们自己想要的人生，实现自我显得很重要。[②]

（2）规划目标，采取具体行动。第一步，给你看重的部分赋予一个让你的人生更完满的目标。例如，如果你重视教育，也许你的目标是"拿到硕士学位"或者"拿到博士学位"等；如果你把爱情看得很重，也许你的目标是"花更多的时间陪伴我的配偶或爱人"等。第二步，写出几个为了达到目标你立志要采取的行动，同时注明你何时开始兑现你的承诺。例如，你的目标是拿到学位，你列出的行动可能包括"下周弄一份课程分类表"和"在接下来的 3 周内报名参加一门课程"。如果你的目标是花更多的时间陪伴你的配偶，你决心要做的事可能包括"下个月绝不加班"和"在接下来的 2 周内少和朋友玩"。

以下两个表格能帮助你更好地实现自我。

表 3-1 是人生价值调查问卷[③]，用来了解人生的 10 个部分在我们心中的价值。也许有些部分对我们很重要，但是实际上我们并没有在上面花很多时间，因此用 0 ~ 10 来给每个部分的重要性排个名，0 代表一点不重要，10 代表极为重要。根据你的真实想法，而不是你认为该怎么排，尽可能使排名反映实情。然后，你可以用你对表 3-2 中的人生价值问卷调查的回答来探知你的价值观。

表 3-1　人生价值调查问卷

人生的组成部分	一点不重要	比较重要	极为重要
家庭（不包括恋爱关系和父母情）	0　1　2　3　4	5　6　7	8　9　10
恋爱（婚姻、终身伴侣、约会等）	0　1　2　3　4	5　6　7	8　9　10
父母情	0　1　2　3　4	5　6　7	8　9　10

---

① 林崇德、杨治良、黄希庭编《心理学大辞典》，上海教育出版社，2003，第 134 页。
② 马修·麦克凯、杰弗里·伍德、杰弗里·布兰特里：《辩证行为疗法》，王鹏飞、李桃、钟菲菲译，重庆大学出版社，2018。
③ Wilson K G, "The Valued Living Questionnaire.Available from the author at Department of Psychology"（Master diss., University of Mississippi, 2004）.

续表

人生的组成部分	一点不重要	比较重要	极为重要
朋友和交生活	0　1　2　3　4	5　6　7	8　9　10
工作	0　1　2　3　4	5　6　7	8　9　10
教育和培训	0　1　2　3　4	5　6　7	8　9　10
娱乐休闲	0　1　2　3　4	5　6　7	8　9　10
精神和宗教	0　1　2　3　4	5　6　7	8　9　10
公民和社区生活	0　1　2　3　4	5　6　7	8　9　10
自我照顾（锻炼、饮食、休养等）	0　1　2　3　4	5　6　7	8　9　10

表3-2　人生价值问答表

问题	回答
你认为有价值的人生部分	
你对这部分的目标	
我愿意采取的行动 （写明你何时开始这些行动）	

三、健康的情绪管理

情绪是我们内心世界的感受和体验，有时候也会通过外在行为表现出来，如面部表情或肢体动作。情绪在一定合理的范围内波动维持较为稳定的状态是心理健康的表现之一。

（一）情绪的定义

情绪是指伴随着认知和意识过程产生的对外界事物的态度，是对客观事物和主体需求的关系的反映，是以个体的愿望和需要为中介的一种心理活动。我们一般可以从三个方面来理解情绪。

首先，随着情绪的发生，个体会产生一系列生理变化，主要表现在呼吸系统、循环系统、消化系统和腺体活动的变化上，例如人紧张的时候会出现手心出汗、心跳加快，严重的时候还会出现肾上腺素升高、尿频的现象。其次，情绪的产生会伴随表情的变化，主要包括面部表情、姿态表情和言语表情。最后，情绪还包含了主观体验，即不同情绪的自我感受，如高兴时心情愉悦，哀伤时心情沉重。

（二）情绪的种类

根据罗素的情绪分类环状模型，我们常把情绪分为积极情绪和消极情绪。积极情绪是指个体由于体内外刺激、事件满足个体需要而产生的伴有愉悦感受的情绪，包括高兴、喜悦、兴奋、愉快、满足等。[1]Barrett 与 Russell 按照效价和唤醒度将积极情绪分为从兴奋到镇静的不同程度，包括轻松、宁静、满足、安心、愉快、欣喜、高兴、快乐、兴奋、惊奇等。[2]消极情绪是指在某种具体行为中，由外因或内因影响而产生的不利于个体继续完成工作或者正常思考的情感，与积极情绪相对。消极情绪包括忧愁、悲伤、愤怒、紧张、焦虑、痛苦、恐惧、憎恨等。

积极情绪与消极情绪在生活中常常交替出现，人们时而体验到积极情绪，时而体验到消极情绪，那么在一天中积极情绪与消极情绪的比例达到多少才是最好的呢？马歇尔·洛萨达提出了积极情绪与消极情绪的最佳配比，简称"积极率"。他认为，无论个人、家庭，还是组织，能够引发蓬勃发展的积极率都是 3∶1，但是积极情绪并非越多越好，消极情绪也并非越少越好，最佳配比的上限在 11∶1 左右。[3]

（三）情绪的功能

情绪对个体的影响是非常巨大的。《黄帝内经》就曾经指出，"怒伤肝""喜伤心""思伤脾""忧伤肺""恐伤肾"，并提出"百病之生于气也，怒则气上，喜则气缓，悲则气消，恐则气下……惊则气乱，劳则气耗，思则气结"。情绪作为脑内的一个监测系统，对个体的心理和生理都有影响。

积极情绪与生理健康、心理健康和社会适应有密切的关系。首先，积极情绪通过降低发病率，影响病情、病程及死亡率来作用于生理健康，对于心理疾病也有积极意义。其次，积极情绪可以降低心理疾病的易感性，并且对心理疾病有一定的缓解作用。最后，积极情绪能够促使个体有良好的社会适应水平。[4]

消极的情绪状态则会对身体造成伤害。我国古代就有"内伤七情"之说，认为当人的喜、怒、忧、思、悲、恐、惊七种情绪过度时，人就会患心理疾病。现代医学证明，有些疾病的发生并不是器质性病变导致的，而是与精神状态不佳、情绪异常有关。经常、持久的消极情绪引发的长期过度神经紧张，会导致身心疾病。大量研究证明，内心充满矛盾、心情压抑、具有不安全感和不愉快情绪体验的个体，其内分泌紊乱，免疫力低下，容易患

① Clark L A, Watson D and Leeka J, "Diurnal variation in the positive affects", *Motivation and Emotion* 13, No.3（1989）：205-234.

② Barrett L and Russell J A, "Independence and bipolarity in the structure of current affect", *Journal of Personality and Social Psychology* 74, No.6（1998）：967-984.

③ 盖笑松主编《积极心理学》，上海教育出版社，2020，第 84 页。

④ 董妍、王琦、邢采：《积极情绪与身心健康关系研究的进展》，《心理科学》2012 年第 2 期。

癌症。情绪除了通过影响人体免疫系统来影响人体健康，还会通过影响人的行为方式、心理适应、求医行为和社会支持等决定身体健康的重要因素来影响人体健康。[①]

（四）如何减少消极情绪

情绪调节的技巧可以帮助人们用更有效的方式来应对消极情绪，减少消极情绪对身心的影响。这些技巧包括解决问题、认知调节、正念等。

1. 解决问题

对于调节情绪最有效的方法就是找到问题的有效应对方式。解决问题关注的是找到更新的、更有效的应对方式[②]，其步骤如下：

步骤一，辨识解决问题的目标。①确认什么样的目标是自己喜欢的。②目标简单一些并且实际一些。

步骤二，头脑风暴出大量的解决方案。①尽量多想几种解决方案，也可向信任的人咨询解决办法。②不要在一开始就批评（等到步骤五再来评估想法）。

步骤三，选择一个符合目标又可能行得通的解决方案。①先选择两个适中的解决方案。②权衡利弊比较这两个解决方案。③选择最佳方案先做尝试。

步骤四，将解决方案付诸行动。①行动，尝试解决方案。②采取第一步，然后第二步……

步骤五，评估使用该解决方案的成果。评估这个解决方案是否有效：如果有效可以继续使用；如果无效，回到步骤三，试试新的解决方案。

2. 认知调节

认知调节的理论基础是合理情绪疗法，该理论认为直接引起人们情绪和行为反应的，不是事件本身，而是对事件的看法、解释、信念等。它的基本理论主要是 ABC 理论，在该理论模式中，A（Activating Event）是指诱发性事件；B（Belief）是指个体在遇到诱发性事件之后相应而生的信念，即个体对这一事件的看法、解释和评价；C（Consequence）是指特定情景下，个体的情绪及行为结果。

通常人们认为，人的情绪及行为反应是直接由诱发性事件 A 引起的，即 A 引起了 C。ABC 理论指出，诱发性事件 A 只是引起情绪及行为反应的间接原因，而人们对诱发性事件所持的信念、看法和理解 B 才是引起人的情绪及行为反应的更直接的原因。人们的情绪及行为反应与人们对事物的想法、看法有关。合理的信念会引起人们对事物适当的、适度的情绪反应；而不合理的信念则相反，会导致不适当的情绪和行为反应。当人们坚持某些不合理的信念，长期处于不良的情绪状态之中时，最终将会导致情绪障碍的产生。ABC 理

---

① 余国良主编《大学生心理健康》，北京师范大学出版社，2018。

② 玛莎·M·莱恩汉：《DBT 情绪调节》，祝卓宏、朱卓影、陈珏、曹静译，北京联合出版有限公司，2022。

论认为情绪的调节应该从调整对事件的认知入手，将不合理的信念调整为合理的信念，情绪行为反应随之发生转变。

例如：两个人一起在街上闲逛，迎面碰到他们的领导，但对方没有与他们招呼，径直走过去了（A）。这两个人中的一个对此是这样想的（B1）："他可能正在想别的事情，没有注意到我们。即使是看到我们而没理睬，也可能有什么特殊的原因。"而另一个人却可能有不同的想法（B2）："是不是上次顶撞了他一句，他就故意不理我了，下一步可能就要故意找我的岔子了。"两种不同的想法就会导致两种不同的情绪和行为反应。前者可能觉得无所谓，该干什么仍继续干自己的（C1）；而后者可能忧心忡忡，以至无法冷静下来干好自己的工作（C2）（图 3-26）。

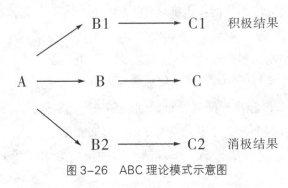

图 3-26　ABC 理论模式示意图

因此，调节情绪可以从调节信念、看法入手。采用合理情绪疗法从认知调节情绪的步骤如下。

（1）学会辨认自己下意识的想法和情绪。

这些想法会在你感觉最糟的时候冲出来，而且来势汹汹，让你来不及反应，也无力反抗。我们不加以觉察和思考的时候，往往对下意识的想法完全认同，从而引起我们消极的情绪反应。

例如，一个 3 岁孩子的母亲有时需要大声嚷嚷才能让小孩乖乖去上学，于是她觉得很抑郁。在接受治疗时，她尝试着辨认在嚷嚷后自己对自己说的话，比如"我是一个很差劲的母亲"等。要让她学会认出自己这些下意识的想法，我们可以采用情绪想法记录表记录情绪和想法（表 3-3）。

表 3-3　情绪想法记录表

序号	发生时间	发生什么事	想法	情绪和行为反应
1	#年#月#日早上	早上需要反复催促孩子他们才能乖乖去上学	我是一个很很差劲的母亲	抑郁
2				
3				

（2）学会反驳那些下意识的想法。

首先，列出不支持这个想法的证据。例如，这位母亲反复提醒自己，当孩子放学回家时，她会与他们一起踢足球，教他们几何知识，并用他们的方式与他们探讨他们的问题，所以她并不是一个差劲的母亲。

其次，对于事件或者情景有没有其他的解释？例如，这位母亲学会对自己说："我下午和孩子们在一起时感觉很好，只是早上感觉不好，也许我不适合在早上做事。"对于"我是个糟糕的母亲，我不适合当母亲，所以我不配活在这个世界上"的想法，她现在学着用新的解释风格来反驳。她对自己说："这完全不合逻辑啊！我只是不适合在早上带小孩而已，为什么不配活在这个世界上呢？"

（3）转移注意力，学会把自己从消极的想法中解救出来。

反复的沉浸在消极的想法中会让情况越来越糟，你不仅要学会控制思考的内容，还要学会控制思考的时间。可以给自己安排一些事情或者活动来转移注意力，比如听音乐或者运动等，以免让自己太过于沉浸在这些消极的想法中。

（4）学会质疑引起你消极情绪的那些假设。

过度的消极情绪背后往往隐藏着一些非理性的核心信念。这些假设束缚了你：

"没有爱，我活不下去。"

"我很无能。""我没有用。"

"我是个失败者，因为我没能做到完美。"

"我是个失败者，因为我没有成为万人迷。"

"每个问题都有一个完美的解决方案，我得找到它。"……

对这些核心的信念保持觉察和质疑：这个信念是真的吗？学会用更合理的信念去替代它。

3. 正念

卡巴金博士将其学到的佛教的禅修方法和瑜伽引入当代心理治疗中，并剔除佛教框架和宗教元素，把这些方法和技术放在科学的范畴里统称为"正念"。正念被定义为"对当下有意识的、不评判地注意"[1]，强调对此时此刻现实生活的注意和觉知。

正念就是反复地将注意力拉回对当下的觉知，不带评判也不带执念；因此，它包括不断放下对于当下的想法、情绪、感觉、活动、事件及生活情境的评判与纠缠。正念可以总结为以下几点：

一是觉察。练习过程中让自己有意识的关注某个事情，同时，有目的地关注自己的身体变化，认真觉察身体和意识的体验，注意自己身体和外界的联系。

---

[1] Kabat-Zinn J，"Mindfulness-based interventions in context: Past, present, and future，" *Clinical Psychology：Science and Practice* 10，No.2（2003）：144-156.

二是关注当下。主要通过关注自己的呼吸让意识和思绪回到当下，专注感受呼气与吸气的过程。同时，不断觉察身体和意识的体验，飘忽不定的意识和思绪就会不断回归到当下。

三是对意识和思绪不做任何判断。对脑海中涌现出的各种思绪和念头不要做任何是非判断，而是不断接受这些思绪和念头，这样就不会陷入情绪和想法的纠缠中。

过往研究发现，正念与成年人心理问题（如焦虑、压力等）显著呈负相关，与心理健康（如生活满意度等）呈显著正相关。儿童、青少年自身的正念与心理问题变量呈负相关：儿童、青少年正念越高，感知到的压力越小；正念与四至七年级学生的抑郁和焦虑呈负相关。因此，正念干预被广泛运用于缓解抑郁症和焦虑症患者及高压群体的心理压力。[①]

下面介绍几种常见的正念干预练习方法。这些练习可相互配合，也可独立进行。

（1）身体扫描。

身体扫描是将身体感觉作为观察对象的正念练习。练习时，以不评判、好奇和开放的态度，依照一定顺序陆续感受和体验身体各部分的感觉。可以按从头到脚，或者从脚到头的顺序进行。体会到舒服或不舒服的感觉、是否体会到感觉，都无须评判好坏；发现自己分心后，温和地把注意力重新带回到身体扫描练习上来。练习通常采用卧式，也可采用坐式、站式。

（2）觉察呼吸。

觉察呼吸是将呼吸作为观察对象的正念练习。练习中，轻松地体会呼和吸，体会呼吸的过程和变化，留意呼吸之间的停顿；无须调整呼吸，只是觉察呼吸，并且接纳当下呼吸的状态；在发现自己分心后，将分心视为练习的一个部分，然后温和地回到练习上来。练习通常采用坐式，也可采用卧式。

（3）觉察想法。

觉察想法是把想法作为观察对象的正念练习。练习时，一般从觉察呼吸开始，然后将注意放在了解自己内心的想法上，觉察想法的形成、发展和消失，能觉察到什么就觉察什么；将想法作为内心的主观事件，接纳所出现的任何想法，无须评判想法是好或者不好。觉察念头时，通常可以留意与想法相关的情绪和身体感受。

（4）正念行走。

正念行走是将行走感受作为观察对象的正念练习。练习时，注意觉察脚底与地面接触的感觉，或者行走中脚抬起、移动、放下的动作，或者脚底、小腿和大腿等部位的各种感觉。此练习既可采用慢行以仔细体会感受，也可在日常行走中体会感受。

---

① 汪玥、张豹、周晖：《中小学生正念注意觉知与心理健康：情绪调节和积极重评的跨时间中介作用》，《心理发展与教育》2022年第2期。

（5）生活中的正念。

将正念融入日常生活与工作中，比如从早上起床、刷牙、洗脸，到洗碗、打扫、擦桌子等家务活动，再到做饭、进餐、洗衣服、洗澡等；无论做什么事情都可以觉察当下，接纳当下，对当下做出智慧的行动与回应，进而享受当下。

（五）如何增加积极情绪

1. 学会感恩

感恩是一种感谢的体验，它需要注意和欣赏生活中积极的事情，这会让我们承认积极的价值和意义。感恩拓宽了视野，建立了其他积极情绪和积极推理。研究显示，临床抑郁症患者的感恩之情明显低于非抑郁症对照组（少了近50%的感恩）。感恩可以保护人们避免抑郁症的发作，感恩促使人们在适当和现实的情况下，将消极的经历重新定义为积极的经历，这种重构反过来又与较少的心理症状相关。通过持续的实践，比如写感恩日志，可以帮助患者学习和使用更积极的应对策略，从而减轻压力。[1]

练习1：感恩信和感恩拜访。

为对自己有恩的人写封感恩信表达感谢或者有机会登门拜访。

练习2：写感恩日志（表3-4）。

每晚睡觉前，请写下三件幸事（今天发生的好事）。在每件好事的旁边，至少写上一句话：

为什么今天会发生这样的好事？对你意味着什么？

你从这件事情中学会了什么？

你或者其他人以什么方式为这件好事做了什么贡献？

表3-4　感恩日志

	时间						
	星期一	星期二	星期三	星期四	星期五	星期六	星期日
第一件好事							
反思							
第二件好事							
反思							
第三件好事							
反思							

2. 找到人生的意义

人生意义指的是对世界的连贯理解，它促进人们对长期人生目标的追求，从而提供一种使命感和成就感。有证据证明，拥有人生意义的生活对我们的心理健康大有好处。实现

[1] 塔亚布·拉希德：《积极心理学治疗手册》，邓之君译，中信出版集团，2020。

人生意义的方法很多，致力更伟大的事情（通常是通过利他主义和服务他人）对实现人生意义是非常重要的。

3. 体验心流

体验心流，也叫沉浸体验，是指个体将精力全部投注在某种活动当中，以至于无视外物的存在，甚至达到忘我时的状态。它是人们体验到的一种积极的感受，这种感受能够给人以充实感、兴奋感和幸福感，因此也被称为"最佳体验"。

4. 增加与世界的链接

通过与他人交流互动，获得更多的积极情绪。增强自我与他人及事物的联系，找到自我价值。通过实践活动可以让人看得更远并拓展人的思维，让人对更多的事物感觉良好。

5. 关注和记录积极的情绪

每天为自己创造一些愉快的经历，并记录下积极的情绪体验。

请将自己每天遇见的积极情绪事件在表3-5中记录下来。每天记录三件积极的情绪事件，以及自己在这个事件中体验到的积极情绪。共10种积极情绪：喜悦、感激、宁静、兴趣、希望、自豪、逗趣、激励、敬畏、爱。

表3-5　积极情绪档案

时间	事件一	事件二	事件三
星期一			
星期二			
星期三			
星期四			
星期五			
星期六			
星期日			

四、健康的人际关系建设

人际关系对于我们的心理健康具有重大的影响力。良好、健康的人际关系会形成稳固的社会支持系统，促进个人的发展。

（一）人际关系概述

人际关系是人们在人际交往过程中所结成的心理关系，它表现在人们对他人的影响与依赖上。与他人建立有意义的、良好的人际关系是人类社会生活中最为重要的任务之一，它可以为我们提供良好的社会支持，克服孤独感，并对我们的身心健康有着不可替代的影响。

了解人际关系的意义有助于我们理解人际关系与心理健康的关系。学习一些提升人际关系的技能可以更好地帮助我们提高人际关系的满意程度及质量。

1. 良好的人际交往可使人获得安全感

社会心理学家所做的大量研究提示，与人交往是获得安全感的最有效途径。当人们面临危险的情境而感到恐惧时，与别人在一起可以直接而有效地减少人们的恐惧感，使人们感到安全、舒适。

脱离人际关系会使个体有不安全感，当人置身于自己不能把握或控制的社会情境时，会缺乏安全感。例如，新生入学后，脱离了原来的人际关系支持，新的人际关系尚未建立，因而在自我稳定感和社会安全感方面就可能出现危机。

社会安全感的本质是人与人之间的情感联系，只有通过交往，同别人建立了可靠的人际关系之后，人们的社会安全感才能得到确立。

2. 人际交往可满足人确立自我价值感的需要

自我价值感会影响到个体的自信，当自我价值得到确立时，人在主观上就会产生一种自信、自尊和自我稳定的感受，这就是自我价值感。

人的自我价值感一旦得到确立，就会赋予自己更多的积极意义，使自己对生活充满热情。相反，如果一个人的自我价值感得不到确立，他就没有正常的自信、自尊和自我稳定感。

3. 良好的人际交往有助于产生幸福感

人际交往和人际关系在人们生活中的地位无法被金钱、成功、名誉和地位所取代。心理学家通过研究发现了一个奇特的现象：自20世纪30年代以来，人们的金钱收入一直是呈上升趋势的，但是对生活感到幸福的人的比例并没有增加，而是稳定在原来的水平。这说明金钱并不能简单地决定人的幸福。西方心理学家克林格做了一个广泛的调查，结果发现，良好的人际关系对于生活的幸福具有首要意义。

4. 人际关系会对人体寿命产生影响

在长达20年的追踪研究中，美国心理学家费里曼和马丁发现了影响人寿命的首要因素，并将这项研究发表在《长寿工程》中。这项研究一共列出了六个会影响人长寿的因素：人际关系、性格特征、职业生涯、生活细节、接触不良习惯、与健康者为伍。在这六大影响因素中，人际关系排在第一位。人际关系直接作用于人的心理健康，而心理健康又会直接作用于人的整体健康状态，而长寿最主要的就是身体健康与心理健康。

（二）提升人际关系的的技能

1. 善于倾听

伏尔泰说："耳朵是通往心灵的道路。"倾听表达了一个人对他人心灵的理解与关怀，是最基本的尊重。一般认为，倾听就是先听对方说什么，然后再替对方出出主意，或者表达一下关心等。然而，倾听不是帮忙出主意，也不是提建议、给方法，甚至不是让对方知道你也感同身受，而是仅仅需要让对方明白，你正在用心地尝试去理解他，并且愿意陪伴他，这就足够了。

学会倾听有一个好处：我们越是倾听自己与他人语言背后的感受和需要，就越不怕和他人坦诚沟通。倾听使我们勇于面对自己的弱点，也能让我们更加了解自己与他人。

不论你们的关系怎么样，哪怕是情侣、闺蜜、家人，抑或是路人甲，都应该学会倾听。他人说话的时候，不去打断，也不急于去表达自己的观点，这是一种修养。你满脸期待地看着别人的时候，会让别人有满足感、舒适感，以及随和感，这是一种品德。

2. 给予回应

在倾听的过程中，可以根据你自己的喜好，用眼神、点头或"嗯""对""好"给予对方回应，如果可以并经过允许的话，偶尔记下对方说的内容以表示重视。这是一个非常重要的习惯，既反映了你给予对方的尊重，又给了对方一种"我在认真听，我非常理解你"的信号，对方会更容易接纳你。要努力让别人感到自己被理解，即使可能你还没来得及真正理解，那你可以请对方再说一遍。

3. 放下偏见

在倾听的时候，放下偏见，真正去听别人在说什么。有的时候，我们总是自带预设，比如"他就是懒惰，他就是在找借口""这种情况有什么难的"，这些偏见一旦被预设了，你就不会再倾听别人的想法了，因为只要对方说了和你预设不符的东西，你就会认为对方是没有道理的。要放下偏见，摘下对他人的有色眼镜，做好倾听前的准备。

4. 换位思考

我们要培养自己的同理心，要学会站在别人的角度看待问题。一方面，可以让别人感到我们对他感兴趣，你可以多问问题，让对方去说自己的处境、想法和感受。另一方面，可以让别人感到自己被理解、被看见，同时也会对你产生相似感。

5. 使用非暴力沟通方式

你有没有想过，只有打或骂算暴力吗？当父母把你和邻居家的孩子比较时，这算不算是暴力沟通呢？当你向朋友或爱人诉苦时，换来的却是冷漠、纠正或说教，这算不算是一种暴力呢？单位里的某些领导总是居高临下不讲道理，这算不算是一种暴力呢？其实，以上这些都属于沟通中常见的暴力。如果在生活中可以避免我们语言中的暴力对他人造成的伤害，人际关系将会变得更积极。

非暴力的沟通方式有几个步骤，即观察、感受、请求。其中，第一要素是观察。在表达我们自己的所见所闻时，要求保持客观，不能夹杂任何的主观判断和评论。因为一旦参杂了自己的感觉和评判，就会使对方感觉到被批评，产生逆反心理，也就影响了接下来的沟通。其实，我们经常会把观察和评论搞混。你能区分开下面哪些是观察，哪些是评论吗？

　　a. 你太大方了。

　　b. 她无法完成工作。

　　c. 如果你饮食不均衡，你的健康就会出问题。

　　其实以上都属于主观的判断和评论。那么如何正确地表达自己的观察呢？应该这样表达：

　　a. 当我看到你把吃午饭的钱都给了别人的时候，我认为你很大方。

　　b. 我不认为她能够完成工作。

　　c. 如果你饮食不均衡，我就会担心你的健康问题。

　　如果你真的想表达自己的观点，前面要加个"我认为/觉得……"，先要做到对自己的言语负责任，才能做到表达上的客观。

　　而除了观察，表达感受也是重要的。人们通常会认为个人的感受无关紧要，或者羞于表达自己的感受。我们可能过于关心别人怎么看待自己，而很少倾听自己内心的声音。而在平时的沟通中，你若不说，不表达自己的感受，全都指望他人能主动领会你的感受，那失望的概率就会很大。还要注意的是，我们经常会把表达感受和评价搞混。不信？再做个练习，区分一下哪个是表达感受，哪个是评价：

　　a. 你能来，我很高兴。

　　b. 你真可恶。

　　c. 我是个没用的人。

　　d. 我觉得你不爱我。

　　正确答案是，只有第一个是在表达感受，其他三个都是在评价。

　　非暴力沟通会这样表达：

　　b. 你真可恶。→你独自离开的行为让我很生气。

　　c. 我是个没用的人。→这个项目的失败让我感到沮丧。

　　d. 我觉得你不爱我。→你忘记了纪念日，让我感到伤心。

　　转换后的句子说的都是自己的感觉和感受，而不是以自我为中心去评价别人，只有这样别人才愿意和我们继续沟通。那么，我们如何能在表达自己的时候不参杂判断或者是评价呢？那就要明白这样一个道理，即感受的根源不在人而在己。因此，在表达感受的时候，要说"我感到"。例如，"我感到伤心/开心。"……只有自己对自己的情绪负责，别人才能对我们的情绪负责。

　　我们表达了自己的观察和感受，接下来就要表达我们的请求。表达请求的时候最重要的一点是清楚地表达你希望对方做什么。一个是"清楚地表达"，不制造朦胧美，不要总是让对方猜你的意思；另一个是"希望对方做什么"，而不是希望对方不做什么。因为当你只告诉对方不要做什么的时候，还是会容易让人困惑，不知道你真正想要的是什么。当然，有时候可能连我们自己都不知道自己想要什么，这就需要倾听自己的内心。提出请求后还没结束，我们还得和对方确认一下，对方是否听明白了我们的请求，问一句：我刚才说的意思你清楚吗？当对方明白了我们的请求之后，我们还需要去询问对方的意见，给予对方表达态度的机会。

（三）职场关系

在现代生活中，工作往往占据了生活中的大部分时间，职场中人际关系的好坏是业绩表现优劣、个人工作满意度高低的重要影响因素，其对个体的职业发展有深远的影响。职场关系中的对象包含了组织内外的不同客体，包括组织内的同事、领导、下属等，组织外的客户、供应商、同行业人士等。在正式的关系中也可能存在着不正式的一面。当你在职场中建立了有效的、稳定的关系时，你就更有可能享受你的日常生活。职场关系的建立、维护、发展，是在岗位职责以外的自发行为，需要持续地投入个人的时间、精力和物力，并不是一蹴而就的。良好的职场关系往往代表着尊重、信任、合作往来和有效沟通。可以通过三个方面来建立良好的职场关系。

1. 提升职场中的个人价值

在职场中的个人价值就是我们可以为组织与他人创造多少价值、解决多少问题，或是我们自己具备多少能量和能力。这里的能量是指个人在组织中的人际关系能力、话语权、影响力，个人价值是让团队认可并接受你的关键。关于个人价值的提升有以下几点建议：

（1）正确定位，知道自己想要的是什么。

确定自己的长期或短期目标，明确自己的定位，在个人的目标与组织目标中寻找适合自己的平衡。即使不想当将军的士兵也可以是个好士兵，每个人的目标都是不一样的，每个人在不同时期的目标是不相同的，根据自己的定位和优劣势来确定自己的短期、中期、长期奋斗目标，调动自己的主观能动性，调整工作方向。

（2）保持空杯心态，持续地尝试与提升。

工作占据了人生的大半时间，随着退休年龄的增长，这个比例会更长，因此，将工作当作是一场马拉松的心态尤为重要。始终保持学习的习惯，增加专业知识的积累，以终身学习的心态不断提升自己，以开放的心态勇于尝试新鲜事物，为职业提供更多发展的可能性。

2. 尊重他人，提供适当支持

在职场人际关系中，表达出对他人的尊重，能给他人一种积极的信号与感觉。比如当与同事协调一个工作时，两种措辞"请把这个项目抓紧一点，不要总是让我催你"和"项目面临着一个紧急的情况，需要在1周之内完成，我们每天下班前交流一次工作进展，如何"，虽然第一种措辞也使用了"请"字这样礼貌的修饰语，但却让人感到命令、压迫或指责，似乎不给人拒绝或讨论的空间，而第二种措辞更多是在提供信息、讨论计划，是可以让对方表达看法或提供反馈的，给了对方更多的参与感和被尊重感。而在团队协作中，表达可以提供支持的态度，释放善意，可以让互动保持良性。如果你注意到新同事感到不知所措，并且你有几分钟的额外时间，你可以为新同事提供指引，让新同事更快地融入组织。

提供帮助也可以开启职场关系。通过帮助同事参与其工作任务，你有更多的机会去了解对方。另外，当你以前向他人提供过同样的帮助时，你更有可能得到你需要的帮助。关系既包括给予，也包括索取，你可以通过请求和提供帮助来证明这一点。

3. 传递信任感

在职场中，既需要表现自己的正直、可靠、值得信赖，也需要给予对方充分的信任。比如在同意承担工作职责或即将发生的事件后，切勿推脱。当你的同事或团队成员知道他们可以依赖你时，你更有可能建立更牢固的关系。而在与别人的沟通中，也需要传递出对对方的信任，给予对方充分的自主权，被信任的感觉能提高对方对关系的认可程度。如果确定了一个计划、标准，且已经尽可能多地提供了有效的信息，就应该给对方充分自主权，不要三天两头追问进展和细节，表现出对对方的不放心。

（四）亲密关系

亲密关系与人们的幸福感密切相关，贯穿人生的旅程。一段亲密关系往往会经历四个阶段：蜜月期、斗争期、倦怠期、伙伴期。蜜月期一切都很美好，随着时间过去，人身上的缺点会自然暴露出来，由于想要留住那个幻想中的完美爱人，以及争夺一些现实问题的控制权，双方会发生各种形式的斗争，比如频繁争吵或冷战。如果在斗争期没有找到解决问题的方法，重复的挫折与失望会让关系进入倦怠期，要么麻木地过下去，要么走向终结。好消息是，有些伴侣经过磨合，能够了解和接纳真实的彼此，共同面对现实问题，探索出适合的相处方式，使感情进入到灵魂相伴的伙伴期。

如何做到走好这样一段旅程呢？最关键的一条秘诀是具备成长心态，它的反面是问题心态。面对亲密关系中的不如意，许多人的固有思维是抱怨问题。这种心态占主导，容易造成我们把大量精力消耗在论对错、争输赢，寄希望于对方改变，甚至如果认为这段关系注定就是错的，那便彻底无能为力了。那么你需要问问自己，你是想"找问题"，还是想"找出路"？也许确实是对方的问题，但是亲密关系是两个人的，只要你想经营好关系，就要用成长心态去思考怎么解决问题、可以做些什么。

下面整理了七条具体方法，帮助你提升亲密关系质量。

（1）梳理伴侣的优缺点。

也许你会发现伴侣是有一些优点的，又或许是缺点多得多。不过，根据大量的观察发现：如今你所痛恨的伴侣身上的缺点，可能就是曾经吸引你的优点。因为一项特质不是一个固定的点，而是延伸的一条轴。也许在轴的一端时你喜欢，到另一端你就厌恶了，又或者在不同人生阶段你看同一个东西的角度不一样了。例如，曾经的"勤劳贤淑"变成了"木讷无聊"，工作上"有领导力"变成了教育孩子时"强势生硬"，"浪漫有趣"变成了"幼稚、没有责任感"……认真看看你写下的优点和缺点，它们是不是一体两面呢？你是否愿意接纳一个人全部的样子？

练习1：请你在一张纸的左边一列写下热恋时伴侣身上的优点，以及后来发现的所有优点，在右边一列写下伴侣的所有缺点。

（2）设置"家庭话筒"，保持交流。

当一段关系无话可说的时候，它便岌岌可危了，一方唠叨一方沉默也显示出信息是不流动的。因此，保持交流，让每个人都能表达、都能被倾听，是很重要的。

当有人拿起这个"话筒"，表明他需要表达，另一方要进入认真倾听的状态。这个仪式化的信物和倾听的态度，能够鼓励习惯沉默的那一方尝试表达，若交流的体验良好，他会慢慢从被递给"话筒"到主动拿起"话筒"。当两个人吵得不可开交，一言盖过一语的时候，也可以用"话筒"来协助有序交流。

练习2：你可以与伴侣商量，选定一个物品作为"家庭话筒"，例如一个玩偶。

（3）表达感受，不要争论对错。

家不是争对错的地方，就算赢了道理，却可能输了关系。在表达前，你要先自己觉察一下内心有什么感受。"我想揍他""我想离婚"这是行动层面的，感受应该用情绪词来表达。我们常常用现实层面的行动或强势的情绪，来掩盖那些显得我们脆弱的情绪。

例如，"你最近几个晚上都是12点才回家，我感到很委屈。"请注意，前半部分是描述客观事实，不要夸大和评论，试图给对方扣上"你错了"的帽子。像"你从来都是那么晚回家"、"你一点都不负家庭责任"之类的话，很容易让对方关注语句中的逻辑漏洞，为自己辩白，从而陷入争吵。重点应放在表达感受，把对方的关注点吸引到你的感受上来。因为争论事实让人变得理性和坚硬，关注感受让人变得柔软和关怀，才能唤起你们之所以成为爱人的基础——感情。

练习3：使用"（描述客观事实），我感到（情绪）"这个句式来表达。

（4）交流彼此的需求。

有些时候，我们是以自己以为好的方式爱对方，而非对方想要的方式。还有些深层需求，用抱怨、指责包装起来了。例如妻子抱怨丈夫晚归，背后的需求是想要丈夫的关心。想要爱、关心、自我价值感……所有深层需求都是积极的，当它被说出来，关系的氛围就变得积极了。一个需求可以用各种各样的方式满足，着眼于需求，可以帮助你们从对某个具体方式的争执中解脱出来。如果丈夫时常应酬这一点难以改变，也许可以通过中途打个电话，慰问妻子辅导孩子的辛苦，回家时给妻子带一份甜点等，来让妻子感受到丈夫的关心与惦念。

练习4：请你和伴侣分别列出一份需求清单，然后充分交流，确保你们清楚这些需求的含义。

（5）换位思考，找到双方都满意的解决方法。

再相爱的两个人之间都是有差异的，需求有冲突这种情况难以避免，长期来看，双方的需求都能一定程度得到满足，达到比较平衡，就是合适的。要做到这样，就要求一个人不能只守住自己的立场一动不动，要换位思考，体谅对方的立场。建议在双方协商之前，先做下面的练习。做完这个练习，相信你能具备更清醒的第三方视角，想出更综合的解决方法。

练习5：角色扮演。请你摆放两张椅子，当你坐在A椅子上时，你是你，表达你想说的话。接下来，请你坐到对面的B椅子去，扮演你的伴侣，感受他的内心，他会说什么话。进行几轮转换，直到表达完毕。

（6）表达赞美与感谢。

赞美与感谢，是关系中最朴素的哲学。每个女人内心都有一个小女孩，她在问："我是否被爱？"每个男人内心也有一个小男孩，他在问："我棒不棒？"每个人都在自己的生活中负重前行，回到家里，再坚强的人也渴望被温柔以待。一定程度上，好的伴侣是夸出来的。就算一件事做得不怎么好，不到夸奖的程度，只要做了就可以表达感谢，因为没有谁的付出是理所应当的。

练习6：请你每天真诚地对伴侣表达一次赞美、一次感谢。

（7）制作爱的储蓄罐。

亲密关系存在一个账户，当彼此伤害时，这个账户在消耗感情，到了透支的那一天，关系就终结了。因此，要持续地增加这个账户的储蓄，在关系遇到坎坷的时候，也要记得美好的部分。

此时此刻，回忆一下你与伴侣之间爱的瞬间、那些幸福的事，你会想起什么？是否会让你嘴角泛起微笑？

练习7：我们可以在感受到爱的时候，把幸福的事情记录下来，放到一个罐子里，还可以把未来想要一起做的美好的打算，也记录下来。

（五）亲子关系

父母都深爱孩子，孩子亦是天生无条件爱父母的。但是，涉及孩子的教育问题，充满爱的家庭，仍然免不了有很多摩擦，甚至影响到亲子关系和家庭成员的心理健康。其实，想要教育好孩子，中国两句古话给了最好的指导。

一是"亲其师，信其道"。喜欢一个人，就愿意听取他的观点；反之，关系不好，就算说的是真理，孩子也可能嗤之以鼻。因此，培养融洽的亲子关系，应该摆在最重要的位置。

二是"授人以鱼不如授人以渔"。教育孩子不仅着眼于得到一个好的结果，更应该在对待孩子的方式中让他感受到成为一个健康的、优秀的人所具备的品质和能力，如爱、友善、自律、责任感、良好的沟通和情绪调节能力。

这里有六条关于家庭教育的具体建议。

（1）理解、命名、说出感受。

建议1：使用"（发生什么事），你感到（情绪）"这个句式，作为沟通的开场。

调节自己的感受和应对他人感受的能力就是情商，与一个人的幸福与成功息息相关。父母要透过外显的问题行为，看到孩子背后的感受。感受被理解，能够让一个人得到安抚，平静状态下理性思考和解决问题的能力才能发挥。

例如，"被老师处罚，你感到很难堪，可能也有不满，你愿意谈谈吗？"通过父母的理解，帮助孩子梳理和表达感受，宣泄能量，恢复内心的秩序，这种情绪调节能力将使孩子受益一生。

（2）用协商来解决分歧。

建议2：使用协商，一定比例的事情让孩子按自己的想法做，孩子年龄越大这个比例要越大。

当父母用温和而坚定的态度与孩子沟通，提出合理的要求，孩子一般是能够接受的。但是生活中有些事没有唯一正确的做法，孩子可能提出不一样的主张，这也是一个人走向独立自信的需要，这时就要使用协商技术。

以下有几个在分歧中灵活处理的方法：

①给孩子有限的选择。如"你想中午还是晚上跳绳"。

②折中。如"你说 X 小时，我说 Y 小时，取个中间数吧"。

③轮换。如"出发的时候搭公车去，回来骑自行车"。

④各自采取自己的做法。如"我搭公车，你骑自行车，我们在公园会合"。

⑤试验期。每个方案试行一段时间，看看结果再讨论。

（3）善用鼓励。

建议3：使用多种方式鼓励赋予孩子成长的能量。

孩子的成长需要鼓励，正如植物生长需要阳光雨露。一个内心有正能量、有自信的孩子，未来的道路不会差。如果你想纠正孩子某些不良行为，一个方向是批评他不好的地方，另一个方向就是鼓励他好的地方。

可以使用以下几种类型的鼓励：

①启发式鼓励。"你有能力解决的，想想有什么办法？""哇！你是怎么做到的？"

②描述式鼓励。"我看到……我注意到……"例如："我看到你主动收拾了玩具，放洋娃娃时动作还特意轻柔，这是你的自觉和善良。"

③感谢式鼓励。"谢谢你……"例如："谢谢你把桌面擦得这么干净，让我们可以舒服地吃饭。"

④赋能式鼓励。"我对你有信心，我相信你的判断。"

（4）对青春期孩子，"无为"胜"有为"。

建议4：面对青春期的孩子，父母要转变心态。重新认识眼前这个小大人，认真倾听他说的话，收起做父母的控制欲，只在他需要的时候帮他一把。

青春期孩子自我意识强烈，很警惕别人可能的干涉，父母要偏向"无为"一些。与青春期孩子相处，要睁开眼、打开耳、管住嘴、迈开腿。第一，睁开眼。人的内心复杂奇妙，这个时代信息又非常丰富，孩子真正是什么样，和父母想象中的认识可能是不一样的。放下诸如"他就是学习压力太大了""他在家脾气那么暴躁，对同学肯定也是"的判断，睁开眼睛，放低姿态，发自内心地重新认识眼前这个孩子。第二，打开耳。青春期孩子愿意和父母说话已属不易，当他说话的时候一定要认真听，表示出尊重和兴趣，听够了，对话的门才可能打开。第三，管住嘴。理解的、鼓励的话可以说，教导的话以前说过的就不要再说了，能一句说完的事不要说两三句。第四，迈开腿。当孩子有困难寻求父母帮助时，比如孩子说在学校受到欺负，一定要重视，请打起百分百的精神去处理。

（5）目送和祝福。

建议5：请告诉孩子，"做你自己吧，我祝福你"。

深切的父母之爱，是从亲密无间，关照引领，到并肩随行，最后得体退出，目送孩子走向他自己的世界。孩子小的时候，父母要做好照顾和指引的职责。孩子是一个独立的个体，生长在属于他的际遇之中，当他越来越大，慢慢就形成了独特的个性和思想。如果父母还走在孩子前面，过多地用自己的想法去指导他，就会限制孩子发展的可能性。父母要肯定孩子的能力，逐步把权力让渡给孩子，允许孩子和自己走不一样的路、成为不一样的人，允许孩子超越自己。

（6）爱自己，爱伴侣。

建议6：留点时间给自己，去做你喜欢的事，也分点时间和爱给伴侣。

家庭是土壤，孩子是花朵。一个人如果不爱自己，伴侣之间也不相爱，孩子很难在家庭中学到爱与快乐。如果父母过得不好，孩子就不敢让自己过得好，因为这会让他内疚。如果你不爱伴侣，孩子会感到撕裂的痛苦，因为父母分别是孩子生命的一半源头，孩子无比忠诚地爱着任何一方。请思考一下，你有没有兴趣爱好？不和孩子在一起的时候，你有没有让自己开心或有意义的事可以做？在孩子面前，你会否定或忽略伴侣吗？你们会表达爱意吗？

第十节 新型主动健康服务产品

随着社会经济的发展，主动发现、科学评估、积极调整、促进健康的主动健康理念备受社会关注。《"健康中国2030"规划纲要》提出"以普及健康生活、优化健康服务、完善健康保障、建设健康环境、发展健康产业为重点"。《国务院关于实施健康中国行动的意见》明确提出"加快推动卫生健康工作理念、服务方式从以治病为中心转变为以人民健康为中心""健全全社会落实预防为主的制度体系"。主动健康强调疾病的早筛查、早评估和早干预。基因技术、生物医学、精准医学、预防医学、大数据分析、健康管理等领域中面向主动健康的研究方向，相关成果也越来越多地转化为临床一线应用的医疗设备产品。[①]本节将从三个方面来介绍新型主动健康服务产品的应用。

一、线上主动健康管理服务平台

（一）个人或者家庭健康管理服务

根据健康管理对象的健康状况提供专业化、个性化、智能化、全方位的主动健康管理服务，包括预防、保健、治疗、康复、健康科普等。充分依靠物联网、云计算、大数据、移动互联网等技术的优势，制定全维度一体化健康计划，通过主动健康信息平台与可穿戴设备深度融合，利用AI技术，实时抓取数据，进行分析、预警、反馈，形成院外、院内全闭环的随访管理，制订全家人、全生命周期、全健康需求的解决方案，将便捷的医疗健康服务深入生活日常。

（二）团体健康管理服务

针对团体提供一站式主动健康服务，包括主动档案管理、主动疾病风险评估、主动体检规划、主动营养指导、主动运动指导、主动心理指导、主动诊后随访、主动提供健康报告。通过多学科联动，主动并及时对员工的健康数据进行管理，并通过移动健康APP应用、主动健康数据平台进行精细化运营，针对不同员工的健康状况进行个性化服务。

（1）主动档案管理服务。通过健康物联网体征感知采集终端设备，实现对基本健康

---

① 王泽华、贺伟罡、孟颖：《主动健康相关医疗设备临床应用的思考》，《中国医刊》2020年第6期。

指标的采集，同时可通过 APP 手工补充记录个人日常健康情况，以完善个人的健康信息数据。

（2）主动疾病风险评估服务。医生为员工提供健康评估和个性化的健康管理指导方案，员工可通过移动健康 APP 应用查阅。

（3）主动体检规划服务。根据团体员工的工作环境、身体健康状况、生活习惯、家族史、职业特点等进行多维度评估，为团体员工定制专属的体检规划方案。

（4）主动营养指导服务。通过平台推送或发送短信等方式为员工提供远程营养指导服务，如合理膳食、均衡营养等方面的知识。

（5）主动运动指导服务。通过平台对话的方式为员工提供运动指导服务，如进行体质测评，根据员工健康状况和身体素质制订相应的运动方案，对员工在运动过程中提出的问题进行解答，科普糖尿病、心脑血管疾病等慢性病的运动知识。

（6）主动心理指导服务。通过平台对话的方式为员工提供心理健康指导服务，帮助员工掌握心理健康相关知识，正确认识和处理遇到的情绪问题，提升心理调适能力，缓解工作压力。

（7）主动诊后随访服务。通过平台推送或发送短信等方式为员工提供诊后随访服务，如复诊复查提醒、疾病科普等。

（8）主动提供健康报告服务。通过手机 APP 等方式为员工及时提供电子版健康报告。

二、线下主动健康管理服务

1. 线下个人主动健康管理服务

健康管理师对个人进行一对一、面对面的健康服务，包括饮食指导、运动指导、心理健康指导、疾病自救等主动健康服务。

2. 线下家庭主动健康管理服务

家庭医生、签约医生或护理人员上门服务，家庭成员集中学习健康知识、健康技能，提升家庭内主动健康氛围。

3. 线下社区主动健康管理服务

社区开展健康讲座、义诊服务活动，张贴健康知识画报、横幅，分发健康科普小册，开展社区主动健康知识趣味比赛。

4. 线下体检机构主动健康管理服务

体检机构开展连续性健康体检、健康评估、健康干预和健康促进等多种线下服务，通过开设多学科健康管理门诊，为服务对象提供体检报告解读、健康咨询等服务。

5. 线下医院主动健康管理服务

开设主动健康关联门诊，线下医师通过各类终端设备进行患者健康档案查看，主动协助提供慢性病复诊、购药服务、转诊服务、住院治疗等服务。

三、主动健康服务产品

（一）健康食品

健康食品作为食品的一个种类，包括保健食品、营养补充剂、功能性食品、特殊膳食用食品和营养强化剂等，适用于有特定功能需求的人群食用。

保健食品指适宜于特定人群食用，具有调节机体功能，不以治疗疾病为目的，并且对人体不产生任何急性、亚急性或慢性危害的食品。按食用对象的不同，可将保健食品分为两类：一类以健康人群为对象，主要为了补充营养素，满足不同生命周期的需求；一类以某些已经出现生理功能问题的人群为对象。保健食品能够在预防疾病和促进康复方面起到调节作用。[①]

营养补充剂作为饮食的一种辅助手段，主要是用来补充人们正常膳食中可能摄入不足，但又是人体所必需的营养素，如氨基酸、微量元素、维生素和矿物质等。日常生活中，人们可能由于摄入食物种类单一、摄入量不够、食物选择搭配不均衡、生活方式不当等原因造成营养素缺乏。通过摄入营养补充剂能够补充人体所需营养，达到调节机体功能的目的。

功能性食品是强调其成分对人体能充分显示机体防御功能、调节生理节律、预防疾病和促进康复等功能的工业化食品。根据其消费对象可分为日常功能性食品和特种功能性食品。[②]日常功能性食品针对各种不同的健康消费群体的生理特点和营养需求，其目的是促进人体生长发育，维持活力和精力，提高身体防御功能和调节生理节律。特种功能性食品针对某些特殊消费群体（如糖尿病患者、心血管疾病患者等）的特殊身体状况，强调食品在预防疾病和促进康复方面的调节功能。

特殊膳食用食品是指为满足特殊的身体或生理状况和（或）满足疾病、紊乱等状态下的特殊膳食需求，专门加工或配方的食品，主要包括婴幼儿配方食品、婴幼儿辅助食品、特殊医学用途配方食品及其他特殊膳食用食品。这类食品的适宜人群、营养素和（或）其他营养成分的含量要求等有一定特殊性，对其标签内容如能量和营养成分、食用方法、适宜人群的标示等有特殊要求。特殊膳食用食品与普通食品最大的区别是其含有的能量和营养成分。

---

① 中国营养学会编《营养科学词典》，中国轻工业出版社，2013，第 24 页。
② 郑建仙：《功能性食品学》，中国轻工业出版社，2003。

《食品安全国家标准　食品营养强化剂使用标准》（GB 14880—2012）将营养强化剂定义为为了增加食品的营养成分（价值）而加入到食品中的天然或人工合成的营养素和其他营养成分。营养强化剂的使用，一是为了弥补食品在正常加工、储存时造成的营养素损失；二是在一定的地域范围内，人群可能出现某些营养素摄入水平低或缺乏，通过强化可以改善因其摄入水平低或缺乏导致的健康影响；三是某些人群由于饮食习惯或其他原因可能出现某些营养素摄入水平低或缺乏，通过强化可以得到改善；四是补充和调整特殊膳食用食品中营养素或其他营养成分的含量。

随着社会经济发展及人们对健康需求的日益提高，人们对健康食品的需求日益增加。通过摄入健康食品能够对健康起到一定的调节作用，但健康食品并不能替代药品治疗疾病的功能。日常选购中应注意其与普通药品的区别，对于已认证的保健食品，最简单的鉴别方法是产品包装上标注的保健食品批号，如"国食健进 ×× 号"保健食品标志。

（二）健康用品

随着生活水平不断提高，人们对自身健康问题的关注日益上升，越来越多的人希望时刻了解自己的健康状况。常用的健康用品有健康医疗设备、医疗保健器材、运动健身器材、医疗监测设备、智能可穿戴设备等。其中，智能可穿戴设备使用方便、佩戴舒适，其传感器能直接或间接与人体接触，对葡萄糖、pH 值、脉搏等一些指标数据进行实时监测、传输，而人们可以根据这些数据、指标等数字化内容来认识自己的身体状况、日常行为规律和行为特征等，及时发现身体问题，调整和改变自己的行为习惯，最终实现身体健康。因此，具有便捷、智能、实时等诸多特点的可穿戴设备，已在医疗健康领域得到广泛应用，成为开展主动健康管理服务的主要手段。[1]

智能可穿戴设备的主要特征有移动性、可穿戴、连贯性、免手或单手操作、中介性、情景感知。目前最流行的可穿戴设备是智能手表、智能手环和 VR 设备。可穿戴设备作为个人日常数据采集入口和决策支持平台，能更紧密地联系个体与环境，更充分地利用知识资源和技术服务。可穿戴设备能持续监测个人健康，连续采集个人健康数据，其实时数据规模更大、异常情况覆盖更全面、数据特征更完整，能更好地反映用户健康特征的波动趋势，以便及时发现潜在的健康风险，对饮食、活动等生活习惯需要注意的要点，通过语音指导、震动提醒、完成反馈等措施督促用户遵守。可穿戴设备有强大的健康和运动监测功能，可用于血压、血氧、运动、体脂、体温、运动状态及呼吸监测等。

---

[1] 刘丰、韩京龙、齐骥、张昱、于佳洛、李文鹏、林栋、陈令新、李博伟：《智能可穿戴设备的研究和应用进展》，《分析化学》2021 年第 2 期。

第四章

主动健康与前沿信息科技融合应用

2015 年以来，国家陆续出台《"健康中国 2030"规划纲要》《"十三五"国家战略性新兴产业发展规划》《"十三五"卫生与健康规划》《"十三五"健康产业科技创新专项规划》等政策和规划，从战略目标、主要任务、保障措施和重点工作等方面，对主动健康产业提出了发展意见，并给予了多项支持。

第一节　主动健康前沿信息科技产业体系

随着医疗健康相关技术的更新迭代，互联网、大数据、物联网、AI、云计算等高新技术也在主动健康产业领域各显神通，赋能主动健康领域细分行业蓬勃向上。随着生活水平和国民素质的提高，人们对自身健康的关注和管理日益增多。城镇化、老龄化、人类疾病谱变化、生态环境及生活方式变化等使得健康服务需求愈加旺盛，主动健康产业未来可期。

一、前沿信息科技产业体系概述

《"健康中国 2030"规划纲要》提出健康服务业总规模到 2030 年达到 16 万亿元的战略目标，昭示着健康产业将迎来前所未有的发展契机。为加快实施创新驱动发展战略，建设创新型国家和推进"健康中国"建设，国家近年来陆续出台了《国家创新驱动发展战略纲要》《"十三五"国家科技创新规划》《中医药发展战略规划纲要（2016—2030 年)》等一系列重大决策部署，加快形成满足需求、协同高效的卫生与健康科技创新体系，显著增强科技对推进"健康中国"建设的引领和支撑能力。

2017 年 5 月，《"十三五"卫生与健康科技创新专项规划》正式将主动健康列入专项规划。2018 年，根据国家重点研发计划重点专项管理工作的总体部署，中国生物技术发展中心承担管理国家重点研发计划"主动健康和老龄化科技应对"重点专项，专项总体目标指出，以主动健康为导向，重点突破人体健康状态量化分层、健康信息的连续动态采集、健康大数据融合分析、个性化健身技术等难点和瓶颈问题。一系列政策的发布，预示着主动健康将成为我国健康保障体系的重要组成部分。

在政策与市场的双重推动下，我国的主动健康市场发展迅猛，未来潜力巨大，但也面临挑战。在此发展阶段，主动健康产业正在从早期的主动健康产品模式向"主动健康产品＋主动健康管理服务"模式转变。将前沿信息科技作为健康管理发展的核心能力，明确健康保障与管理的全流程及标准，协调多方的合作与利益分配，引导行业各参与方共同建立以用户为中心的健康管理新生态。

围绕环境和生活方式，主动健康产业向个人持续提供关于健康的服务，产业链长、涉及面广，包含并丰富了传统健康产业体系。主动健康生态体系以卫生服务创新、健康农业、科学健身及健康建筑等非医学健康干预力量的崛起为主要特征，以供需协同的全民健康信息化建设和新健康装备向民众生活全场景延伸为支撑，以健康危害防控与健康价值创造为核心，形成医学干预和非医学健康干预服务协同，全民参与、攻防兼备的国民健康保障系统和医疗健康一体化连续服务生态。

当前，广西健康产业处于起步阶段，除自然生态资源等少数指标外，如千人注册医师数等大部分健康产业领域指标均落后于全国平均水平，整体也处于落后行列。为加快广西健康产业的发展，自治区先后制定出台了《广西健康产业三年专项行动计划（2017—2019年）》《关于推进健康广西建设的决定》《"健康广西 2030"规划》《健康广西行动 2020—2030 年》等一系列纲领性文件，将发展健康产业作为未来广西发展的重要内容之一，打造健康产业集群，到 2022 年，全区健康促进政策体系基本建立，全民健康素养水平稳步提升，健康生活方式加快推广，健康生产生活环境初步形成，重大慢性病发病率上升趋势得到遏制，重点传染病、严重精神障碍、地方病、职业病得到有效防控，致残和死亡风险逐步降低，重点人群健康状况显著改善。从多项政策指引，肯定了健康工程和科技创新对推进"健康中国"建设的重要性。同时，更是在健康环境下，赋能大健康产业立根基，强发展。

当前，主动健康产业战略价值提升，已成为世界各国竞相发展的重点，健康理念由以治病为中心向以人民健康为中心转变，催生全球健康产业科技创新呈现新态势。一方面是全球价值链的知识密集度不断提升，具备强大研发创新能力和知识产权保护到位的国家或地区将获益良多，这一趋势在生物医药、医疗设备等健康产业领域表现最为突出。另一方面是产业体系的重构，生物前沿技术加速突破，免疫疗法、3D 打印和基因治疗等新技术快速发展，大数据、互联网、物联网、AI 等新一代信息技术与健康产业加速融合，全球化医教研用协同创新格局正在重构，彰显科技创新引领健康产业发展的新时代。把握科技革命和健康产业发展战略机遇，紧扣医疗医药、养老养生、运动康体、健康管理等重点领域，聚焦技术创新、基地协同、人才共享、政策保障等关键环节，大力实施健康产业科技创新加速计划，着力构建健康产业科技创新体系。

数字健康战略在于通过信息技术手段满足患者的个性化需求，其中技术普及是前提，数据链接能力是实现主动健康的第一步。数字健康不仅是技术与医疗健康产业结合的研发更新，还包括探索医疗卫生和信息化系统在内的全行业共同参与，政府、社区、居民实现联动的创新模式。这一模式能将过去碎片化的健康信息检测，升级为健康全息与实时监测结合的技术功能，前沿的信息技术如5G、云计算、边缘计算、AI、物联网等将助力主动健康的发展。主动健康是为用户打造专注运动健康场景的创新体验，提升用户的主动健康管理理念，从底层打造软硬件技术优势，确保健康数据的多样性和准确性。

主动健康是基于5G、区块链、物联网、大数据平台等现代信息科技于一体的医学生态网络。前沿信息科技的成熟，有助于赋能主动健康产业优化产业效率，提升供给能力。其中，大数据技术的应用将从体系搭建、机构运作、临床研发、诊断治疗、生活方式五个方面推动变革性的改善。在就医流程方面，将实现从治疗到预防的习惯改变，最终减轻从个人至全社会的医疗费用负担。在产业层面，医疗大数据的介入，可以优化医疗体系，通过区域信息化、在线问诊、远程医疗等技术连接上下级医院机构，实现电子病历、医疗资源共享等架构，最终提升医药供给的效率和能力。

科学技术是同疾病抗争的最有力武器，党和国家高度重视生命科学与卫生健康科技创新。"十三五"期间，我国主动应对急性传染病、慢性重大疾病和公共卫生、健康促进等健康需求，在重大疾病基础研究、生命组学、干细胞再生医学等生命科学领域已具备较高研究水平。科学技术为我国战胜新冠肺炎疫情提供了强大支撑。我国科技工作者在病原确证、医学实验动物模型建立、核酸检测、药物与疫苗研发、建设方舱医院决策支持等方面多向发力，做出了积极贡献。全国抗击新冠肺炎疫情斗争取得重大战略成果的实践再次证明，把人民健康放在优先发展战略地位，要尊重科学、依靠科学。以互联网、云计算、大数据为代表的信息技术加速发展，推动了生物技术与信息技术相互渗透融合，促进人类主动健康相关产业的发展。

二、前沿信息科技产业体系特点

主动健康前沿信息科技产业按属性不同，分为商业模式和非商业模式。其中，商业模式通过市场运作追求价值增值和营利能力，结合最新的前沿信息科学技术，通过资源的优化配置不断为人民群众提供高质量的健康产品和服务；而非商业模式则由作为国有资产的公益机构为社会提供医疗产品和服务，以社会效益作为衡量标准，体现的是社会层面的价值和效用。

现阶段，我国主动健康产业仍处于发展初期。一方面，在人口老龄化程度加深、人民健康意识增强的环境下，人民对健康服务产品的需求日渐增加。另一方面，由于政策、资本和技术等环境因素的影响，加速了大健康产业变革。在需求与环境的共同作用下，主动健康产业结构、服务供给模式、产品形态也随之变化，主动健康与前沿信息科技的结合，如运用"医疗＋互联网"、在线问诊，"医疗＋5G"、"AI＋医疗"等技术，促进了远程医疗、健康医疗智能硬件、基因检测等领域发展。

从被动医疗到主动健康，是人类生存发展至今的心理使然和必然结果。主动健康干预技术的研发和临床应用，已经成为国内外生物医药与大健康产业关注的焦点，也是我国"十四五"规划中重点攻关的科技前沿领域。数字技术与实体经济的深度融合，催生了新产业、新业态、新模式。近年来，各医院纷纷深入推进数字化建设，积极构筑预防医学的数字生态。

"慢性病"和"预防"是影响大健康产业的关键词，相关的技术创新涉及疾病早筛、健康管理、体外诊断、健康医疗大数据与中医数字化五大领域。如在肿瘤、呼吸疾病、心血管疾病、阿尔茨海默症、帕金森病等重大疾病早筛，以及糖尿病、心脑血管疾病、哮喘/慢性阻塞性肺病（COPD）等慢性病的主动健康干预技术，包括语音识别、自然语音处理、认知推理在医学影像、辅助诊断、疾病预测、健康管理等场景应用的数字医疗技术。未来，将围绕数字化技术和数字医疗模式，共同探索优化公共健康卫生机制，打造主动健康产业体系合作共赢的平台机制，紧跟产业发展趋势，洞悉技术发现规律，联合科技型企业推动主动健康与数字医疗产业创新发展。

三、行业分析

主动健康体现了社会发展到一定阶段，人们对健康需求的变化。主动健康之于体检、健康体检、健康管理是否定之否定，是上升式发展的过程，覆盖全人群、全方位、全生命周期，是一个长期的、连续不断的、周而复始的过程，强调依靠5G、云计算、边缘技术、AI、物联网、区块链等新技术支撑，建立起覆盖全人群的健康档案，并对个体、人群全生命周期行为进行长期且连续的动态跟踪，绘制群体和个人健康"全息影像"，通过中医药干预和非药物干预等综合策略，提高个体机能、消除重点疾病，提升人民群众的健康获得感、幸福感和生活质量。主动健康医学是基于长周期动态数据对人的整体功能状态进行识别和干预，因此，需要精度更高、功耗更低、实时在线的智能健康设备。随着未来网络技术的发展，音视频数据将越来越清晰，医院外获取健康数据的精度将越来越高，数量将越来越多。

四、引导主动健康生态圈的构建

随着健康医疗服务体系改革的加快，以及信息化转型的推动，以往以医疗机构、药企、支付方、医生及患者构成的医疗服务格局已发生变化，跨域入局的利益相关方纷至沓来，产生灵活多样的服务模式，互利互赢的伙伴关系愈发重要。尽管各个利益方的活动范围与市场活动不同，但是扩大健康医疗服务的可及范围、提高医疗服务质量并降低医疗成本、改善患者的健康医疗服务体验，仍是各方共同的追求。

医疗生态圈的构建离不开政府监管与制度指导。一方面，政府应当加快监管政策的制定与实施，对数据开放的合规合法性、系统建设标准统一进行规范；另一方面，政府应当明确规定付费机制与付费标准，统筹多方利益主体，共同探索可持续发展的商业模式与运营模式，推动智慧医疗生态的健康发展。

五、推动主动健康技术融合模式升级

在医改及信息化发展推动下，无论是医疗服务的广度还是深度，都将进一步发生变革。短期内，医疗体系仍以公立医院为主体进行服务升级，关键在于弥补地域医疗资源不平衡，现阶段实现"分级诊疗、远程医疗"，形成"小病在基层，大病去医院，康复回社区"的就医新格局。随着人民群众对基层医疗机构服务水平及医生能力的信心建立，医院进一步去中心化，医疗与跨域主体的协同合作、资源整合推动全民健康信息化深入建设。未来，以患者为中心的诊疗模式将升级，除了被动的患病诊疗，基于可穿戴设备、健康数据及平台产品，患者能主动关注慢性病、日常健康的监测。在信息化技术的支撑下，医疗知识成为普通人也可以获得的资产，患者与医生的知识沟壑逐渐缩小，有利于推动全民健康目标的实现。

随着主动健康理念不断深入人心，健康中国建设大环境不断改善，健康管理机构、医养结合机构、健康服务机构的建设水平和专业水平将越来越高，管理流程越来越规范，服务越来越人性化，健康托管机构将应运而生。人们将越来越多地选择把自己的健康托管给专业水平高、信誉程度高的健康管理机构，各类健康管理机构也将面向社会招募健康管理委托人、团体、机构或单位。这一趋势一旦形成，将有力推动各类健康管理机构、医养结合机构和健康服务机构的快速发展，社会也将出现新的健康生态环境。

六、展望与未来

随着后疫情时代的到来，人们更关注自己的健康，一些轻症或慢性病患者也逐渐习惯在家庭环境下通过线上就医等方式进行健康管理。此时，建设健康早干预促进系统，帮助个体或群体采取有效行动，纠正不良生活方式，消除或减轻影响慢性病的危险因素已有一定的基础。随着信息技术的发展，主动健康将对人们的健康生活带来影响，必将改变现有的医疗理念和服务模式。围绕全生命周期健康管理服务，未来将运用前沿的信息科学技术，构建"健、医、药、保"的闭环，以健康管理高频场景切入，串联医药险，推进基于政府、企业、保险等领域的解决方案形成，通过服务创造价值，构建数字健康生态圈，打通产业链上下游，实现医疗体系对接，成为万物互联时代人们主动管理健康的新模式。

（一）加强前沿技术创新

首先是加强顶层设计，运用新一代前沿信息科学技术，结合医药、医学等，建设主动健康信息平台，打破数据孤岛、促进数据的互联互通。其次是强化精准医疗，聚焦基于基因水平的精准诊断、基于靶向药物的精准治疗、基于医疗大数据的精准预防等方面，抢占先机，将快速高通量筛选、新型生物传感器研制、抗原工程技术、新型治疗性疫苗研发等作为重点研发领域加强科技攻关。最后是加强养老养生技术集成应用，系统集成远程医疗、康复护理、自理辅具、保健养生中药等技术研究与产品开发，重点发展智能运动健康装备品、科学健身及运动处方服务平台等打破常规定位的新型运动健康产品。

（二）优化产业保障措施

优化产业政策和措施，营造主动健康产业发展的良好环境。一方面，政府主管部门需在医疗、医药、生物等领域强化投入引导，加大财政科技投入，引导各类创新主体投入研发创新。另一方面，通过引入金融服务，发挥市场的主观能动性，支持企业走向资本市场，加快主动健康产业研发创新与产业化。金融与主动健康产业的融合，具体体现在股权融资、融资租赁、供应链金融等业务形式上，以盘活企业资产，为企业机构拓展产品线，进行模式创新提供资金支持。金融与主动健康产业的深度融合，将以围绕当地核心医疗企业、信息化企业进行，通过对主动健康企业上下游关系或供应链体系的监控，以达到风险控制的目的，从而更好地发现优质企业，帮助其渡过难关，加速主动健康行业的发展。

（三）培养信息科技人才

首先，医院可以加大资金投入引进高素质复合型人才，加快医院信息化建设步伐。同时，合理规划人岗匹配，通过设计科学规范的人力资源制度，重视关键人才的可持续发展，组织科学统一的人员培训。针对不同的岗位类别逐步加大岗位专业化力度，积极构建人才梯形成长制度。其次，结合实际工作强化专业技能拓展训练，设置不同的培训项目夯实信息人员理论知识基础，提升其综合业务技能，使其成长为高素质复合型人才，积极鼓励创新发展，专注于主动健康服务能力的提升。

（四）构建协同创新体系

打造健康管理服务新模式，推动大数据智能化技术、健康保险服务与健康医疗的深度融合，探索互联网医院结合智慧康养的新型商业模式，实现产业体系资源高效链接与置换。健康产业的发展与生命科学、信息技术、材料科学等众多学科和技术的发展密切相关，是健康领域科学技术研究成果的集中体现，是众多相关领域科学研究和技术创新的价值体现，其技术和产品是多学科交叉、融合、渗透的产物，具有很高的科技含量和高附加价值。

　　商业模式创新与技术创新是主动健康管理未来发展的重要驱动力，物联网技术为主动健康的发展开拓了新的发展方向和巨大的市场需求空间。强化科技创新的开放协同，建立主动健康产业体系联盟，集聚企业、高校和科研机构的资源，开放共享临床、基础及公共卫生数据，联动推进人才培养、技术研发和产品应用，构建系统创新体系。

第二节　主动健康信息化数据中心

　　本节以《中华人民共和国国民经济和社会发展第十四个五年规划和2035年远景目标纲要》及《"健康中国2030"规划纲要》为指引，通过云计算、大数据、AI、物联网及5G等新一代信息技术，结合关口前移、早诊早治、医防融合、主动健康新模式，规范数据中心概念、建设目标、建设范围、建设内容、技术架构、实现方法，提高主动健康信息化数据中心的建设成效和应用效果，为各类医疗机构与开发商提供数据中心建设技术指导。

一、主动健康信息化数据中心介绍

　　主动健康信息化数据中心遵循"统一规划、分步实施、政府主导、属地统筹"的原则，以便民惠民、业务协同和统一监管的需求为导向，依托云计算、大数据、物联网、区块链、5G等新一代信息技术，通过建设数据标准，采集区域内各卫生机构的健康医疗数据及用户的实时健康数据，同时以居民电子健康卡信息作为主索引，汇总形成统一标准的数据中心。

　　主动健康信息化数据中心是以云计算技术建设的云数据中心和容灾备份中心，将为从各级医疗机构、公共卫生机构、体检机构和智能穿戴设备与第三方穿戴设备管理平台的业务系统采集的数据，提供存储、计算、展示等服务，同时也是平台应用系统的数据支撑。依托云数据中心高运算能力对各类主动健康数据进行整合、抽取，为各级医疗机构、公共卫生机构、体检机构对健康对象的监测与服务提供强大的数据支撑服务。主动健康信息化数据中心具有数据容灾备份安全机制。数据的容灾备份能在主数据遭受损害时，确保数据的完整性与无损性并及时恢复，同时允许灾备数据与主数据并行对外提供服务，提高主动健康信息化数据中心信息化响应速度与服务效率。主动健康信息化数据中心采用了数据脱敏与数据审计技术，对核心、隐私数据进行脱敏使用，数据在使用过程中全程留痕，确保使用的合法性。

　　主动健康信息化数据中心是以区域主动健康大数据中心为建设目标和需求导向，在遵循国际、国家卫生健康委、地方卫生健康委发布的相关标准和规范基础上，建立区域统一的主动健康大数据中心和主动健康信息化服务云平台。通过完善和整合各级各类医疗机构的信息系统，实现对全民健康信息的全面共享、利用、挖掘，实现区域检查检验结果互认，从而辅助和支持开展全民主动健康服务、信息共享、资源预约、双向转诊、影像会诊、科研教学、综合监管、绩效考核、健康管理等业务，推动和支持主动健康服务体系的建立和运行，促进医疗业务的协同发展和分级诊疗机制的建立健全，促进医疗资源的整合共享和高效利用，加强对主动健康服务的统一监管和考核，在区域建立起跨行政隶属关系、跨资产所属关系，层级清晰，布局合理，各级各类医疗机构密切协作的新型主动健康服务保障体系，从而提高区域主动健康服务的整体效益，实现对全人群、全周期、全生命的主动健康管理。

二、主动健康信息化数据中心构建

（一）总体设计

主动健康信息化数据中心要全面支撑区域主动健康管理服务的工作需要，按照标准统一、数据互通、资源共享的基本要求，依托共享接口和协同服务对接各级各类医疗机构、公共卫生机构、体检机构业务系统和智能穿戴设备与第三方穿戴设备管理平台等，完善一体化数据管理服务，推进信息共享和业务协同，促进居民健康信息与医疗卫生信息资源的整合与综合利用。

主动健康信息化数据中心通过统筹建设，实现居民健康档案信息、个人健康数据信息与医疗卫生信息资源的共建共享、互联互通，全面推进主动健康服务、区域资源调配、业务经营、质量评价、财务分析、效率监测等数字化管理，提升基于大数据的主动健康服务运营能力，进一步优化服务流程、降低运行成本、提高服务质量和资源利用效率，打造数字化、智能型的区域主动健康生态。

通过主动健康信息化数据中心的建设，实现主动健康数据采集标准的建立，依托区域居民主动健康大数据，构建居民健康画像框架，提升居民主动健康管理水平。推进主动健康大数据的临床和科研应用，利用大数据的优势，帮助构建学科建设，提高学科队伍的科研能力。探索居民健康档案大数据的宏观应用，为政府宏观进行居民主动健康管理提供支撑。

（二）基础设施

在科学合理的投资下，建立一套云计算基础设施运营管理系统，实现对主机、交换机、路由器、不间断电源（UPS）、防火墙等信息技术基础资源的集中管理监控，通过部署先进的云计算平台，向用户提供高水平的云服务。随着云数据中心的不断发展，云数据中心将向主动健康系统各级成员单位提供 IT 基础设置和统一运营管理服务，具体实现以下目标：

建立统一计算资源池。采用无状态的计算资源，计算服务器运行内容由动态、可变化的服务器状态描述文件来确定，每台计算服务器可以运行不同的描述文件中的计算服务器定义，可以在不同操作系统、不同安装软件之间进行切换，形成计算资源池。

建立统一网络资源。采用虚拟化交换设备，实现存储局域网（SAN）、以太网的融合统一，网络端口配置可跟随服务器变化而动态平滑漂移，形成网络资源池。

建立统一存储资源。实现存储资源对多种不同协议，如 FC、NFS、iSCSI 的统一支持，支持不同应用、不同服务器的不同需求，并形成对 FC、SATA 等多种盘的统一管理和分配，根据应用需求调整存储性能，形成存储资源池。

建立统一管理平台和标准化接口。对云计算 PaaS 层提供支持。

（三）信息网络

主动健康信息化数据中心的计算机网络系统，不但使项目覆盖的办公人员能享有其应有的信息资源（包括数据、文本、语音、图像、视频），而且后续项目所涉及的相关人员也能够享有相应的资源。在保证系统数据的安全性与完整性的同时，完成主动健康数字化数据中心与各级医疗机构、公共卫生机构、体检机构业务系统和智能穿戴设备与第三方穿戴设备管理平台等网上数据安全共享。信息网络的设计应考虑到安全性、可靠性和扩展性等要求。

主动健康信息化数据中心涉及的网络系统应采用先进的计算机和网络技术，构建一个高效、安全可靠、具备良好的扩充性能和易于管理的网络系统，使整个计算机业务处理系统达到高度的信息、资源共享，促进内部管理和风险决策科学化，从而大大提高工作效率，提高经营效益和整体管理水平。因此，我们必须考虑以下设计准则：

提供高性能的计算机网络系统，不仅能够满足目前应用对性能的要求，同时也为将来提供足够、甚至更大的性能空间。

提供高效可靠集成环境，不仅保证数据中心服务器和数据运转的稳定性，同时也保证主干从链路到设备的可靠联接。

具备高度集成能力和广泛扩展能力的计算机结构，以便满足将来的发展要求。

应提供高效的互联网服务，以提高各级医疗机构、公共卫生机构、体检机构和智能穿戴设备与第三方穿戴设备管理平台的主动健康服务水平，使用户在任何时候和任何指定地点都可通过互联网登录到相关的应用系统查询相关信息资源。

具有很强的安全保护能力，从而有效地保护系统资源。

应提供非常易于管理的计算机网络系统环境，具有高效、简单、灵活、实用、统一的管理功能，从而确保系统能持续、可靠、稳定运行。

（四）部署方式

1. 逐级部署

主动健康信息化数据中心可以通过逐级部署的方式，在各省（自治区、直辖市）、市、县（区、市）等地区逐级部署，各省（自治区、直辖市）、市、县（区、市）等地区的主动健康信息化数据中心连通属地的医疗机构、公共卫生机构、体检机构业务系统和智能穿戴设备与第三方穿戴设备管理平台。

2. 中心部署

主动健康信息化数据中心可以通过中心部署的方式，在区域中心部署主动健康信息化数据中心，数据中心联通各省（自治区、直辖市）、市、县（区、市）等地区的医疗机构、公共卫生机构、体检机构业务系统和智能穿戴设备与第三方穿戴设备管理平台。

（五）信息安全

主动健康信息化数据中心的安全可靠运行，不仅关系到该中心本身的运行，还关系其他相关业务系统的运行，因此主动健康信息化数据中心需要严格按照国家三级安全等级保护测评 2.0 的要求进行安全建设，相关网络、主机、存储备份设备、系统软件及应用软件等部分都应具有极高的可靠性。同时，为了保守企业、医疗机构和用户秘密，维护企业、医疗机构、公共卫生机构和用户的合法权益，该中心应具备良好的安全策略、安全手段、安全环境及安全管理措施。

信息系统完整的安全体系包括四个层次：一是最底层的物理安全，包括计算机安全、硬件安全等；二是网络安全，主要包括链路冗余、防火墙等；三是系统安全，包括数据灾备、病毒防范等；四是贯穿整个体系的管理安全，确保非法用户进不来，无权用户看不到，重要内容改不了，数据操作赖不掉。

1. 物理安全

系统的物理安全是整个系统安全的基础。要把系统的风险减至最低限度，需要选择适当的设施和位置，保护计算机网络设备、设施及其他媒体免遭地震、水灾、火灾等自然灾害，以及人为操作失误或错误及各种计算机犯罪行为导致的破坏。它主要包括机房环境、设备保护、容灾保护、犯罪活动及工业事故等方面的内容。

2. 网络安全

网络安全主要考虑操作系统、防病毒、防黑客攻击等方面的安全问题，采用以下技术手段来实现。

（1）访问安全控制。

对于局域网内用户主要通过划分不同网段和虚拟局域网（VLAN）的方法控制访问安全，对于数据存储区域应该通过安全审计等控制手段进行访问控制，对于广域网用户应该通过访问控制列表和访问口令进行访问控制。

（2）操作系统安全。

操作系统是应用软件和服务运行的公共平台，其安全会影响整个系统的运行。因此，通过多访问用户授权，可以确保操作系统的安全。

（3）防病毒系统。

当下，计算机病毒种类繁多，且危害越来越大，轻则影响系统的运行性能，重则破坏整个系统数据，使系统陷入瘫痪。因此，无论是在客户端还是在服务器端，都应该加装安全可靠的杀病毒、防病毒的软硬件产品。

（4）安全网闸系统。

隔离网闸（GAP）本质上是一种基于链路层的硬隔离。通过采用GAP，内部网络与不信任公网在物理上不存在通路，使得黑客基于网络协议的攻击失效，这样不但消除了TCP/IP协议的安全隐患，而且也使内部系统或软件的"后门"不会被外网利用。因在设备和物理链路上实现了系统物理隔离的安全设计，即使是面对目前普遍难以应对的DoS攻击，对该产品本身和内部网络也没有影响。

（5）防火墙系统。

为实现网络之间的安全隔离，防止非法攻击对网络平台造成损害，可采用防火墙系统，对进出本系统内部网络的外部信息进行过滤，管理进、出本系统网络的访问行为，封堵被禁止的业务，记录通过防火墙的信息内容与活动，实现对网络攻击的检测与告警。

（6）网络层数据加密。

为保证传输数据的安全，对传输数据进行加密，实现网络层的传输数据加密。

（7）安全响应和处理。

通过网络安全扫描系统和网络实时监控预警系统，对系统安全事件及时做出响应和处理。

3. 系统安全

系统安全主要包括支持应用的中间件平台、系统软件平台、系统硬件平台及关系型数据库管理系统等方面。

在系统安全上的解决方案，以中间件平台、系统软件平台、系统硬件平台及关系型数据库管理系统自身的安全性为基础，以数据脱敏、分级授权、身份认证、登录控制、系统审计、接入控制、接入审计、系统升级或打补丁、权限更新为手段，保证与提高系统安全。

4. 管理安全

管理安全重点强调从管理的角度保证主动健康信息安全，主要内容包括一系列有针对性的安全管理规章、制度、标准、安全组织、人员的配合及培训、服务水平协议、人员技能培训等。

系统在管理安全上的解决方案，以建立及完善信息安全管理的政策、制度、标准和手册为基础，以建立及维护主动健康信息安全服务水平协议为手段，不断巩固与提高主动健康信息安全管理水平。

管理安全保护具体内容包括建立并完善各种主动健康信息安全管理的政策、制度、标准和手册；建立系统的主动健康信息安全管理组织；在安全政策标准成功推广的基础上，建立主动健康信息安全服务水平协议。

（六）容灾体系

随着信息技术的发展，政府信息系统已成为确保生产、运维、管理等各项工作正常运转所不可缺少的基础环境。信息化在带来巨大好处的同时，也带来了风险和安全问题，无法应对信息系统发生的灾难情况，就无法确保业务的连续性。因此，建立对应的灾备中心来预防、化解灾难风险，确保数据在各种灾难情况下安全，确保业务连续性运行，就成了一项必要的工作。

1. 灾备系统恢复等级

一个典型的灾备系统，由灾备中心基础环境设施、数据备份系统、备份处理系统、网络通信系统和灾难恢复计划等组成。在设计灾备系统时，灾备要达到什么样的目标与层次，需要用一些定量的指标来衡量，这就是灾难恢复能力指标恢复点目标（recovery point objective，RPO）和恢复时间目标（recovery time objective，RTO）。RPO是指信息系统所允许的在灾难过程中的最大数据丢失量，用来衡量灾备系统的数据冗余备份能力。RTO是指信息系统从灾难状态恢复到可运行状态所需的时间，用来衡量灾备系统的业务恢复能力。根据《信息系统灾难恢复规范》（GB/T 20988—2007），灾难恢复等级及对应的RPO和RTO要求如表4-1所示。

表4-1　灾难恢复等级以及对应的RPO和RTO要求

灾难恢复能力等级	RTO	RPO
一	2天以上	1～7天
二	24 h以后	1～7天
三	12 h以上	数小时至1天
四	数小时至2天	数小时至1天
五	数分钟至2天	0～30 min
六	数分钟	0

要达到越高的恢复能力等级，就需要灾备系统实现越高级别的灾备。根据灾难恢复的保护级别和数据丢失程度的不同，《信息系统灾难恢复规范》（GB/T 20988—2007）将灾备级别恢复划分为六个等级（图4-1）。

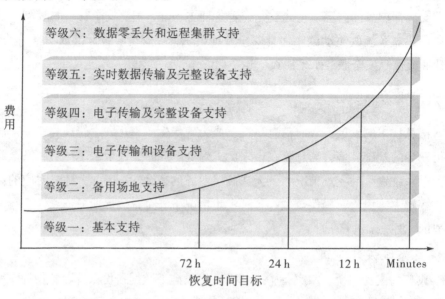

图 4-1   灾备级别恢复划分等级示意图

可以看出，灾难恢复能力等级越高，对于信息系统的保护效果越好，但同时成本也会急剧上升。对于重要的业务系统来说，其最低要求也需要达到等级五。在完善的灾难恢复计划下，结合最新的主流灾难备份技术方案，可以做到更加靠近等级六的灾难恢复能力。

2. 灾备系统层次模式

在灾备中心，IT 系统主要包括网络、计算机、存储三个方面，对应着灾备系统的网络通信系统、业务处理系统、数据备份系统。根据是否需要备用处理系统（服务器）及专业人员支持，灾备中心可以分为不同的层次模式：

数据级灾备（恢复等级二至四级的基本要求），灾难发生后可以确保原有的数据不丢失，依靠镜像或数据库复制技术，可以实现数据的本地或远程备份。这一级别的投入相对较低、易实现，然而原有数据虽未丢失，但应用系统会中断，导致业务停止，且灾难恢复时间较长，需要重新搭建应用系统才能恢复业务运行。

应用级灾备（恢复等级五至六级的基本要求），在数据级灾备的基础上，灾备中心提供同样的数据处理系统，具备应用处理能力（不一定的是相同的处理性能），需要网络通信系统、服务器系统、存储系统、应用系统的协作，应用级灾备系统能提供不间断的应用服务。

业务级灾备（全业务灾备，要求具备全部的基础设施），数据级灾备和应用级灾备是IT 范畴的灾备，而业务级灾备的大部分内容并非 IT 系统，例如办公地点与环境等。当大灾难发生后，原有的办公场所都会受到破坏，除了需要数据和应用的恢复，更需要一个备份的工作场所确保业务的正常开展。

3. 灾备系统地域

根据地域的不同，可行的灾备中心建设包括以下四种模式。

（1）同城同中心灾备中心。

只能抵御最低级别的灾难，例如硬件故障、人为差错、小范围火灾等。

（2）同城异地灾备中心。

应对只发生在数据中心建筑上的灾难，增强抵御能力，例如倒塌、爆炸、大火灾、雷击等。

（3）远程异地灾备中心。

应对数据中心所在城市发生的灾难，增强抵御能力，例如地震、洪水、台风，以及大范围、长时间的电力和网络故障。

（4）异地灾备等模式。

在抵御灾难的基础上，增加冗余灾难备份模式。因此，在灾备能力上，异地灾备是当前最好的灾备模式，可以最大程度地保护数据和业务的连续性，可应对重大区域性灾难，但投入的成本最高。

4. 主动健康信息化数据中心容灾体系建设

综上所述，根据主动健康信息化数据中心的业务重要性来衡量，数据中心的容灾体系建设建议应当按照异地双中心的标准进行建设。同城双中心设计为应用级对称双活方式，异地第三数据中心设计为数据级非对称数据级容灾方式。通过传统备份方式实现同城双中心的一个数据中心及异地灾备中心两份备份数据。

同城两个数据中心实现应用级对称双活方式，同城双中心同时进行生产负载，当发生单中心灾难时，可实现整个数据库系统（包括数据库服务器、存储交换机、数据库存储）秒级切换。通过同一个界面，管理数据库服务器、存储交换机、数据库存储、数据库配电模块、数据库操作系统，以及三个数据中心（生产中心、同城灾备中心、异地灾备中心）的容灾软件。

异地数据中心实现非对称数据级容灾方式。当同城两个数据中心同时发生灾难时，异地备份中心至少保存一份完全实时的完整数据，既可直接使用，也可通过数据传输用于生产中心的数据恢复。

在异地灾备中心建设一套数据备份系统，用于备份数据库和虚拟化两套云平台，为两套数据中心平台保留多个不同时间点的数据副本，以供数据完全恢复、部分恢复及找回部分历史数据使用。同时，将备份数据容灾到异地灾备中心。

同城双中心通过虚拟化技术在双中心各建一套应用私有云平台，双中心的应用私有云平台各自形成基于本数据中心的虚拟化域，双中心两个域之间通过负载均衡设备实现应用的负载均衡及故障切换，从而实现应用私有云负载均衡方式，实现双中心容灾。

（七）功能模块

1.主动健康数据仓库

（1）主动健康数据仓库介绍。

在主动健康信息化数据中心数据资源的基础上，基于区域各级医疗机构、公共卫生机构、体检机构数据库和智能穿戴设备与第三方穿戴设备管理平台来构建信息资源数据中心，平台建设应参考国家与区域标准规范，通过统一数据建模，构建面向主题的、集成的、可变的数据集合。主动健康数据仓库包含人口信息、健康档案、电子病历、卫生资源等信息，为各应用系统提供数据支撑服务。

（2）主动健康信息数据仓库。

主动健康信息数据仓库是主动健康数据仓库中的核心组成部分，是主动健康信息化数据中心为支持主动健康服务与临床诊疗服务，以居民为中心重新构建的新一层数据存储结构。临床数据库数据集主要包括居民基本信息、病历概要、门（急）诊诊疗记录、住院诊疗记录、健康体检记录、个人健康数据、转诊（院）记录、法定医学证明及报告、居民健康档案数据等。

（3）医疗资源数据仓库。

医疗资源数据仓库主要汇聚区域内所有提供医疗服务的生产要素信息，包括专家、床位、检查、药品、检验（病理）等各类医疗资源，以便按照居民和患者的实际需求，合理分配、公平有效地利用医疗资源，实现医疗服务共享，提高医疗资源利用效率。

（4）运营信息数据仓库。

运营信息数据仓库是主动健康数据资源规划的主要组成部分之一。运营数据仓库是在主动健康信息类数据、医疗机构管理类数据及财务类数据采集的基础上，对各类数据进行归类整合，并加以数据挖掘分析利用。

运营信息数据仓库的数据来源于区域内各业务领域中实际产生的业务及管理数据。同时，通过分析系统实现对管理、对业务提供数据服务与支持，方便其进行主动健康服务运营分析、综合管理决策分析、主动健康服务监管、绩效考核管理等运营管理。

构建区域运营管理信息数据仓库，主要包括机构财务信息、绩效考核信息、主动健康服务质量信息、运行效率信息等。

（5）科研信息数据仓库。

科研信息数据仓库是主动健康数据资源规划的主要组成部分之一。科研信息数据仓库是在科研数据、个人健康数据、医院临床类数据、体检类数据及随访类数据采集的基础上，对各类数据进行归类整合，并对数据进行挖掘、分析、利用。

科研信息数据仓库数据来源于区域内各业务领域中实际产生的业务及科研项目数据。

同时，通过分析系统实现对科研工作提供数据服务与支持，方便其进行医疗服务及科研项目研究管理。

构建区域科研信息数据仓库，主要包括机构科研信息、临床研究信息、健康对象随访信息等。

（6）基础信息数据仓库。

基础信息数据仓库是主动健康数据资源规划的主要组成部分之一，是在机构、人员、学科、主动健康与医疗术语等各项数据的基础上，对各类数据进行归纳整合，用于规范和统一主动健康业务的标准。

基础信息数据仓库包括主动健康与医疗术语、机构信息、人员信息、学科信息、用户信息等。

（7）全程健康档案服务。

全程健康档案服务用于处理主动健康数据仓库数据定位和管理相关的复杂任务。该服务包括相关的索引信息，可链接不同存储服务所保存的数据，包括一个特定的个人、健康管理师、医疗卫生人员、医疗卫生机构或者可以实时获取这些数据的服务点。全程健康档案服务负责分析来自外部资源的信息，并恰当地保存这些数据到存储仓库中，可以反向地响应外部主动健康服务点、医疗卫生服务点的检索、汇聚和返回数据。全程健康档案服务可读取其他可能在客户端保存的附加数据，也可对这些数据转发数据请求，并合并返回数据和本地信息。全程健康档案服务是平台系统架构的核心组件，负责实现平台互联互通性规范，还可能使用由主动健康信息化数据中心内提供的组件和服务，同其他主动健康信息平台互动来完成某一项事务。

2. 主动健康信息交互平台

（1）主动健康信息交互平台介绍。

主动健康信息交互平台是一个统一的数据采集和交换平台，负责将联网各级医疗卫生机构的各个异构应用系统（如 HIS、CIS、LIS、RIS 及体检系统等）数据库、智能穿戴设备与第三方穿戴设备管理平台中的数据，按照统一的数据标准，转换、传输到指定的中心数据库中，并为各个应用系统提供统一的主动健康信息数据源。各应用系统能以简便的方式接入信息交换平台，进行数据的发送、接收、存储、加载，进而减少和降低未来的应用系统开发工作量与开发难度。

（2）数据采集工具与方式。

数据采集系统支持根据不同的业务类型，制定不同的采集频率，采集频率需支持多种类型定义，支持定时采集与按时间间隔进行采集等，以适应各项业务协同、业务联动对于数据流动的要求。

①数据采集工具。

针对各种数据源（数据库）提供数据适配功能，支持推送和订阅双模式的数据分发，支持多目的的数据分发，支持重复数据删除，具备支撑异构应用系统的数据整合能力。

②数据采集方式。

非实时采集。提供非实时数据的清理、替换、验证、加密与解密、合并、拆分、分发等功能，组装符合标准的数据集。

实时采集。平台在与各医疗机构的业务系统进行实时数据交互时，提供多种方式标准通道，要求采用常用、成熟、中立的交互协议。

主动采集。作为主动健康信息交互平台的核心部分，主要应用于不同的数据环境，根据采集环境的不同表结构在平台上按照来源模版进行分类管理。

被动采集。是在主动采集的基础上进行的业务延伸和扩展。在目标数据受限、不能直接访问的前提下用建立前置采集数据库的方式完成。

（3）总线服务。

总线服务能够统一管理所有业务协同服务，实现服务对象、服务提供者、编码字典等的注册服务、信息共享交换、业务协同等信息整合，为接入区域主动健康信息化数据中心的访问点（HIS、LIS、RIS、PACS、EMR、HRP 及智能第三方穿戴设备管理平台等）提供信息共享交换服务。

总线服务是主动健康信息化数据中心的应用，除包含总线服务的基本功能组件外，还预装了医疗机构信息共享交换的大部分服务。与完成 HIS、LIS、RIS、PACS、EMR、HRP 及智能第三方穿戴设备管理平台等业务数据采集清洗的 ETL 技术不同，总线服务主要用于医疗机构信息系统及智能第三方穿戴设备管理平台应用过程中需要认证和标识的基础信息（如服务对象、服务提供者、编码字典等）注册服务、业务应用系统之间共享交换和业务协同服务（如 EMR 文档交换，EMR 调阅、门急诊、预约、挂号、收费、电子申请单、医嘱、住院、会诊、疾病报告、检查、体检、个人健康数据采集等业务协同消息），这些服务按照相关数据标准、文档架构规范、消息协议标准、通信接口标准、业务场景需求等设计开发，预先组装在健康平台上，并通过适应不同访问客户端的适配器（如 WebService、数据库、http 等），为访问点的应用系统提供相关服务的访问接口。

通信总线服务支持数据存储服务、业务管理、辅助决策及与基本业务系统和健康档案浏览器之间的底层通信。主要服务组件包括消息服务和协议服务。

平台公共服务主要是指应用软件系统管理所包含的上下文管理、安全管理、隐私保护等服务。

（4）数据联通。

医疗卫生机构中存在大量处理业务的信息系统（例如医院内的 HIS、CIS、LIS、RIS、PACS 等系统，社区服务中心内的 HIS、LIS 等系统，公共卫生条线系统）及行业内各个智能穿戴设备管理系统，这些业务系统被统称为基本业务信息系统（point of service，POS）。平台与 POS 的交互能力就是所谓的互联互通性。

平台应该具备从 POS 应用中获取数据的能力，向 POS 应用提供信息共享、协同服务等功能。

（5）数据交换。

数据采集交换中间件作为数据联通的核心组件，为保证其稳定性及性能，应满足以下要求：一是产品采用面向服务的架构（SOA），支持接入的异构系统对平台服务的调用和封装，以满足跨平台和跨机构的交互式业务协同需求；二是数据采集网关应实现具有共同性的消息封装、变换、接收功能，可将非标准消息转为标准消息，提供通过配置文件和业务对象定义自动生成对应消息控制数据（如消息路由、应用程序标志、消息类型）的功能；三是文档交换和存储方面符合 XDS 和 CDA 标准；四是对未来的接口变化，或者新增和扩展的其他接口，系统都应能提供灵活的扩展支持方式。

数据采集交换中间件应至少具备以下功能：

①数据交换服务：适配器管理功能、数据封装功能、数据传输功能、数据转换功能、数据路由功能、数据推送功能、数据订阅发布功能和传输监控等。

②数据交换应用：需要建立个人身份识别服务、索引服务、以个人为中心的存储服务、数据交换服务、数据调阅服务等基础功能。

（6）数据提交。

通过实现与各个业务系统以统一服务或数据接口的形式进行对接的数据提交方式，主要包括：在 HIS 系统中，实时发布新办卡患者信息及一卡通信息；实时提交健康对象的个人健康数据信息；定时提交患者在医院的诊疗信息；定时提交医院卫生资源信息，针对特殊资源可采用实时提交方式。

（7）数据调阅。

支持各个应用系统采用以统一服务或数据接口的形式对主动健康信息化数据中心中的数据进行授权读取的数据调阅方式，主要包括：若患者就诊，则医生在主动健康管理云平台中，根据患者就诊唯一标识，如社保卡号或身份证号，从数据中心调阅患者在全区范围内的健康档案或电子病历信息。数据的调阅展示可根据用户角色的不同而有所不同，通常情况下优先展示患者历次就诊的主要疾病与健康问题摘要。

（8）数据整合。

通过统一数据采集与交换平台，与各级医疗机构、公共卫生机构及智能穿戴设备与第三方穿戴设备管理平台进行数据交换，横向整合各级医疗机构、公共卫生机构及智能穿戴设备与第三方穿戴设备管理平台的异构系统和异构数据，实现上述平台的数据采集、数据交换和信息共享。

三、主动健康信息化数据中心数据采集与处理

（一）主动健康信息采集

主动健康信息采集基于标准规范与结构，将不同的协议传输数据、不同的格式存储信息进行结构性优化处理，以达到快速提取的目的。通过采集，可以更加高效地把任意来源的任何数据转换成标准主动健康行业格式，方便进行主动健康管理活动的操作、存储、编排、浏览及统计汇总。

1. 主动健康信息采集内容

主动健康信息数据是一个面向主题的、集成的、可变的、当前的细节数据集合，用于支持即时性的、操作性的、集成的全体信息的需求。主动健康信息数据采集主要包括居民基本信息、病历概要、门（急）诊诊疗记录、住院诊疗记录、健康体检记录、个人健康数据记录、转诊（院）记录、法定医学证明及报告、居民健康档案数据等。

（1）居民基本信息。

主要包括人口学信息、社会经济学信息、亲属（联系人）信息、社会保障信息和个体生物学标识等基本内容。

（2）病历概要。

主要包括基本健康信息、卫生事件摘要、医疗费用记录等基本内容。

（3）门（急）诊诊疗记录。

主要包括门（急）诊病历、门（急）诊处方、门（急）诊治疗处置记录、门（急）诊护理记录、检查检验记录、知情告知信息等基本内容。

（4）住院诊疗记录。

主要包括住院病案首页、入院记录、住院病程记录、住院医嘱、住院治疗处置记录、住院护理记录、检查检验记录、出院记录、知情告知信息等基本内容。

（5）健康体检记录。

主要指医疗机构开展的，以健康监测、预防保健为主要目的（非因病就诊）的一般常规健康体检记录。

（6）个人健康数据记录。

主要指对于主动健康目标人群的，基于智能穿戴设备或由健康小屋、医院体检中心、基层卫生体检机构进行采集，以及通过健康评估获取的个人健康数据，如血糖、血压、体重、心率、呼吸、营养情况、睡眠情况、心理情况、运动情况等的数据记录。

（7）转诊（院）记录。

主要指医疗机构之间进行患者转诊（转入或转出）的主要工作记录。

（8）法定医学证明及报告。

指医疗机构负责签发的各类法定医学证明信息，或必须依法向有关业务部门上报的各类法定医学报告信息，主要包括出生医学证明、死亡医学证明、传染病报告、出生缺陷儿登记等。

（9）居民健康档案数据。

居民健康档案数据以居民个人健康为核心，贯穿整个生命过程，涵盖各种健康相关因素，实现信息多渠道动态收集，满足居民自身需求和健康管理的信息资源，主要包括个人基本健康档案、主要疾病和健康问题摘要信息、儿童保健信息、妇女保健信息、慢性病管理信息、老年人保健信息、医疗服务信息等。

2. 主动健康信息采集途径

（1）个人智慧医疗可穿戴设备采集。

可穿戴主动健康医疗设备是最贴近人体且可进行实时监测健康数据的装置。对于非定点主动健康目标人群，通过可穿戴主动健康医疗设备即可足不出户收集用户的基本信息，而且能采集实时的客观生命体信息和主观输入的事件信息。目前，市场上主要的主动健康智慧医疗硬件形态各异，主要包括智能眼镜、智能手表、智能腕带、智能跑鞋、智能戒指、智能臂环、智能腰带、智能头盔、智能纽扣等，使用的通信传输协议包括 Wi-Fi、LoRa、ZigBee 等。

通过主动健康智慧医疗硬件生态圈的培育，打造开放、合作、共赢的可穿戴硬件终端接入平台，实现不同硬件终端协议、标准转换，降低硬件接入门槛，提高硬件设备链接的稳定性和安全性，可实现智慧医疗可穿戴硬件终端接入的全人群、全周期健康数据稳定、安全、可靠地采集。

（2）健康小屋、医院体检中心、基层卫生体检机构采集。

对于由健康小屋、医院体检中心、基层卫生体检机构等固定医疗设施覆盖的定点主动健康目标人群，健康体检记录、个人健康数据记录等主动健康信息数据采集上传到定点机构业务系统后，通过主动健康信息化数据中心与定点医疗机构业务系统进行对接，可稳定、安全、可靠地获取主动健康信息数据。

（3）定点医疗机构、社区卫生机构。

对于由定点医疗机构、社区卫生机构等医疗卫生机构覆盖的主动健康目标人群，医疗机构相关业务系统中存储有健康对象的病历概要、门（急）诊诊疗记录、住院诊疗记录、转诊（院）记录、法定医学证明及报告等主动健康信息数据，通过主动健康信息化数据中心与定点医疗机构业务系统进行对接，可稳定、安全、可靠地获取主动健康信息数据。

（4）区域卫生信息数据中心。

在区域卫生信息数据中心中，例如区域全民健康信息平台等数据中心，存储有覆盖区域主动健康目标人群的居民基本信息、电子病历数据、居民健康档案等居民健康信息数据，通过主动健康信息化数据中心与区域卫生信息数据中心进行对接，可稳定、安全、可靠地获取居民健康信息数据。

（二）主动健康信息处理

主动健康信息化数据中心通过联网各医疗卫生机构的各个异构应用系统（如 HIS、CIS、LIS、RIS 以及体检系统等）及智能穿戴设备与第三方穿戴设备管理平台，按照统一的数据标准，采集与交换、集成、清洗、传输到指定的中心数据库中，并为各个应用系统提供统一的健康档案与主动健康信息数据源，从而建立主动健康信息数据库，为主动健康服务提供数据、业务支撑。

1. 数据标准

标准化建设是主动健康信息化数据中心建设的基础工作，也是进行信息处理、交换与共享的基本前提。主动健康信息化数据中心建设强调信息化标准规范体系建设，目的在于确保区域内医疗卫生机构的互联互通和信息共享，同时也能使投入信息化建设的资源得到充分利用。主动健康信息化数据中心建设需要完全符合国家、地方卫生行业的最新标准，同时需要制定行业统一的数据规范、功能规范、接口规范等标准规范体系。

建立主动健康数据信息采集的标准规范体系，用于统一的区域健康数据采集与交换及信息共享标准，便于后续平台的建设、开发、运行和监管。

（1）健康数据标准规范。

主动健康信息化数据中心建设遵循已有国际标准、国家标准、部委或行业标准，包括但不限于表 4-2 中的内容。

表 4-2　健康数据标准规范一览表

一级类目	二级类目	发布单位
数据类标准	卫生信息数据元标准化规则	卫生健康委
	卫生信息数据模式描述指南	卫生健康委
	卫生信息数据集元数据规范	卫生健康委
	卫生信息数据集分类与编码	卫生健康委
	电子病历基本数据集编制规范（试行）	卫生健康委
	健康档案基本数据集编制规范（试行）	卫生健康委
	健康档案公用数据元标准（试行）	卫生健康委
	健康档案基本架构与数据标准（试行）	卫生健康委
	健康档案基本数据集标准（试行）——32 个	卫生健康委
	电子病历基本架构与数据标准（试行）	卫生健康委
	电子病历基本内容架构图（试行）	卫生健康委
	电子病历临床档案数据组与数据元（试行）	卫生健康委
	电子病历基础模板（试行）——19 个	卫生健康委

续表

一级类目	二级类目	发布单位
数据类标准	国家卫生数据字典与元数据管理（试行）	卫生健康委
	ICD-10（国际疾病编码）	卫生健康委
	HL7（医院电子信息交换标准）	卫生健康委
	自治区区域医疗卫生数据集分类与编码标准	待制定
	自治区卫生信息资源规划与数据库设计规范	待制定
技术指南、规范	医疗健康信息系统集成规范（IHE）	ACC，HIMss and RSNA
	基于健康档案的区域医疗卫生信息平台建设指南（试行）	卫生健康委
	基于健康档案的区域医疗卫生信息平台建设技术解决方案（试行）	卫生健康委
	区域卫生信息互联互通标准化成熟度测评方案	卫生健康委
	区域卫生信息互联互通标准化成熟度测评指标体系	卫生健康委
	卫生系统电子认证服务规范（试行）	卫生健康委
	卫生系统数字证书应用集成规范（试行）	卫生健康委
	卫生系统数字证书格式规范（试行）	卫生健康委
	卫生系统数字证书介质技术规范	卫生健康委
	卫生系统数字证书服务管理平台接入规范（试行）	卫生健康委
管理类规范	区域医疗卫生信息化项目实施管理规范	待制定
	区域医疗卫生信息化验收规范	待制定
	区域医疗卫生信息化文档编制规范	待制定
	区域医疗卫生信息平台安全管理规范	待制定
	区域医疗卫生信息平台运行维护规范	待制定

（2）健康数据标准库。

主动健康信息化数据中心建设的健康数据标准库涵盖 ICD-10、SNOMED CT 中英文版、LOINC 标准、药品 ATC 标准及各类常规的行业标准字典，为数据归一化奠定基础。相关标准包括但不限于表 4-3、表 4-4 的内容。

表 4-3 主动健康信息化数据中心建设的健康数据国家标准

序号	中文名称	标准来源
1	国际疾病分类标准	ICD-10
2	国际疾病分类手术操作分类	ICD-9-CM-3
3	婚姻状况代码表	GB/T 2261.2
4	家庭关系代码表	GB/T 4761—2008
5	民族类别代码表	GB 3304—1991
6	生理性别代码表	GB/T 2261.1—2003
7	世界各国和地区名称代码	GB/T 2659—2000（2004）
8	学历代码表	GB/T 4658—2006
9	职业类别代码表	GB/T 6565—2009
10	中华人民共和国县级及县级以上行政区划代码表	GB/T 2260—2007
11	专业技术职务代码	GB/T 8561—2001（2004）
12	主要语言	GB 4880—85
13	语言熟练程度	GB 6865—86

表 4-4 主动健康信息化数据中心建设的健康数据行业标准

序号	中文名称	标准来源	分类
1	ABO 血型代码表	H-0000029	中国医院信息基本数据集
2	采血部位代码表	CV04.50.007	卫生信息数据元值域代码
3	采血方式代码表	CV04.50.006	卫生信息数据元值域代码
4	撤销随访管理原因代码表	CV06.00.215	卫生信息数据元值域代码
5	放射与病理诊断符合情况	H-0902025	中国医院信息基本数据集
6	过敏源类型	H-0100065	中国医院信息基本数据集
7	离院方式代码表	CV06.00.219	卫生信息数据元值域代码
8	临床与病理诊断符合情况	H-0902024	中国医院信息基本数据集
9	麻醉方法代码表	CV06.00.103	卫生信息数据元值域代码
10	麻醉分级	HQMS	—
11	门诊费用分类代码表	CV07.10.001	卫生信息数据元值域代码
12	门诊与出院诊断符合情况	H-0902021	中国医院信息基本数据集
13	人员编制类别	H-1002011	中国医院信息基本数据集
14	入院病情代码表	CV05.10.019	卫生信息数据元值域代码
15	入院途径代码表	CV09.00.403	卫生信息数据元值域代码

续表

序号	中文名称	标准来源	分类
16	入院与出院诊断符合情况	H-0902022	中国医院信息基本数据集
17	设备分类	卫生部新财务制度	—
18	设备用途	H-0800054	中国医院信息基本数据集
19	身份证件类别代码表	CV02.01.101	卫生信息数据元值域代码
20	手术操作部位	HQMS	—
21	手术级别代码表	CV05.10.022	卫生信息数据元值域代码
22	手术类型	H-0501016	中国医院信息基本数据集
23	手术切口类别代码表	CV05.10.020	卫生信息数据元值域代码
24	手术切口愈合等级代码表	CV05.10.021	卫生信息数据元值域代码
25	术前与术后诊断符合情况	H-0902023	中国医院信息基本数据集
26	随访方式代码表	CV06.00.207	卫生信息数据元值域代码
27	随访周期建议代码表	CV06.00.208	卫生信息数据元值域代码
28	物资耐用品标记	H-0800017	中国医院信息基本数据集
29	血液学检查结果	HQMS	—
30	药敏试验药物代码表	CV08.50.003	卫生信息数据元值域代码
31	药品产地标志	H-0400026	中国医院信息基本数据集
32	药品类别	H-0400001	中国医院信息基本数据集
33	药品名称类别	H-0400007	中国医院信息基本数据集
34	医疗付款方式	H-0902001	中国医院信息基本数据集
35	医疗机构诊疗科目	HQMS	—
36	医院等级	H-1002007	中国医院信息基本数据集
37	医院类型	H-1002008	中国医院信息基本数据集
38	医院性质	H-1002006	中国医院信息基本数据集
39	医嘱类别	H-0203005	中国医院信息基本数据集
40	用药途径代码表	CV06.00.102	卫生信息数据元值域代码
41	诊断依据	HQMS	—
42	支付方式	CV07.10.004	卫生信息数据元值域代码
43	治疗结果	H-0100076	中国医院信息基本数据集
44	重症监护室代码	HQMS	—
45	住院费用分类	HQMS	—

续表

序号	中文名称	标准来源	分类
46	住院目的	H-0100049	中国医院信息基本数据集
47	专业技术职务类别代码表	CV08.30.005	卫生信息数据元值域代码

2. 数据采集与交换

数据采集服务是指主动健康信息化数据中心对外部业务系统的大数据批量定时或实时的数据采集功能，可提供统一的数据交换和监控管理机制。主动健康信息化数据中心的数据交换过程是建立在统一的数据交换标准之上，实现平台从业务系统采集所需的数据以及平台数据中心与业务系统之间数据的灵活交换。主动健康信息化数据中心的数据采集服务能够屏蔽各级医疗机构的网络和硬件平台的异构性，实现异构数据资源的无缝整合，使各个应用系统能够共享数据、协同整体运转。

主动健康信息化数据中心的数据采集与交换过程，按照其技术实现可以分为四类：数据非实时抽取、数据实时抽取、主动采集、被动采集。

（1）数据非实时抽取。

数据采集支持非实时抽取，类似于数据迁移或数据复制，它将数据源中的表或视图的数据原封不动地从数据库中抽取出来，并转换成平台可以识别的格式。非实时抽取通过对数据源的抽取规则预定义，直接执行抽取。

在业务场景中，非实时抽取一般适用于统计分析或无须进行二次更新的业务需求，通过非实时抽取一次或多次将业务系统数据源在不做任何操作的情况下直接抽取过来。非实时数据抽取方式虽然较简单、直接、快速，但是在更新实时修改的数据的需求下稍显无力。在有实时变化的数据抽取的场景中，可以与实时抽取模块搭配使用。非实时抽取一般具有数据量大的特点，采用以下方式保证满足需要。

全表删除插入方式：指每次抽取前先删除目标表数据，抽取时全新加载数据，确保目标表中的数据不会与原有数据重复造成数据插入错误，以及抽取速度缓慢等问题。

数据核对方式：在非实时抽取后，中间库（目标数据库）与医院业务库（源数据库）之间进行数据核对，确保数据抽取没有遗漏。

（2）数据实时抽取。

实时抽取是指自上次抽取以来数据库中需要再次抽取表中新增、修改、删除的数据。常用的捕获变化数据的方法有以下几种。

①触发器。

在要抽取的表上建立需要的触发器，一般要建立新增、修改、删除三个触发器，每当源表中的数据发生变化，就被相应的触发器将变化的数据写入一个临时表，抽取线程从临时表中抽取数据。采用触发器方式进行数据抽取的性能较高。

②时间戳。

它是一种基于递增数据比较的实时数据捕获方式，在源表上增加一个时间戳字段，系统中更新修改表数据的时候，同时修改时间戳字段的值。当进行数据抽取时，通过比较系统时间与时间戳字段的值来决定抽取哪些数据。有的数据库的时间戳支持自动更新，即表的其他字段的数据发生改变时，自动更新时间戳字段的值。同触发器方式一样，时间戳方式的性能也比较好，数据抽取相对清楚简单。

③全表比对。

典型的全表比对的方式是采用消息摘要算法第五版（message digest algorithm，MD5）校验码。ETL工具事先为要抽取的表建立一个结构类似的MD5临时表，该临时表记录源表主键及根据所有字段的数据计算出来的MD5校验码。每次进行数据抽取时，对源表和MD5临时表进行MD5校验码的比对，从而决定源表中的数据是新增、修改还是删除，同时更新MD5校验码。

④基于变化数据捕获（CDC）的采集方式。

CDC能够识别从上次提取之后发生变化的数据。利用CDC，在对源表进行INSERT、UPDATE或DELETE等操作的同时就可以提取数据，并且变化的数据被保存在数据库的变化表中。这样就可以捕获发生变化的数据，然后利用数据库视图以一种可控的方式提供给目标系统。

（3）主动采集。

主动采集作为数据采集交换平台的核心部分主要应用于不同的数据环境，根据采集环境的不同表结构在平台上按照来源模版进行分类管理。从平台标准出发，形成采集的映射模版，不同的客户端以采集模版作为采集的参照。数据采集交换平台对客户端的采集路径和推送路径统一管理，支持接口和数据库等多种采集和推送方式。数据的采集和推送支持细化到表级别的控制，对于时间的控制可以支持数据时间和任务运行时间等不同维度的配置，按照配置的数据时间可以指定采集某一段时间内的业务数据，按照配置的任务运行时间可以指定每一张表在哪个时间段内进行数据采集，并通过服务端的交换平台动态控制每个客户端的运行。多样化的配置方式可以更灵活地适应不同的数据场景和业务需求，数据采集交换平台正是以此为出发点进行设计和开发的。

（4）被动采集。

被动采集是在主动采集基础上进行的业务延伸和扩展。在目标数据受限、不能直接访问的前提下以建立前置采集数据库的方式完成。被动采集由交换平台统一控制，通过对表数据的采集时间间隔和频率配置完成单表的数据监控，当时间到达配置要求，由被动采集服务将数据推送到服务端的中心数据库。

3. 数据集成

数据集成是指将不同应用系统、不同数据形式，在原应用系统不做任何改变的情况下，进行数据采集、转换和存储的数据整合过程。在主动健康信息化数据中，通过数据采集服务，将各级医疗机构、公共卫生机构、体检机构业务系统及智能穿戴设备及第三方穿戴设备管理平台中的异构数据，以实时或定时的方式采集到平台数据中心，并进行数据格式转换、代码翻译、字典映射等方式的数据转换，最终转存到标准化数据模型中，实现对数据集成的过程。

4. 数据清洗

在主动健康信息化数据中心，数据采集、集成过程中难免会出现脏数据或者重复数据，采集到中心的各类业务数据需要按照清洗规则进行相应的清洗。主动健康信息化数据中心提供数据清洗功能，由该功能通过专门的过程进行处理，完成业务数据的基本验证和清洗。

数据清洗主要处理空缺值、平滑噪声数据（脏数据）、识别、删除孤立点，并纠正数据中的不一致。

数据清洗必须对空缺值进行处理，可以使用最可能的值填充空缺值，例如用回归、贝叶斯形式化方法工具或判定树归纳等确定空缺值。这类方法依靠现有的数据信息来推测空缺值，使空缺值更有可能保持与其他属性之间的联系，如数据在集成过程中会导致数据冗余，数据采集过程中往往会缺项漏项。系统在容错方面可以过滤部分冗余数据，如过滤掉同一属性多次出现、同一属性命名不一致等。对于缺项，能从其他字段推断得出的，可以进行漏项补偿，如出生年月可以从公民身份证信息中提取，或者"身高180"，单位可以推断出是"厘米"等。

四、主动健康信息化数据中心应用

（一）主动健康基础服务平台

1. 主动健康基础服务平台介绍

主动健康基础服务平台为主动健康信息化数据中心提供统一的用户管理、权限管理、用户认证、注册服务、存储服务、单点登录等基础服务，并提供健康档案管理、居民隐私保护等数据服务，保障主动健康数据的安全合理使用。

2. 用户管理

统一用户支持、用户管理、用户认证、单点登录等，方便用户只需在登录时进行一次注册，就可以在多个系统间登录，不必重复输入用户名和密码来确定身份。

通过直接禁止和删除用户来取消该用户对所有系统资源的访问权限，方便系统管理员更好地进行用户管理。

3. 权限管理

根据机构、用户、角色不同，设置相应的权限，包含平台的权限配置管理、用户、角色分配功能权限。

4. 用户认证

将用户的登录信息和用户信息库相比较，对用户进行登录认证。认证成功后，认证系统应该生成统一的认证标志，返还给用户。另外，认证系统还需支持对认证标志进行效验，判断其有效性。

5. 注册服务

注册服务包括对个人、健康管理师、医疗卫生人员、医疗机构、公共卫生机构、体检机构和智能穿戴设备与第三方穿戴设备管理平台等用户的注册管理服务，系统对这些实体提供唯一的标识。针对实体形成注册库，注册库具有管理和解决单个实体具有多个标识符问题的能力，实现平台范围内针对单个实体的唯一身份识别。注册库同时保有一个内部的、非公布的标识符。

6. 存储服务

健康档案存储服务是一系列存储库，用于存储健康档案的各类信息。根据健康档案信息的分类，健康档案存储服务可包括八个存储域：个人基本信息存储域、主要疾病和健康问题摘要存储域、儿童保健存储域、妇女保健存储域、疾病控制存储域、疾病管理存储域、医疗服务存储域及个人健康信息存储域。

7. 单点登录

（1）主动登录。

当用户首次在某个应用系统登录时，此应用系统除了一般的用户认证过程，还需要将用户在此应用系统的身份信息发送给单点登录服务器，由单点登录服务器根据之前所做的关联关系，决定是否记录和这次登录操作相关的处理。

（2）被动登录。

用户在某个应用系统上登录之后，如果通过链接等方式去访问系统中的另一个应用系统，则首先通过单点登录服务器获得此应用系统上的用户身份信息（前提是有关联关系），并处理自身原有的登录过程，模拟正常登录的系统状态。

（3）单点退出。

当用户退出登录时，可以选择单点退出或仅仅针对本应用系统的退出。如果用户选择单点退出，则会退出所有相关应用系统，从而保证系统的安全性。

（4）登录方式。

支持 B/S、C/S 结构，支持浏览器的多种表现形式，通过菜单、友情链接、地址栏等都可以进行单点登录。

（5）居民隐私保护。

在保证主动健康信息、电子健康档案、电子病历共享的同时，实现对居民隐私的保护，平台须对电子健康档案、电子病历提供访问权限管理及数据加密等多种手段综合安全应用，包括授权、认证、基于角色的访问、数据库高级安全、应用流程控制等。此外，还要考虑以下相关因素：

居民同意原则：强调居民、患者权利，按前述授权原则实现。

匿名化：用于分析研究时隐去不必要的人员基本信息。

居民个人隐私诊断信息隐藏服务，如艾滋病等。

同时，平台还需提供如下功能：

审计日志记录：提供多种级别的日志记录功能。

审计日志查询：根据用户需要，灵活地设定查询条件，提供良好的日志跟踪、分析等服务。

审计日志归档。

（二）主动健康共享、协同系统

通过制定居民完整的电子健康记录标准，建立核心健康档案数据库，整合区域内的卫生信息资源，形成以居民健康档案为核心，供各级医疗机构共享、协同使用，推动各级医疗机构、公共卫生机构、体检机构间健康档案、电子病历、检查检验结果、医学影像等信息共享，促进各级医疗机构、公共卫生机构、体检机构间的主动健康、医疗等服务的业务协同。

（三）主动健康综合管理系统

主动健康综合管理系统的建设是通过整合主动健康信息资源，依据主动健康信息标准，通过信息安全与共享技术支撑环境，部署通用信息统计、可视化分析、图表工具，实现主动健康信息的在线实时交互与数据更新，提供主动健康大数据对主动健康服务支持的宏观数据分析，全方位满足区域单位数据可视化分析的需要，实现各级医疗机构、公共卫生机构、体检机构的卫生综合管理各部门的互联互通和信息共享，促进各级医疗机构、公共卫生机构、体检机构卫生管理部门之间的业务协同，为决策者与管理者提供及时、可靠、全面的信息，提高主动健康管理与卫生管理的工作效率和决策水平。

（四）多中心科研一体化系统

利用各级医疗机构、公共卫生机构与体检机构内大量丰富的临床病例资源，以及基于智能穿戴设备采集的用户实时健康数据，自动化智能化整合数据，提供智能且便捷的数据检索与导出服务，制定通用的专病数据集，为科研管理者提供全面的科研项目管理功能，便于科研人员进行各类学科研究、单病种研究。

（五）居民主动健康服务

主动健康信息化数据中心为居民提供主动健康服务支撑，将主动健康大数据归还居民个人，以居民电子健康卡应用为载体，串联各级医疗机构、公共卫生机构、体检机构的主动健康服务与信息，为居民提供全程主动健康管理、自助便民惠民服务、居民健康档案浏览、智能健康提醒、主动健康与医疗信息发布等服务。

第三节　主动健康信息管理平台

主动健康信息管理平台的建设基于主动健康信息化数据中心，目标是满足平台各个独立运行的业务系统之间的业务流程协同需求，包括健康对象服务流程、健康管理师管理流程等。平台设计思路是通过对应用整合服务需求的分析，基于信息基本交互规范及业务域，归纳出应用整合服务的主要内容，再通过服务内容设计平台的应用整合服务解决方案。

一、主动健康信息管理平台介绍

以主动健康信息化数据中心为基础，通过智能抓取，包括用户历史数据［体检、门（急）诊、住院等］、动态数据（通过智能穿戴设备、云平台等渠道，连续、动态、智能化抓取用户实时健康数据），建立集健康对象数据采集、风险评估、风险预警、健康干预、智能管理为一体的全方位管理平台。以新兴信息技术（物联网、区块链、AI、云计算、5G等）为手段，形成居民电子健康画像，在政策支持的情况下，与卫生健康委的居民健康数据平台融合，进一步构建全民电子健康档案。

该平台采用云平台架构模式，降低平台使用条件，各医疗机构根据实际使用需求，按照平台标准、规范对接即可加入平台，方便平台后续的推广使用。最终，通过平台建设实现对健康对象全生命、全周期、全方位的主动健康管理，为构建主动健康管理体系提供信息化支撑。

二、主动健康信息管理平台构建

（一）平台框架

主动健康信息管理平台构建的是适合于现有需求，又考虑未来发展的总体系统框架，从而保证系统的可持续发展的需求。参考业界目前普遍认为较为成功的云计算模式，并根据区域健康信息化的实际特点，构建基于云计算等新兴技术应用的主动健康管理信息化架构分四个层次，从下自上为基础设施云平台（Infrastructure as a Service，基础设施即服务，简称 IaaS）、数据资源云平台（Data as a Service，数据即服务，简称 DaaS）、应用支撑云平台（Platform as a Service，平台即服务，简称 PaaS）、应用软件云平台（Software as a Service，软件即服务，简称 SaaS）。平台总体架构设计如图 4-2 所示。

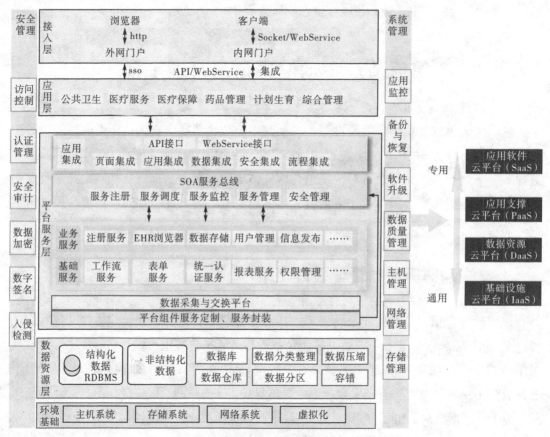

图 4-2　总体架构设计示意图

概括来讲，平台采用集中式管理和运维，建设纵向覆盖省（自治区、直辖市）、市、县（区、市）三级行政机构，横向覆盖全区全部医疗机构的区域主动健康信息基础平台。通过全面引入云计算的整体架构，将主动健康信息化顶层设计逐步实现，同时考虑区域各种实际情况和实际需要进行本项目的总体设计，将平台尽可能实现云化，以简便各类用户的按需、按权限规范化使用、维护和管理，并预留今后各层面的扩展、数据及应用互联互通的空间。

（二）基础设施云平台（IaaS）

IaaS 是指把 IT 基础设施作为一种服务通过网络对外提供。在这种服务模型中，用户不用自己构建一个数据中心，而是通过租用的方式来使用基础设施服务，包括服务器、存储和网络等。在使用模式上，IaaS 与传统的主机托管有相似之处，但在服务的灵活性、扩展性和成本等方面 IaaS 具有很强的优势。虚拟化经常作为云计算的基础。虚拟化从物理底层交付环境中分离资源和服务。通过这种方法，可以在单一的物理系统内创建多个虚拟系统。虚拟化的驱动因素来自服务器的合并，它可为组织提供更高的效率并节约潜在成本。

基础设施云平台（IaaS）作为主动健康信息管理平台的底层基座，为整个主动健康管理服务信息化系统提供基础计算机网络、主机、服务器、存储及 DNS 等基础的网络 IT 服务。这部分需要采用智能化、虚拟化、云化技术的同时，保证绿色环保、节能要求等，使得其资源利用效率大幅提高，并降低主动健康信息管理平台的建设成本和用户使用成本。该部分采用虚拟化技术等构建计算资源池、网络资源池、存储资源池和安全资源池等。通过 5G、AI、区块链、物联网、数据挖掘等技术保证智能诊断与精准治疗、智能就医与人居健康、智能预防与主动健康、智能评价与数字监管等主动健康信息管理平台快速、平稳、安全地运行。

（三）数据资源云平台（DaaS）

DaaS 是指与数据相关的任何服务都能够发生在一个集中化的位置，如聚合、数据质量管理、数据清洗等，然后再将数据提供给不同的系统和用户，而无须再考虑这些数据的数据源。

数据资源云平台（DaaS）位于整体架构的第二层，是构建基于云计算模式下主动健康信息平台的数据核心，平台基于数据中心的数据仓库及交互平台，将多源数据包括主动健康信息数据库、医疗资源数据库、运营信息数据库、科研信息数据库、基础信息数据库、全程健康档案及运行数据等进行加工后，通过标准接口对应用层智能诊断、就医、预防等统一提供服务的能力。为精准治疗、人居健康、主动健康、数字监管等分析应用提供数据基础。该层利用关系型数据库，基于主流数据库平台与数据交换平台来统一构建物理集中的四大数据库。

（四）应用支撑云平台（PaaS）

PaaS 为客户提供一个完整的云平台（硬件、软件和基础架构）以用于开发、运行和管理应用程序，而无须考虑在本地构建和维护该平台时通常会带来的成本、复杂性和不灵活性。PaaS 提供商将服务器、网络、存储、操作系统软件、数据库、开发工具等一切工具都托管在其数据中心上。通常，客户可以通过支付固定费用来为指定数量的用户提供指定数量的资源，他们也可以选择"按使用量付费"的定价模式，以为他们仅使用的资源付费。如果 PaaS 客户必须构建和管理自己的本地平台，那么这两种选择都能让 PaaS 客户以更低的成本更快地构建、测试、部署运行、更新和扩展应用程序。

应用支撑云平台（PaaS）位于云计算的第三层，即通常所说的"云计算操作系统"。它提供给终端用户基于网络的应用开发环境，包括应用编程接口和运行平台等，并支持应用从创建到运行整个生命周期所需的各种软件资源和工具，如中间件、web 开发平台等。这里主要涉及基于云的软件开发、测试与运行技术及分布式应用运行环境建设，主要包含的业务服务如下。

1. 主机纳管

支持将多种异构主机纳入到平台中，为应用提供计算资源。同时，支持弹性扩容功能、一键式添加新主机、动态扩充平台的计算能力。

2. 资源调度

提供平台范围内的自动化资源和服务调度能力，根据应用和主机资源的实际情况进行合理的调度。

3. 编排部署

支持部署以 Docker 镜像为单元的无状态应用。平台进行合理的编排部署，为应用分配合理的主机资源来启动应用的所有实例，同时支持应用镜像的版本管理功能。

4. 监控自愈

实时监控应用的运行健康状态。当应用所运行的主机宕机后，该应用实例能自动迁移到集群中的合适主机，对客户端的服务不会造成任何影响。

5. 应用管控

为应用提供统一的管控 API，允许第三方系统接入。同时，提供标准的监控控制台，运维人员可实时掌控应用的运行状况。

6.API 注册

应用启动后，自动注册 API 到注册中心，供其他应用或服务使用。当应用关闭或处于不健康状态时，自动取消注册。

7. 弹性伸缩

支持应用级别的弹性伸缩。当应用资源使用率过高或过低时，能动态调整应用实例数量，合理利用计算资源。同时，也支持底层主机资源的弹性伸缩，支持集成 openstack、动态创建或销毁主机资源，最大限度地提升资源使用率。

8. 负载均衡

为多实例的应用提供 DNS 级别的负载均衡能力，保证应用的高可用。中间件为云应用，提供包括高速缓存、消息队列、web 容器、数据存储服务及移动应用开发组件在内的中间件服务，减少云应用部署和集成的复杂性，加快应用上线速度，降低开发和运维成本。

9. 故障隔离

平台提供故障隔离机制。当应用的某个实例出现故障不能访问时，不会影响其他应用和该应用其他实例的正常使用。

10. 建设成效

建设主动健康信息标准体系平台，建立健全适应主动健康业务发展需求，促进主动健康科学发展，涵盖数据、应用、管理、安全等方面的主动健康信息化标准规范体系。提供全域范围内统一的数据标准体系，将感知设备数据统一结构化、标准化，便于数据分析及数据挖掘。支持物联感知数据完整性、正确性与一致性的校验，校验通过的数据将存在数据库中，避免无效数据、重报数据，达到数据的标准化、减量化，提高数据质量，确保主动健康信息系统标准统一、有效互通和可持续发展。同时，借助于应用支撑云平台（PaaS）提供的资源调度、生命周期管理、高可用管理、监控自愈等多方面的能力，大大降低系统运维人员的工作量，缩短故障恢复时间，提升系统的整体稳定性。

（五）应用软件云平台（SaaS）

SaaS是随着互联网技术的发展和应用软件的成熟，在21世纪开始兴起的一种新的软件应用模式。传统模式下，厂商通过License将软件产品部署到企业内部多个客户终端实现交付。SaaS定义了一种新的交付方式，也使得软件进一步回归服务本质。企业部署信息化软件的本质是为了自身的运营管理服务，软件的表象是一种业务流程的信息化，本质还是第一种服务模式。SaaS改变了传统软件服务的提供方式，减少了本地部署所需的大量前期投入，进一步突出信息化软件的服务属性，或成为未来信息化软件市场的主流交付模式。

应用软件云平台（SaaS）位于云计算的顶端，是主动健康信息管理平台应用的关键。这类服务直接面向各医疗卫生机构单位、健康管理师、健康对象。平台分为主动健康大数据管理平台、主动健康云平台两大平台。

三、主动健康信息管理平台应用

（一）主动健康画像构想

基于主动健康信息化数字中心，针对主动健康管理对象的情况，依据防治指南、诊疗规范等权威资料提及的风险判断，结合专家意见，设定风险分层规则，按照分层赋予不同的指数分段，在指数分段的基础上结合关键指标及变化趋势、影响病情发展的因素、并发症及合并症的发展情况。建立相应的模型，通过指数模型预测患者进入下一阶段的速度，以确定在该分段中的相对位置，最终形成具有区域特色的主动健康画像。

主动健康画像能够较全面地以健康指数来反映居民当前的健康状况，分值越高表示越健康。同时，健康画像可针对特定的疾病提供发病概率的预测，比如利用改良后的"Framingham＋年内冠心病发作概率预测"模型，帮助居民提早发现危险并予以规避，类似的还有脑卒中发病预测、高血压发病预测、糖尿病发病预测等。

主动健康画像的价值体现在微观（居民个体健康管理）和宏观（地区健康管理）两个方面。

从微观上，可以通过健康指数变化趋势来反映健康状况变化，让居民对自己的健康状况有直观的感受；能够反映人体各子系统的疾病情况；进行各种疾病预测；揭示目前存在的各种危险因素及可能导致的疾病，配套健康教育、健康处方提高居民对自身的健康重视程度。

从宏观上，可以分析地区内不同健康指数区间人群分布情况；分析地区内各疾病不同年龄段、不同性别、不同 BMI 发病率等数据，用于进一步的统计、分析、研究；用于衡量评估健康管理措施的效果；用于寻找特定健康画像（各种条件的组合）人群，提供个性化的服务。

（二）主动健康信息连续动态采集技术研发示范应用

通过主动健康信息管理平台采集试点社区健康信息系统、健康体检信息系统、医院信息平台及个体智能终端信息，基于大数据和深度学习技术的人工智能辅助诊断系统，助力健康风险分层评估和预警预测及个性化营养、运动、饮食、睡眠、康复、行为干预，建立覆盖检测、评估、服务、监控、反馈和优化等环节的闭环式主动健康信息管理服务系统。

（三）建立联接医院、基层、居民的信息大通道

建立云平台，面向医疗机构、健康管理师、健康管理对象提供两方面的信息化支撑。

1. 数据管理

按照最小数据集"即采即用"的原则，归集管理对象的健康数据，包括从医院获取必要的管理对象基本信息、检验检查记录、体检记录、费用信息、就诊记录、体检报告、病案首页等。从管理对象居家自我管理过程中，采集健康监测数据、自我管理数据等，并对数据进行标准化、结构化改造和数据质控，对管理对象诊疗及健康数据进行连续性分析。

2. 服务支持

（1）入组。

云平台获取居民健康档案数据，通过条件筛选，将管理对象进行分组管理。每个组别匹配相应的管理路径，进行规范化主动健康管理。

（2）建档。

对于入组的管理对象，通过人工智能算法模型，自动生成该管理对象的健康指数、健

康画像及建立全息档案。

（3）评估。

云平台根据管理对象的健康信息，进行智能风险预测。根据各组管理路径配置的评估任务，对管理对象进行健康量表评估，进行管理周期内的效果对比。

（4）处方。

云平台根据管理对象档案信息，自动生成健康处方（包括运动、膳食、睡眠等）建议，协助医生开具健康处方，并与用药处方共同指导管理对象院外健康管理。

（5）计划。

云平台根据管理对象的健康信息及所属的管理路径，智能生成各类健康管理计划，包括但不限于随访计划、运动计划、饮食计划、宣教计划、复诊复查计划等。同时，云平台可为医生提供智能分级管理指引，为管理对象提供个性化健康管理服务。

（6）执行。

根据各类健康管理计划，健康管理师可跟踪管理对象动态健康情况，进行健康干预、健康监测及健康随访。对管理对象异常情况，云平台进行健康智能提醒，健康管理师可及时进行诊疗干预。

（7）复诊。

云平台根据复诊复查计划对管理对象进行相应的诊疗提醒，同时与健康多学科会诊管理平台对接，支持管理对象在收到诊疗提醒的时候，直接进行在线问诊、复诊预约、复查预约、一键续方等。

（8）评价。

在周期内完成健康管理服务后，云平台根据管理对象的平台数据，自动生成随访报告及管理总结报告。通过重点检查检验指标、评估等客观指标，以及管理对象满意度调查等主观数据，综合对管理对象进行管理总结。

（四）建立标准、量化、直观、真实的疾病筛查、评估、管理标尺

健康指数是利用大数据、AI技术，对电子健康档案、电子病历开展深度机器学习，建立适合本地的健康风险、筛查、诊断、评估、干预、考核等模型，量化表现管理对象的健康情况。通过个人健康指数及对应的颜色标签，可以了解居民整体的健康情况及风险分层情况。同时，可以根据健康指数变化情况，评估健康管理成效。

健康指数的计算过程会对居民的健康数据进行清洗归纳，重点提炼出与疾病相关的各类危险因素，从而勾画对应的个人健康画像。健康画像是在计算健康指数的基础上，抽取出典型特征进行分类，形成主要健康问题、健康危险因素、居民健康素养、健康管理方案等描述，从而抽象出的一个标签化的居民健康模型。

健康管理师使用健康指数和健康画像，可作为主动发现、评估、转诊的参考依据，提

升健康管理的质量和管理效率。

管理对象使用健康指数和健康画像，可直观感受健康情况及健康管理成效，提升管理对象的依从性。

管理者使用健康指数和健康画像，可量化健康管理效果，为健康管理考评和绩效考核提供量化依据。

（五）建立线上线下双向联动的健康管理体系

为健康管理师提供线上线下协同的高效管理工具，通过 AI、大数据等智能化手段实现管理对象智能随访、健康干预，提升健康管理师工作效率、降低工作强度。

为管理对象提供健康评估报告、智能随访、健康干预、居家监测、视频问诊、自助购药等健康服务，通过提高依从性、参与度，培养居民的自我管理意识。

为管理者提供区域内健康管理监管大屏，快速直观地了解区域管理对象的分布和管理情况。

（六）建立智能化健康模型

建立各类健康知识库，利用自然语言处理技术，实现知识图谱基于真实世界数据的自动构建能力与质量自测、自动优化。

智能随访针对健康管理需求构建智能随访和智能患教模型，为其匹配个性化的健康教育及健康管理方案。智能随访模型针对健康对象常见疾病，构建智能化的随访模型，并支持利用自然语言理解与智能语音等技术开展智能化随访并形成结构化随访报告。健康画像 / 健康指数围绕居民个体，采用深度神经网络（如 CNN/RNN）技术整合基本信息、检查数据、文本报告等多模态数据，自动挖掘画像特征，生成多个画像标签和指数值。

（七）建立主动健康产业协同安全平台

主动健康产业协同安全平台负责对外能力开放，提供平台数据能力、应用能力，同时也可接入应用入驻。主要功能包括以下几个方面：

数据共享：将平台部分数据共享给合作伙伴。

应用共享：将研究出的应用共享给合作伙伴。

合作接入：接入合作伙伴的能力。

第四节　主动健康关键信息技术融合趋势

主动健康服务包含健康检测与监测、健康评估与指导、健康干预与维护等多个大健康产业下的细分领域。利用 5G、云计算/边缘计算、AI、物联网、区块链、元宇宙、量子技术等现代信息科学技术（图 4-3），实时进行信息共享、数据分析与结论梳理，理想状态下可以形成完整的主动健康画像，以此为依据，为每个人提供个性化、长期化的健康管理服务。

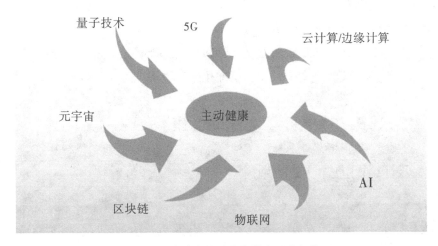

图 4-3 主动健康关键信息技术融合架构图

一、"5G + 主动健康"

（一）"5G + 主动健康"的概念

近年来，在国家政策推动下，健康管理行业正在积极地进行数字化、智能化改革。技术创新是实现健康管理价值的支撑。目前，5G 技术在医疗健康领域的探索主要围绕部分慢性病患者开展"互联网 +"健康管理服务，并取得了一定成效。但是，我国当前健康管理模式单一，缺乏系统性、连续性，涉及主动健康管理的个体、家庭、医疗机构、社会商业健康管理机构、健康保险机构等环节之间缺乏协调和联动。在数字中国建设的背景下，积极应对慢性病剧增、人口老龄化的健康挑战，打破信息孤岛和数据壁垒，实现居民健康管理多主体之间连续、系统的协同和联动，迫在眉睫。

（二）"5G + 主动健康"的应用

依托"5G + '三早'"健康管理系统，整合医院、社区卫生服务中心、家庭、个体智能监测终端形成医院－社区－家庭/个人健康信息多端数据共享云平台，并规范数据统一格式，整合平台服务过程中的动态数据，形成个人动态健康档案。基于已收集的个体健康信息，通过疾病风险预测模型和健康风险预警预测系统，对人群进行综合分析与分层分类评价，实现健康早筛查和风险早评估。建设健康早干预促进系统，通过系统制定干预计划和方案，有针对性地帮助个体或群体采取有效行动、纠正不良生活方式，消除或减少影响慢性病的危险因素。建立互动跟踪随访系统，及时对健康干预内容的执行情况和效果进行动态跟踪。通过数据对比进行干预效果评价，并根据评价结果进行下一阶段健康管理，形成连续周期性全程健康管理。

"互联网＋医疗创新"变革了个人健康管理模式。随着可穿戴医疗设备的广泛普及，物联网技术被广泛运用于各类数据的采集。通过数据的主动抓捕，从源头上掌握每个人、每个家庭的健康数据，形成全民健康档案，让每个人都能轻松掌握个人健康数据。在互联网的助力之下，我国正大步迈向个性化、精准化的健康管理时代。

二、"云计算／边缘计算＋主动健康"

（一）云计算和边缘计算的概念

1. 云计算

云计算是分布式计算的一种，也称为集中式服务，所有数据都通过网络传输到云计算中心进行处理。云计算的核心是将很多的计算机资源协调在一起，然后通过多部服务器组成的系统进行处理和分析，得到结果返回给用户，让每一名使用者都可以利用庞大的计算资源与数据中心。云计算具有如下特点：

（1）虚拟化。云计算将传统的计算、网络和存储资源，通过提供虚拟化、容错和并行处理的软件，转化成可以弹性伸缩的服务。

（2）弹性伸缩。云计算运用网络整合众多计算机资源，构成技术存储模式，实现并行计算、网格计算、分布式计算、分布式存储等多种功能。

（3）提高工作效率。与工作站单独计算的模式相比，云计算模式能在更短的时间内完成运算，实现效率的提升。

（4）资源使用计量。云计算的服务是可计量的，付费标准是根据用户的用量收费。在存储和网络宽带技术中，已广泛使用了这种即付即用的方式。

（5）按需自助服务。云计算的"云"是一个庞大的资源池，用户可以根据自己的需要购买算力，云计算中心也会根据用户需要，动态分配资源。同时，用户不仅可以持续监控服务器的正常运行时间、功能和分配的网络存储，还可以监控计算能力。

（6）经济性。在达到同样性能的前提下，组建一个超级计算机所消耗的资金很多，而云计算通过采用集群的方式，所需要的费用相对较少。

2. 边缘计算

边缘计算是在靠近物或数据源头的一侧，采用网络、计算、存储、应用核心能力为一体的开放平台，就近提供最近端服务。其应用程序在边缘侧发起，产生更快的网络服务响应，满足行业在实时业务、应用智能、安全与隐私保护等方面的基本需求。边缘技术具有如下特点：

（1）超低时延。海量数据无须上传至云端，降低了网络时延，反馈更加迅速，降低网络堵塞，提升用户体验。

（2）高带宽。在本地进行简单的数据处理，使得核心网传输压力下降，减少网络堵塞，提高网络传输速率。

（3）高实时性计算能力。边缘数据中心是数据的第一入口，可承担海量、异构、多样性的数据接入，负责简单业务处理，具备对海量接入数据的实时分析处理能力。

（4）高安全可靠性。在本地对数据加密后再进行传输，提升数据的安全性。

（二）"云计算/边缘计算 + 主动健康"的应用

云计算中心和边缘计算节点有很强的互补性。在医疗机构信息化建设中，边缘计算可以理解成云计算中心的进一步延伸，云计算技术可以为其搭建性能优越的数据中心，不仅能降低医疗机构管理成本，还能扩大数据存储空间，提高数据运行效率。信息资源流通更加方便，开发人员通过创建工具，帮助个人获得更多关于自己的健康信息数据，并将他们的个人信息与相关学校、政府部门、立法机构相连，全面身体健康相关数据的采集和分析将更为容易。

5G、大数据、移动物联网、云计算等是医疗信息化的技术底座，支撑大量垂直医疗场景的信息化应用。云计算技术既可以减轻医院信息化建设的压力，又可以提高信息化资源配置的效率。多源异构、海量的医疗数据蕴含高价值信息的知识库与资源库，数据资产挖掘是医疗信息化建设的内容及方向。2018 年颁布的《全国医院信息化建设标准与规范（试行）》将云计算纳入新兴技术，对医院信息化建设提出相关要求。

1. 数据中心的应用

在医疗机构信息化建设中，云计算技术可以为其搭建性能优越的数据中心，不仅能降低医疗机构管理成本，还能扩大数据存储空间，提高数据运行效率。当前国家在全国范围内大力倡导建设应用电子病历，但是随着患者数量的增加和医疗设备的更新，医疗机构的存储成本将会越来越大，传统的计算模型已经难以满足需求。云计算技术有着强大的可扩展性，其存储空间近似无限，医疗机构可以利用云计算技术构建数据中心，用于存储海量的电子数据，降低管理成本。

2. 疾病分析系统的应用

随着新型疾病不断被发现，疑难杂症越来越多，需要进行更多的医疗性研究，由此产生的大量病例资料、研究样本和实验数据，可以借助云计算技术建立疾病分析系统。通过分析系统，不仅可以存储大量的病例资料和研究样本，还可以对这些信息数据进行汇总、梳理和分析，实现数据的细化加工和深度分析，为医疗性研究工作提供支持，提高研究工作效率。

3. 信息共享系统的应用

当前国家大力提倡构建省（自治区、直辖市）、市、县（区、市）三级医疗信息平台，并要求各医疗机构接入这一平台，上与国家医疗卫生平台对接，下与农村医疗卫生站并联，形成一个统一的的一体化平台，实现全国医疗卫生信息的共享，提高疾病预防与医疗卫生管理能力。在信息共享功能支持下，利用云计算技术建立起来的数据中心与基层、社区的医疗卫生机构进行有效的连接，实现了医疗卫生信息资源共享，便于加强医疗卫生事业的管理。

（三）"云计算 + 边缘计算"的应用

1. 病患康复的应用

医疗物联网设备在边缘计算应用下，可以更快更早地检测出患者的异常健康状况，并及时将数据反馈给医生，方便医生做出下一步处理。随着可穿戴系统的普及，存储设备及传感器的成本也会不断下降，在边缘计算技术的帮助下，看病就医将从被动治疗转变为 AI 辅助下的实时的、预测性的保健式医疗。

2. 临床方面的应用

采用边缘计算技术的 AI 算法，被运用于检测 X 光胸片上的一种危及生命的肺部疾病——气胸。该工具帮助优化了重症监护套件的算法，提供了计算机视觉和深度学习推断工具，包括针对医疗成像系统中使用处理器优化的基于卷积影像的分类模型。使用工具包和 AI 识别与分类显示气胸可能性的图像，可有效辅助医生对气胸的检测和诊断。

3. 数据安全的应用

利用边缘计算技术，可以为医疗行业客户提供优质的数据链接服务，为客户提供底层应用平台，支撑医院各种业务，助力医院实现智能化、信息化。提供边缘设备终端管理能力，支持终端设备录入、检索和删除的功能，实现终端鉴权和黑白名单策略管理，配合集成服务，实现计算、网络、存储、平台能力和生态应用的整合。支持多院区互联，提供高质量安全保障服务，提供接入层、汇聚层、核心层分层等级安全保护，提供从应用开发、发布到上线、维护的全生命周期防护。

云计算技术以自身超大的计算与储存规模、便捷的操作、低成本的投入、优秀的资源共享能力，为医疗信息化建设带来了极大便利，促进了数据中心、疾病分析系统和信息共享系统等的构建，为医疗事业的发展做出了巨大贡献。在全球互联、万物互联的时代背景下，智慧医疗是实现医疗信息化的最终目标。云计算中心和边缘计算节点有很强的互补性，边缘计算其实可以理解成云计算中心的进一步延伸。未来，将智慧医疗与云计算、边缘计算相结合是时代背景下的要求，使之更好地服务于医疗信息化建设，构建更美好的医疗卫生服务发展蓝图。

　　未来，随着云计算和边缘技术等技术深入应用于医疗行业，我国的医疗卫生事业将会显示出智能化、高效化等特点，更多患者将会受惠。

三、"AI＋主动健康"

（一）"AI＋主动健康"的概念

　　在政策方面，自 2017 年以来，AI 的概念和推动计划多次出现在我国国家层面的文件中；新一代人工智能发展规划推进办公室与新一代人工智能战略咨询委员会正式成立；《高等学校人工智能创新行动计划》从战略、教育、发展规划等各个层面对 AI 的发展进行推进。同时，在多个 AI 推进文件中，都有 AI 与医疗健康方面的内容，指导医疗机构科学、规范地开展智慧医院建设。

（二）"AI＋主动健康"的应用

　　在技术创新方面，AI 技术应用于医疗健康已经取得了显著成果，但在复杂学科或多学科联合诊断算法上还存在技术瓶颈。另外，医疗数据虽然数据量大，但非结构化数据多，部分数据存在误差，信息安全问题也面临诸多威胁，对 AI 医疗产品的研发造成了不小的阻碍。然而，随着训练资源库的建立与开放，将极大降低技术创新成本，进一步促进我国医疗 AI 产业的创新发展。在未来，国家相关科研机构将重点建设具备一定规模的高质量标准数据资源库、标准测试数据集，并且将面向"AI＋医疗健康"重点产品研发和行业应用需求，初步建成并开放多种类型 AI 海量训练库。

　　在行业发展上，AI 技术已经融入诊前、诊中、诊后的医疗健康全流程。在诊前阶段，疾病预防与健康管理可以凭借 AI 技术与可穿戴技术的结合，支撑慢性病与健康管理，实现疾病的风险预测和实际干预；而随着人类基因组计划的完成而逐渐成熟与发展出来的基因检测技术也在临床的遗传病诊断、产前筛查、肿瘤预测与治疗方面得到应用。在诊中阶段，临床辅助决策系统可通过海量文献的学习和不断修正错误，给出准确的诊断和最佳治疗方案，而大数据对非结构化数据分析能力的日益加强，将使该决策系统更加智能；而结合了高精度空间定位能力、快速计算能力、3D 数字化医疗影像技术的医疗机器人可以解决传统外科手术中的精确度差、手术时间过长、医生疲劳、缺乏三维精度视野等问题，当前已经在普外科、肝胆外科、妇产科、泌尿外科等领域广泛应用。在诊后阶段，康复辅助器具的使用，可以改善、补偿、替代人体功能并进行辅助性治疗及残疾预防；而在药物研发方面，业界目前已经尝试利用 AI 开发虚拟筛选技术，发现靶点、筛选药物以取代或增强传统的高通量筛选过程，提高潜在药物的筛选速度和成功率，大幅减少研发成本，缩短研发时间。

在医院建设方面，通过分类管理手段，在 AI 和大数据治理体系下，实现有数据、可管理，为医院留下高质量的数据资产；将相关数据纳入数据质量的发现—修正—跟踪—评估的闭环流程中，构建高质量的数据仓储；通过这些数据为医院管理决策提供数据分析，包括某个时间段某类疾病的发病情况，医院在某个时间段整体的诊疗效果及医疗投入的产出比等，同时发现医院内诊疗流程的薄弱环节，通过数据分析对医院管理决策提供帮助。在数据分析的基础上建立数据模型，把数据分析上升到医院管理的高度，为主动健康体系提供数据支撑。

在未来医院智能化方面，大数据技术的应用将会促使医院智能化进入一个飞跃式发展的关键时期，这在国外已有不少成功的案例，例如疾病预测、个性化精准医疗、个性化药物、医疗图谱、医学影像分析、比较效果研究、就诊行为分析、基于治疗效果的药品定价、医疗保险欺诈行为检测等。大数据是基于数据本身的研究，从医院信息化多年的发展过程来看，高质量的标准化数据目前并不多，从有数据到数据的规范化再到大数据分析、知识转化，尚存在一个循序渐进的过程。

四、"物联网 + 主动健康"

（一）物联网的概念

物联网即"万物相连的互联网"，是在互联网基础上延伸和扩展的网络，将各种信息传感设备与网络结合起来而形成的一个巨大网络，实现任何时间、任何地点，人、机、物的互联互通。物联网是新一代信息技术的重要组成部分，是物物相连的互联网。这包含了两层意思：一是物联网的核心和基础仍然是互联网；二是其用户端延伸和扩展到了任何物品与物品之间，进行信息交换和通信。因此，物联网的定义是通过蓝牙通讯、ESIM 卡、光学传感器、GPS 定位、NFC 等信息传感设备，按约定的协议，把任何物品与互联网相连接，进行信息交换和通信，以实现对物品的智能化识别、定位、跟踪、监控和管理的一种网络。

（二）"物联网 + 主动健康"的应用

在主动健康管理中需要做到对居民的"三全"管理，即全人群、全生命、全方位的管理。现阶段大部分居民的身体健康情况数据来自于两个方面：一是在院内门诊与住院时医院记录的数据，这些数据来自于单次的医院医生问诊结论及医院专业设备的检查化验数据；二是每年的体检数据，这些数据同样来自于单次的医生问诊结论及医院专业设备的检查化验数据。在数据量较有限、时效性不强等客观条件下，要达到"三全"的主动健康管理目标，除常规的院内医疗器械外，平台还需要连接整合院外的检测设备。

基于院外工作与生活的复杂情况，院外设备应具备可移动性、可持续性、可传感性、数据可检测性四大特征，实现远程实时的精准监控体征数据。重点聚焦可穿戴设备的接入，此类设备更贴近生活需求，使用时更加便利，数据采集量更多更全，还可记录居民的运动及生活习惯方面数据，帮助监测运动类处方的执行率和改进点，帮助筛查病因等，快速布局覆盖主动健康管理的数据收集，但需注意穿戴类产品在选择中应更侧重其在医疗健康领域的专业度和垂直度。除穿戴类产品，家庭健康类的产品，如家用血糖仪、智能体脂秤等也是主动健康管理平台中物联网的组成部分。院内场景加上院外多个场景，利用不同设备的特性，组合采集到的不同数据，搭建出主动健康管理物联网平台。

五、"区块链＋主动健康"

（一）区块链的概念

区块链的概念和理论于 2008 年由中本聪首次提出。区块链本质上是一个对等网络的分布式账本数据库（交易），是一串使用密码学相关联而产生的数据块。区块链技术并不是单指某一项技术，而是哈希算法、数字签名、点对点传输、共识机制等多种已有技术的集成组合，具有不可抵赖、防篡改和可追溯等特性，巧妙地解决了多方可信协同问题，正广泛应用于金融、供应链、政务等领域。区块链是一个又一个区块组成的链条，每一个区块中保存了一定的信息，它们按照各自产生的时间顺序连接成链条，这个链条被保存在所有的服务器中，只要整个系统中有一台服务器可以工作，整条区块链就是安全的。这些服务器在区块链系统中被称为节点，它们为整个区块链系统提供存储空间和算力支持。如果要修改区块链中的信息，必须征得半数以上节点的同意并须修改所有节点中的信息，而这些节点通常掌握在不同的主体手中，因此篡改区块链中的信息是一件极其困难的事。相比于传统的网络，区块链具有两大核心特点：一是去中心化，二是数据难以篡改。基于这两个特点，区块链所记录的信息更加真实可靠，可以帮助解决人们互不信任的问题。随着区块链技术的发展，可以用该技术解决医疗领域中遇到的挑战，包括安全性、效率、互操作性和隐私等方面的基本问题。

（二）"区块链＋主动健康"的应用

1. 去中心化

区块链技术的非对称加密和授权技术，可以针对性解决医疗信息的泄露问题。区块链中的身份验证技术利用加密数字签名、散列技术来实现，促使去中心化的身份识别系统不再受任何机构控制，即存储在区块链上的公开交易信息，通过对账户身份信息进行高度加密，只有在数据拥有者授权后才能访问，提高了数据的安全性和个人隐私性。通过区块链技术保存医疗健康数据，患者能控制个人医疗相关历史数据，不再担心信息泄露或被篡改。区块链的共识机制保证存储的一致性，可确保各机构之间的数据实时对称、降低机构间的信用协作风险与成本。

2. 保障医疗数据安全方面

医疗健康领域的数据有很高的安全性要求。区块链的可溯源、不可篡改、高冗余、安全透明及成本低廉等属性，可有效地解决医疗数据泄露问题。

（1）区块链在医疗行业最主要的应用就是对个人医疗记录的保存，患者自己就能控制个人的历史医疗数据，可将其作为个人健康及后续问诊的依据。同时，采用区块链技术的主要动力是安全性，利用区块链来处理数据，还可防止黑客攻击和数据泄露。通过区块链去中心化，对数据进行非对称加密，利用分布式账本进行数据的存储和部署，可以提高共享数据的安全性。

（2）数据不可篡改性。区块链通过共识机制，保证所有记账节点之间确定记录的有效性，可将其作为有效防篡改认定方法，从而确保数据来源的正确性。这一特点可有效避免医疗数据库中的诊断数据被恶意篡改，并防止由此导致医生开出错误治疗方案的发生。对于区块链上保存的医疗数据，通过增加监管部门的参与程度，可确保对受保护的医疗信息的访问控制，以保证数据的真实性和完整性。

（3）利用区块链技术可将所有医疗平台的重要数据链接起来，在保证数据有效性和安全性的前提下，可将医院、保险公司及医学实验室等医疗行业相关部门实时链接，并实现信息资源互通和无缝共享，有效防止数据被泄露或篡改。

3. 创造医疗行业全新运营模式

医疗领域作为一个中介化程度较高的行业，而区块链上任意两个节点之间的数据交换无须第三方介入统筹见证。因此，其应用潜在价值在于可以降低实体经济成本，其互信共识特性，还可优化工作流程，将创造全新的运营模式，提高运营效率。

（1）区块链技术为医疗行业提供了一种全新的数据共享方式。作为一种去中心化的分布式数据库，它可以实时记录、验证与更新用户在医疗机构活动时所产生的全部信息，在提高健康数据监管部门参与度的同时，比传统数据服务器更加安全。

（2）在现有医疗健康信息化系统基础上使用区块链技术，可替换现有健康数据交换工作流程中传统的第三方机构，将有效地提高管理效率。

（3）针对病床利用率不均衡带来的运营成本高问题，将去中心化用于虚拟化床位，采用不以病区为单元，而以患者为中心，将有利于资源的优化配置。

（4）区块链极大地提高了数据分析的透明度，各行业的数据分析师只需要处理完全透明的数据，即区块链系统在识别客户行为方面比现在更加准确。

4.实现即时无缝信息共享

（1）区块链医疗应用平台可方便患者及时与医生沟通联系。区块链技术中的去中心化方式，可以较好地解决区域间医疗资源脱节问题。"区块链＋AI医疗"，可以在区块链中形成用户实时体征数据，有助于量化健康管理。将实时体征数据作为分析依据，可及时发现异常体征数据，对未知疾病风险尽早预防。体征数据还有助于医生、医院、健康管理机构等为患者提供各项服务。康复医学是以功能障碍为主导，其核心是评估，因此该领域对信息的客观性、准确性要求较高，采用区块链数据库中的信息可有助于评定功能障碍。此外，患者可以随时查看自己的药方，实现药品价格公开透明。

（2）减少信息不对称。在目前的医疗体制下，数据孤岛效应造成患者数据重复采集与医疗资源浪费，阻碍了医疗健康大数据的系统性开发和建设。区块链可实现多层级信用传递，供应链中往往存在多层供应与销售关系，区块链平台的搭建，能够打通各层之间的交易关系。因为共识机制的存在，整个网络节点都可以对数据进行查询，参与者都能平等地访问信息。

（3）区块链、大数据等新兴技术的深度融合，将推动传统药品供应链向数字化和智能化方向转型，依托区块链将信息流、资金流、物流进行整合分析，并建立动态信用评价体系，可构建高效生态圈。药品供应链的多主体参与、信用机制不完善等应用场景，与区块链技术有天然的契合性。将区块链技术应用于药品供应链，有助于药品信息化追溯体系的建立，再结合无人仓储等先进技术，可实现标准化、规范化、技术化的智慧医疗物流。运用区块链技术协作药品生产，可清楚记录药品生产环节。此外，因为区块链技术的公开性和安全性，药品价格等市场上存在的不正当竞争将得到有效改善。

（4）智能合约是基于可信和不可篡改的数据，自动化地验证和执行一些预先定义好的规则和条款。智能合约允许在没有第三方的情况下进行可信交易，这些交易可追踪且不可逆转。同时，通过智能合约控制链流程，还有助于实现流程智能化，减少人为交互，从而提升产业效率。

5.医疗信息追溯

医疗信息追溯主要应用于药品防伪和信息审计。将区块链技术与药品供应链相结合，可以最大程度保证药品的可追溯性，进而保证病患的用药安全。针对药品运送过程中出现的中断或丢失情况，根据区块链上存储的数据能够在第一时间确定最后接触与处理丢失药品的相关人员。在信息审计方面的应用，审计单位利用区块链可追溯和数据防篡改的特质，可以对医疗敏感数据的全程流转情况进行精准定位。

六、其他前沿信息技术

（一）元宇宙技术

元宇宙医学是通过增强现实（AR）技术实施的物联网医学。可通过元宇宙医学的云加端平台，由虚、实云专家与端医生互动，进行元宇宙教学、科普、会诊、分级诊疗和临床研究，逐渐拓展到大健康领域。今后，国际智能健康协会和联盟将从"全息构建技术—全面感知""全息仿真技术—智能处理""虚实融合技术—质量控制""虚实联动技术—人机融合"等方面不断完善，并最终惠及患者。通过虚实融合技术辅助虚实专家与端医生实施同质化教学、培训、会诊和分级诊疗。白春学教授表示，元宇宙医学的惠民愿景可概括为"物联健康新契机，直面名家零距离，虚实联动加质控"。

数字人（Digital Me）被评为 Gartner 最重要的新兴技术趋势之一。在医疗保健领域，这一概念指向脑机接口和数字孪生技术的交叉点。目前，包括 IBM、西门子、达索系统等工业信息巨头都已经为商业应用开发了数字孪生技术。

据报告显示，来自英国的一家初创企业正在建设一个沉浸式 3D 平台，希望打造一个医生和患者共同的元宇宙平台，医生通过元宇宙平台做远程诊疗，患者通过使用这些平台来贡献一些自己的医疗数据，从而获得一些数字资产。

在美国举行的"西南偏南"多元创新大会上，Proto 公司展示了其交互式全息通信平台，该平台已应用于医疗领域。在一个展示视频中，美国佛罗里达大学的卫生专业与科学学院使用该技术，从澳大利亚向佛罗里达医学课堂"发送"了一名医生，向医学生们传授临床技能，以帮助诊断帕金森病患者及其物理治疗等。Proto 公司还推出了一个供办公室或者居家使用的桌面全息通信平台版本，可以获取患者生物特征的重要信息，然后把医生"发送"到患者家中为其提供诊断。这种基于数字孪生平台的技术，在新冠肺炎疫情的居家场景中具有重大意义。

（二）量子技术

21 世纪是量子科技在各领域广泛应用的时代，我国已经在量子通讯、量子计算机领域取得非凡成就，走在世界前列，其中量子技术在医学领域的应用是全人类最为期待的课题之一。慢性病是全世界的医学难题，患者需长期依赖药物控制。人类每天吸收食物的能量，再通过身体活动来释放能量并与周围环境进行信息交换，生命体一切活动的根源在于能量，能量的产生、传递和吸收是维持生命系统正常运作的基本条件。我们从量子力学的角度去看待生命与疾病，或许将会找到慢性病困局的突破口。

量子医学认为，当人体发生疾病时，体内疾病部位组织器官的电子运动出现异常，会引起正常电子的共振磁场发生变化，量子检测工具就能直接从生物体收集电磁波，然后与预先设定的标准波进行比较，计算异常程度，再发生各种信号。这种集物理学、生命科学、统计学等科学于一体的技术在亚健康状态检查，肿瘤的良恶性鉴别，肿瘤治疗后的病情随访，测定人体微量元素、维生素及氨基酸的缺乏，查找过敏源等方面可以起到一定的作用。

目前，肿瘤诊断的方法有物理学、组织学和生物化学三大类，量子医学是物理学中的一种，它与 MRI 利用的是同样的物理学理论。它的基本工作原理是人患病时，微观结构中的电子和原子的微弱电磁波会发生异常改变，这种异常波可通过体液传递到全身，因而通过探测生物体电磁波可找出反映人体健康和疾病状况的信息，用异常物理波与正常物理波进行比较分析而得出判断。

量子检测技术作为恶性肿瘤早期筛查的一种手段具有较大临床参考意义。研究还发现，晚期临终患者的恶性肿瘤信号难以检测出来，这可能是由于临终期患者全身组织器官功能紊乱，各种信号相互干扰而造成的。因此，对于晚期临终患者，我们不建议其采用量子技术检测，以免出现错误的判断。

量子技术结合常规检测手段将使恶性肿瘤的早期检查、早期发现成为可能，也为恶性肿瘤的早期防治和疗效观察提供科学依据。量子技术在中医药领域的应用，将为实现中医现代化带来积极意义，量子技术与中医的理论观点具有可通约性，通过量子技术可对中医阴阳五行、气血、经络、方剂等方面进行量化分析，把无形变有形，给予数字化量值。对中医理论、辩证施治、中药配伍等可获得新的阐释和印证。

量子技术与穿戴产品相结合，一方面可以准确探知、查找、测定存在的人体潜在性疾病，发现早期癌症、糖尿病、心脑血管疾病等各种疾病和潜伏隐患，提供健康普查和疑难病筛选。另一方面，量子技术可以对情绪、压力与心理状态进行量化和评估，对于传统的心理测量评价技术而言，将是重大挑战和创新。

第五章

构建主动健康服务体系实证研究

　　主动健康服务体系实证研究对于落实主动健康服务体系措施，检验主动健康服务体系是否具有科学性、有效性和进一步推动主动健康发展具有重要意义。主动健康服务体系评估对指导区域主动健康资源规划，提高区域内主动健康资源优化配置具有重要意义，构建科学、全面、合理的评价方法和指标体系是检验主动健康服务体系的重要举措，同样可以根据评价结果完善主动健康服务体系的构建和为政府建言献策。主动健康中心设置方案对于指导主动健康中心的建立具有举足轻重的作用。在主动健康服务体系中，机构的设置是一切服务开展的保证，将主动健康中心的设置通过方案进行确立，可以更加明确主动健康中心的建设要求。服务规范一直是主动健康追求的目标，规范、标准的服务可以加速主动健康同质化、高效率发展，制定主动健康服务规范既是主动健康服务体系发展产生的结果，也是推进主动健康不断规范化发展的助推剂。

第一节　主动健康服务体系评估

一、构建目标和指导原则

（一）主动健康服务体系评估构建目标

　　（1）建立完善的主动健康服务现状评估和持续改进体系，评估主动健康中心开展主动健康服务的水平。

　　（2）明确各级主动健康中心的定位与功能，为建设主动健康中心提供指南，指导医院科学、合理、有序地提供主动健康服务。

　　（3）全面评估主动健康中心的工作情况，查找、分析建设中遇到的困难与问题，督促主动健康中心按进度推进工作。

（二）评估指导原则

1. 科学性与实用性一致

　　主动健康服务体系评估建立在充分的认识和系统的科学研究之上，评估目标、方法和内容都具有一定的科学性。同时，主动健康服务体系评估能够客观反映主动健康服务质量的实际情况，在具体的实施过程中操作简单，资料可靠，容易理解。

2. 系统性与层次性一致

主动健康服务质量涉及不同层次、不同性质的要素，包括主动健康服务提供方、主动健康服务需求方、主动健康服务购买方和主动健康服务监督方的各自行为和相互关系。服务质量的评估必须进行系统性分析和层次性考察。根据主动健康中心的级别分出层次，使评估结构清楚，使用方便，力求系统性与层次性一致。

（1）全面性和代表性一致。

主动健康服务质量的要素具有多元化的特征。为了能够客观有效地评价主动健康服务质量状况，通常要遵循全面性原则，对构成的多要素进行综合评价。然而，在实际操作中又存在客观的差异性，为能及时反映局部服务质量，需要对具有代表性或典型性的服务质量进行评估，力求全面性和代表性保持一致。

（2）动态性和静态性一致。

主动健康服务供求具有动态发展的特点。服务质量的评估既是目标，也是过程，主动健康服务体系的评估必须兼顾动态变化的特点，在一定时期内，指标与评估内容不宜频繁变动，应保持相对稳定性，力求动态性与静态性一致。

二、体系框架和评估环节

（一）评估对象

三级主动健康中心。

（二）评估内容

1. 工作机制的建设情况

包括主动健康服务体系建设的工作组织机构建立情况，主动健康服务体系建设是否纳入公立医院改革统筹安排，主动健康服务体系建设相关配套政策的制定情况，是否制定分级主动健康机制、双向流动机制，与相关部门协调情况，是否出台有利于此项工作的财政、医保、人事方面的政策措施等。

2. "三全"主动健康服务体系及主动健康中心机构的规划和建设情况

"三全"主动健康服务体系的规划情况，包括是否明确各级主动健康中心的功能定位，并为主动健康中心第三方中心的建设预留空间。主动健康中心机构的建设情况，包括机构的数量和建设达标情况。

3. 主动健康服务和分工协作情况

（1）主动健康机构运行情况。包括了解三级主动健康中心建设与管理情况；服务数量和质量、主动健康服务项目和服务内容；主动健康服务收费、医保报销和财务收支情况；患者出入院管理与服务满意度；区域内主动健康医疗资源共享情况等。

（2）主动健康工作目标实现程度。包括医疗资源整体利用效率改善情况，医疗费用变化情况；三级主动健康服务能力提升情况；是否统筹利用各类主动健康资源，协调相关部门优化政策环境，为主动健康服务体系的可持续、高效率运行提供保障措施；是否有效改善人群的健康状态，政府、患者及家庭的经济负担减轻程度等。

（3）按照三级主动健康中心功能定位进行分级评估。

①自治区级主动健康中心。按照《广西主动健康中心建设与管理评审标准》，评估自治区级主动健康中心的功能、定位和实现程度，包括主动健康服务早期介入水平，各相关临床科室之间的分工协作情况及分工协作效率，自治区级主动健康中心是否与市级主动健康中心和县（区、市）级主动健康中心构建稳定、密切的合作关系，主动健康服务质量控制情况，承担自治区内主动健康服务技术指导与培训工作情况等。

②市级主动健康中心。按照《广西主动健康中心建设与管理评审标准》，评估市级主动健康中心的功能、定位和实现情况，包括主动健康服务早期介入水平，各相关临床科室之间的分工协作情况以及分工协作效率，市级主动健康中心是否与自治区主动健康中心和县（区、市）级主动健康中心构建稳定、密切的合作关系，是否可以承接自治区级主动健康中心的延续性服务，主动健康服务质量控制情况，承担市内主动健康服务技术指导与培训工作情况等。

③县（区、市）级主动健康中心。按照《广西主动健康中心建设与管理评审标准》，评估县（区、市）级主动健康中心的功能、定位和实现情况，包括主动健康服务早期介入水平，各相关临床科室之间的分工协作情况以及分工协作效率，县（区、市）级主动健康中心是否与自治区级主动健康中心和市级主动健康中心构建稳定、密切的合作关系，是否可以承接自治区级、市级主动健康中心的延续性服务，主动健康服务质量控制情况等。

（三）评估工作框架

主动健康服务体系评估工作框架如图 5-1 所示。

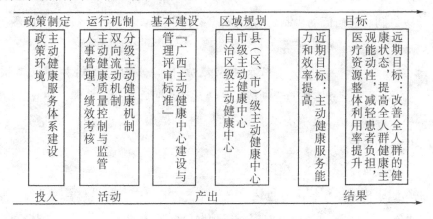

图 5-1　主动健康服务体系评估工作框架

（四）评估方法

本评估采用面上评估和点上评估相结合、定性座谈与定量数据相结合的工作思路。面上评估是对所有的主动健康中心的工作情况进行全面综合的分析评估。点上评估是挑选1～2个市级主动健康中心，对其工作开展情况进行重点、深入评估和分析。

（1）面上评估。

面上评估包括过程评估和结果评估。过程评估重点了解工作进展，及时发现工作中存在的问题和影响因素，提出政策建议。结果评估是判断主动健康服务是否如期实现既定目标，以及未能实现目标的原因，主要利用主动健康服务前后比较和地市之间的横向比较。同时，通过现场督导和定性调查，发现影响工作的各种因素，研究服务全面推广需具备的条件。

（2）点上评估。

点上评估主要采用成本效益分析方法，选取1～2个市级主动健康中心，全面分析建立主动健康服务体系的成本和收益。成本包括政府投入、医院投入、患者及家庭投入（含误工造成的损失等）；收益包括医疗费用的下降和患者负担的减轻，主动健康中心的收入变化。同时，分析区域医疗资源的整体利用效率、各级主动健康服务效率和能力的变化。点上评估的资料收集方式包括现场收集当地财政卫生支出信息和主动健康中心投入信息，采用问卷调查方式收集实施前后病人的医疗费用、劳动能力和时间变化等，依据人力资本法测算病人自费的前后变化水平，并进行预算影响分析，为推动全国主动健康服务体系建设提供政策建议。

三、评估指标和数据采集

（一）评估指标体系的构建

主动健康服务体系评估同样属于医疗质量评价的范畴，是对主动健康医疗服务质量的一种评价方式。WHO从供方角度把医疗质量定义为"卫生服务部门及其机构，利用一定的卫生资源向居民提供医疗卫生服务，以满足居民明确和隐含需要的能力的综合"。从需方角度把医疗质量定义为"消费者实际获得的医疗卫生服务与期望所得二者之间的差距"。对于医疗质量的定义有广义和狭义之分，狭义的医疗质量内容主要涵盖医疗工作效率的高低，诊疗是否及时、准确、有效，诊疗时间的长短，医疗事故发生率的高低等医学指标及内容。事实上，医疗服务应包括投入、过程及产出等三个阶段，每一个阶段都涉及各个部门人力、财力、物力的投入。因此，广义的医疗质量涵盖投入、过程及产出三个阶段。

主动健康服务体系评估指标的选择同样遵循着医疗质量评价的原则，在不违背医疗质量评价基本原则的基础之上，增加主动健康新医学模式的评价方式，进行融合和扬弃。主动健康服务体系评价指标的选择同样包括投入、过程及产出三个阶段。主动健康服务体系评估指标的选择借鉴了《三级公立医院绩效考核指标》、三甲医院评审等指标，构建起主动健康服务体系评估指标体系。

主动健康服务体系评估指标体系分为三级指标。一级指标有 3 个，分别为体系构建、服务开展和满意度评价，对应医疗质量评价的投入、过程及产出三个阶段。二级指标有 11 个。主动健康是新兴的医学模式，在投入上更加侧重主动健康服务体系的构建，体系搭建好之后才能更好地开展主动健康服务，因此对应的二级指标的设置为制度保障、技术支撑、人员资质和设备配置；服务开展是"过程"，过程就涵盖着方方面面，因此对应的二级指标的设置为运行管理、诊疗服务、护理服务、医技质量和院感控制；满意度评价是"结果"，任何医疗服务的开展都是为了需方的需求，因此对应的二级指标的设置为事故发生与投诉和人群满意度。三级指标则是对 3 个一级指标具体的考核指标。

主动健康服务体系评估指标体系采用赋分量化的方式，总分为 100 分，根据专家咨询对每个指标进行权重和赋分，综合考量之后以数字化的分数呈现。

（二）指标数据来源

主动健康服务体系评估指标体系的数据来源于各级主动健康中心构建的"3 + 1 + 2"的数据平台、三级公立医院绩效考核数据、国家及自治区卫生健康统计年鉴等。

四、政策建议

（一）以评估促进服务质量的提升

主动健康服务体系评估指标体系的建立目标不在于对主动健康中心进行评价，最主要的是通过指标评估找出主动健康服务提供过程中存在的问题，从而解决问题，提高主动健康服务质量，更好地为全人群、全生命周期提供全方位的服务。主动健康是新生事物，尚未得到政府的大力推广与应用，仍处于起步探索阶段，希望能够以评促建、以评促改，促进地方政策合理设计、促进政策创新、优化政策改进、提升政策质量，为政策的出台提供基础数据和前期研究。

（二）形成完整的评价考核程序

开展主动健康服务体系的评价工作，应制订主动健康考评体系，形成完整的考核程序。第一，主动健康中心对自身建设情况进行自查分析与评审总结，形成自评报告和考核数据。第二，按照要求将自评报告和考核数据递交至卫生健康行政部门。第三，卫生健康行政部门会同相关专家进行集中评价，同时开展现场抽查。第四，在集中评价的基础上，将最终的考核结果以适当的形式予以公示，并反馈给各级主动健康中心。第五，主动健康中心依照考核结果认真整改，同时卫生健康行政部门积极做好指导工作，加强整改实施，推动政策全面落地。

（三）制订全面的评价考核体系

卫生健康行政部门要出台相关政策文件，明确主动健康服务体系建设与评价考核的目标、方向。考核评价的主体在政府、主动健康中心管理者、评审专家的基础上，纳入内部工作的医务人员和人群。开展以统筹规划情况、配套政策落实情况、居民健康改善情况、患者满意度为主要内容的考核工作。要细化考核指标体系，指标登记由一级划分至三级，同时结合实际，建立指标权重动态调整机制，明确指标的衡量与评分标准。

（四）强化信息手段支撑

主动健康是以大数据为基础建立起来的新型医学模式，数据的抓取与应用是主动健康的核心要义，在进行主动健康服务体系评价的时候同样要用好信息化手段和大数据平台。"3＋1＋2"平台将汇聚大量的数据，其中有很多是考核需要用到的数据。直接从平台的数据库中抽取数据，可以保证数据的真实性与客观性。提供信息化手段将评价工作的重心转移到后期的问题分析、改进方法的制订上，从程序上简化评价考核管理工作，提高工作管理效率。同时，加强医务人员对信息平台的应用培训，熟悉使用信息系统为主动健康服务体系内部流程和各运行关键节点提供保障。

第二节　主动健康中心设置方案

一、三级主动健康中心设置方案的编写

为探索建设涵盖省（自治区、直辖市）、市、县（区、市）三级的主动健康服务体系，优化卫生健康服务供给，保障医疗服务质量，合理使用医疗资源，转变人们的医疗健康观念，构建主动健康医疗模式，依据《"健康中国 2030"规划纲要》《健康中国行动（2019—2030 年）》《促进健康产业高质量发展行动纲要（2019—2022 年）》《"健康广西 2030"规划》《健康广西行动（2020—2030 年）》等文件，并根据现阶段我国主动健康发展实际情况，编写三级主动健康中心设置方案。

（一）总体思路

坚持以人民健康为中心，主要以自治区、市、县（区、市）人民医院为依托，充分发挥人民医院的医疗带动作用，充分运用大数据、云平台、AI等先进技术，坚持规划引领、因地制宜、医院为主、社会参与、信息共享、服务为先理念，推动主动健康中心科学化、先进化、标准化建设，更好地满足群众的健康服务需求。

（二）预期目标

到2022年3月底，基本完成自治区级主动健康中心架构和运行机制建立，形成主动健康体系和建设标准，搭建主动健康服务管理系统，初步转型为主动健康医院。

到2023年底，力争完成1个自治区、2个市、4个县（区、市）三级主动健康中心建设任务，并实现常态化运行，通过主动健康服务管理系统进行运行服务。

到2025年底，建成覆盖全区各地市、县（区、市）三级主动健康中心网络，为群众提供便捷的主动健康服务。同时，在不断探索实践的基础上，推进均等化、规范化、智慧化，全面提升质量和群众满意度，建成更高水平的主动健康服务体系。

（三）基本原则

1.统筹规划布局

坚持规划先行，自治区和各地在编制区域卫生规划时，应统筹考虑三级主动健康中心设置与布局，预留发展空间。自治区卫生健康委负责明确三级主动健康中心设立条件，通过公开申报形式，组织设立主动健康中心。

2.注重资源整合

各地要对本地区主动健康服务直接提供方和第三方配建设施等进行摸底统计，提高设施整合利用率；根据设施规模、地理位置等情况，市级或县（区、市）级主动健康中心可合署设置。树立评估导向，结合人群健康危险暴露、疾病分布、死亡因素、疾病负担、健康服务及健康服务保障的基本情况，开展主动健康需求评估工作，加强评估结果应用，依据需求分布状况、能力状况和需求焦点，合理布局三级主动健康中心，科学设置服务功能。

（四）编写过程

主动健康作为一个新兴医学模式，众多事项都是在摸索中前进，主动健康中心的设置也是如此。主动健康中心的设置主要面临以下几个问题需要解决：第一，主动健康中心的性质，应是独立于医院之外的单独机构，定编定岗定人，还是以医院为基础进行挂牌，一套人马两个牌子；第二，主动健康的理念和模式目前还未得到推广与应用，应如何在短时间内构建主动健康中心；第三，主动健康中心的设置条件，是应先有基础然后逐步提高还是应高起点、高站位。围绕这三个核心问题，起草组经过了反复研究和讨论，借鉴了国内外众多资料和医疗中心的设置方案，其中主要借鉴了胸痛中心和卒中中心的设置方案，但与二者又有不同。

主动健康中心在人员配备上，采用逐步过渡的方式。鉴于目前医院没有专业的主动健康人才，先从一般医务人员开始培养，由医务人员代为兼任，待逐步发展之后，医务人员可以直接过渡为主动健康中心人员；同时，也可以向外招聘专业的主动健康人才。主动健康的理念和模式目前还未进行有效推广和大范围应用，在此基础上"平地起高楼"是极其不现实的做法。因此，采用以医院为基础，借助医院的力量打造主动健康中心，借势而为、顺水而上，对于主动健康中心的前期建立具有良好的作用。经过起草组、专家组等的一致决定，主动健康中心的设置应该是高起点和高站位。在医院的选择上，起草组和专家组也进行了充分的调研与研讨，三级主动健康中心包含自治区级、市级和县（区、市）级，是一个完整的纵向发展链条，医院必须同时满足以下三个条件才能支撑起三级主动健康中心的建立：第一，医院必须为公立综合医院；第二，从自治区到市到县（区、市）必须都要有这个体系的医院；第三，医院的综合实力在地区内是排在前面的。能同时满足以上三个条件的医院就是人民医院体系，即依靠人民医院体系建立起三级主动健康中心。自治区级主动健康中心是依靠广西医学科学院·广西壮族自治区人民医院进行的。广西医学科学院·广西壮族自治区人民医院作为广西医学科研的最前沿，医学科学院的定位就是高起点、高站位；同时，广西壮族自治区人民医院作为广西区内规模最大的三级甲等公立医院，完全有能力、有实力、有力量高起点、高站位、高标准建设好自治区级主动健康中心。

经过反复的调研与研讨，起草组最终确定了《主动健康三级中心建设指导规范（试行）》草案，共有五章十六条：第一章是总则，规定建设主动健康中心的目的与原则；第二章为建设基础，明确主动健康建设的基础性事项；第三章到第五章分别介绍自治区级、市级和县（区、市）级主动健康中心的人力、财力、物力等基本要求。草案出台后，首先进行了专家咨询，邀请各领域、各层次、各人民医院的专家、学者、管理者、筹建者进行草案的研讨与论证。经过两轮的研讨论证之后，以广西医学科学院·广西壮族自治区人民医院为"试验田"，进行前期的模拟试用。经过 3 个月的试用，广西医学科学院·广西壮族自治区人民医院基本建立起自治区级主动健康中心，并且运行良好，目前已取得成效，充分证明了《主动健康三级中心建设指导规范（试行）》是科学的、有效的。

二、第三方中心设置方案

主动健康中心是以公立医院为依托，人员、场地、设备等由公立医院提供支持。为了使主动健康中心能够更方便地为人民服务，需要相应的配套设施。由于公立医院要始终保持公益属性，在平时的运行中会遇到单位属性和人员编制的限制，导致一些相应的延伸服务得不到保障和有效供给，这就需要在院外设置第三方中心来进行补充和完善。

与主动健康相匹配的第三方中心主要为膳食营养制作与配送中心。主动健康中心的膳食营养部根据不同人群的需要开具膳食处方，膳食营养制作与配送中心根据营养处方进行膳食制作与配送。

1. 部门设置

至少应当设置办公室、质量与安全管理、工程技术管理、信息管理、消毒保障管理、生产车间管理等职能部门。

2. 人员配置

（1）至少有1名高级营养师，1名高级厨师（高级技师），中西厨师5名，餐饮管理博士2人，硕士研究生2人，注册营养师若干。

（2）至少有2名消毒员，按规定取得相应上岗证。

（3）至少有一定数量的配送员。

（4）具有与开展业务相适应的其他技术人员及其他工作人员。

3. 基础设施

（1）业务用房面积不少于600 m^2，使用面积不少于总面积的85%；应当具备双路供电或应急发电设施、应急供水储备等，重要设备和网络应有不间断电源，保证膳食制作与配送中心的正常运营。

（2）应当设置现代化厨房，厨房面积不少于300 m^2。

（3）应当设办公及更衣、休息生活区，占总面积的10%～15%。

（4）应当设置配送物流专业区域，建筑面积不少于150 m^2。

（5）应当设置污水处理场所。

（6）相应的工作区域流程应当符合国家相关规定。

4. 分区布局

（1）主要功能区。办公、厨房、配送、消毒、物品存放等区域。

（2）辅助功能区。集中供电、供水、污水处理、休息生活等区域。

5. 基本设备

膳食制作设备；信息化设备；物流配送设备；等等。

6. 管理

建立营养膳食制作与配送安全管理体系，制定各项规章制度、人员岗位职责。施行由国家制定或认可的技术规范和操作流程。规章制度至少包括设施与设备管理制度、安全防护管理制度、停电停水等突发事件的应急预案，以及消防制度。工作人员必须参加各项规章制度、岗位与职责、流程规范的学习和培训，并有记录。

三、主动健康中心服务规范标准

服务规范标准是保障服务人群权益的基础之一。主动健康中心服务规范标准是保障人群在享受主动健康服务权益的基础性工程，主动健康目前没有全国或者地域内行之有效的标准规范，因此亟需出台能够有效推进和规范主动健康服务，构建主动健康中心服务规范标准。

（一）规范标准编写的总体要求

（1）标准应符合国家有关法律法规要求。

（2）标准体系内的标准应优先采用国家标准、行业标准和地方标准。

（3）结合需要，制定企业标准，不断完善标准体系。

（4）标准体系内的标准应符合国家对服务标准的分类和编写要求。

（5）标准体系表编制应符合《标准体系构建原则和要求》（GB/T 13016—2018）和《企业标准体系表编制指南》（GB/T 13017—2018）。

（二）适用范围

主动健康中心服务规范规定了开展主动健康服务的服务对象、服务内容和服务流程，适用于已按照国家相关要求进行执业登记的医疗机构。

（三）规范性引用文件

编写主动健康中心服务规范需要引用到其他标准，这些引用的标准同样适用于主动健康中心服务规范。

《电子政务数据元第 1 部分：设计和管理规范》（GB/T 19488.1—2004）；

《健康运动安全指南》（GB/T 34285—2017）；

《卫生机构（组织）分类与代码》（WS 218—2020）；

《健康体检体征数据元规范》（DB11/T 1238—2015）；

《居民健康档案基本数据集》（DB11/T 1290—2015）；

《公共卫生信息数据元属性与值域代码》（DB11/T 320—2017）。

（四）编写过程

主动健康中心服务规范作为一个标准化文件，是主动健康中心高标准建设的支撑和基础性工作。服务规范涉及的内容较为专业，没有专家学者的参与很难进行，在进行主动健康中心服务规范编写之前，需要进行专业的走访调研和请教相关领域的专家，尤其是运动康复、睡眠医学、营养膳食、心理健康、健康管理等方面的专家学者。在组建起草组的时候，就已经将这些领域的专家学者邀请进来。在自治区级主动健康的试运行基础之上，结合已有的实践经验、展望未来的规划及主动健康中心的定位与要求，编写了《主动健康中心服务规范》。

《主动健康中心服务规范》主要规定了主动健康中心的服务对象、服务内容和服务要求，在服务内容中规定了自治区级、市级、县（区、市）级主动健康中心不同级别的服务内容，做到层次化和差异化。服务规范标准出来后，同样是在广西医学科学院·广西壮族自治区人民医院进行服务规范标准的企业标准申报和试运行。

经过一段时间的试运行后，对该服务规范标准进行修订和改进。在试运行期间，自治区级主动健康中心的服务也得到了一定程度的改进，成为推广主动健康服务的窗口，得到卫生健康行政主管部门的高度认可和服务人群的一致满意。

第三节　构建"三全"主动健康管理服务模式创新实践案例

主动健康管理是自我积极构建健康素养体系和养成良好的行为习惯，以主动获得持续的健康能力、愉悦的身心状态和良好的社会适应能力。[①]本案例对主动健康管理构建"三全"服务模式创新的做法和特点进行分析，并结合医院创新实际与行业发展趋势，以此提升全民科学的主动健康管理意识，加强科学健康监测，培养日常健康行为习惯，提高全民身心健康素养，养成自我主动健康管理的意识，使自身始终保持在一个健康的状态。

为进一步增强某个单位团体职工身体素质，对该单位职工健康体检相关数据进行风险预测，以有效风险预警和措施干预为着力点，及时采取治疗、运动、营养、心理疏导、睡眠及精准科普等干预措施，确保该单位职工身心健康，打造形成"健康检测、预警反馈、心理疏导、专业指导、多方联动"的闭环健康管理模式。

本文旨在通过结合双方自身实际，共建完善的健康管理服务体系，实现共建、共治、共享的格局，促使其单位广大职工体质达标率更高、健康覆盖面更广、体能锻炼更自觉，树立和传播健康理念，引导和培养健康生活方式，构建全人群、全方位、全生命周期的一体化服务模式，最终实现早发现、早干预、早治疗，从而提升整体健康素养，为传统健康体检提供参考和借鉴。同时，希望能够以点及面，从该实践案例出发，结合大健康产业发展特点与趋势，提出支持传统健康管理服务模式向现代化主动健康管理服务模式转型的建议。

---

① 黄克刚、苏红：《主动健康管理定义及体系框架构建》，《大健康》2021年第9期。

一、公立医院通过传统服务模式创新向主动健康管理转型

广西壮族自治区人民医院创建于 1941 年，是自治区人民政府主办、自治区卫生健康委直属的广西规模最大的三级甲等公立医院，2021 年 5 月获批挂牌广西医学科学院，承担医疗、科研、教学、预防、保健、康复和健康管理等工作任务。已形成"两院三区四门诊"格局，"两院"即广西医学科学院和广西壮族自治区人民医院，"三区"即桃源院区、东院院区和北院院区，"四门诊"即桃源院区门诊、东院院区门诊、北院院区门诊及外设门诊星湖门诊，编制床位数 3755 张，在职职工 5600 多人。在新一代领导人的带领下，医院通过管理模式创新、服务模式创新等模式创新，探索向智慧主动健康管理服务模式转型。

（一）三大战略推动高质量发展

广西壮族自治区人民医院党委领导班子提出：用好三大战略，"两院三区四门诊"跑出高质量发展加速度。从"党建引领、文化聚心、学科发展"三大高质量发展战略出发，要强化党委领导核心"硬度"、锻造支部建设规范"精度"及提升党员先锋模范"纯度"，切实将全院职工的思想统一到"人民至上、生命至上、人民医院为人民"上来，更好地为人民服务，引领医院发展航向。文化聚心，就要汇聚发展动力，抓好领学领讲领悟、抓好文化主阵地建设、抓好医德涵养示范，方能凝聚人心、汇聚合力。探索新时代学科发展路径，将健康管理结合三个院区功能定位，打造优势明显、特色鲜明、可持续发展的领军学科。

（二）从疾病管理向健康管理转变

随着"健康中国"战略不断深入推进，在大健康理念背景下，广西壮族自治区人民医院顺应从疾病管理向健康管理转变的趋势，于 2018 年率先在广西开展多学科协作健康管理的探索与实践，现已成立 19 个健康管理门诊，建立多学科健康管理平台，多学科健康管理模式日渐完善，培养了一批懂医学、会管理、善服务的复合型、应用型的多元健康管理人才。在挂牌广西医学科学院后，广西壮族自治区人民医院进一步加强健康管理研究和标准化建设，调整优化健康管理标准体系，探索"互联网＋健康医疗"服务功能，启动全方位、全人群、全周期健康管理平台服务新模式，逐步打造成为广西健康管理行业标杆。

（三）"互联网＋医疗"的健康闭环管理

依托多学科健康管理平台，将体检、门诊、住院的信息系统数据进行整合，创建完善健康档案，与智能化疾病风险评估、个性化健康干预、健康体检管理等服务模块相汇集，从健康数据的抓取、收集、存储，再到健康管理服务方案的设计、执行及执行过程的监督监测等，实现了线上线下健康服务的全链条闭环管理，有力推动"互联网＋大数据"等信

息技术与健康管理服务的互联互通及深度融合。

二、体检客户检后健康管理意义及健康管理服务模式创新

检后健康管理是体检服务的一种延伸，也是实现全面健康管理的主要内容之一。只体检、不管理，会使体检的价值大打折扣。根据体检结果，掌握体检者的健康状态，及时对健康问题实施干预，达到改善身体健康指标、降低疾病风险的目的。[①] 同时，根据体检者风险评估结果，改变不良的生活方式，制订个性化"健康处方"，做到"早筛、早诊、早治"，有效降低个人、家庭的疾病负担，实现从以治病为中心向以人民健康为中心的转变。

（一）智能化管理服务

医院搭建多学科健康管理平台，依托平台实现体检客户的体检报告、健康档案、重大异常值分析及预警一体化展示，对体检客户健康档案进行分类管理和动态监测，有针对性地提供疾病预防与治疗、运动、康复、心理、营养、睡眠、中医等方面的干预指导，协助体检客户建立系统的健康档案分级管理体系，提供全方位、全周期的健康管理服务。

（二）专业化健康指导

医院通过定期开展健康知识讲座、义诊及健康科普宣传活动等方式，为体检客户提供慢性病监测及治疗、运动计划目标、健康生活饮食等方面的专业指导，引领体检客户自觉养成良好的生活习惯和工作习惯。同时，协助将营养科标准化健康饮食指标纳入体检客户日常用餐计划，确保体检客户用餐质量和营养均衡。在提供管理服务过程中，帮助体检客户发现建立体能及健康素养较好的人才队伍。

（三）精准化健康体检

借助科技、产业、互联网等手段，让体检服务更加个性化、精准化、智能化。体检客户在常规体检套餐的基础上，结合自身实际自主选择个性化体检内容，实现"$1 + X$"精准化体检服务；通过个性化体检、精准化健康管理和高效临床诊断相结合的模式，对体检客户进行可视化的全方位健康筛查，把疾病预防关口前移，让后期的干预和治疗更加精准，更好地预防疾病的发生和发展，实现全周期的健康管理。

（四）便捷化就医通道

医院为体检客户开通因公负伤、重病急救、在线咨询、门诊号源、住院医疗等方面的

[①] 武留信：《健康管理蓝皮书：中国健康管理与健康产业发展报告 No.4（2021）》，社会科学文献出版社，2021。

"绿色通道"，为患病体检客户提供便捷、快速、高效的就医服务。

（五）个性化心理疏导

医院为体检客户人员提供"心理测评—分析评估—分类干预"的闭环心理健康管理模式，通过健康体检心理咨询分析结果，提供心理科专家为体检客户出现的心理问题进行心理疏导，对可能有严重心理疾病和心理问题的人员给予及时治疗和专业指导。

（六）人性化康养对策

医院每半年为体检客户提供一次团体健康分析，对体检客户健康状况进行风险评估和分析预警，向体检客户提出科学合理建议。针对高风险人群，医院会建议单位给予轮岗或适当安排疗养等，进一步提升体检客户获得感、幸福感。

三、体检客户健康体检重要异常结果范围界定及分层管理

（一）范围界定

2014 年版《健康体检基本项目专家共识》[①]的目录设置遵循科学性、适宜性及实用性的原则，采用"1 + X"的体系框架，"1"为体检基本项目，"X"为专项体检项目。本共识以体检基本项目为主进行设置，包括体格检查、实验室检查、辅助检查三个部分。

（二）分层管理

医院按照健康体检发现的重要异常结果危急程度，将体检客户体检后重要异常结果分为 A 类、B 类、C 类，其中 A 类为高危群，B 类为中危人群，C 类为低危人群。

1.A 类数据抓取预警

（1）一般检查。血压：收缩压 ≥ 180 mmHg（1 mmHg=0.133 kPa）和（或）舒张压 ≥ 110 mmHg 伴急性症状，或安静休息后复测仍达此标准。

（2）物理检查。

①内科。结合临床症状、心电图、胸片、腹部超声检查结论。a.心脏听诊：心率 ≥ 150 次 / 分钟；心率 ≤ 45 次 / 分钟；严重心律失常。b.肺部听诊：呼吸音消失或明显减弱。c.腹部触诊：急腹症体征。

②眼科。疑似青光眼急性发作；突发视力下降；疑似流行性出血性结膜炎。

③耳鼻喉科。喉头水肿；活动性鼻出血；眩晕发作。

---

① 中华医学会健康管理学分会、中华健康管理学杂志编委会：《健康体检基本项目专家共识》，《中华健康管理学杂志》2014 年第 2 期。

④口腔科。急性传染病口腔病变的体征。

⑤妇科。妇科急腹症（结合盆腔超声检查结论）。

（3）实验室检查。

①常规检查。血常规：a. 血红蛋白（hemoglobin，Hb）≤ 60 g/L（首次），Hb ≤ 30 g/L（历次）。b. 血小板计数 ≤ 30.0 × 10^9/L（首次）或有明显出血倾向，血小板 ≥ 1000.0 × 10^9/L。c. 白细胞计数 ≤ 1.0 × 10^9 /L 或中性粒细胞（neutrophile granulocyte，NE）绝对值 ≤ 0.5 × 10^9/L。

②生化检查。a. 肝功能：丙氨酸转氨酶（alanine aminotransferase，ALT）≥ 15 倍；谷草转氨酶（aspartate aminotransferase，AST）≥ 15 倍；总胆红素 ≥ 5 倍。b. 肾功能：血肌酐（serum creatinine，Scr）≥ 707 μmol/L（首次）。c. 血糖。低血糖：空腹血糖（fasting bloodglucose，FPG）≤ 2.8 mmol/L（无糖尿病史）或 FPG ≤ 3.9 mmol/L（糖尿病史）。高血糖：FPG ≥ 16.7 mmol/L（糖尿病史）；FPG ≥ 13.9 mmol/L，合并尿酮体；随机血糖 ≥ 20.0 mmol/L。

（4）辅助检查。

①心电图检查。a. 疑似急性冠状动脉综合征。首次发现疑似急性心肌梗死的心电图改变；首次发现疑似各种急性心肌缺血的心电图改变；再发急性心肌梗死的心电图改变（注意与以往心电图及临床病史比较）。b. 严重快速性心律失常。心室扑动、心室颤动；室性心动过速心室率 ≥ 150 次 / 分钟，持续时间 ≥ 30 s 或持续时间不足 30 s 伴血流动力学障碍；尖端扭转型室性心动过速，多形性室性心动过速，双向性室性心动过速；各种类型室上性心动过速，心室率 ≥ 200 次 / 分钟；心房颤动伴心室预激，最短 RR 间期 ≤ 250 ms。c. 严重缓慢性心律失常。严重心动过缓、高度及三度房室阻滞，平均心室率 ≤ 35 次 / 分钟；长 RR 间期 ≥ 3.0 s 伴症状；≥ 5.0 s 无症状。d. 其他。提示严重低钾血症心电图表现 [QT（U）显著延长、出现快速性心律失常，并结合临床实验室检查]；提示严重高钾血症的心电图表现（窦室传导，并结合临床实验室检查）；疑似急性肺栓塞心电图表现（并结合临床及相关检查）；QT 间期延长：QTc ≥ 550 ms；显性 T 波电交替；R on T 型室性早搏；心脏起搏器起搏及感知功能障碍（结合心电图检查结论）。

②X 线检查。a. 大量气胸：侧胸壁与肺切缘的距离 > 2 cm；急性气胸；液气胸。b. 大量胸腔积液：液体上缘可达第二肋间。

③超声检查（腹部）。a. 腹腔脏器破裂。b. 胆囊：疑似急性梗阻性胆管炎；胆囊颈部结石伴嵌顿。c. 腹部超声检查过程中一旦发现非基本体检项目中的下列情况同样属于重要异常结果 A 类：腹主动脉夹层；腹主动脉瘤。

④超声检查（盆腔）。异位妊娠、卵巢囊肿蒂扭转、卵巢囊肿破裂、黄体破裂等。

2.B 类数据抓取预警

（1）物理检查。

①内科。腹部触诊（结合腹部超声检查结论）：触及高度可疑恶性包块的体征；巨脾。

②外科。a.高度可疑恶性甲状腺、淋巴结、乳腺病变的体征（结合甲状腺、淋巴结、乳腺超声检查结论）。b.肛门指诊：高度可疑恶性直肠和前列腺病变的体征（结合前列腺超声检查结论）。c.高度可疑恶性外生殖器肿物的体征。

③眼科。a.视乳头水肿；b.眼压＞25 mmHg；c.疑似眼眶肿物；d.角膜炎；e.玻璃体积血（急性）；f.虹膜睫状体炎。

④耳鼻喉科。外耳道、鼻腔、咽喉部肿物。

⑤口腔科。高度可疑恶性口腔病变的体征。

⑥妇科。a.阴道异常出血；b.高度可疑恶性的外阴、阴道、宫颈、盆腔肿物的体征（结合盆腔超声检查结论）。

（2）实验室检查。

①常规检查。a.血常规：Hb：≤ 60.0 g/L（历次）；Hb ≥ 200.0 g/L。血小板计数：30.0×10^9/L ～ 50.0×10^9/L（首次）。白细胞计数：≤ 2.0 × 10^9/L（首次）；≥ 30.0 × 10^9/L（首次）；发现幼稚细胞；白细胞分类严重异常。b.尿液常规：尿潜血、尿蛋白＋＋＋（首次），尿红细胞满视野（首次）；酮体≥＋＋（糖尿病史）；酮体≥＋＋＋（无糖尿病史）。c.粪便常规（潜血）：潜血免疫法阳性。

②生化检查。a.肝功能：ALT ≥ 5 ～＜ 15 倍；AST ≥ 5 ～＜ 15 倍；总胆红素≥ 3 ～＜ 5 倍。b.肾功能：血肌酐≥ 707 μmol/L（历次）；≥ 445 μmol/L（首次）。

③细胞学检查（薄层液基细胞检测）。a.鳞状上皮细胞异常：不能排除高级别鳞状上皮内病变不典型鳞状细胞（atypical squamous cells–cannot exclude HIS，ASC–H）；低级别鳞状上皮内病变（low–grade squamous intraepithelial lesion，LSIL）；高级别鳞状上皮内病变（high– grade squamous intraepithelial lesion，HSIL）；鳞状细胞癌。b.腺上皮细胞异常：不典型腺上皮细胞（AGC）；腺原位癌（AIS）；腺癌。c.其他恶性肿瘤。

④肿瘤标志物。由于绝大多数肿瘤标志物的器官特异性不强，因此不能仅依据它的阳性或升高进行确诊，需结合家族史、现病史、个人史、体征及影像学检查综合分析，且动态观察。a.甲胎蛋白（AFP）：AFP ＞ 400 μg/L；AFP ＞ 200 μg/L，结合影像学检查结果。b.前列腺特异性抗原（PSA）、游离前列腺特异性抗原（fPSA）：PSA ＞ 10 μg/L 和（或）fPSA/PSA 比值＜ 0.15。c.糖类抗原 125（CA125）：绝经后女性 CA125 增高到＞ 95 U/mL 的水平，可鉴别为恶性盆腔肿块，其阳性预测值达到 95%。d.其余肿瘤标志物如糖类抗原 242（CA242）、糖类抗原 19–9（CA19–9）、癌胚抗原（CEA）、细胞角蛋白 19 片段

（CYFRA21-1）、鳞状细胞癌抗原（SCC）、神经特异性烯醇化酶（NSE）等，建议参考标准为≥2倍并结合其他检查结果。

（3）辅助检查。

①X线检查。a.肺部占位：高度可疑恶性病变。b.中量胸腔积液：积液上缘在第四肋前端平面以上，第二肋前端以下。c.肺部炎症征象：大片肺实变或渗出性改变。d.疑似活动性肺结核等肺部传染性疾病。e.纵隔占位：高度可疑恶性病变。f.骨骼占位性病变：高度可疑恶性病变。

②超声检查（腹部）。a.肝脏。肝囊肿：囊肿直径≥10 cm；单纯性肝囊肿诊断不够明确、不能排除胆管囊腺瘤（癌）等其他可能者；囊肿合并感染、出血者。肝血管瘤：血管瘤直径＞10 cm，血管瘤直径5～10 cm但位于肝缘，有发生外伤性破裂危险，或直径3～5 cm并有明显临床症状者；血管瘤直径≥5 cm且近2年临床随访观察影像学检查提示瘤体直径增大＞1 cm。肝脏占位：高度可疑恶性病变。b.胆囊。胆管：高度可疑恶性病变。胆囊息肉：单发，病变直径＞10 mm；病变直径＞8 mm并伴有年龄＞50岁，无蒂性或广基病变，病变在短期内基底变宽、有增大趋势或病灶周围黏膜有浸润、增厚表现。胆囊占位：高度可疑恶性病变。c.胰腺。胰腺囊肿：主胰管扩张＞5 mm，囊肿直径≥3 cm。胰腺占位：高度可疑恶性病变。疑似急性胰腺炎。d.脾脏。脾大：中度以上且结合相关检查。脾脏占位：高度可疑恶性病变。e.肾脏。肾囊肿：囊肿直径≥5 cm。肾脏占位：高度可疑恶性病变。泌尿系梗阻伴中度以上肾积水。f.腹部超声检查过程中一旦发现非基 本体检项目中的下列情况同样属于重要异常结果B类：腹膜后淋巴结肿大；胃肠道占位；其他器官可疑恶性病变者。

3.C类数据抓取预警

体检结果数据有异常，但未达到A类或B类的体检客户。

（三）干预措施

医院按照重要异常结果筛选流程，将其危急程度分为A、B、C三类并采取相应的干预措施（图5-2）。

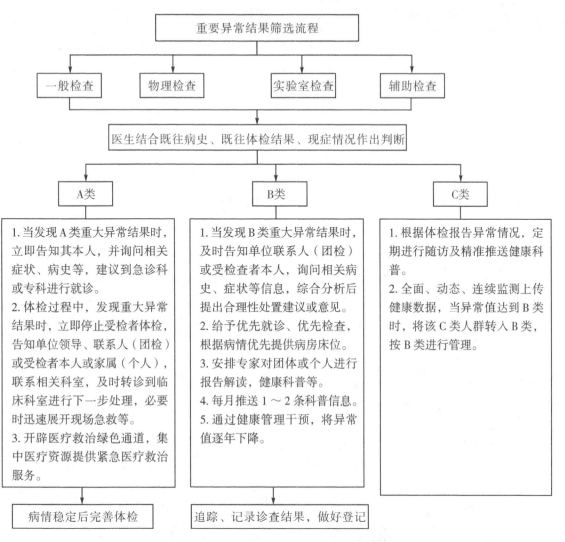

图 5-2　重要异常结果筛选流程及干预措施

四、公立医院主动健康服务创新模式的启示与发展趋势

主动健康管理服务是实现个体或群体全面健康管理的核心内容，包括建立电子健康档案、检后随访、风险评估、健康咨询、精准科普、干预指导、心理疏导、运动康复、营养饮食、中医干预等。通过为健康群体、亚健康群体和患病群体提供全面、连续、动态和主动的健康管理，促进健康、延缓慢性病进程、减少并发症、降低伤残率、延长寿命、提高生活质量和减轻医保费用。未来随着健康筛查的技术方法不断进步，体检筛查、风险防控及健康管理作为多学科关注的重点领域和方向，将向着专业化、规范化、标准化、系统化、精准化、智能化和个性化主动健康服务体系方向发展。

第六章

"3＋1＋2"主动健康信息平台建设方案

　　如今，人民对于健康服务的要求从以治疗为主逐渐向以预防为主转变，主动健康管理理念越来越普及，成为推进全民健康建设的重要切入点。而生活方式和日常行为是居民健康的决定性因素，要改变居民的不良生活方式和行为，就必须有一套促进全民参与的健康反馈和激励机制，"3 + 1 + 2"主动健康信息平台应运而生。

第一节　"3 + 1 + 2"平台简介

　　"3 + 1 + 2"主动健康信息平台以《中华人民共和国国民经济和社会发展第十四个五年规划和 2035 年远景目标纲要》《"健康中国 2030"规划纲要》为指引，采用大数据、AI、机器学习、物联网及 5G 等新一代信息技术，结合关口前移、早诊早治、医防融合、主动健康新模式，通过在自治区层面搭建主动健康智慧医疗创新平台，整合智慧医疗"产、学、研、用、管"全链条研发力量，构建以健康为中心的主动健康智慧医疗工程体系。

一、"3"——三大数据库

　　三大数据库即门诊数据库、住院数据库、体检数据库三个基础数据库，是医疗机构对门诊、住院患者（或保健对象）、体检临床诊疗和指导干预的数字化医疗服务工作记录，是居民个人在医疗机构历次就诊过程中产生的详细临床信息。数据库内容涵盖医疗业务和临床信息，采用一体化的方式进行采集和整合。具体来说，整个医疗业务和临床信息由"人"和"时间"两个因素交织而成。"人"指就诊患者基本信息，所有的医疗业务与临床数据都与患者唯一索引关联。"时间"指就诊患者每次的就诊行为，一次就诊对应一个就诊流水号。当所有的医疗业务和临床实践都与就诊流水号关联，患者的任何一次挂号、收费、处方、化验、医学影像均可唯一定位。电子病历数据共享系统的建立，应结合应用范围，并参考国内外标准医学术语集（如 SNOMED、ICD-l0 等），建立规范的电子病历描述语言集合供其调阅和参考共享。

　　三个基础数据库中主要是电子病历摘要信息，要求至少包括诊断、处方、检验结果、检查结果、影像图像，以及住院病案、出院小结等内容。病历概要的主要记录内容包括：患者基本信息、基本健康信息、卫生事件摘要、医疗费用记录等内容。病历记录按照医疗机构中医疗服务活动的职能区域划分，病历记录可分为门（急）诊病历记录、住院病历记录和健康体检记录等业务域。

二、"1"——一大数据中心

一大数据中心即综合健康医疗大数据中心。该中心参考国内外数据标准规范，建立医院统一的数据标准与数据接口规范，并依照数据标准与规范，对医院三大数据库进行数据清洗、转换、整理，将数据统一汇集成医院综合健康医疗大数据中心。数据中心建设涵盖所有诊疗、电子病历、报告等数据资源，并在数据中心基础上搭建面向临床诊疗、临床科研、运营管理等的各种应用，支撑医院临床、科研、运营等各项工作的开展。

三、"2"——两大平台

两大平台即多学科健康管理平台和主动健康管理平台。两大平台以"3＋1"数据中心为基础，融合 PC 端，以及微信小程序、公众号等形式开展健康管理服务。

多学科健康管理平台通过多学科健康管理团队协同管理智能问询平台、智能随访平台、全病种科普平台，线上 MDT 多学科会诊、双向转诊、健康管理工作量统计、IOT 智能穿戴设备应用等功能。通过对新兴技术的融合应用，打造对健康对象全生命、全周期、全方位的多学科健康协同管理平台，实现多学科团队线上线下协同管理，以患者为中心开展多学科协同联动治疗。

多学科健康管理平台实现用户体系、产品功能的互联互通，服务升级。通过将现行平台与医院现有业务系统（包括"HIS＋EMR"系统、体检系统、健康管理系统）进行数据互通，使 UI 风格一致，入口一致，患者绑卡数据保留无感升级，并实现商户后台、PC 端、移动端等多端业务的数据同步。充分利用大数据、AI 技术、机器学习及物联网等技术手段，对疾病病种分析研究，制订相关预警、抓取标准，对用户医疗业务数据（含体检、门诊、住院）、动态数据（通过智能穿戴设备、云平台等渠道连续、动态、智能化抓取用户实时健康数据）、检查检验结果等数据进行分析，实现对体征异常患者异常数据进行智能抓取，进行标签化处理，形成用户画像，分类入组。同时，通过大数据算法实现健康科普资料、随访计划、健康计划的精准推送，结合 AI 及机器学习技术实现健康智能小助手功能，对患者的问询答复、科普宣教赋能助力，建立集健康对象数据采集、风险预警、风险评估、健康干预、科普推送、智能管理为一体的全方位主动健康信息平台。协助健康管理团队通过智能化手段进行业务管理，减轻医护人员工作量，减少医疗医保开支，提高患者就医体验和健康意识。

主动健康管理平台基于开放、合作、共赢的理念，实现不同硬件终端协议、标准转换，降低硬件接入门槛，提高硬件设备链接的稳定性和安全性，实现智慧医疗可穿戴硬件终端接入的全人群、全周期健康数据稳定、安全、可靠的采集。对智能手环、智能手表、智能血压计、智能血糖仪等可穿戴设备的健康信息连续动态数据进行专网数据获取，确保数据不出网、可靠传输和安全性。

主动健康管理平台负责数据接入，将多源、多维异构、多协议的健康数据进行采集和融合，实现主动健康可穿戴设备统一接入、感知数据标准建模、感知数据共享，为上层业务应用及综合展示提供多维实时的感知数据服务。

主动健康管理平台主要包括主动健康云平台、主动健康大数据管理平台、主动健康人工智能引擎、主动健康开放与共享云平台。

1. 主动健康云平台

建立链接个体—家庭—社区—体检机构—医院的主动健康云平台，参照"互联网＋社区"卫生健康管理服务标准化建设指南，建设标准化的各项服务流程，制定各项服务流程标准，平台主要功能模块包括：

应用管理：管理平台上的各项应用。

用户管理：管理平台用户信息。

权限管理：管理不同用户的不同权限。

云平台满足高可用、高并发、高可靠的性能要求，实现个体、家庭、社区、体检机构、医院的主动健康管理信息安全、高效的获取，同时满足以下几点要求：

（1）数据脱敏：基于《中华人民共和国网络安全法》，对所收集到的个人信息承担保护责任，保护个人隐私，杜绝信息泄露。

（2）人机交互：通过智能手机、平板 APP 系统（语音程序）等实现人与系统的信息交流。

（3）数据存储：采用云计算技术，分别对健康档案进行过滤、去重、打标签、分类等处理。通过嵌入学习模块与数据校正，实现健康信息数据的归纳分类。

（4）数据处理：将所采集的健康信息实时上传共享到健康风险评估云平台，对数据进行多维度的统计和分析，形成模板后反复校正，及时反馈用以健康干预等服务。

（5）数据监测和跟踪：根据健康风险评估及干预平台反馈的信息，对具有疾病风险的人群及患者进行可穿戴设备监测，持续动态追踪个体的主动健康相关信息。

2. 主动健康大数据管理平台

主动健康大数据管理平台具备健康大数据管理能力，主要功能包括：

（1）数据分析：采集的数据以图像形式表现出来，可按个人、区域等多种方式划分。

（2）健康干预：对数据引擎挖掘出来的人群，通过标准的管理路径进行同质化健康管理，在主动健康干预过程中进行个性化管理。管理路径支持各专科进行自定义构建，通过规范不同干预的节点对个人进行不同的干预，包括但不限于随访评估、复诊复查提醒、重点指标预警等。在干预过程中，根据个人的实际健康情况进行智能变更管理路径，实现全生命周期的健康干预。

（3）个人健康管理：个人健康趋势，个人健康评估，血糖、血压、体重、睡眠分析等（根据实际对接的智能穿戴设备数据类型）。

（4）数据脱敏：将敏感数据进行脱敏，隐藏敏感信息。

（5）健康知识库：健康知识、健康讲堂等。

（6）疾病库：疾病知识。

3. 主动健康人工智能引擎

主动健康人工智能引擎负责提供 AI 能力。主要功能模块包括：

（1）用户画像：通过用户个人数据，总结提炼用户信息，分析出个人的爱好、病情等个人属性。

（2）个性化推荐：基于用户画像个性化地向用户推荐健康知识、健康讲座、家安康产品。

（3）AI 干预：基于管理路径的任务计划，智能语音 / 短信平台主动推送提醒用户，包括但不限于入组提醒、复诊复查提醒，以及智能语音进行随访评估、满意度调查等。

（4）AI 上层应用：根据实际情况，研究其他 AI 相关应用。

4. 主动健康开放与共享云平台

主动健康开放与共享平台负责对外能力开放，提供平台数据能力、应用能力，同时也可接入应用入驻。主要功能包括：

（1）数据标准：提供统一的数据标准，支持规范数据接入。

（2）数据共享：将平台部分数据共享给合作伙伴。

（3）应用共享：将研究出的应用共享给合作伙伴。

（4）合作接入：接入合作伙伴的能力。

第二节 现有基础

"3+1+2"主动健康信息平台建设需要多方面的基础保障，从平台、硬件、人员、标准化方面入手，将医疗机构原有的庞大基础数据库打通并利用，提供场地与硬件支持数据中心运行，构建标准化的制度、规范文档，规范数据中心的运行与维护，配备专职管理与维护人员对数据中心及平台平稳运行进行保障。

一、平台保障

三大基础数据库包含了门诊、住院、体检等各项医疗业务数据，在此基础上，通过综合健康医疗大数据中心建立的数据标准规范，实现公共卫生数据接入、区域内医联体诊疗数据接入及患者全周期全方位健康数据接入，逐步构建区域人口健康大数据中心，并围绕医疗数据的采集、处理、存储、统计、分析、呈现及应用服务的全过程，通过各种医疗数据库的数据共享和交换，实现数据的流通和增值，为患者、医护人员、科研人员及管理人员提供服务和协助。

同时，医院依托综合健康医疗大数据中心搭建患者360系统、科研单病种管理系统、临床数据大搜索系统、运营管理系统、数据展示大屏、公立医院绩效考核平台等应用服务，为医院临床、科研、运营、决策工作的开展提供强有力的大数据应用支撑。

多学科健康管理平台实现多学科健康管理团队围绕以患者为中心的多学科协同管理，打造从体检、门诊、住院、院中、出院到院后的一站式服务管理体系，提供智能随访、智能健康计划、健康科普宣教、MDT多学科线上视频会诊、双向转诊、智能抓取、智能预警、AI人工咨询回复、CRF问卷表单、健康医疗数据统计分析、IOT智能穿戴设备融合等健康服务，积极赋能健康管理。

主动健康管理平台以大数据中心为基础，并与医院目前在用的多学科健康管理平台及专科（睡眠、心理、康复、营养、中医、推拿、运动）主动健康管理APP平台相互补充，通过数据智能抓取、数据智能融合和数据智能分析，为全人群建立全方位、全周期的电子健康画像，在政策支持下，与卫生健康委居民健康数据平台融合，进一步构建全民电子健康档案。

二、硬件保障

硬件保障参照自治区级单位、市级单位、县（区、市）级单位进行三级划分。

（一）自治区级单位

（1）配备高可用、高业务连续性的计算环境，可使用私有云、超融合、虚拟化、应用主备等类型的架构，算力空余量能容忍至少2台物理服务器设备宕机的情况。

（2）配备满足系统要求的存储系统，有符合实际情况的存储分级方案。关键应用服务和数据库至少使用混闪架构存储系统，建议使用全闪存存储系统；历史归档和备份数据尽量使用混闪架构存储系统。

（3）系统配套的算力、内存和存储需求，要满足至少3～5年的业务增长需求。所有应用及数据库有高可用保障，数据有异地备份，满足三级等保要求。

（4）配备防火墙、上网行为管理、态势感知等网络安全系统，采用冗余、集群、负载均衡等技术，消除单点故障，保障系统高可用。数据中心需具备完整的灾难恢复保障体系。针对运维有VPN、堡垒机等权限控制和审计监察的安全系统。

（5）配备面向"3+1+2"主动健康信息平台使用的网络专网。

（6）配备面向主动健康管理的配套办公设备（包括但不限于电脑、打印机、音视频设备等）。

（二）市级单位

（1）配备稳定、保障业务连续性的计算环境，可使用私有云、超融合、虚拟化、应用主备等类型的架构，算力空余量能容忍至少1台物理服务器设备宕机的情况。

（2）配备满足系统要求的存储系统，有符合实际情况的存储分级方案。关键应用服务和数据库至少使用混闪架构存储系统，建议使用全闪存存储系统。

（3）系统配套的算力、内存和存储需求，要满足至少2～3年的业务增长需求。所有应用及数据库有高可用保障，数据有异地备份，满足等保要求。

（4）配备防火墙、上网行为管理、态势感知等网络安全系统，采用冗余、集群、负载均衡等技术，消除单点故障，保障系统高可用。数据中心需具备完整的灾难恢复保障体系。

（5）配备面向"3+1+2"主动健康信息平台使用的网络专网。

（6）配备面向主动健康管理的配套办公设备（包括但不限于电脑、打印机、音视频设备等）。

（三）县（区、市）级单位

（1）配备满足系统运行需求的集成环境，拥有足够的运算和存储的资源，有一定资源余量，保证系统平稳运行。

（2）配备防火墙、上网行为管理、堡垒机等安全防护系统和工具，保障网络安全。

（3）算力和存储资源满足3～5年的业务增长需求，关键数据有归档和备份。

（4）配备面向"3+1+2"主动健康信息平台使用的网络专网。

（5）配备面向主动健康管理的配套办公设备（包括但不限于电脑、打印机、音视频设备等）。

三、人员保障

人员保障参照自治区级单位、市级单位、县（区、市）级单位进行三级划分。

（一）自治区级单位

配备计算机信息网络相关专业技术人员4人，包括高级职称1人，中级职称1人，其他人员 2 人。要求熟练掌握系统集成维护、网络安全防护、数据处理、硬件维护等技术。能开展"3 + 1 + 2"主动健康信息平台建设及使用培训等工作,能开展平台与医院各业务系统对接等工作,保障"3 + 1 + 2"主动健康信息平台数据及网络安全,提供平台服务保障支持等。

(二)市级单位

配备计算机信息网络相关专业技术人员 3 人,包括中级职称 1 人,其他人员 2 人。要求熟练掌握系统集成维护、网络安全防护、数据处理、硬件维护等技术。能开展"3 + 1 + 2"主动健康信息平台建设及使用培训等工作,能开展平台与医院各业务系统对接等工作,保障"3 + 1 + 2"主动健康信息平台数据及网络安全,提供平台服务保障支持等。

(三)县(区、市)级单位

配备计算机信息网络相关专业技术人员 2 人,包括中级职称 1 人,其他人员 1 人。要求熟练掌握系统集成维护,网络安全防护,数据处理,硬件维护等技术。能开展"3 + 1 + 2"主动健康信息平台建设及使用培训等工作,能开展平台与医院各业务系统对接等工作,保障"3 + 1 + 2"主动健康信息平台数据及网络安全,提供平台服务保障支持等。

四、标准化情况

医院医疗健康大数据平台建设需要完全符合国家、地方卫生行业最新标准,同时需要制定行业统一数据规范、功能规范、接口规范等标准规范体系。参照、遵循及制定的标准规范包括但不限于表 6-1 中的内容。

表 6-1　国家卫生行业最新标准

一级类目	二级类目	发布单位
数据类标准	卫生信息数据元标准化规则	卫生健康委
	卫生信息数据模式描述指南	卫生健康委
	卫生信息数据集元数据规范	卫生健康委
	卫生信息数据集分类与编码	卫生健康委
	电子病历基本数据集编制规范(试行)	卫生健康委
	健康档案基本数据集编制规范(试行)	卫生健康委
	健康档案公用数据元标准(试行)	卫生健康委

续表

一级类目	二级类目	发布单位
数据类标准	健康档案基本架构与数据标准（试行）	卫生健康委
	健康档案基本数据集标准（试行）—32个	卫生健康委
	电子病历基本架构与数据标准（试行）	卫生健康委
	电子病历基本内容架构图（试行）	卫生健康委
	电子病历临床文档数据组与数据元（试行）	卫生健康委
	电子病历基础模板（试行）—19个	卫生健康委
	国家卫生数据字典与元数据管理（试行）	卫生健康委
	ICD-10（国际疾病编码）	国际
	HL7（医院电子信息交换标准）	国际
	自治区区域医疗卫生数据集分类与编码标准	待制定
	自治区卫生信息资源规划与数据库设计规范	待制定
	……	
技术指南、规范	医疗健康信息系统集成规范（IHE）	国际
	基于健康档案的区域医疗卫生信息平台建设指南（试行）	卫生健康委
	基于健康档案的区域医疗卫生信息平台建设技术解决方案（试行）	卫生健康委
	区域卫生信息互联互通标准化成熟度测评方案	卫生健康委
	区域卫生信息互联互通标准化成熟度测评指标体系	卫生健康委
	卫生系统电子认证服务规范（试行）	卫生健康委
	卫生系统数字证书应用集成规范（试行）	卫生健康委
	卫生系统数字证书格式规范（试行）	卫生健康委
	卫生系统数字证书介质技术规范	卫生健康委
	卫生系统数字证书服务管理平台接入规范（试行）	卫生健康委
管理类规范	区域医疗卫生信息化项目实施管理规范	待制定

第三节　可行性研究

通过对患者全生命周期的健康管理，获取海量医疗大数据并处理归类，从而实现数据驱动技术进化。一个能与居民互动的健康信息化平台显然大大提升了居民主动健康管理的意识，对实现疾病早防早治，节省医疗资源，对创建全民健康工作有着积极的社会效益。

一、建设必要性

2016 年 8 月，习近平总书记出席全国卫生与健康大会并发表重要讲话。习近平总书记强调，"没有全民健康，就没有全面小康。要把人民健康放在优先发展的战略地位，以普及健康生活、优化健康服务、完善健康保障、建设健康环境、发展健康产业为重点，加快推进健康中国建设，努力全方位、全周期保障人民健康，为实现'两个一百年'奋斗目标、实现中华民族伟大复兴的中国梦打下坚实健康基础"。

《中华人民共和国国民经济和社会发展第十四个五年规划和 2035 年远景目标纲要》明确提出"把保障人民健康放在优先发展的战略位置，坚持预防为主的方针，深入实施健康中国行动，完善国民健康促进政策，织牢国家公共卫生防护网，为人民提供全方位全周期健康服务"。广西发布实施的《广西壮族自治区国民经济和社会发展第十四个五年规划和2035 年远景目标纲要》中，明确提出"发展健康医疗医药产业，加快发展中医壮瑶医疗、医养结合、前沿医疗、健康管理、智慧医疗等服务"。在全区健康产业快速发展的形势下，自治区先后出台《广西大健康产业发展规划（2021—2025 年）》《广西医疗卫生服务体系"十四五"规划》等政策，强调加快卫生健康数字化转型，推动 AI、5G 等新一代信息技术与医疗健康服务深度融合，推进智慧医院建设和医院信息标准化建设，推动包括健康医疗管理在内的健康产业全面发展。

"3 + 1 + 2"主动健康信息平台建设是落实国家有关政策精神的具体体现，是深化医药卫生体制改革，建设运转高效的医疗卫生服务的要求，是加强医疗卫生管理工作，规范医疗卫生管理行为，完善医疗卫生管理质量体系，提高医疗卫生监督管理能力、效率和水平的需要，对有效提高政府卫生健康服务能力，满足公众对政府卫生服务的需求，切实推进医疗卫生监督管理事业的长远发展，促进医疗卫生事业发展，具有十分重要的意义。

"3 + 1 + 2"主动健康信息平台所涉及的系统总体技术框架、关键技术路线属于信息领域的成熟先进技术。系统采用的软件产品、硬件设备等均为成熟稳定产品，在国内的项目中有着广泛的应用，具有良好的技术保证。综上所述，平台建设符合国家有关政策法规和技术标准规范的要求，建设目标明确、需求内容翔实，建设方案可行，规模和进度安排合理，实施方案和项目组织机构落实、投资估算合理，符合我国全人群对主动健康管理的诉求。

二、建设成效

主动健康智慧医疗助力突破诊疗数智化、健康建筑、就医服务资源协调等关键核心技术，利用 3～5 年形成自主安全可控的智慧医疗技术开发和产品体系，可形成百余项具备推广价值的智能辅助诊断治疗装备技术、智能健康建筑设备设施系统。通过主动健康服务模式变革、智能预防与健康关键技术突破，将为全区人民带来健康生活方式的改变，同时带动商业支付方式、三级医疗服务网络体系等服务链和产业链的发展。

"3＋1＋2"主动健康信息平台建成后，可实现从以疾病、以医院为中心向以健康、以人为中心的医疗健康管理模式转变，逐步满足人们对于更高质量健康服务的需求，从过去的以治疗为主逐渐转变为以预防为主。项目投入运营后，将带动预防、诊断、咨询、护理、康复、健康管理等一系列专业化细分领域；同时，有助于医疗机构减少资金投入、增加收益、提高知名度、科学规范主动健康医疗管理体系；有助于帮助减轻医生工作量、提高医疗效率、提高医生业务水平；有助于提高群众身体素质，健康意识、生活质量，降低就医难度，节省费用。较大限度地保护信息系统的投资，充分利用现有和将来的信息资源，并为这些作业系统的开发和应用提供接口支持。在平台建设中，既要对基层医疗卫生信息系统等原有信息系统、设备升级改造，又要确保原有系统的可用性，并符合新业务发展的需求。

"3＋1＋2"主动健康信息平台将高效衔接我区智慧医疗产业链条上的产、学、研、用、管等各板块内容，引导全区智慧医疗技术的战略部署、协同创新、开发能力和市场需求，加速大数据、AI、物联网和云计算等技术解决医疗领域实际问题的应用。

三、社会效益与经济效益

数字化大健康时代即将到来，随着智能穿戴设备开发出越来越丰富的功能（如心率、心电、血氧、血压、血糖监测等），很多之前需要专业设备才能完成的检测，都可以随时随地进行采样，并且结合大数据分析，为用户提供主动健康管理和互动式健康服务。

"3＋1＋2"主动健康信息平台通过数据抓取，实现在多学科健康管理系统中对健康对象的门诊、住院、体检的异常指标进行标签化处理，为后续自动化、智能化数据抓取奠定功能基础，可为健康管理师、医生提供实时预警提醒。通过数据融合技术实现了对健康管理对象历次就诊的门诊、住院、体检数据的相互融合与互联互通，打造以健康对象为核心、以时间轴为主线、以临床事件为单位的数据中心，为健康管理提供数据支撑。通过数据集成实现在多学科健康管理系统中对健康对象的门诊、住院、体检相关诊疗资料的数据集成、集中展示，使医生与健康管理师能实时、便捷地查看到健康对象的健康档案。

通过"3 + 1 + 2"主动健康信息平台的建设及其配套标准规范的建立和完善，将打破普遍存在的信息孤岛现状，能够极大增强各部门之间医疗信息数据资源的流动性，有助于实现医疗行业内各部门之间高效的信息共享和业务协同，减少各科室的沟通成本，有力促进科室间业务流程优化整合。"3 + 1 + 2"主动健康信息平台建设完成后，为整个医疗行业的监督管理系统和电子政务系统建设提供数据资源共享和统一技术平台支撑，可以更好地为医疗行业提供综合分析和辅助决策服务，最终实现医院各科室工作效率的增强，提高为患者、为行业服务的水平。

通过对患者全生命周期的健康管理，获取海量医疗大数据，并对数据进行结构化处理归类，挖掘出背后价值，从而实现数据驱动技术进化。比如通过 AI 技术，开展疾病的全面筛查和预测；通过大数据技术，实现社区医院预诊和分级诊疗；通过机器学习技术，实现智能阅片及智能诊断。疾病风险预测核心解决的问题是，可预测个体在未来一段时间内患某种疾病的风险概率。AI 基于多模态数据，包括文本、影像和流数据等（心率、血氧、呼吸等），可以应用于多种疾病预测，比如流行性疾病、慢性病、精神类疾病等，可帮助医疗系统降低国家疾病与防控工作的成本。建立一个与居民互动的健康信息化平台，有利于提高居民健康知识知晓率与行动转化率，延长居民寿命，提高全民幸福指数，产生积极的社会效益。

"3 + 1 + 2"主动健康信息平台能够有效支撑主动健康管理事业的发展，从而在行业起到示范性作用，为其他医院在健康管理、资源管理、业务流程、医疗系统、供应链管理优化等方面提供可行性参考与解决方案，方便其他医院开展主动健康管理的落地应用。实现被动健康管理转换为主动健康管理，提高全人群健康意识，对疾病实现早防早治，节省医疗资源，积极响应卫生健康委深化医疗体制改革政策，对创建全民健康工作，对社会经济发展及建设和谐社会具有深远意义。

2020 年，中国智慧医疗行业规模突破千亿元大关，2021 年行业规模达 1200 亿元。未来 5 年，智慧医疗将进入黄金发展期。医疗行业正在进入智能化、高效化、规模化发展的高速增长期。未来，主动健康智慧医疗将成为推动中国数字经济飞速发展的新动能。

第四节　建设方案

通过建设区域统一标准、统一逻辑的居民健康档案、电子病历、医疗机构、实时健康基础数据库，以创新智能诊断与精准治疗、智能就医与人居健康、智能预防与主动健康、智能评价与数字监管为核心，整合院内外多学科领域资源，"3 + 1 + 2"主动健康管理平台可支撑开展随时随地、形式多样的交互式移动健康服务，实现智能评价、数字监管的主动健康服务新模式。

一、总体设计原则

主动健康管理是全民健康进程的重要切入点，主动健康管理产业发展具有其必然性。随着我国居民生活水平的提升，健康管理为越来越多的个人和家庭所认同，主动健康管理理念变得越来越普及。生活方式和日常行为是居民健康的决定性因素，要改变居民的不良生活方式和行为，必须要促进个人主动健康意识的提升，建立促进全民参与创造健康的反馈机制和激励机制，加强国民健康管理服务体系建设。在个人意识方面，随着生活水平的提高，人民健康意识的提升，居民对健康饮食、科学健身、心理健康和健康环境建设等相关服务的需求越来越大，成为主动健康相关产业发展的主要推动力量。

"3＋1＋2"主动健康信息平台的建设实施立足于技术先进且成熟稳定的主流产品和主流技术，在技术开放和高度集成的基础上，进行高层次的应用开发，使其简单易用、易维护、易扩展并且高度安全可靠。

在经济实用方面，确保"3＋1＋2"主动健康信息平台具有友好的用户界面，便于掌握、使用和维护，且能解决具体的实际问题，并采用成熟的技术，在保证平台运行性能并达到要求的前提下，尽量减少项目投资，其中应最大限度地保护信息系统的投资，充分利用现有和将来的信息资源，并为这些作业系统的开发和应用提供接口支持。在平台建设中，既要对基层医疗卫生信息系统等原有信息系统、设备升级改造，又要确保原有系统的可用性，并符合新业务发展的需求。

在灵活高效方面，确保"3＋1＋2"主动健康信息平台具有良好的运行性能及较高的处理效率，且配置和使用灵活。采取分布式部署形式，运用云计算及边缘计算技术，保证高效性、灵活性。由于系统覆盖面广，将采用分步实施的方法来开发本系统，从而实现"总体规划、精心设计、分步实施、渐具成效、及时验收"的开发原则。

在安全可靠方面，"3＋1＋2"主动健康信息平台需建立完整严密的信息网络资源存取控制体系，严格区分网络用户的权限，防止越权使用数据信息。同时，采用高度可靠和稳定的企业级网络操作系统、数据库系统和相应的硬件平台，并从软硬件两方面采取一定的策施，保证信息存储与访问的可靠性。

在先进性方面，"3＋1＋2"主动健康信息平台建设尽量采用先进且成熟的计算机软硬件技术，确保较长的使用周期，还应具有较好的开放性、可靠性及扩展性。与此同时，所使用的系统编码、文档、操作平台及开发技术应遵循相应的国际和国家标准。

二、建设目标

为深入贯彻落实《中华人民共和国国民经济和社会发展第十四个五年规划和2035年

远景目标纲要》《"健康中国2030"规划纲要》等系列文件要求，"3＋1＋2"主动健康信息平台立足于实际情况，围绕全民主动健康服务需求，进一步加强新一代信息技术在便捷服务、提升服务、创新服务中的作用。平台以建设区域统一标准、统一逻辑的居民健康档案、电子病历、医疗机构、实时健康数据等基础数据库为基础，以创新智能诊断与精准治疗、智能就医与人居健康、智能预防与主动健康、智能评价与数字监管为核心，以统一的居民电子健康卡为纽带，以统一的标准规范体系和信息安全体系为保障，以创新政策机制为动力，通过智能健康信息采集、评估及干预，整合院内外健康管理、信息科学、临床医学、预防医学、医疗器械等多学科领域资源，支撑开展随时随地、形式多样的交互式移动健康服务，推动交叉学科的发展与融合，建立家庭－社区－医院健康服务模式，建设全人群、全周期、全方位的主动健康智慧医疗体系，实现智能评价、数字监管的主动健康服务新模式，推进主动健康信息平台信息系统的完善和深化应用。由此实现进一步促进资源共享和业务协同，为便捷的全民健康服务、高效的医疗健康服务、精准的主动健康管理服务和科学的决策指挥提供全方位的支撑，并努力实现以下六个方面的目标。

（一）信息惠民

建设全人群、全周期、全方位的主动健康智慧医疗体系，让居民享受到健康生活，保障主动健康与医疗机构的医疗卫生服务，改进就医和养老难题，推广从药物转变为非药物的主动健康服务模式，提升区域居民健康素养，促进居民健康水平的提升。

（二）服务医疗

提升医疗机构信息化水平，提高医疗机构主动健康服务水平与医疗服务水平，推动医学教育的可及性，改进主动健康与医疗服务质量，提升医护人员、健康管理师的工作能力、效率和评价满意度。

（三）服务科研

提升医疗机构科研水平，为医疗机构建立良好的科研创新环境，加强科研人才与科研后备力量建设，壮大医学科学人才队伍，打造区域共享的医学科学研究平台。

（四）助力医改

促进医疗资源纵向流动，实现有效的分级诊疗，建立家庭－社区－医院健康服务模式，推动"三医"联动和医疗卫生大协同。

（五）健康消费

建立由政府、医疗机构、产业、大学、研究机构、应用等要素共同参与的协同发展机制，打造协同创新体系，开展主动健康服务业，形成医学科学产业研发及转化网络，围绕产业链部署创新链，通过创新链延伸产业链，带动区域产业结构转型。

（六）治理体系

帮助政府与医疗机构完善主动健康与医疗卫生的监督、管理、考核体系和现代服务能力，建立全人群、全周期、全方位的主动健康智慧医疗体系，构建区域共享、标准统一的主动健康与医疗卫生标准规范体系与数据标准体系，从而进一步促进资源共享和业务协同。

三、建设方向

"3＋1＋2"主动健康信息平台总体结构按照云计算 ISO 参考模型规划设计，逻辑上分为 SaaS 业务应用层、DaaS 数据服务层、PaaS 技术支撑平台层、IaaS 基础设施层和用户服务层，实现平台即服务、基础设施即服务、数据即服务、软件即服务，所有计算资源、存储资源、网络资源全部可以通过软件定义和平台管理，所有业务应用可实现区域云化部署和本地化部署相结合的混合云应用架构（图 6-1）。通过制订区域统一的卫生健康运维管理制度体系、信息安全保障体系、政策法规体系和信息标准规范体系，实现在统一标准、统一管理框架、统一信息安全管控和统一运维技术支撑下，各类卫生机构平台和数据互联互通。

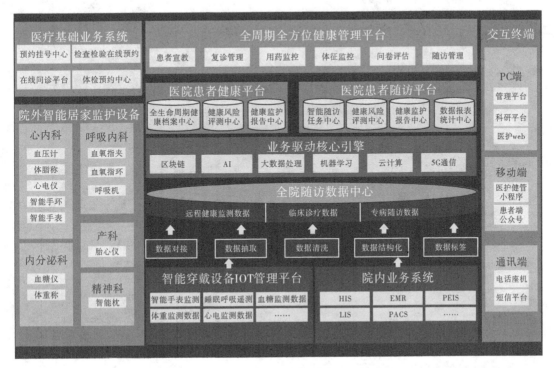

图 6-1 "3＋1＋2"主动健康信息平台产品架构图

主数据中心通过防火墙等安全设备链接到卫生健康核心网，卫生健康核心网骨干线路计划建设使用带宽为 10 G；各市级医院和卫生健康委计划建设通过 1 G 专线和备用线路接入卫生健康专网；卫生健康专网内部链接入侵检测、入侵防御、防病毒墙等安全设备，实现对卫生健康专网的安全防护；主数据中心内部根据各类系统对信息安全的不同要求，划分为内网应用区、互联网应用区、开发测试区、数据中心安全资源池和云数据库资源池，计算、存储、网络等资源通过虚拟化平台管理，在安全设备的保护下为互联网和卫生健康专网内的不同医疗机构用户提供服务。

安全保障体系从物理安全到应用安全，贯穿整个逻辑架构，是保障整个平台正常运营的基础。信息安全保障体系是建立在国家相关安全保障标准的基础上，从网络和系统安全、应用安全、数据安全、管理安全等多个层面，采用硬件设备和系统软件相结合的方式，建设平台的安全保障体系。

标准规范体系是主动健康信息平台建设的基础。根据"3＋1＋2"主动健康信息平台建设内容逐步制定和完善本地化的标准规范体系，在制定本地化标准工作中，首先要遵循国家相关标准、国家和国际开放技术标准，遵循严格的标准规范建设流程，从总体、技术、业务、管理、运营等方面形成适合本项目建设的技术标准与管理规范体系。同时，参考国内外数据标准规范，建立医院统一的数据标准与数据接口规范，并依照数据标准与规范，对医院医疗数据进行数据清洗、转换、整理，将数据统一汇总到综合健康医疗大数据中心用于平台建设及业务支撑。

（一）主要功能介绍

1. 态势感知数据中心

通过对接区域卫生信息平台、公共卫生信息系统，实现居民档案管理、健康干预、健康处方等数据的统一归纳处理，通过数据中心实现患者的精细化管理。

2. 居民态势感知预警

对健康管理对象越级诊疗行为进行监控，当监控健康管理对象擅自去下级医院就诊，系统会提醒健康管理师进行处理。

3. 健康体征监测预警

通过体检、诊疗、智慧医疗可穿戴设备等渠道获取健康管理对象血压、血糖及主动健康相关数据，并按照设定的危机警告线对异常数据进行标记和推送。

4. 主动健康未管预警

对智慧医疗可穿戴设备、就诊过程中检测到血压、血糖异常，但尚未纳入主动健康管理体系中的居民进行监测，采集并推送相关的监控信息，提醒健康管理师处理。

5. 服药管理预警

对健康管理对象人群的服药全周期进行管理，动态计算居民药品的剩余可使用含量。

对于超期未到健康管理师处配药的人群，系统可以自动推送到健康管理师处。

6. 检查化验危急值预警

系统从健康管理大数据中监测检查化验的报告信息，监测血糖、血压指标是否存在异常，对出现的异常指标和结果进行推送。

7. 体检报告提醒

系统监测居民的体检报告数据，并推送告知健康管理师，以便医生知情。

（二）健康管理师 PC 端工作平台

1. 待办事项

展示健康管理师当前待办事项，包括健康管理对象评估、健康管理对象随访、健康管理对象科普等。

2. 健康管理对象档案管理

健康管理对象按照健康标签进行分类管理，支持调阅其健康档案等信息。

3. 健康评估

疾病评估：支持高血压、糖尿病等疾病评估。

心理评估：支持通过症状自评量表等进行心理评估。

睡眠评估：支持通过睡眠状况自评量表等进行睡眠评估。

营养评估：支持通过膳食状况自评量表等进行营养评估。

运动评估：支持通过运动状况自评量表等进行运动评估。

康复评估：支持通过康复状况自评量表等进行康复评估。

行为管理评估：支持通过老年人行为自理评估量表等进行行为管理评估。

4. 健康报告

查看健康报告：支持查看健康管理对象当前及历史健康报告。

查看年度健康报告：支持查看健康管理对象年度评估报告，包括健康总体情况、健康指数、健康危险因素等。

5. 健康目标

群组健康目标：支持按照人群分组制订健康目标，在健康管理对象达到健康目标后一段时间，系统会自动将其移出管理组，或自动安排其进入另外的轻症管理组。

个人健康目标：支持根据健康管理对象的评估结果、诊断结果及个人生活习惯制定阶段性康复目标。

6. 健康干预

依据健康管理对象的健康处方建立健康干预方案，包括提供运动建议及饮食建议等。

7. 健康处方

依据健康管理对象的健康评估结果，为其生成个性化处方，包括运动处方、膳食处方、睡眠处方等，支持健康管理师查看或调整处方内容。

8. 基础知识库

膳食管理：支持针对人群特点设计高标准的膳食方案模板，膳食方案中的菜品的所需原材料、占比、烹饪方案都能展示，支持医院进行自定义维护。

运动管理：支持对常见运动项目进行维护，包括运动的标准规范、注意事项等。

健康宣教管理：支持健康知识库搭建，按照不同的科室、不同的病症类型进行详细的知识分类；支持管理员可以自行维护宣教知识库。

（三）健康管理师移动端工作平台

1. 待办事项

展示健康管理师当前待办事项，包括健康管理对象确认、健康管理对象宣教、健康管理对象评估等。

2. 健康管理对象管理

健康管理对象列表：查看健康管理师的签约患者列表，可通过姓名、身份证号、管理等级、患者标签、患者状态等维度检索患者。

健康管理对象详情：在签约健康管理对象列表选中患者，查看健康管理对象详情，包括其基本信息、健康指数、诊疗记录等。

健康管理对象管理：在健康管理对象详情页面进行登记体征信息记录、设备绑定等操作。

健康管理对象信息查询：可在线查看健康管理对象的诊疗信息，包括门诊信息、住院信息、检查检验报告等。

3. 移动态势处置

对健康管理对象的健康数据、公共卫生数据和医疗数据进行监测，将异常的预警信息推送到健康管理师移动端，提醒健康管理师对居民健康进行管理。

一键外呼：健康管理师直接拨打电话联系居民进行详细询问。

智能外呼：接入语音外呼平台的功能，推送语音外呼任务，将提醒信息等需求通过语音拨叫的方式引导居民完成。

转诊 / 会诊工具：支持发起转诊、会诊功能，帮健康管理对象进行处理。

4. 健康管理对象评估

在移动端填写健康评估问卷，包括老年人生活自理能力评估、中医体质辨识、睡眠评估等。

5. 健康报告

查看健康报告：查看健康管理对象当前及历史健康报告。

年度健康报告：查看健康管理对象年度评估报告，包括健康总体情况、健康指数、体检结果、慢病分级情况、健康危险因素等。

6. 健康处方

依据健康管理对象健康评估结果，为健康管理对象生成个性化处方，包括运动处方、膳食处方等，健康管理师查看或调整处方内容。

7. 远程监测

健康管理对象智慧医疗可穿戴设备绑定。

健康管理对象监测记录查看。

健康管理对象监测记录异常提醒。

（四）健康管理对象移动端服务平台

1. 健康干预方案

支持查看健康管理师开具的健康干预方案并上传自己的执行内容。

2. 健康评估

以健康指数及针对自身能力评估模型为基础，综合评估后生成健康评估报告。

3. 健康评估报告

支持查看健康评估报告内容。

4. 健康监测

健康监测：通过血压仪、血糖仪等智慧医疗可穿戴设备获取健康体征信息，记录并展示。

信息同步：将健康体征信息同步给获得权限的亲友。

异常提醒：当体征监测出现异常时，提醒健康管理对象及其获得权限的亲友。

5. 健康宣教内容推送

个性化处方推送：消息推送到健康管理对象手机并查看个性化处方信息。

健康建议：查看个性化处方健康建议，包括合理的膳食、运动、生活方式等各方面的健康知识和建议。

6. 用药提醒

健康管理师给健康管理对象设定用药提醒，到服药时间点健康管理对象可以在微信或短信上收到提醒；支持健康管理对象根据自己的服药情况自主设置用药提醒。

7. 复诊提醒

自动进行复诊提醒，可以通过微信、短信等形式进行提醒。

第五节　实际应用

疾病管理中患者依从性不高、患者健康数据无法实时掌握、线下随访流程复杂、线上缺乏良好链接渠道、诊疗科研数据碎片化等诸多痛点长期困扰着医院和医疗管理团队。针对痛点，"3 + 1 + 2"主动健康信息平台从患者端、医生端、健康管理师端、医院管理端分别进行了细致的设置，可有效为患者提供全生命周期的健康管理服务。

一、背景介绍

随着我国人口老龄化进程不断加快，全国慢性病发病人数达到 3 亿人，慢性病的防治刻不容缓。《"健康中国 2030"规划纲要》提出，"实施慢性病综合防控战略""强化慢性病筛查和早期发现""到 2030 年，实现全人群、全生命周期的慢性病健康管理"。国务院在《中国防治慢性病中长期规划（2017—2025 年）》中部署了慢性病防治工作，力争降低全社会的疾病负担，提高居民健康期望寿命，努力全方位、全周期保障人民健康，为推进"健康中国"建设奠定坚实基础。

针对慢病管理患者依从性不高、患者健康数据无法实时掌握、线下随访流程复杂、线上缺乏良好链接渠道、诊疗科研数据碎片化等医院痛点，广西壮族自治区人民医院依托"3 + 1"数据库平台打造线上线下一体化的"3 + 1 + 2"主动健康信息平台系统，为患者提供全生命周期的主动健康管理服务。

二、产品形态

"3 + 1 + 2"主动健康信息平台是以"微信公众号 / 小程序 + PC 端"为载体，依据场景打造的产品，在保障患者使用方便的同时，最大限度地方便医护团队随时随地解决患者的问题，方便医院全流程监控管理（图 6-2）。

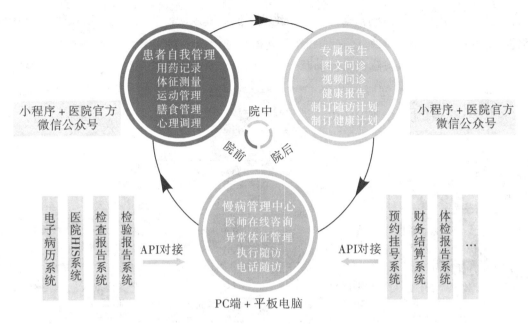

图 6-2 主动健康管理闭环流程图

患者端——"公众号+小程序"：将 H5 页面链接到医院原有的微信公众号或小程序，结合可穿戴设备，支持患者进行自我管理，接受健康管理师的健康管理服务，向专科医生发起在线问诊等，从院中、出院到院后康复管理，再到复诊的院前信息收集，形成就诊全病程闭环管理。

医生端——"小程序+PC"：将 PC 端和微信小程序相结合，打造临床科室专科医生管理患者的专业工具，智能化支撑主动健康管理工作，提高健康管理工作的效率，同时支持实现医患远程在线图文问诊、视频问诊、在线续方、处方配送等功能。

健康管理师端——"小程序+PC"：PC 端可帮助健康管理师在院内完成患者管理工作。微信小程序端定位为健康管理师碎片化时间的接诊工具，健康管理师能够自由灵活地接诊，不受时间和空间限制，并可实时与患者交流。为每一名繁忙的专科医生配备专职健康管理师作为专科医生团队成员，协助医生管理患者，处理患者日常咨询，为其提供健康管理服务，包括健康信息管理、健康咨询与指导、健康维护、健康教育、参与多学科视频会诊等。

医院管理端——PC：医院 PC 端管理后台定位为医院主动健康管理全业务、全流程的管理工具。依据不同的功能板块，提供强大的后台管理功能和数据统计分析，包括但不限于患者管理、知识库管理、订单查询、服务管理、服务监督、多学科视频会诊等。

三、健康多学科平台系统架构

对于健康管理对象的门诊、住院、体检的异常指标，主动健康管理系统通过数据抓取实现标签化处理，为后续自动化、智能化数据抓取奠定功能基础。对于健康管理对象的门诊、住院、体检数据，结合数据融合完成相互融合与互联互通，实现以健康对象为核心、以时间轴为主线、以临床事件为单位的数据中心，为健康管理提供数据支撑。在此基础上，可实现在多学科健康管理系统中对健康对象的门诊、住院、体检的异常指标进行标签化处理，为健康管理师、医生提供实时预警提醒。健康多学科平台系统架构如图 6-3 所示。

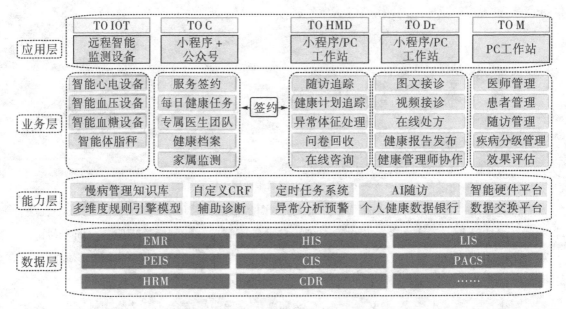

图 6-3　健康多学科平台系统架构示意图

四、主动健康管理平台技术架构

系统实行前后端分离开发的规范，前端基于 H5、ReactJS、CSS3 的自研开发框架，后台在 Spring Cloud 开源框架基础上搭建自己平台的微服务体系。

系统主要分为微服务中心与 web 应用，通过基础服务支撑。

微服务中心实现各个业务的原子功能的解耦，按模块分为不同服务中心，方便其他中心或应用复用。同时，这一做法又做到各自隔离不会相互影响，真正做到低耦合高内聚。

整个微服务体系按多节点无状态集群方式部署，因此，既具有很高的吞吐能力，又有着很高的可用性，同时又方便伸缩服务器资源。

web 应用按功能、用户角色、使用场景分为不同端，各端有独立的业务处理逻辑。通过依赖微服务中心的原子功能，可用做到对应用快速扩展，快速迭代开发。

现阶段 web 应用通过 Redis 集群做分布式 Session 管理，保证用户数据的快速同步，主要采用 MySQL 作为系统的数据库，支撑主备部署以及读写分离。

微服务基础服务目前包括：

使用 Eureka 作为微服务注册发现中心；elk 日志查询微服务分布式服务日志；通过 apollo 配置系统做系统分布式配置中心；自建应用健康检查中心检查微服务节点及其业务的健康情况；基于 fsdfs 及腾讯云 oss 对象文件服务构造自己的文件服务器系统。对外接口由 hc-web-exevent 统一提供，采用 http 协议与 json 数据报文结构，以便兼容不同异构系统调用。外部接口数据调用也统一由 hc-exhttp-center 服务中心发起，可以达到安全监控、限流、数据流量分析等效果。主动健康管理平台技术架构如图 6-4 所示。

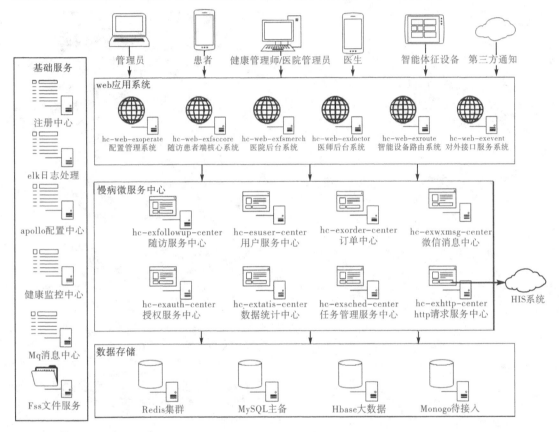

图 6-4　主动健康管理平台技术架构示意图

五、详细方案设计

（一）患者端

1. 患者建档

支持患者在微信公众号上绑定信息，完成健康档案建档过程（图 6-5）。

2. 签约服务

响应国家政策号召，为患者提供随访服务，同时提供增值付费服务。除了基本的随访功能，还会包含智能硬件、医生问诊包、健康报告等多种增值服务。患者在线可与医生签约，享受套餐所包含的医疗服务。支持患者定制不同的主动健康管理服务套餐，根据需求为健康对象服务（图 6-6）。

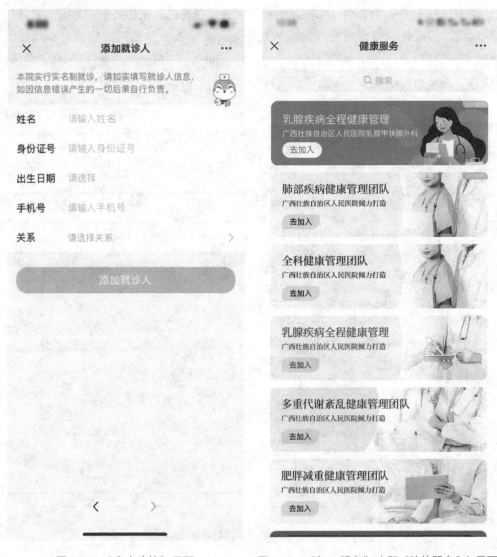

图 6-5 "患者建档"界面　　　　图 6-6 "加入服务"（即"签约服务"）界面

3. 每日任务

签约完成后，医生、健康管理师团队为患者量身定制每日健康任务，包含复诊提醒、换药提醒、患教资料科普、CRF 量表填写、测量任务、用药提醒、运动提醒、饮食提醒等（图 6-7）。

4. 消息提醒

患者关注平台微信公众号后，将以模板消息的形式定时推送"今日任务"的提醒，直接触达用户，提高了随访成功率及用户的依从性（图 6-8）。

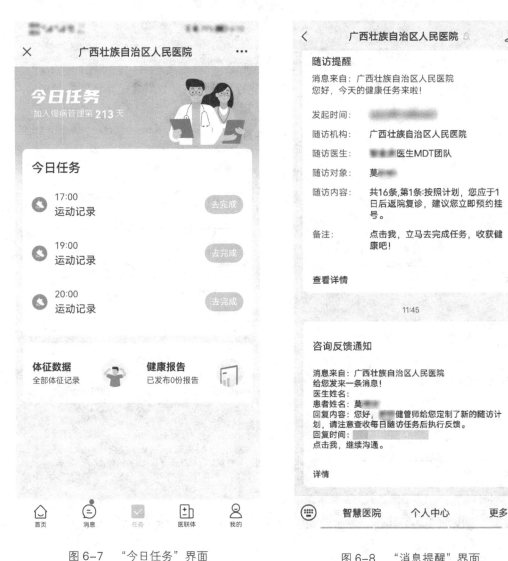

图6-7 "今日任务"界面　　　　图6-8 "消息提醒"界面

5.诊后随访

根据设置好的随访计划，系统会自动定期发送随访计划给患者，包括复诊提醒、用药提醒、CRF量表、患教资料科普等信息（图6-9）。后台可以监督患者依从情况，必要情况下医生团队会进行电话随访并记录随访信息。

6.健康科普

支持制作疾病相关的患教资料，包含文章和视频等形式，推送至患者端帮助患者更多地了解和掌握疾病的相关知识（图6-10）。

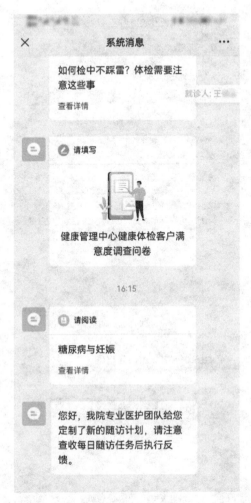

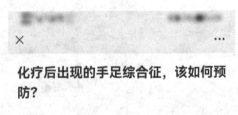

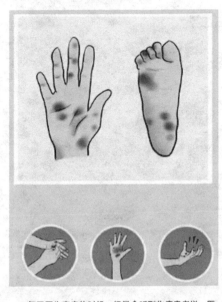

图 6-9 "诊后随访"界面　　　　图 6-10 "健康科普"界面

7. 图文咨询

支持用户发送图片、文字与健康管理师和医生进行沟通,方便就患者院外情况及时沟通(图 6-11)。

8. 家属监督

在获得患者同意后,家属可申请监督家属,以便及时收到患者的异常体征数据、每日任务等消息提醒,方便家属跟踪处理,防止老年人错过任务消息提醒等,提高消息触达率及患者依从性(图 6-12)。

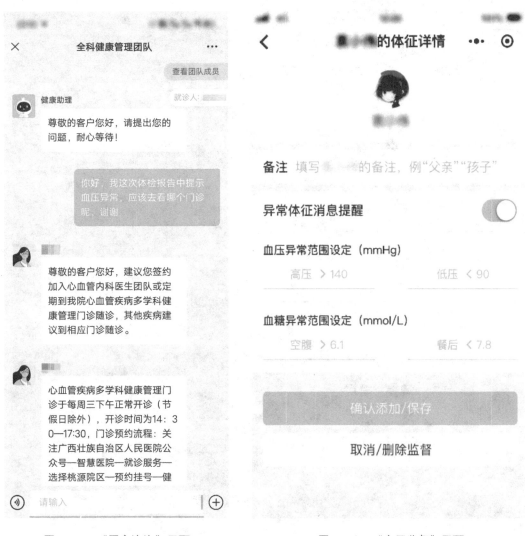

图 6-11　"图文咨询"界面　　　　图 6-12　"家属监督"界面

9. 体征上传

用户可通过手动添加体征数据，也可通过手机连接血压计、血糖仪等智能设备实时上传测量结果，完善患者院内外全息档案（图 6-13）。

10. 自建病历

为补充患者在他院的就诊记录，方便医生团队全面了解患者病情，避免不必要的检查等，患者可自行添加上传他院的就诊记录图片，医护团队可查看及归档（图 6-14）。

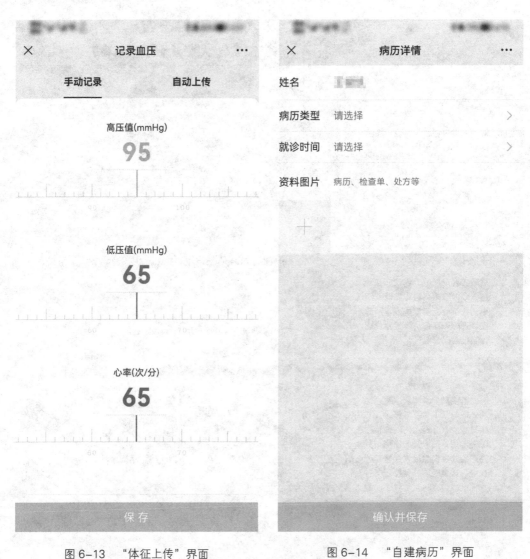

图 6-13　"体征上传"界面　　　　　图 6-14　"自建病历"界面

（二）健康管理师端

1. 随访任务提醒

为了方便健康管理师工作站解决日常患者管理任务，"今日任务"面板将展示健康管理师每日任务，方便健康管理师快捷处理患者管理任务（图 6-15）。

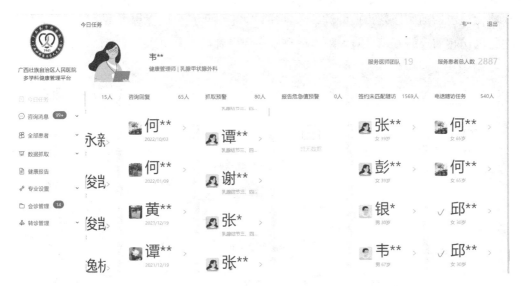

图6-15　健康管理师"今日任务"界面

2. 制订随访计划

健康管理师可结合患者全息档案，针对患者情况，制订个性化随访计划，或从院内知识库选择对应随访计划（图6-16）。计划制订后，系统将智能执行，根据计划时间，定时提醒患者执行对应的随访任务，免去人工记录和重复提醒患者。

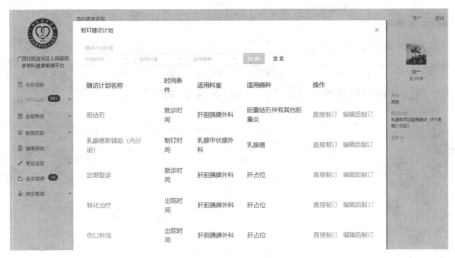

图6-16　"制订随访计划"界面

3. 制订健康计划

除随访计划外，医护团队也将为患者制订对应的健康干预计划，包括运动计划、饮食计划、体征监测计划等。制订后，系统将定期提醒患者，并将完成情况记录反馈给医护团队。

4. 电话随访

系统将按照计划执行患者的每日任务提醒，同时记录患者反馈。若患者未读取任务信息，将生成电话随访任务，提醒健康管理师主动电话干预，确保患者触达。通过系统信息和电话随访相结合的方式，最大限度地在效率和患者触达率间达到平衡。

5. 分组管理

系统支持对患者进行分组管理，可根据病种、症状等情况进行患者分组（图 6-17）。

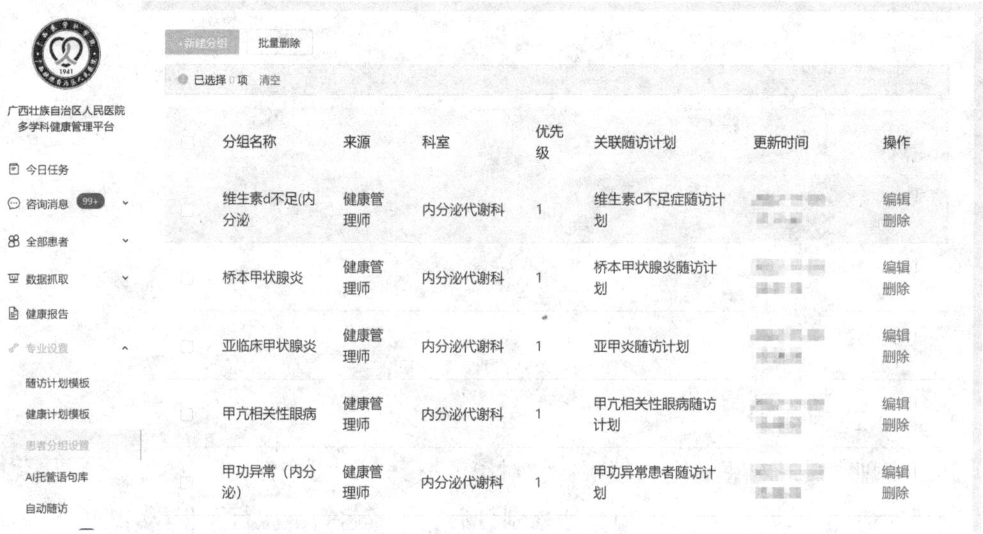

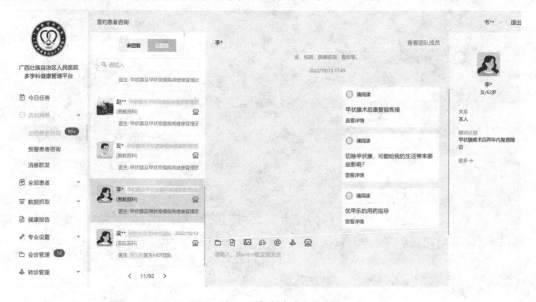

图 6-17　"分组管理"界面

6. 患者咨询

签约患者日常情况可通过系统及时咨询健康管理师，健康管理师可在线回复，沟通方式包括图文、语音消息，支持语音翻译文字，实时沟通可拉近医患距离（图 6-18）。支持智能联想常用语快捷回复患者问题，提高沟通管理效率。

图 6-18　"患者咨询"界面

7. 消息群发

系统支持文字消息、图片消息、宣教资料、CRF 表单、服务商品的群发（图 6–19），并支持进行分组发送，方便针对不同患者群体不同场景下的群发需求，方便快捷地触达多位用户。

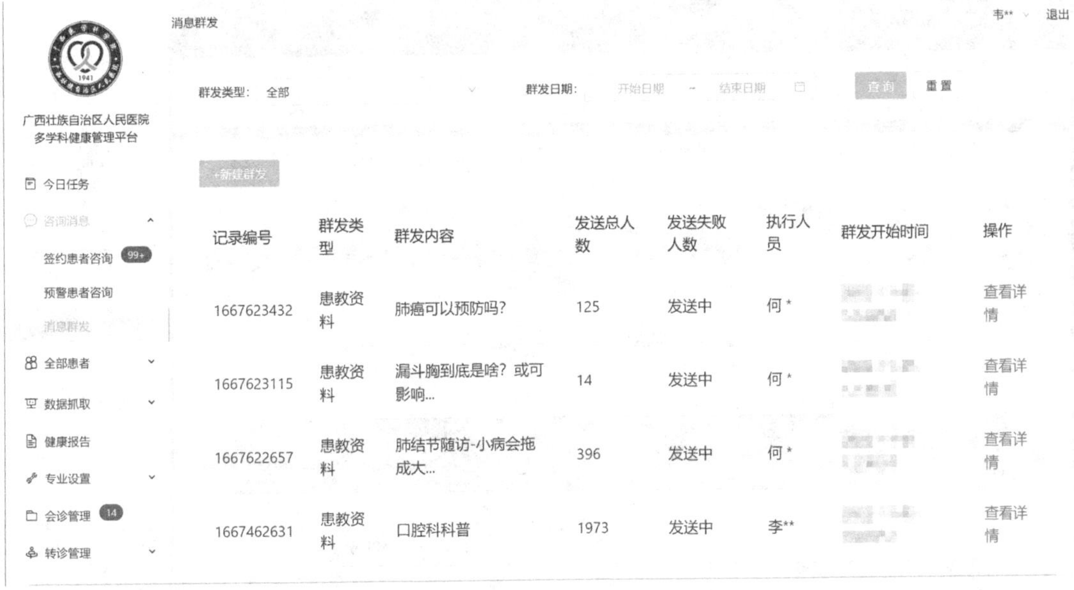
广西壮族自治区人民医院
多学科健康管理平台
消息群发
韦**
退出
群发类型：全部
群发日期：开始日期 → 结束日期
查询
重置
+新建群发
今日任务
咨询消息
签约患者咨询 99+
预警患者咨询
消息群发
全部患者
数据抓取
健康报告
专业设置
会诊管理 14
转诊管理
记录编号 | 群发类型 | 群发内容 | 发送总人数 | 发送失败人数 | 执行人员 | 群发开始时间 | 操作
1667623432 | 患教资料 | 肺癌可以预防吗？ | 125 | 发送中 | 何* | | 查看详情
1667623115 | 患教资料 | 漏斗胸到底是啥？或可影响... | 14 | 发送中 | 何* | | 查看详情
1667622657 | 患教资料 | 肺结节随访-小病会拖成大... | 396 | 发送中 | 何* | | 查看详情
1667462631 | 患教资料 | 口腔科科普 | 1973 | 发送中 | 李** | | 查看详情

图 6–19 “消息群发”界面

8. 健康报告

平台根据患者每日提交的数据和随访结果生成健康报告，健康管理师每天检查审阅报告详情，审核通过后可进行发布。后台备有大量的健康报告模板，可供健康管理师和医生选用（图 6–20）。

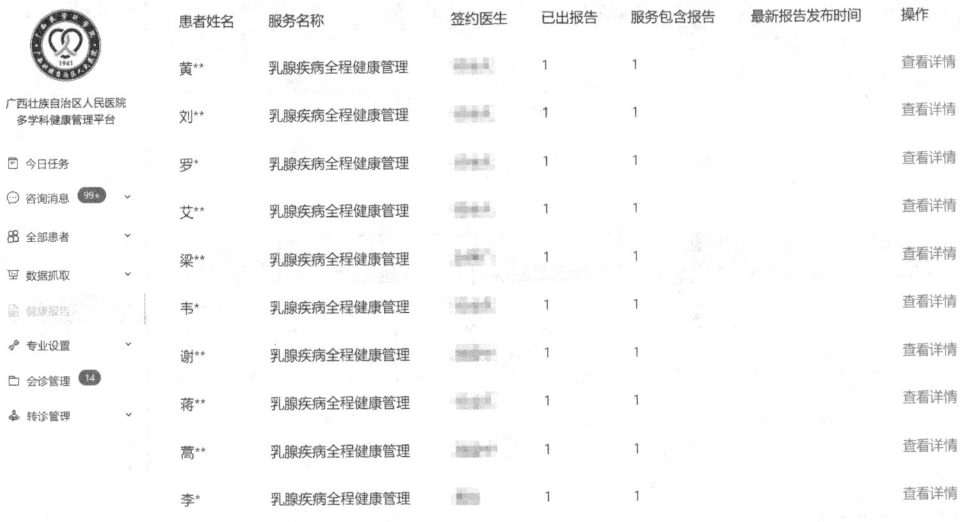
广西壮族自治区人民医院
多学科健康管理平台
今日任务
咨询消息 99+
全部患者
数据抓取
健康报告
专业设置
会诊管理 14
转诊管理
患者姓名 | 服务名称 | 签约医生 | 已出报告 | 服务包含报告 | 最新报告发布时间 | 操作
黄** | 乳腺疾病全程健康管理 | | 1 | 1 | | 查看详情
刘** | 乳腺疾病全程健康管理 | | 1 | 1 | | 查看详情
罗* | 乳腺疾病全程健康管理 | | 1 | 1 | | 查看详情
艾** | 乳腺疾病全程健康管理 | | 1 | 1 | | 查看详情
梁** | 乳腺疾病全程健康管理 | | 1 | 1 | | 查看详情
韦* | 乳腺疾病全程健康管理 | | 1 | 1 | | 查看详情
谢** | 乳腺疾病全程健康管理 | | 1 | 1 | | 查看详情
蒋** | 乳腺疾病全程健康管理 | | 1 | 1 | | 查看详情
蒿** | 乳腺疾病全程健康管理 | | 1 | 1 | | 查看详情
李* | 乳腺疾病全程健康管理 | | 1 | 1 | | 查看详情

图 6–20 “健康报告”界面

9. 转给医生

医生与健康管理师采取团队管理模式，健康管理师可根据用户情况进行判断，需要医生干预的可通过一键转发功能，将用户信息转发给医生跟进处理。

（三）医生端

1. 患者咨询

主动健康管理服务包中包含了若干次问诊服务，患者也可单次购买咨询服务。医生可通过医生终端与用户进行在线沟通，同时可以查看用户的异常体征及历史病历信息（图6-21）。

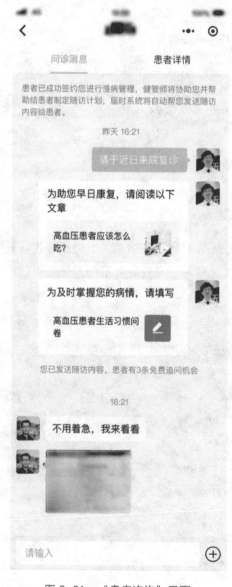

图 6-21 "患者咨询"界面

2. 患者全息档案

患者全息档案方便医护团队全面了解患者病情，集成并展示患者院内外数据，包括病历资料、院外体征、随访记录、健康计划等（图 6-22）。医护团队可随时随地查看，方便根据患者情况进行个性化干预和管理。

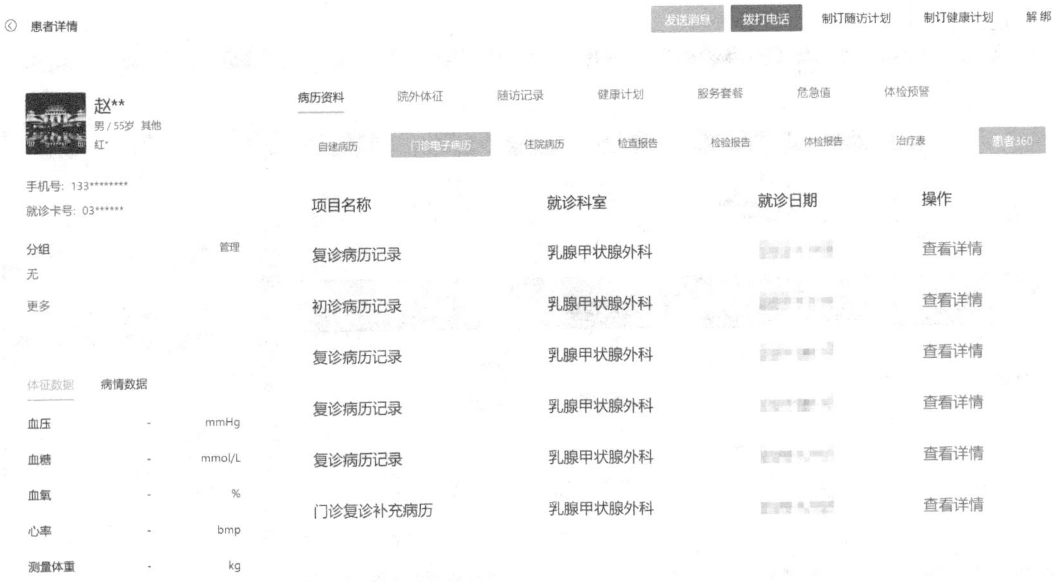

图 6-22 "患者全息档案"界面

3. 团队协助

为缓解医生繁重的工作任务，慢病患者的日常管理工作由健康管理师解决。当遇到健康管理师不能解决的问题，由其主动请求医生介入处理。医生在查看病人情况后，主动与患者联系，或给健康管理师建议由健康管理师执行处理。

4. 知识库管理

联合医院构建强大的知识库内容，包含慢病 CRF 量表知识库、疾病风险评估知识库、膳食处方运算知识库、运动处方运算知识库、健康宣教知识库等模块，帮助医院高效地服务用户。平台开放多家医院积累的知识库，支持从云平台知识库复制后编辑使用（图 6-23）。

	序号	资料标题	资料类型	适用科室	医药卫生类图书分类	添加时间	操作
☐	1	手心出汗是病吗?	视频	胸部外科	人体生理学		删除 编辑 移至草稿箱
☐	2	8mm混合磨玻璃结节	视频	胸部外科	治疗学		删除 编辑 移至草稿箱
☐	3	肺结节都需要做增…	视频	胸部外科	治疗学		删除 编辑 移至草稿箱
☐	4	试管婴儿治疗期间…	图文	生殖医学与遗传中心	妇产科学		删除 编辑 移至草稿箱
☐	5	肝脏疾病的CT检查	图文	肝胆胰脾外科	预防医学、卫生学		删除 编辑 移至草稿箱

图 6-23   "知识库管理"界面

5.数据看板

数据看板中所有运营数据一目了然,实时监控健康管理师工作情况,了解医生团队的服务质量,掌握医院运营情况。通过数据看板,可为医院决策和运营调整提供参考(图6-24)。

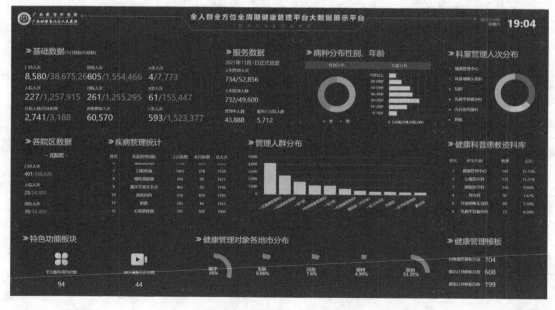

图 6-24   "数据看板"界面

6. 业务统计

业务统计支持各项订单收入查询,包括医生、健康管理师工作任务统计等数据,可分别按科室、按医生统计,方便管理者全面掌握业务数据(图 6-25)。

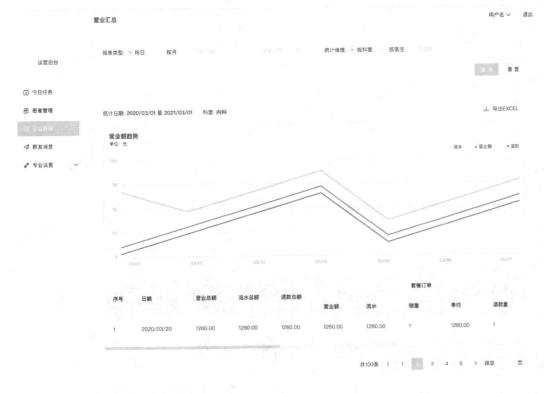

图 6-25 "业务统计"界面

7. 服务管理

管理者可根据各病种情况,自由组合服务内容、服务时长、定价等内容,也可自由配置需提供服务的医生。

8. 服务监督

管理者可查看每名医生和健康管理师与患者的沟通记录,控制服务质量。亦可查看任务完成情况,查看健康管理师任务面板,在健康管理师任务完成不佳情况下可及时干预(图 6-26)。

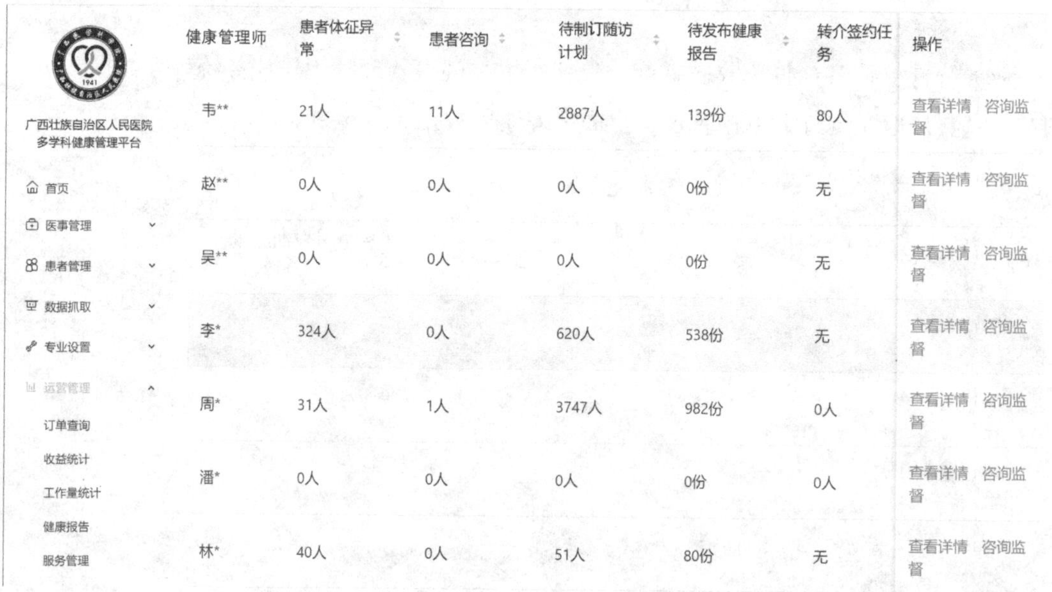

健康管理师	患者体征异常	患者咨询	待制订随访计划	待发布健康报告	转介签约任务	操作
韦**	21人	11人	2887人	139份	80人	查看详情 咨询监督
赵**	0人	0人	0人	0份	无	查看详情 咨询监督
吴**	0人	0人	0人	0份	无	查看详情 咨询监督
李*	324人	0人	620人	538份	无	查看详情 咨询监督
周*	31人	1人	3747人	982份	0人	查看详情 咨询监督
潘*	0人	0人	0人	0份	0人	查看详情 咨询监督
林*	40人	0人	51人	80份	无	查看详情 咨询监督

图 6-26 "服务监督"界面

9. 医事管理

管理者可对医生的系统账号权限进行合理配置,对他们的角色及权限进行调整。

第六节 典型案例

针对各类患者的健康管理,全国多地的单位进行了有效的探索,证明通过大数据、AI、物联网和云计算等新技术的运用,建立集数据抓取预警、随访计划执行和数据统计分析等功能于一体的医患健康服务系统,有助于提升对患者院内院外健康数据的全方位管理水平,实现全人群、全周期、全方位的健康管理。

一、北京医院:老年病诊疗、护理、康复应用

北京医院始建于 1905 年,是一所医、教、研、防全方位发展的现代化综合性三级甲等医院,是唯一的国家老年医学中心,承担国家老年病引领、研究和有效防治的领导责任。医院拥有众多老年医学专家和先进的医疗设备,在老年病诊疗、护理、康复方面有丰富经验。

目前,针对阿尔兹海默病等疾病导致的认知功能障碍的早期识别和诊断缺乏敏感、特异、无创伤性的手段,特别是缺乏客观定量的指标。这一课题拟开发的通过脑机接口获取注意力曲线和情绪识别有助于解决上述临床难题。

具体可以表现在：通过脑机接口的多任务功能性智力游戏，可以提高认知功能障碍的康复效果，最后延缓阿尔兹海默病等疾病患者认知功能障碍的进展。将上述诊断和康复效果的数据指标纳入全科医学认知功能障碍患者的管理，将提高全科医生对认知功能障碍患者的识别、诊断、康复等管理水平。

该课题拟开发的脑机接口技术目前已经具备成型的测量设备。快快乐动（北京）网络科技有限公司已在全国 24 个城市设立 166 个社区周边门店，实际接待并持续服务过 12 万人次，线上 App 已经服务 194 万人次。在发展前景方面，该技术预计可以围绕社区周边，结合社区卫生服务中心，建设或植入服务点 5000 个以上，服务全国 3 万多个社区，6000万户人群。

二、湖州市"两慢病"健康画像场景应用

"两慢病"健康画像场景应用以健康为中心，集成"两慢病"人群多渠道健康信息数据，构建健康画像，通过实时监测服务群众的健康数据、生理特征数据、环境数据等，结合健康知识库、大数据 AI 平台为患者提供精准的健康服务，实现高血压、糖尿病患者"防、治、管"智慧惠民整体融合的全周期健康管理。2021 年，"两慢病"健康画像场景应用在浙江省湖州市长兴县齐北社区、南浔区頔塘社区两个省级未来社区试点，进而在该市推广使用。截至 2021 年 11 月 11 日，湖州市纳入管理的"两慢病"患者人数 376795 人（其中城市 75345 人，乡村 301450 人），画像成功率 100%；"两慢病"基层就诊率 83.51%、签约率 91.72%，高血压、糖尿病规范管理率分别为 73.03%、72.52%，高血压、糖尿病控制率分别为 69.19%、60.17%。

该应用获批 WHO 和卫生健康委构建整合型卫生服务体系国家级试点，"两慢病"全周期健康管理推进分级诊疗改革（湖州全市域）、"两慢病"健康画像（湖州全市域）两个省级试点。"老年人'两慢病'数字健康服务"和"数字医共体住院服务一体办"列入浙江省数字社会揭榜挂帅项目，6 个场景列入浙江省卫生健康委基层创新项目。南浔区頔塘社区和长兴县齐北社区的智慧健康站落地数字社会空间，为数字化改革全方位支撑基层医疗服务能力提升进行了创新示范。

经验推广与表彰批示。2021 年 7 月 22 日，浙江省"两慢病"全周期健康管理及数字化应用现场推进会在湖州市南浔区召开。同年 10 月 21 日，卫生健康委、国务院深化医药卫生体制改革领导小组秘书处在湖州召开新闻发布会，介绍该市因地制宜学习推广三明医改经验的有关情况，湖州医改得到孙春兰副总理的充分肯定和浙江省委省政府主要领导批示肯定，获得国务院办公厅督查激励 3 次，连续 3 年全省考核第一。

三、常德第一人民医院慢病平台建设应用

自 2020 年以来，受新冠肺炎疫情影响，居民线下就医一度受阻。为缓解线下就医难题，政府部门密集出台政策，鼓励居民使用"互联网 + 医疗"。2020 年 2 月，卫生健康委鼓励各地医疗机构开展线上服务，紧急驰援疫情防控。3 月，国家医保局将互联网医疗纳入医保，解决慢病患者续方需求。6 月，卫生健康委要求推广疫情防控期间线上服务经验，支撑常态化疫情防控。其中，慢病管理平台提供的在线咨询、健康宣教、健康监测、诊后随访等服务备受欢迎。

为加强对常德地区慢病患者的有效管理，常德市第一人民医院积极响应相关政策指导，成立了慢病管理中心。慢病管理中心以倡导"每个人是自己健康第一责任人"的理念，制定慢病综合防控管理方案，通过建设数字化慢病管理平台，加强慢病管理服务院内落实和对外宣传推广，促进群众形成健康的行为和生活方式。

常德市第一人民医院慢病管理中心通过对慢病监测与评估、慢病干预、慢病疗效持续跟踪、慢病复诊等个性化的线上线下一体化优质服务，构建了一套全生命周期技术体系，包含健康宣教、信息采集与个性化评估、依从性评估等健康干预的多个维度，覆盖营养、运动、饮食、行为、睡眠等多方面的个性化主动健康综合干预，契合了当前人群健康管理综合服务的需求。

通过模块化咨询表单，收集患者疾病状况和体征数据，同时，临床医生、慢病管理医护人员、健康管理师三方协作，与患者无缝沟通。慢病诊前咨询服务系统与智慧医院平台贯通实现一键预约挂号，与互联网医院贯通在线问诊，助力医院服务生态融合。

针对院外患者，打造精准疾病康复管理服务，以个性化健康管理计划、智能提醒、健康监测、医护患沟通和健康教育为健康管理主要手段，提升患者院外管理水平，实现患者居家健康管理。

打造集患者资料收集整理、随访计划执行和数据统计分析功能于一体的医患服务系统，患者随访系统与海鹞科技智慧医院解决方案贯通融合，针对患者画像精准推送随访计划，帮助医院规范随访工作，提高随访效率，丰富医院服务生态。

第七节　未来规划

"3 + 1 + 2"主动健康信息平台建设通过整合区域卫生资源，促进区域内医疗卫生资源的合理配置。在系统的建设推进模式上，采用分步推进模式。目前，"3 + 1 + 2"主动健康信息平台已建立了统一的数据与接口规范，将局部人群的人口健康数据纳入系统中。下一步，计划将系统按照自治区、市、县（区、市）三级模式推广应用，将更多人口健康

数据纳入系统，形成全区人口居民电子健康档案。

在面向临床医疗、科研管理、运营管理等方面的应用上，探索基于云平台的临床医疗、科研管理、运营管理应用的建设与推广，在区域医疗数据互联互通的基础上，将应用推广到区域各级医疗机构中，实现区域主动健康服务与临床业务操作规范化和标准化，提升医疗质量，提高医院临床诊疗工作效率，有效控制医疗成本，减轻患者医疗负担，方便患者就医，提升患者满意度，构建良好医患关系。

在智能诊断与精准治疗、智能就医与人居健康、智能预防与主动健康、智能评价与数字监管等方面的应用上，通过开展基于数字孪生、虚拟／混合现实、5G、AI、区块链、物联网、数据挖掘等智慧诊疗技术和服务的研究，构建智能诊断与精准治疗"3＋1＋2"主动健康信息平台。争取在3～5年内完成智能诊断与精准治疗工程研究主动健康平台的建设，实现科技成果转化，包括研发多模态、大模型医学人工智能辅助诊断开源开发平台，替代国外垄断人工智能开发应用平台。建立跨模态通用医学AI开源工程研究平台，实现AI医学装备关键技术与核心器件的研发和自主可控，将AI技术应用于重大疾病的精准治疗、个性化给药指导。

在智能健康建筑、智能医疗辅助、智能就医服务、医疗资源智能协同调配的关键技术的研究方面，进行智能就医与人居健康工程研究平台建设，实现科技成果转化，包括通过智能化新型居家装备，以及远程诊断、远程监测等系统，建立家庭、社区、医院三级医疗服务智能健康云平台，创建就医过程的人、机、环境智能化协同统一的技术与服务体系，形成基于健康建筑的智能人居环境、智能健康相关装备产业。

在个人数据智能采集、预警预测、智能预防研究等方面，构建智能预防与主动健康工程研究平台。进行智能预防与主动健康工程研究平台建设，实现科技成果转化，实现区域主动健康数据互联互通与交互共享，建立以药物与非药物协同干预、以预防为主的新型医疗健康服务模式。

"3＋1＋2"主动健康信息平台的建设将强化主动健康标准化体系的建设，加强知识产权保护，推动标准化战略与主动健康事业的深度融合，优化主动健康标准化体系，完善主动健康标准的全周期管理，着力增加优质标准供给，大力促进标准实施，将主动健康标准化体系从区域推向全国，为"健康中国"建设提供标准化支撑。"3＋1＋2"主动健康信息平台的推广使用将推进全国范围内各省及各地市各级机构的深度合作，推广主动健康服务体系，进一步汇聚采集全国区域范围的全人口健康数据信息，构建全人口健康档案，实现全人群全生命、全周期、全方位的主动健康管理。

当今世界正经历百年未有之大变局，全球新冠肺炎疫情给全人类社会带来了永久性的改变，医疗健康领域正面临着全面重塑与重构。我们必须立刻行动起来，将各大新兴技术应用、未来数字医疗愿景纳入到今天的"健康中国"战略中，走在正确的数字化转型路径上，从而在下一波医疗健康大变局中建立新的领导力和竞争力！